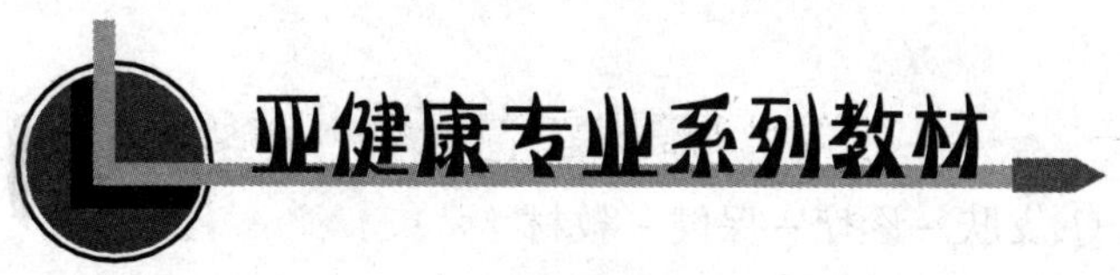

皮肤亚健康学

主　编　刁庆春　刘朝圣

副主编　刘兴烈　朱　嵘　王德瑜

余　音　李小莎　涂　波

宣令相

中国中医药出版社

·北京·

图书在版编目（CIP）数据

皮肤亚健康学/刁庆春，刘朝圣主编．—北京：中国中医药出版社，2018.8

亚健康专业系列教材

ISBN 978－7－5132－4977－5

Ⅰ.①皮…　Ⅱ.①刁…②刘…　Ⅲ.①皮肤－诊疗－保健－教材

Ⅳ.①TS749.1

中国版本图书馆CIP数据核字（2018）第099119号

中国中医药出版社出版

北京市朝阳区北三环东路28号易亨大厦16层

邮政编码　100013

传真　010－64405750

赵县文教彩印厂印刷

各地新华书店经销

开本787×1092　1/16　印张23.75　字数578千字

2018年8月第1版　2018年8月第1次印刷

书号　ISBN 978－7－5132－4977－5

定价　125.00元

网址　www.cptcm.com

社长热线　010－64405720

购书热线　010－89535836

维权打假　010－64405753

微信服务号　zgzyycbs

微商城网址　https://kdt.im/LIdUGr

官方微博　http://e.weibo.com/cptcm

天猫旗舰店网址　https://zgzyycbs.tmall.com

如有印装质量问题请与本社出版部联系（010－64405510）

《皮肤亚健康学》编委会

主　　审　何清湖　孙　涛

主　　编　刁庆春　刘朝圣

副 主 编　刘兴烈　朱　嵘　王德瑜　余　音　李小莎
涂　波　宣令相

编　　委　（以姓氏笔画为序）

刁庆春　王祖红　王德瑜　毛艺峻　石　云
申梦洁　田华琴　史亚文　宁　星　成　玉
曲　靖　朱　晓　朱　嵘　朱沁泉　刘　翔
刘兴烈　刘纪攀　刘宏艳　刘晓玲　刘朝圣
汤宏勇　汤林杨　祁　林　李小莎　李小鹏
李建军　李胜桥　李朝香　余　音　张诗军
张绮霞　张冀东　周　珍　赵　云　胡　梅
胡木明　侯俊丽　贺慧娥　袁　群　贾宝珍
贾跃进　高广军　涂　波　黄博明　龚　坚
龚　娟　彭丽丽　程　康　谭　清　黎鹏程
潘年松

学术秘书　申梦洁　张亚娟　魏西平

《亚健康专业系列教材》
丛书编委会

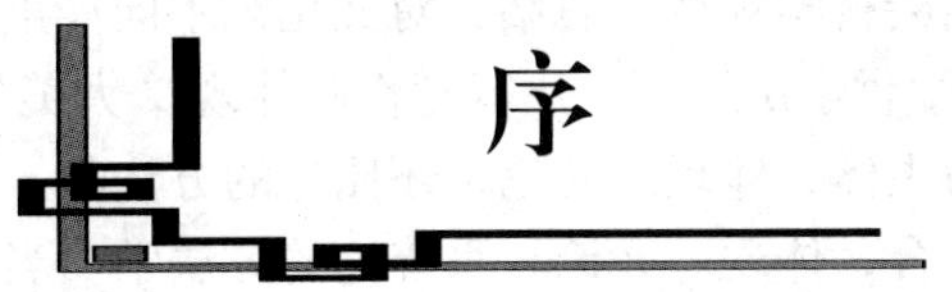

序

医学朝向健康已是不争的事实了，健康是人全面发展的基础。在我国为实现“人人享有基本医疗卫生服务”的目标，提高国民健康水平，促进社会和谐发展，必须建立比较完善的覆盖城乡居民的基本医疗卫生制度和服务网络，推动卫生服务利用的均等化，逐步缩小因经济社会发展水平差异造成的健康服务不平等现象。有鉴于我们是发展中的人口大国，是穷国办大卫生，长期存在着有限的卫生资源与人民群众日益增长的医疗保健需求之间的矛盾，医疗卫生体系面临着沉重的压力。为了缓解这种矛盾和压力，国家提出了医疗卫生保健工作“重点前移”和“重心下移”的发展战略，以适应新时期大卫生的根本要求。中医药是整体医学，重视天人相应、形神一体，以辨证论治为主体，以治未病为核心，在医疗卫生保健过程中发挥着重大的作用。毋庸置疑，亚健康是健康医学的主题之一，致力于亚健康专门学问的系统研究，厘定亚健康的概念，规范亚健康防治措施与评价体系，编写系列教材培育人才，对于弘扬中医药学原创思维与原创优势具有重要的现实意义，确是一项功在千秋的大事业，对卫生工作重点移向维护健康，重心移向广大民众，尤其是九亿农民，从而大幅提高全民健康水平也有积极的作用。

回顾20世纪西学东渐，知识界的先驱高举科学民主的旗帜，破除三纲五常，推进社会改革，无疑对国家民族的繁荣具有积极意义。然而二元论与还原论的盛行也冲击着传统的优秀的中华文化，致使独具深厚文化底蕴的中医药学随之停滞不前，甚而有弃而废之的噪声。幸然，清华与西南联大王国维、陈寅恪、梁启超、赵元任与吴宓等著名学者大师虽留学西洋，然专心研究哲学文史，大兴国学之风，弘扬中华文化之精髓，其功德至高至尚，真可谓“与天壤同久，共三光而永光”，令吾辈永远铭记。中医中药切合国情之需，民众渴望传承发扬。当今进入21世纪已是东学西渐，渗透融合儒释道精神，以整体论为指导的中医药学，其深化研究虽不排斥还原分析，然而提倡系统论与还原论的整合，将综合与分析、宏观与微观、实体本体论与关系本体论链接，共同推动生物医药科学的发展，为建立统一的新医学、新药学奠定基础。晚近，医界学人与管理者共识：治中医之学，必当遵循中医自身的规律，然则中医自身规律是什么？宜广开言路，做深入思考与讨论。我认为中医学是自然哲学引领下的整体医学，其自身规律是自适应、自组织、自调节、自稳态的目标动力系统，其生长发育、维护健康与防治疾病均顺应自然。中国古代自然哲学可用太极图表达，其平面是阴阳鱼的示意图。其阐释生命科学原理是动态时空、混沌一气、高速运动着的球体，边界不清，色泽黑白不明。人身三宝精、气、神体现“大一”，蛋白质组学、基因组学对生命本质的研究体现“小一”，论大一而无外，小一而无内；大一寓有小一，小一蕴育大一；做大一拆分为小一分析，做小一融汇为大一综合。学习运用“大一”与“小一”的宇宙观，联系人体健康的维护和疾病的防治，尤其对多因素多变量的现代难治病进行辨证论治的复杂性干预的方案制定、疗效评价与机理发现具有指导作用。

哲学是自然科学与社会科学规律的总结，对文化艺术同样重要。当代著名画家范曾先生讲，“中国画是哲学，学哲学出智慧，用智慧作画体现‘大美’”。推而广之，西方科学来自实验，以逻辑思维为主体，体现二元论、还原论的方法学；东方科学观察自然，重视形象思维与逻辑思维相结合，体现一元论、系统论的方法学。当下中医药的科学研究是从整体出发的拆分，拆分后的微观分析，再做实验数据的整合，可称作系统论引导下的还原分析。诚然时代进步了，牛顿力学赋予科学的概念，到量子力学的时代不可测量也涵盖在“科学”之中了。同样中医临证诊断治疗的个体化，理法方药属性的不确定性，正是今天创新方法学研究的课题。中医学人必须树立信心，弘扬原创的思维。显而易见，既往笼罩在中医学人头上“不科学”的阴霾今天正在消散，中医药学的特色优势渐成为科技界的共识，政府积极扶持，百姓企盼爱戴，在全民医疗卫生保健事业中，中医药将发挥无可替代的作用。

《亚健康专业系列教材》编委会致力于亚健康领域学术体系的深化研究，从理念到技术，从基础到临床，从预防干预到治疗措施，从学术研究到产业管理等不同层面进行全方位的设计，突出人才培养，编写了本套系列教材。丛书即将付梓，邀我作序实为对我的信任。感佩编著者群体辛勤耕耘，开拓创新的精神，让中医学人互相勉励，共同创造美好的未来。谨志数语，爰为之序。

王永炎

2009年2月

（王永炎 中国工程院院士 中国中医科学院名誉院长）

前　言

亚健康状态是一种人体生命活力和功能的异常状态，不仅表现在生理功能或代谢功能的异常，也包含了心理状态的不适应和社会适应能力的异常，其最大的特点就是尚无确切的病变客观指征，但却有明显的临床症状。这种处于健康和疾病之间的状态，自20世纪80年代被苏联学者称为“第三状态”这个新概念以来，得到国内越来越多学者的认同与重视，并将其称为“亚健康状态”。亚健康主要表现在三个方面，即身体亚健康、心理亚健康和社会适应能力亚健康。亚健康是一个新概念，“亚健康”不等于“未病”，是随着医学模式与健康概念的转变而产生的，而“未病”的概念是与“已病”的概念相对而言的，既非已具有明显症状或体征的疾病，亦非无病，而是指机体的阴阳气血、脏腑功能失调所导致的疾病前态或征兆。未病学主要讨论的是疾病的潜伏期、前驱期及疾病的转变或转归期等的机体变化，其宗旨可概括为“未病先防，既病防变”，从这一点上看可以说中医“未病”的内涵应当是包括了亚健康状态在内的所有机体阴阳失调但尚未致病的状态。总体上讲，亚健康学是运用中医学及现代医学与其他学科的理论知识与技能研究亚健康领域的理论知识、人群状态表现、保健预防及干预技术的一门以自然科学属性为主，涉及心理学、社会学、哲学、人文科学等多个领域的综合学科。

随着社会的发展和科学技术的进步，人们完全突破了原来的思维模式。医学模式也发生了转变，从原来的纯“生物医学模式”转变为“生物－心理－社会医学模式”，使得西医学从传统的“治疗型模式”转变为“预防、保健、群体和主动参与模式”；另外，世界卫生组织对健康提出了全面而明确的定义：“健康不仅是没有疾病和虚弱，而且是身体上、心理上和社会适应能力上三方面的完美状态。”从而使对健康的评价不仅基于医学和生物学的范畴，而且扩大到心理和社会学的领域。由此可见，一个人只有在身体和心理上保持健康的状态，并具有良好的社会适应能力，才算得上是真正的健康。随着人们的观念进一步更新，“亚健康”这个名词已经越来越流行，你有时感觉心慌、气短、浑身乏力，但心电图却显示正常；不时头痛、头晕，可血压和脑电图却没有什么问题，这时你很可能已经处于“亚健康”状态。

据中国国际亚健康学术成果研讨会公布的数据：我国人口15%属于健康，15%属于非健康，70%属于亚健康，亚健康人数超过9亿。中国保健协会对全国16个省、直辖市辖区内各百万人口以上的城市调查发现，平均亚健康率是64%，其中北京是75．31％，上海是73．49％，广东是73．41％，经济发达地区的亚健康率明显高于其他地区。面对亚健康状态，一般西医的建议都是以改善生活方式或工作环境为主，如合理膳食、均衡营养以达到缓解症状的目的，但是需要的时间比较长，且依赖个人的自律。而中医的特色在于可以不依赖西医的检测，只根据症状来调整。它的理念是“整体观念，辨证论治”，随着被治疗者的年龄、性别、症状等的不同，调理和干预的方法也各不相同。中医更强调把人当作一个整体，而不是“头痛医头，脚痛医脚”。因为亚健康状态本身就是一种整体功能失调的表现，所以中医有其独到之处。中医理论认为，健康的状态就是“阴平阳秘，精神乃治”，早在《黄帝内经》中就有“不治已病治未病”的论述，因此调整阴阳平衡是让人摆脱亚健康状态的总体大法。

社会需求是任何学科和产业发展的第一推动力，因此，近几年来亚健康研究机构和相关服务机构应运而生，蓬勃发展。但由于亚健康学科总体发展水平还处于起步阶段，目前的客观现状还是亚健康服务水平整体低下，亚健康服务手段缺乏规范，亚健康服务管理总体混乱，亚健康专业人才严重匮乏，尤其是亚健康专业人才的数量匮乏和质量低下已成为制约亚健康事业发展的瓶颈。突出中医特色，科学构建亚健康学科体系，加强亚健康专业人才的培养，是促进亚健康事业发展的一项重要工作。由此，我们在得到国家中医药管理局的专题立项后，在中和亚健康服务中心和中国中医药出版社的支持下，以中华中医药学会亚健康分会、湖南中医药大学为主，组织百余名专家、学者致力于亚健康学学科体系构建的研究，并着手编纂亚健康专业系列教材，以便于亚健康人才的培养。该套教材围绕亚健康的中心主题，以中医学为主要理论基础，结合现代亚健康检测技术和干预手段设置课程，以构筑亚健康师所必备的基础知识与能力为主要目的，重在提升亚健康师的服务水平，侧重培训教材的基础性、实用性和全面性。读者对象主要为亚健康师学员和教师；从事公共健康的专业咨询管理人员；健康诊所经营管理人员；从事医疗、护理及保健工作人员；从事保健产品的生产及销售工作人员；从事公共健康教学、食品教学的研究与宣教人员；大专院校学生及相关人员；有志于亚健康事业的相关人员。

亚健康专业系列教材第一批和第二批包括18门课程，具体为：

第一批：

(1)《亚健康学基础》，为亚健康学科体系的主干内容之一。系统介绍健康与亚健康的概念、亚健康概念的形成和发展、亚健康的范畴、亚健康的流行病学调查、未病学与亚健康、亚健康的中医辨证、中医保健养生的基本知识、亚健康的检测与评估、健康管理与亚健康、亚健康的综合干预、亚健康的研究展望等亚健康相关基础理论。

(2)《亚健康临床指南》，为亚健康学科体系的主干内容之一。针对亚健康人群常见症状、各种证候群和某些疾病倾向，介绍相对完善的干预方案，包括中药调理、饮食调理、针灸调理、推拿按摩、运动调理、心理调理、音乐调理等。

(3)《亚健康诊疗技能》，为亚健康学科体系的主干内容之一。介绍临床实用的亚健康诊疗技能，如各种中医常见诊断方法、常用心理咨询的一般理论与方法技巧、各种检测仪器与干预设备、针灸、火罐、水疗、推拿按摩、刮痧、整脊疗法、气功等。

(4)《中医学基础》，为亚健康学科体系的辅修内容之一。系统介绍中医的阴阳学说、五行学说、气血津液学说、藏象学说、病因病机学说、体质学说、经络学说、治则与治法、预防和养生学说、诊法、辨证等中医基础理论。

(5)《中医方药学》，为亚健康学科体系的辅修内容之一。着重介绍与亚健康干预关系密切的常用中药和常用方剂的功效、主治、适应证及注意事项等。

(6)《中医药膳与食疗》，为亚健康学科体系的辅修内容之一。以中医药膳学为基础，重点介绍常见亚健康状态人群宜用的药膳或食疗方法及禁忌事项。

(7)《保健品与亚健康》，为亚健康学科体系的辅修内容之一。介绍亚健康保健品的研发思路及目前市场常用的与亚健康相关的保健品。

(8)《足疗与亚健康》，为亚健康学科体系的辅修内容之一。着重介绍亚健康足疗的基本概念、机理、穴位、操作手法及适应的亚健康状况。

(9)《亚健康产品营销》，为亚健康学科体系的辅修内容之一。介绍一般的营销学原理、方法与语言沟通技巧，在此基础上详细介绍亚健康产品营销技巧。

(10)《亚健康管理》，为亚健康学科体系的辅修内容之一。包括国家的政策法规、亚健康服务机构的行政管理、亚健康服务的健康档案管理等。

第二批：

(11)《亚健康刮痧调理》，为亚健康学科体系的辅修内容之一。介绍了刮痧的基础知识和基本手法，并详细阐述了常见亚健康的刮痧调理方法。

(12)《亚健康经络调理》，为亚健康学科体系的辅修内容之一。介绍了经络的基础知识和经络调理的基础手法，并系统阐述了不同经络亚健康的推拿、按摩、点穴手法。

(13)《亚健康芳香调理》，为亚健康学科体系的辅修内容之一。以芳香疗法为基础，重点介绍了芳香疗法的基础知识、精油的配制及使用，以及如何运用芳香疗法调理亚健康。

(14)《亚健康音乐调理基础》，为亚健康学科体系的辅修内容之一。主要介绍了西方音乐治疗、中医五音治疗的基础知识和基本原理，并介绍了亚健康音乐调理的方法与疗效评估方法。

(15)《亚健康中医体质辨识与调理》，为亚健康学科体系的辅修内容之一。以体质学说为基础，重点介绍了体质学说在亚健康学中的运用、亚健康体质的调理与预防。

(16)《少儿亚健康推拿调理》，为亚健康学科体系的辅修内容之一。介绍了少儿推拿手法、穴位及少儿常见亚健康的推拿调理。

(17)《中医儿科学基础与亚健康》，为亚健康学科体系的辅修内容之一。介绍了亚健康学以及中医儿科学的相关基础理论，小儿常见亚健康状态与临床轻微症状的治疗与调理。

(18)《亚健康灸疗调理》，为亚健康学科体系的辅修内容之一。介绍了亚健康常见症状、常见体质、常见中医证候的灸疗调理，以及亚健康之特色灸疗和常用保健穴位灸。

在前两批共18本教材编写基本完成的基础上，编委会陆续启动了第三批教材的编写，内容主要涉及亚健康学与其他学科形成的交叉学科及亚健康学的临床运用。第三批教材计划包括：《皮肤亚健康学》《睡眠亚健康学》《中医蜂疗与亚健康》《亚健康红外技术调理》《亚健康红外热成像测评》《营养代餐与减脂》《儿童亚健康学》《亚健康整脊调理》等。

在亚健康学学科体系构建的研究和亚健康专业系列教材的编纂过程中，得到了王永炎院士的悉心指导，在此表示衷心感谢！由于亚健康学科体系的研究与教材的编写是一项全新而且涉及多学科知识的艰难工作，加上我们的水平与知识所限，时间匆促，其中定有不尽如人意之处，好在任何事情均有从无到有，从不成熟、不完善到逐渐成熟和完善的过程，真诚希望各位专家、读者多提宝贵意见，权当“射矢之的”，以便第二版修订时不断进步。

何清湖

2018 年 2 月于湖南中医药大学

编写说明

随着人民物质生活水平的不断提高，当代医学的目标已经由单纯的治疗疾病转向健康长寿，新的健康标准不仅仅是指没有疾病和不虚弱，而是包含身体、心理、社会和道德多维度的健康和谐，由此亚健康学应运而生。当前，我国亚健康学科研究和产业发展都获得了很大进展，呈现蓬勃生机。

皮肤是人体最外在的器官，是人体健康状况的晴雨表。健康的皮肤和毛发，不但是躯体健康的表现，也是形象美丽的基本要求。因此，拥有健康的皮肤，秀美的靓发，是众多男女孜孜以求的目标。皮肤与外界环境直接接触，又与内在脏器的功能密切相关，也有健康、疾病和亚健康的不同状态。随着人们健康意识的提高和对美的追求，我国皮肤科事业获得了巨大发展。但目前医院皮肤科重点处理的还是皮肤相关疾病的治疗，远远不能满足大众对亚健康状态皮肤维护的需求，不能满足皮肤美容的需要。近年来，皮肤亚健康产业发展迅猛，市场空间巨大，吸引了很多企业的关注，一大批皮肤亚健康调理机构应运而生，大量的皮肤亚健康调理产品得以研发并应用于市场。

在市场蓬勃发展的大好形势下，我们也看到，目前皮肤亚健康调理机构良莠不齐，亚健康产品质量也高低相杂，很多皮肤亚健康调理机构的从业人员缺少基本的皮肤医学知识，这些问题将制约皮肤亚健康事业的发展。有鉴于此，我们组织了一批皮肤科医生和皮肤亚健康产业的专家，编写了这本《皮肤亚健康学》教材，希望能为皮肤亚健康事业的发展做一些基础工作。

《皮肤亚健康学》立足健康皮肤的维护和亚健康皮肤状态的调护，其主要读者对象是从事皮肤美容、皮肤亚健康调理的非医学执业人员，以及从事皮肤亚健康产品研发的非医学背景研究人员。因此，在本书中，我们首先简要介绍了皮肤的基本结构和功能，皮肤与五脏的关系等中西医皮肤基础知识，重点是健康皮肤和毛发的标准、皮肤常见类型，以及在日常生活中常见的一些皮肤亚健康状况的判断与调护，如皮肤敏感、皮肤老化、皮肤油腻、皮肤色斑、皮肤失去弹性、脱发、头发分叉、少年白头、头发干枯发黄等。另外，中医药因为天然、无创等优势，成为皮肤亚健康调理中使用最多的方法，因此，我们在本书中也着重介绍了皮肤亚健康中医药的调理原则和方法、最常见的美容本草（包括美容中药、美容花卉、美容水果、美容蔬菜）和中医美容良方（祛斑除黑方、疗渣消痘方、抗皱驻颜方、增白润肤方、乌须防脱方），突显了教材的中医药特色。此外，站在学科发展的前沿角度考虑，我们还精选了现代皮肤检测技术和现代皮肤美容技术，以满足不同层次读者的需求。当然，本书的重点还是临床常见的皮肤和皮肤附属器相关亚健康状态的识别和调护。

我们坚信，皮肤亚健康学科和产业的大发展是时代发展的必然，皮肤亚健康事业的发展也将极大地丰富亚健康学科和产业的内涵，《皮肤亚健康学》的编写出版，将为推动皮肤亚健康事业发展起到正面的引领作用。但由于是第一本皮肤亚健康教材，没有太多经验可以借鉴，本教材在内容选择、知识深度把握等方面都还有诸多不足，在此也恳请各位专家和读者能够不吝指正，以便再版时修订。

本书在出版过程中得到了中国中医药出版社、中和亚健康服务中心和山东宣和生物科技有限公司的大力支持，特致谢忱！

《皮肤亚健康学》编委会

2018 年 3 月

目 录
CONTENTS

上篇 基础篇

中篇　方法篇

下篇 临床篇

附篇 实用皮肤亚健康调理技术

上篇 基础篇

第一章　亚健康与皮肤亚健康

第一节　亚健康的定义、分类与判断

亚健康是预防医学领域提出的一个新的概念，是社会发展与人类生活水平提高的产物，也是近年来人们对“生物－心理－社会医学模式”、健康概念和疾病普遍认识深化的成果。

一、亚健康的定义

（一）亚健康概念的提出

长期以来，在人们的思想中一直有着一种根深蒂固的思维定式观念。对于一个人来说，他所处的状态是“非疾病即健康”或“非健康即疾病”；是处于疾病状态，或者处于健康状态，二者必占其一。直到20世纪80年代中期，苏联学者布赫曼首次提出人体除健康、疾病两种状态外，还存在一种既非健康又非疾病的中间过渡期。美国专家当时称之为“雅皮士流感”。

由于人们习惯上把健康称为“第一状态”，把疾病称为“第二状态”，因此这种既不属于健康又尚未染病的中间状态又称为“第三状态”“中间状态”“灰色状态”“病前态”“潜病期”“亚临床期”“不定陈述综合征”等。

这一发现被后来很多学者的研究所证实。20世纪90年代中期，我国学者王育学首次提出了“亚健康”这一名词。近些年，《健康报》和一些医学杂志以及专业书籍基本采用了“亚健康”这一名词。

目前，许多学者从医学角度对健康状态、亚健康状态、疾病状态进行了研究，指出亚健康状态是“人的身心处于疾病与健康之间的一种健康低质状态”，是机体虽无明确的疾病，但在躯体上、心理上出现种种不适应的感觉和症状，从而呈现活力和对外界适应力降低的一种生理状态。这种状态多由人体生理功能或代谢功能低下所致，严重影响人的工作能力和生存质量。因此，亚健康概念的产生，是现代医学对健康的界定与近代医学从局部结构与特异病因对疾病界定的结合。

（二）亚健康的定义

根据世界卫生组织（WHO）提出的有关健康的概念："健康不仅仅是没有疾病和不虚弱，而且是身体、心理和社会适应能力三方面的完美状态。"与此相对应，亚健康是介于健康和疾病之间的一种状态，亚健康者不能达到健康的标准，表现为一定时间内的活力降低、功能和适应能力减退的症状，但不符合现代医学有关疾病的临床或亚临床诊断标准（参见 2006 年中华中医药学会发布的《亚健康中医临床指南》）。

由于健康新标准的提出，按这一新标准，许多人被排除在健康之外，临床上往往存在着许多身体和（或）心理上的不适，如易疲劳、精神不集中、失眠健忘、头昏沉、食欲不振等，但在相关高水平的医疗机构经系统检查和单项检查，未发现有异常，找不出诊断为某种疾病的依据，故又不能归入疾病的范畴。这种既不健康又没有疾病，介于健康与疾病之间的"亚健康"状态，得到了国内外越来越多学者的认同和重视。

二、亚健康的分类

亚健康状态是机体在无器质性病变情况下发生的一些功能性改变。因其主诉症状多种多样且不固定，目前众多学者对亚健康的分类认识不一。

（一）根据亚健康状态的症状表现分类

以 WHO 四位一体的健康新概念为依据，亚健康可分为躯体性亚健康、心理性亚健康、社会交往性亚健康和道德性亚健康。

1. 躯体性亚健康

躯体性亚健康症状主要表现为身体、头颅、躯干、四肢及内脏的不适，包括倦怠乏力、头晕头痛、双目干涩、鼻塞咽痛、耳鸣肢麻、颈肩僵硬、腰背疼痛、手足发凉、心悸气促、胸闷腹胀、掌腋多汗、口舌溃疡、便秘尿频、肥胖、性欲降低、易晕车船、月经紊乱等。其主要表现是难以恢复的持续疲劳，睡眠障碍（失眠、多梦易醒等），血管神经性头痛及周身不适，妨碍生活、学习、工作，损害健康，甚至诱发猝死。故分为以下几种亚型。

（1）疲劳性亚健康

以持续 3 个月以上的疲劳无力为主要表现，并排除一切可能导致疲劳的疾病（如病毒性肝炎、肿瘤、糖尿病、重症抑郁等）。

（2）睡眠失调性亚健康

以持续 3 个月以上的失眠（入睡困难，或多梦、易惊醒，或睡眠不实，或早醒、醒后难以入睡等），或嗜睡，晨起时有明显的不快感，或不解乏的睡眠为主要表现，并排除可能导致睡眠紊乱的各种疾病（重症抑郁、睡眠呼吸暂停综合征、发作性睡眠病等）。

（3）疼痛性亚健康

以持续 3 个月以上的各种疼痛为主要表现，并排除可能导致疼痛的各种疾病。

头痛：多为全头部或额部、颞部、枕部的慢性持续性的钝痛、胀痛、压迫感、紧箍感，属于肌紧张性头痛，伴有头昏或眩晕。

其他部位疼痛：咽喉痛、肩颈部僵硬疼痛、背痛腰酸、肌肉酸痛、关节疼痛等。

（4）其他症状性亚健康

以持续3个月以上的其他任何症状为主要表现，并排除可能导致这些症状的各种疾病。以上各类型的症状如果同时出现，以最为严重者作为归类依据。

2. 心理性亚健康

心理性亚健康症状主要表现为心因性不适和情绪方面的变异。如抑郁寡欢、紧张焦虑、对周围事物缺乏兴趣、精神不振、烦躁易怒、记忆力减退等。个体因各种矛盾和冲突，而导致心理压力过大、情绪压抑与心理冲突，从而引起自主神经系统、内分泌系统和免疫系统的一系列变化。最为常见的心理性亚健康类型有：

（1）焦虑性亚健康

持续3个月以上的焦虑情绪，并且不满足焦虑症的诊断标准。焦虑情绪是一种缺乏具体指向的心理紧张和不愉快的情绪，主要表现为精神焦虑不安、急躁易怒、恐慌，可伴有失眠、噩梦、血压增高、心率增快、口干、多汗、肌肉紧张、手抖、尿频、腹泻等自主神经症状，也可因这些躯体不适而产生疑病和忧郁。

（2）抑郁性亚健康

持续3个月以上的抑郁情绪，并且不满足抑郁症的诊断标准。抑郁情绪是一种消极情绪，主要表现为情绪低落、抑郁寡欢、兴趣降低、悲观、冷漠、自我感觉很差和自责，还可伴有失眠、食欲和性欲降低、记忆力下降、体重下降、兴趣丧失、缺乏活力等，甚至产生自杀欲念。

（3）恐惧或嫉妒性亚健康

持续3个月以上的恐惧情绪，并且不满足恐惧症的诊断标准。主要表现为恐惧胆怯等不良情绪，还有妒忌、神经质、疑病、精神不振、记忆力减退、注意力不集中、失眠、健忘、反应迟钝、想象力贫乏、情绪易激动、爱钻牛角尖、过于在乎别人对自己的评价等。

（4）记忆力下降性亚健康

以持续3个月以上的近期记忆力下降，或不能集中注意力做事情为主要表现，且排除器质性疾病或非器质性精神类疾病。

3. 社会交往性亚健康

社会交往性亚健康是指与人交往方面存在障碍，如不良心态、性格和思维方法。以持续3个月以上的人际交往频率降低或人际关系紧张等社会适应能力下降为主要表现。如过分的孤独、恐惧、自卑、自闭、冷漠、傲慢、虚荣等。常见意志脆弱、自怨自艾、无端猜疑等某些不合群的偏离行为。社会交往性亚健康可分为：

（1）青少年社会交往性亚健康

因家庭教养方式不良及个人心理发育等因素，导致社会适应困难，一旦离开家庭，独立生活能力差，难以适应新的生活环境，处理不好各种人际关系，从而阻碍了有益的信息交流，导致情绪压抑、苦闷烦恼。

（2）成年人社会交往性亚健康

因承担角色的不同，需要面对的问题有许多，如工作环境变换、复杂的人际关系处理、建立家庭、养育子女、工作压力、知识更新等，一旦不能适应这些问题，就会陷入不良情绪当中。

(3) 老年人社会交往性亚健康

退休后生活内容、社会地位的改变，都需要不断地调整行为方式，积极地适应。

4. 道德性亚健康

持续3个月以上的道德问题，直接导致行为的偏差、失范和越轨，从而使人产生一种内心深处的不安、沮丧和自我评价降低的状态。

由于思维方法不科学、错误选择接受、社会默化、从众、去个性化等心理影响，在某些特定的时空，很多人存在世界观、价值观上不利于自己和社会的偏差，表现为道德以及行为的偏差，如运动场上闹事的球迷，陷入“法轮功”渊薮的练气功者，既违反了社会伦理和道德规范，又损害了自己的身心，甚至导致违法犯罪。

(二) 中医学对亚健康症状的分类

中医学虽然没有“亚健康”之名，但很早就有“治未病”的理论。《素问·四气调神大论》篇中即有：“是故圣人不治已病治未病，不治已乱治未乱，此之谓也。夫病已成而后药之，乱已成而后治之，譬犹渴而穿井，斗而铸锥，不亦晚乎。”所谓“上医医未病之病，中医治欲病之病，下医治已病之病”，充分体现了疾病前的预防和调理的重要性，是中医养生的重要理论。中医学根据患者的症状表现，将亚健康状态分为心脾气虚型、肝火内盛型、脾虚湿盛型、肝郁气滞型等12种类型。

1. 心脾气虚型

心主神明，脾主运化。心脾气虚易致气机升降失调，清阳不升，心脑失养常致头晕目眩、面色苍白或萎黄、神疲无力、心悸、慵懒少动、纳少、便溏、不易入睡等一系列症状。盖因忧虑过度、枢机开阖失常所致。

2. 肝火内盛型

肝为刚脏，性喜条达，遇事纷争，易出现肝郁不畅，气机不利。常表现为心情烦躁，焦虑易怒，腹中攻窜作痛，心悸怔忡。而情志不遂，又易气郁化火，内扰神明。

3. 脾虚湿盛型

脾主运化，喜燥恶湿，为人体气血生化之源，后天之本。脾虚则致中气虚弱，湿停中焦，导致腹胀脘闷，食欲不振，胸闷乏力，四肢困倦。

4. 肝肾两虚型

肾藏真阴真阳，为气之根，先天之本；肝主藏血。肝肾两虚常表现为须发早白、牙齿动摇、梦遗滑精、筋骨无力、身体消瘦、带下淋漓、腰酸腿疼，也可致卫气虚弱，腠理不密，易患感冒。

5. 肝郁气滞型

主要表现为心情郁闷，意志消沉，寡言少语，或性情急躁，心烦易怒，胸胁苦满，走窜作痛，喜太息，脘闷纳呆，多梦易惊，妇女乳房胀痛、月经不调，舌质暗红或淡红，脉弦。亚健康状态人群中的抑郁情绪、焦虑情绪、神经衰弱、孤独、恐惧情绪等患者，大多具有肝郁气滞型的特点。

6. 瘀血内阻型

主要表现为躯体刺痛，难以定位，肌肤色暗不华，甲错或失荣，妇女经期后延或见痛经、不孕，舌质紫暗，有瘀斑瘀点，脉细涩。亚健康状态人群中的一部分头痛、颈肩关节痛等患者，大多属瘀血内阻型。

7. 阴虚火旺型

主要表现为形体消瘦，潮热多汗，失眠多梦，五心烦热，口干咽燥，小便短赤，大便干燥，颜面颧骨潮红，口唇红赤，男子遗精，女子带下淋漓，舌红少苔，脉细数。亚健康人群中的一部分阳痿、早泄、遗精、月经不调、梦交等患者，大多属于阴虚火旺型。

8. 气血亏虚型

主要表现为心慌气短，不耐劳作，倦怠乏力，自汗出，纳呆便溏，食后脘腹胀满，面色萎黄或苍白少华，舌质淡，脉细无力。亚健康状态人群中的慢性疲劳综合征、头晕、健忘、记忆力减退等患者，大多属于气血亏虚型。

9. 湿热内蕴型

主要表现为胸脘满闷，身重困倦，头重如裹，身热不扬，心烦呕恶，痰黏色黄，小便短赤，大便黏腻不爽，苔黄腻，脉滑数。亚健康状态人群中的一部分便秘、腹泻、妇女带下、消化不良等患者，多属于湿热内蕴型。

10. 痰湿内盛型

主要表现为胸脘满闷，恶心纳差，头昏如蒙，身重困倦，咳嗽咯痰，大便溏泻，舌质淡，苔白厚腻，脉滑或濡。亚健康状态人群中的肥胖、高血压、妇女带下、部分临界高血压、动脉硬化等患者，多属于痰湿内盛型。

11. 脾肾阳虚型

主要表现为身倦乏力，少气懒言，耳目不聪，神疲思睡，腰膝酸软，形寒肢冷，纳差便溏，舌淡苔白，脉沉细弱。亚健康人群中的轻度抑郁情绪、阳痿、女性性冷淡、慢性腹泻、下肢阴冷、四肢厥逆、心悸、心率减慢等患者，多属于脾肾阳虚型。

12. 心肾不交型

主要由于心火不能下降于肾，肾水不能上济于心，出现心悸，怔忡，心烦，失眠，水肿，口舌生疮，口干咽燥，五心烦热，舌红少苔，脉细数等症。亚健康状态人群中的失眠、健忘、多梦、遗精、须发早白、脱发、记忆力减退、早泄、性功能异常等患者，有部分属于心肾不交型。

中医的整体观念和辨证施治在亚健康防治中具有一定的优势。中医对内伤染病的病因病机的认识与亚健康相似；亚健康人群的许多临床表现都可以用中医的四诊、八纲、脏腑、阴阳表里、卫气营血等理论进行辨证归类、分析、概括、调理。

毋庸置疑，随着亚健康问题成为普遍的健康医学与社会问题，要探寻干预亚健康的合理方法，需要对亚健康状态进行合理的分型，从而更加有效地把现代医学与传统医学的精华运用于干预亚健康状态中。

三、亚健康的判定与评估

亚健康状态虽然没有明显的机体组织病理学方面的损害，但由于其严重影响了人们的生活质量，在一定程度上造成生产力的下降，而且随着社会竞争的日趋激烈，生活节奏的逐步加快及居处环境的污染等，人们承受的压力越来越大，临床上，处于亚健康状态的人群越来越多，使得对亚健康状态有效干预措施的需求日益突显。然而有效干预的前提是对亚健康状态的正确判定与合理评估，因此，如何进行亚健康的判定与评估是值得思考的问题。

（一）亚健康状态判定与评估的难点

首先，健康检测和疾病排查使得亚健康状态的判定变得复杂。从亚健康状态的界定上讲，亚健康的判定主要建立在排除疾病的基础上，而健康状态的测评又并无特异性指标；从亚健康状态的类型来看，不同的分类方法，涉及多维度、多项症状的测评指标体系，使得亚健康状态的判定变得复杂。

其次，复杂、多样的亚健康状态的表现增加了对其进行评估的难度。亚健康状态的症状表现复杂多样，目前尚无统一的分类标准，有根据症状表现分为躯体性亚健康、心理性亚健康、社会交往性亚健康和道德性亚健康，也有学者根据中医学对亚健康状态进行分类，还有按照身体的组织结构和系统器官来分类。因此，根据亚健康的概念及分类可以看出，亚健康是一个宽泛的大概念，其复杂多样的表现增加了亚健康状态评估的难度。

再者，特异、客观标准的缺乏也可能导致亚健康状态评估的非同质性。目前，对于亚健康状态的判定没有特异的实验室诊断指标，在很大程度上依赖于就诊者的主观陈述，这种依靠主观症状来测评亚健康状态的方式会因就诊者个体感觉的差异性、测评人员询问方式和理解程度上的不同，而对其症状特点及程度的评定有所差异。

（二）亚健康状态判定和评估的原则及方法

1. 全面查体和相关疾病的排除是亚健康状态判定和评估的重要基础

当就诊者出现种种不适时，要通过一系列的常规检查排除疾病后，方可结合其症状持续或反复发作的时间（按照《亚健康中医临床指南》，定为3个月及以上）考虑是否为亚健康。如进行全面而详细的病史采集，包括既往病史，现病史，是否有抑郁、焦虑症状或其他精神疾病，是否有酒精或其他药物滥用史，以及用药和饮食情况等；还需进行一些最基础的实验室、影像学等方面的检查，如全血计数和白细胞分类、血清谷丙转氨酶、血清谷草转氨酶、尿素氮、肌酐、甘油三酯、胆固醇、血糖、大便常规分析、尿常规分析，以及腹部B超、心电图、胸片等。必要时，还要根据患者的具体情况进行其他项目的检测，以排除相关疾病。

2. 合理的分类是对亚健康状态进行有效判定的前提

由于亚健康有不同的分类方法，其表现也复杂多样，因此对亚健康状态的有效评定须以合理分类为前提。目前对于亚健康的分类有多种，且在每大类的基础上又可以进行小的分类。因亚健康状态的研究尚处于起步阶段，对其分类还没有形成统一的认识，因此，还需在实践中不断完善对亚健康的分类。

3. 量表评定可为主观症状的评定提供可行的手段

亚健康状态的判定很大部分依赖于就诊者的主观陈述，使得对其判定受到医生对疾病的诊断水平、患者对症状的感受程度，以及医生对症状的把握程度等方面的影响，而量表可为这些主观自陈症状的评定提供较为合理的方法。量表具有数量化、规范化、细致化、客观化的特点，且量表的陈述式问答及多维结构能比较客观地反映就诊者的主观症状的主观性、多维性的特质；且量表在实施、计分和分数解释过程中的一致性，减少了主试者和被试者的随意性程度，尽可能地控制和减少了误差，为测量主观症状的性质和程度提供了较为客观、较为科学的方法。

因此，对于亚健康状态的判断与评估需具备以下几个特征：①建立在排除疾病诊断的基础之上；②其表现多样化，在归类时存在困难；③软指标的评定因就诊者感受的不同和诊治者判断的主观性而存在不一致性的特点。这些都使得亚健康的判定与评估存在一定的困难。

4. 亚健康判定的方法与流程

在亚健康的判定过程中，可利用现有的医学诊断方法，如病史采集、神经精神状况和整体功能的评定、影像与实验室检查等，可为是否存在亚健康及亚健康的分类判定奠定基础。虽然在亚健康判定标准上存在一定的困难，但我们对亚健康状态的判定可采取一定的流程（见图 1－1）。

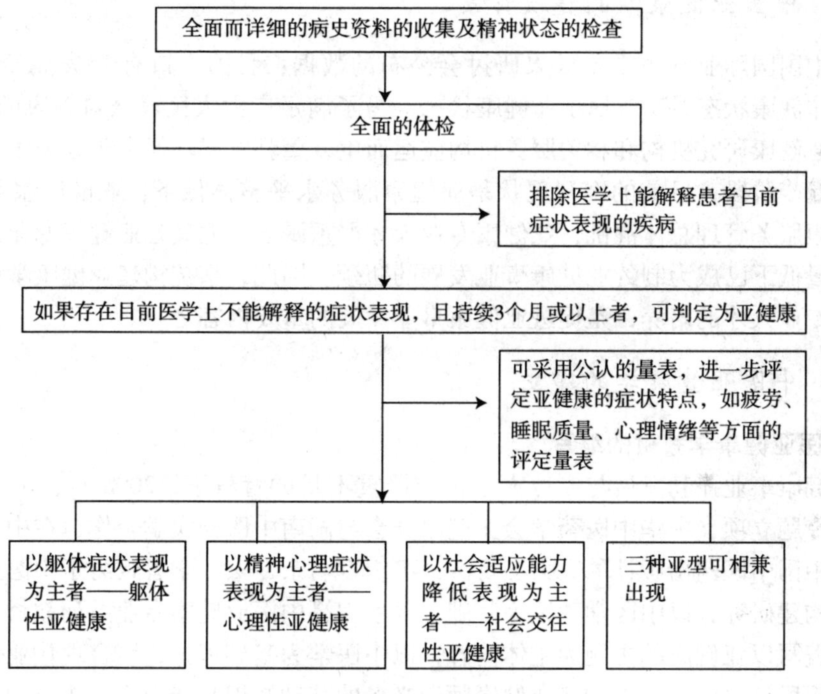

图 1－1　亚健康的综合评定流程

遵循此判定与评估流程，以主观症状判定为主，结合客观指标，并参照中医辨证方法的综合评定方式，是目前亚健康状态判定和评估的可行模式。

第二节　亚健康学科及产业的发展历史与现状

“亚健康”这一名词在 20 世纪 90 年代中期由中国学者王育学教授首次提出后，在近二十年的时间里逐渐由一个名词形成一门成熟的学科。时任中华中医药学会亚健康分会主任委员孙涛教授指出，社会需求对亚健康学术及产业发展具有重大的导向价值，学术只有对社会进步做出贡献，其自身才能得以发展。以亚健康产业拉动学术，学术和产业二者以跷跷板式互动性发展为模式。得益于学术与产业的良性互动与发展，亚健康在学术与产业都得到了长足而快速的发展。

一、亚健康学科的发展历史

随着我国国民生活水平的不断提高，由于不良生活方式而产生的亚健康状态成为威胁人们健康的头号杀手。中医学独特的“整体观念”“辨证论治”和“治未病”的重要思想，在国家医疗卫生政策战略前移的背景下充分显示其无可替代的优势。信息的高速流通促成了学科之间的相互交叉与渗透，在此背景下，中医学与亚健康学科相互融合渗透形成了新的学科——中医亚健康学。

（一）中医亚健康学的建设背景

根据中国国际亚健康学术成果研讨会公布的数据：我国人口有15%属于健康状态，15%属于非健康状态，70%属于亚健康状态。为了满足广大人民群众对健康的迫切需求，近几年来亚健康研究机构和相关服务机构应运而生，蓬勃发展。但由于亚健康学科总体水平还处于起步阶段，目前的客观现状是亚健康服务水平整体低下，亚健康服务手段欠规范，亚健康服务管理总体混乱，亚健康专业人才严重匮乏，尤其是亚健康专业人才的数量匮乏和质量低下已成为制约亚健康事业发展的瓶颈。因此，系统构建亚健康学科体系，加强亚健康专业人才的培养，是促进亚健康事业发展的重要内容之一。

（二）中医亚健康学的建立

1. 中医亚健康学教材的编写

在亚健康事业蓬勃发展与专业人才供应严重不足的背景下，2008年，国家中医药管理局进行专题立项，中华中医药学会亚健康分会与湖南中医药大学合作，在中和亚健康服务中心和中国中医药出版社的大力支持下，组织百名余专家、学者致力于中医亚健康学学科体系的构建研究，以中医学理论为基础，着手编纂中医亚健康专业系列教材。

教材编写以亚健康的主题为主体内容，以中医学为基础理论，结合现代亚健康检测技术和干预手段设置课程，以构建亚健康师所必备的基础知识与能力为主要目的，重在提升亚健康师的服务水平，侧重培训教材的基础性、实用性与全面性。

读者对象主要为亚健康师学员和教师，从事公共健康的专业咨询管理人员，健康诊所经营管理人员，从事医疗、护理及保健的工作人员，从事保健产品的生产及销售工作人员，从事公共健康教学、食品教学的研究与宣教人员，大专院校学生及相关人员，有志于亚健康事业的相关人员。

中医亚健康专业系列教材第一批出版了10门课程，包括：

理论基础课程：《亚健康学基础》《中医学基础》《中医方药学》。

桥梁课程：《亚健康临床指南》《亚健康诊疗技能》。

应用课程：《中医药膳与食疗》《保健品与亚健康》《足疗与亚健康》《亚健康产品营销》《亚健康管理》。

在第一批教材编写完成的基础上，编委会又逐渐丰富了应用课程的内容，如：《亚健康刮痧调理》《亚健康经络调理》《亚健康芳香调理》《亚健康音乐调理基础》《少儿亚健康推拿调理》《亚健康整脊调理》《亚健康中医体质辨识与调理》。

随着亚健康事业的不断发展，中医亚健康学的教材也会不断跟随产业的推进而不断更新，以适应人才培养的需求。

2. 中医亚健康科研平台的构建

中和亚健康服务中心（以下简称“中心”）是经民政部批准，并在国家中医药管理局的业务指导和监督管理下，具有独立法人资格的社会组织。中心是国家批准的唯一的从事亚健康研究、服务、管理，并构建亚健康服务体系，培养亚健康专业人才的一级专业组织。

2014 年，中心成立北京市中和亚健康科学研究院（以下简称“研究院”），业务主管单位为北京市中医管理局。研究院的主要任务为从事干预亚健康状态的技术、产品、设备以及测评设备的研发；申报和承担国家和行业主管部门委托的科研课题；开展亚健康科研课题的设计和咨询工作；开展相关专业人员的培训；开展学术交流、科学普及活动；承担企业等相关单位委托的亚健康科研课题和开展亚健康干预效果测评服务。

目前在各类科研基金支持下，研究院已确立了“红外热成像技术在中医临床和亚健康干预的应用”“中美共建睡眠健康工程”“国家中医药儿童健康工程”和“CPC 测评技术在中医临床和亚健康干预上的应用”四大科研专项研究。随着科研工作的不断进展，研究院将会就更多的亚健康相关科研项目展开合作。

3. 中医亚健康学的学科基地建设

2009 年，中和亚健康服务中心联合湖南农业大学、中华中医药学会亚健康分会及湖南中医药大学，以湖南农业大学中药资源与开发系为基础，以国家科技部作物种质创新与资源利用重点实验室、分析测试中心、湖南省天然产物工程技术研究中心和湖南省亚健康诊断与干预工程技术研究中心为研究平台，成立了“国家中医药管理局亚健康干预技术实验室”（以下简称“亚健康实验室”）。

“亚健康实验室”在国家中医药管理局的指导下，依托中医药学术团体和机构的资源，从事健康、亚健康的教学、研究、管理、服务，推广亚健康知识，培养中医药亚健康专业服务人才，致力于服务全民健康，推进亚健康产业发展。“亚健康实验室”的建立，通过亚健康理论研究、生物工程、生命科学、亚健康诊断治疗、中医诊断治疗亚健康研究等，有助于更好地推广亚健康概念，创新健康理论，倡导健康生活，推行亚健康的检测、预防、治疗、管理、评估理论；有助于形成专业技术体系，开发相应的系列健康产品，推进亚健康产业迅猛发展。

中医亚健康学学术型高层次人才的培养应放开思路，理论结合实际，真正将中医亚健康的学术理论应用于亚健康产业的发展。因此，以湖南中医药大学为代表，其临床实践基地落地于湖南中医药大学第一附属医院的治未病中心。2014 年 9 月，湖南中医药大学与北京市中和亚健康科学研究院合作成立“研究生教育培养创新基地”，旨在培养中医亚健康专业研究生的理论联系实际的能力，充分参与亚健康产业的实践活动。在实践中不断发现新的问题，推动学科与产业的相互促进与发展。

4. 中医亚健康学的学术环境建设

学科建设的高层次要求应该是良好的学术环境和学术氛围的建设。从 2006 年以来，由中华中医药学会亚健康分会、世界中医药学会联合会亚健康专业委员会和中和亚健康服务中心共同主办，每年举行“国学国医岳麓论坛”“中华中医药学会亚健康分会年会”“世界中医药学会联合会亚健康专业委员会年会”“治未病及亚健康防治论坛”“中医药与亚健康国际学术大会”“中医药与亚健康产业创新发展年会”等相关活动，由此带动了亚健康产业和亚健康学术交流及科普宣传活动。

为了拓展亚健康科普的新途径，给相关服务机构和专家提供开展治未病及亚健康领域内的学术交流与技术合作的交流平台，中心成立了《中医药与亚健康》编辑部，于2011年9月创立了亚健康行业内的第一本双月刊《中医药与亚健康》。《中医药与亚健康》杂志由国家中医药管理局业务主管，中和亚健康服务中心主办。它是面对亚健康领域，图文并茂的大型科普期刊，也是该领域唯一的一本权威性杂志。目前，《中医药与亚健康》杂志已经成为风格独特、颇具魅力的健康类时尚科普杂志，不仅获得了大众的喜爱，也引起了国家中医药管理局领导的重视。目前已经成功地与中国中医药出版社实现“强强联合”，在国内率先推出电子中医药科普期刊，通过辐射全国的新华书店发行，以便更加快捷地走进千家万户，进乡村、进社区、进家庭。并形成了品牌，影响力覆盖全国养生保健领域。

（三）中医亚健康人才培养体系的构建

1. 学科人才培养的背景

中医预防保健服务作为健康服务业的重要组成部分，是促进国民经济快速增长不可忽视的力量。因此，国家政策对于相关人才的培养也提出了一系列的要求。《国务院关于促进健康服务业发展的若干意见》中明确提出，支持高等院校和中等职业学校开设健康服务业相关学科专业，引导有关高校合理确定相关专业人才培养规模。《中医药健康服务发展规划（2015—2020年）》指出，推动高校设立健康管理等中医药健康服务相关专业，着力培养中医养生保健等中医药技术技能人才。

2012年，湖南中医药大学获得教育部批准，把中医亚健康学设置为中医学下的二级学科，并获得中医亚健康学硕士与博士学位授予资格，于2013年正式向全国招生。湖南中医药大学是目前国内唯一一所具有中医亚健康学硕士与博士授予权的高校。

为了系统构建中医亚健康学人才培养体系，2012年，湖南中医药大学将中医亚健康学系列教材作为大学本科的选修课程，旨在培养中医药院校大学生的亚健康相关基础知识，培养他们在亚健康方向的兴趣，对中医亚健康方向的人才导向起到了一定的推动作用。

2014年3月29日，“全国亚健康产业大学生就业创业工程”项目在安徽中医药高等专科学校正式启动，标志着亚健康专业技术型人才以中医药专科学历层次为主的培养模式正式启动。此后又陆续在山东、重庆、湖南、湖北等地与各中医药高等专科学校合作，进一步扩大了技术性人才的培养规模。专科学历层次的人才培养弥补了非医疗亚健康专业调理机构实用型人才严重匮乏的问题。

2. 中医亚健康学科人才的培养模式

（1）不同层次人才培养的定位

中医亚健康学科人才的培养分为研究生、本科、专科及继续教育四个培养层次，不同层次人才的定位不同。

研究生层次主要定位于本学科师资、科研人员的储备人才，以及产业实践顶层设计人才。

本科层次是本学科人才的主体层次，主要定位于复合型人才，重视“三基”的培养，既是研究生层次培养的储备群体，也是专科层次人才提高基本理论、基本知识、基本技能的目标。

专科层次人才主要定位于专业技能型人才，强调亚健康专业的操作技能和实际动手能力的培养。专科层次人才也是目前健康服务业市场亟须的主要人才类型。

继续教育主要针对当前从事美容、养生、保健的社会人员向亚健康服务领域的转型群体，规范和提高其理论基础和操作技能。这是目前规范亚健康服务市场，短期内解决专业技能型人才缺乏的最有效的培养模式。此外，继续教育也承担了各层次人才知识更新、补充、拓展和能力提高的任务。

（2）人才培养的配套教学资源设置

针对不同层次人才的定位及要求，师资、教材、教学内容及方法也会做出不同设计。目前中医亚健康专业高层次人才培养的规模有限，且需一定的周期，因此师资的培养需要从中医相关专业（如针灸推拿、康复、药膳、养生等专业）进行继续教育培训，在自身原有的知识结构基础上进行亚健康理论体系的补充和融合。

目前，亚健康专业系列教材是中医亚健康学专业主要的教材。本系列教材以亚健康的主题为主体内容，以中医学为基础理论，结合现代亚健康检测技术和干预手段，侧重教材的基础性、实用性与全面性。针对不同层次的人才定位，教学内容设计要有所侧重，因此在教材的选择上也要有所取舍，突出重点。

针对专科层次，在教学内容的设置及教材的选择上要侧重实践操作能力的培养，因此其理论知识的深度与广度比例要相对缩小。

本科层次的培养要注重“三基”（基本理论、基本知识、基本技能）的培养，在教学内容的设置及教材的选择上要注意三方面能力的培养。

研究生层次的培养重点在于思维模式及自主能力的培养，教学内容的设置更加灵活，不拘泥于现有的教材内容。此外，还要培养研究生自主学习的能力，及时掌握亚健康相关领域的最新讯息。

而继续教育的教学内容设置更加灵活，主要针对培训人员的实际需要有针对性地设置教学计划。

（3）培养模式与职业资格考试的衔接

中医亚健康学专业是中医学的二级学科，而该专业的毕业生在注册执业医师方向时却无对应的选项，目前中医院的治未病中心也无中医亚健康学专科医师的工作岗位。2015年，“中医亚健康医师”新职业的产生有望解决这一突出问题。同中医其他专科医师一样，中医亚健康医师的培养也是在中医基础理论之上，侧重本专业的知识结构特点进行培养。因此，中医亚健康学科各层次人才的培养计划也要结合中医亚健康医师的考试大纲要求，以便与职业资格考试顺利衔接。

除此之外，中医亚健康学科专业人才除了在医疗行业工作，非医疗健康服务行业也是重要的就业方向。因此，在培养医学“三基”能力的同时，还需适当拓展其市场营销、经济管理等方面的课程作为选修内容，以适应健康服务业发展的需要。

二、亚健康产业的发展历史

（一）星级亚健康专业调理机构规范化建设

目前健康服务业市场混乱，各种养生保健机构、美容机构层出不穷。其过度夸大的宣传和实际服务能力的巨大落差使市场环境迅速恶化，并产生巨大的负面影响。为进一步促进亚健康产业的发展，提高亚健康专业调理机构的服务水平，打造亚健康专业调理品牌，规范亚健康专业调理市场，从2012年开始，全国各地的街头开始出现越来越多的具有黄十字标识和“亚健康专业调理4S店”的亚健康专业调理机构。这些专业机构即为中和亚健康服务中心开展的全国星级亚健康专业调理机构建设的硕果。

1. 紧跟国家政策步伐，开创健康服务新局面

《国务院关于促进健康服务业发展的若干意见》中明确指出，要全面发展中医药医疗保健服务，夯实健康服务业发展基础。其中特别指出要充分发挥行业协会、学会在业内协调、行业发展、监测研究，以及标准制定、行业信誉维护等方面的作用。

为了贯彻《国务院关于促进健康服务业发展的若干意见》的精神，2012年，中华中医药学会亚健康分会制定和发布《亚健康专业调理机构服务水平星级评定标准（试行）》（以下简称《评定标准》），与中和亚健康服务中心邀请了65位专家组成服务水平星级评定委员会，共同启动亚健康专业调理机构服务水平星级评定工作。从低至高分为一星到五星5个等级，根据机构的服务水平等级，并参考安全、效果、环境、卫生等进行“挂星”评定。此外，2010年，中华中医药学会发布行业标准《中医养生保健技术操作规范》，从而为中医亚健康专业从业人员及相关机构提供了相关的标准。

目前，全国已有2000余家亚健康专业调理机构通过星级评定，达到三星级以上的有100多家。此举为规范健康服务业打开了全新的局面。

2. 倡导行业新理念，引导规范新方向

中华中医药学会亚健康分会与中和亚健康服务中心充分发挥学会在亚健康行业的作用，积极规范亚健康服务市场。基于汽车4S店的概念及其常规养护、隐患排查、部件维修更换等“一条龙”的服务模式，中和亚健康服务中心提出亚健康专业调理机构“健康4S店”的概念：整体调养方案销售（Sale）、亚健康状态调理（Sub - health）、标准调理路径（Standard）和客户跟踪管理（Survey）。其核心含义是“终身服务解决方案”，关键着眼于“解决方案”和“服务”。

亚健康专业调理机构“健康4S店”推行四大类标准化服务项目：常规调养项目、亚健康调理项目、慢性疾病康复辅助调理项目、特色调理项目。

常规调养项目包括：体质常规调养服务项目、脏腑常规调养服务项目、脊柱常规调养服务项目。

亚健康调理项目包括：常见亚健康状态调理项目、常见亚健康中医证候调理项目和常见慢性病预防性调理项目。

慢性疾病康复辅助调理项目包括：慢性胃炎、慢性肠炎、中风恢复期、冠心病、高血压、糖尿病、高脂血症、骨质疏松等常见疾病的康复辅助调理。

特色调理项目包括：

①以理论为基础的特色调理项目：如以扶阳理论为基础的扶阳调理项目，以中医“五音－五脏”理论为基础的音波震动调理项目等。

②以症状调理效果为特色的调理项目：如失眠亚健康状态调理、肩颈疼痛亚健康状态调理等。

③以服务对象为特色的调理项目：如针对女性、儿童、教师、演员、白领等不同群体的亚健康调理项目。

亚健康专业调理机构“健康4S店”具有统一规范的服务流程：咨询——测评——调理——效果评估——客户跟踪管理。

“健康4S店”是亚健康专业调理机构的最高标准服务模式，通过对亚健康专业调理机构的服务水平进行星级评定工作，对其服务模式进行规范和提高，最终达到标准的“健康4S店”服务模式。这个全新的规范化模式切实落实了国家政策，为健康服务业的规范化进程起到了强有力的推动作用。

3. 技术人才强力支撑，全面推进规范化进程

为了进一步推广“健康4S店”的全新概念，还需要一系列的规范化技术和人才队伍作为支撑。为了充分发挥中医“治未病”的特色优势，积极探索构建“中医特色明显、技术适宜、形式多样、服务规范”的中医药预防保健服务体系，进一步提高中医药养生保健技术在亚健康调理上的应用，推广在亚健康调理上具有良好实际使用效果的技术和产品，提高社会上保健养生机构的服务水平，中华中医药学会亚健康分会与中和亚健康服务中心联合制定了《百项亚健康中医调理技术评选组织管理办法》。从2010年开始，筛选了一批干预效果良好的技术和产品，并向亚健康专业调理机构推广使用。《评定标准》规定，不同星级的亚健康专业调理机构要使用不同数量的“百项亚健康中医调理技术”评选的亚健康专业调理方法，以确保其服务质量和水平。

不仅如此，亚健康专业人才培训基地也逐步落实。2014年3月29日，“全国亚健康产业大学生就业创业工程”项目在安徽中医药高等专科学校正式启动，解决了亚健康专业技术型人才培养和输出不足的问题，为星级亚健康专业调理机构的建设提供了有力的专业人才保障。

中华中医药学会亚健康分会与中和亚健康服务中心共同推行的星级亚健康专业调理机构建设，积极倡导国家对健康服务业的扶持政策，从行业规范制定、机构建设、技术筛选、人才培养等方面进行积极探索，树立了健康服务业规范化的新标杆。

（二）全国亚健康干预效果测评中心的建设

全国亚健康干预效果测评中心（以下简称测评中心）是我国唯一专门从事亚健康状态检测、亚健康干预技术及产品效果评价与风险评估的权威机构，是中和亚健康服务中心、中华中医药学会亚健康分会、世界中医药学会联合会亚健康专业委员会、北京市中和亚健康科学研究院唯一共建的亚健康状态测评及干预调理技术全国指导中心。目前，测评中心承担着引领亚健康产业发展的重任，是亚健康测评领域的新“航母”。

针对亚健康行业发展的现状，目前测评中心主要承担了六个方面的主要工作：全国亚健康测评专家团队的建设、特色专科及特色服务项目的开发、亚健康检测与评估技术的权威认证与推广、亚健康运营模式的探索、亚健康相关科研项目的合作和亚健康高级人才培训平台的搭建。测评中心的六个方面的工作开展，为亚健康行业的发展起到强大的支撑和推动作用。

1. 全力打造亚健康测评专家团队，全面支撑亚健康行业

测评中心亚健康测评专家团队由中和亚健康服务中心联合国家中医药管理局亚健康干预技术实验室、美国哈佛医学院 BID 医学中心、北京中日友好医院、北京中医药大学、湖南中医药大学、北京市中和亚健康科学研究院、中华中医药学会亚健康分会、世界中医药学会联合会亚健康专业委员会等权威机构的相关专家共同成立。专家队伍 50 余人，其中博士生导师 15 人，硕士生导师 25 人，博士研究生 2 人，硕士研究生 9 人，享受国务院政府特殊津贴专家 1 人。

目前，测评中心的专家团队还在不断壮大，以适应快速发展的亚健康产业和不断扩大的亚健康市场需求。地方区域的亚健康市场的发展更多需要当地相关专家团队的技术支撑与专业指导，因此，需要全国各地的相关专家不断加入到团队中，覆盖全国的各个地区。同时，完善亚健康测评专家团队的服务机制，充分发挥网络的优势，通过专家线上咨询与现场指导相结合的模式。此举不仅使亚健康专家资源利用最大化，也有效降低了专家技术指导的运营成本。

2. 以测评技术为突破口，大力发展特色专科及特色服务项目

《国务院关于扶持和促进中医药事业发展的若干意见》中指出，要充分发挥中医预防保健特色优势，将中医药服务纳入公共服务项目，在疾病预防与控制中积极运用中医药方法和技术。《国务院关于促进健康服务业发展的若干意见》指出，要充分发挥中医医疗预防保健特色优势，推动医疗机构开展中医医疗预防保健服务。

国家政策的引导使医疗机构的服务主体由疾病的治疗逐渐转向疾病的预防。对于医院的治未病中心来讲，如何将中医“治未病”的理论转化为实践，并且达到良好的效果是困扰其发展的难题，其中如何客观准确地进行诊断和疗效评估是限制其发展的主要瓶颈。

对于社会出资的门诊部来说，紧紧把握国家医疗政策战略前移的趋势，将服务重点转移到疾病预防是门诊部发展的重要方向。但如何开展特色服务项目，辅助门诊医师的临床诊断和疗效评估，打造特色专科门诊，提高其竞争实力，成为门诊长足发展必须解决的首要问题。

除了医疗服务行业之外，社会上的非医疗养生保健机构在国家政策的正确引导下，也面临着行业转型发展的问题。目前，社会上存在大量与养生保健有关的非医疗机构，但总体服务水平低下，市场较为混乱。对于开展中医调理服务的非医疗养生机构而言，如何在混乱的市场中突围，树立自己专业性和权威性的企业形象，成为制约广大非医疗机构转型的最大瓶颈。

测评中心致力于成为国家构建中医预防保健服务体系的技术支撑平台之一，在国家中医药行业重大专项课题的支持下，拥有国际一流的亚健康检测评估技术与设备。现有亚健康红外测评、CPC 检测、亚健康基因检测、亚健康经络调理、亚健康体质调理、儿童亚健康调理、音乐失眠调理等十几个专业性技术部门。

依托先进的亚健康测评技术，可有效地开展亚健康服务。对于医院的治未病中心及中医门诊部而言，借助不同的亚健康测评技术，可有效地开展特色专科建设。对于非医疗的养生保健机构而言，不仅对亚健康状态能进行准确检测，而且可对目前开展的干预调理项目进行有效评估，从而可以筛选高效的服务项目。

以红外测评技术为例，医用红外热成像技术也成为近年来应用于亚健康检测与干预评估的新技术。随着“亚健康”的概念越来越受到人们的重视，红外热成像技术与中医学“治未病”理论相结合，其无创、无放射性、便捷、灵敏的优点使红外热成像技术成为近年来功能影像学技术的新宠，是亚健康检测与评估的重要技术手段。

通过引入红外热成像技术，中医院的治未病中心可有效地开展各项治未病的工作。红外热成像技术能够通过红外热成像的特征，客观地判断出不同体质类型，且对于复合体质的特征也能一目了然。从而能够实现体质测评可视化、客观化。其次，通过红外热成像技术对于复合体质能够清晰显示其逻辑主次关系，辅助临床医生进行体质辨识，从而为偏颇体质的调理提供了准确的诊断。在亚健康人群的疗效评估方面，红外热成像技术也提供了客观化的依据，通过对比干预前后的红外热成像数据，可直观地观察到调理的效果。结合亚健康人群的主观感受，可有效地筛选优质高效的亚健康干预技术。

3. 依托测评中心高水平平台，推行新技术权威第三方认证

2013 年，《国务院关于促进健康服务业发展的若干意见》中明确指出，在新型的健康服务领域，鼓励龙头企业、地方和行业协会参与制定服务标准。在暂不能实行标准化的健康服务行业，广泛推行服务承诺、服务公约、服务规范等制度。作为中华中医药学会亚健康分会、世界中医药学会联合会亚健康专业委员会参与共建的亚健康状态评估及干预调理技术全国指导权威机构，测评中心承担着亚健康测评技术第三方评估、认证的重要任务。

依托测评中心的专家团队的专业评估及实践，对纳入的不同亚健康测评技术进行安全性、有效性评估，并出具相应的测评报告及证明文件。此外，在中华中医药学会发布的《中医养生保健技术操作规范》的基础上，测评中心开展了制定《亚健康调理手册（试行)》的工作，并已取得阶段性成果。本手册对亚健康测评技术的相关要求做出了明确的规定，也是亚健康测评技术第三方认证的重要参考内容之一。

4. 探索不同运营模式，推广成熟产业模式

目前，医院的治未病中心、中医门诊部等医疗机构和非医疗养生保健机构是从事亚健康产业的主要有生力量，但实践中仍存在诸多限制其发展和推广的困难，其中首要的问题是没有成功的产业模式可供参考。

目前，测评中心主要开展了五大运营模式：与医疗机构的互补模式；与亚健康专业调理机构的合作模式；公益活动推广模式；居家 DIY 养生调理模式；共建高端人才培训基地模式。

（1）与医疗机构的互补模式

对于医疗机构而言，其优势在于拥有庞大的专家团队，具有专业性和权威性。通过与医疗机构的合作，在医疗机构与测评中心合作的养生机构之间建立快速合作通道，发挥各自的优势，实现联动效应。借助医疗机构的优势，可迅速扩大测评中心的专家团队，有效提高专业服务能力，让更多的民众得到专业的养生调理建议，同时也可与医疗机构进行科研项目的合作，确保科研质量高水平地完成。借助测评中心，医疗机构可有效丰富地推广亚健康测评技术与项目，有助于其治未病中心特色专科的发展。

（2）与亚健康专业调理机构的合作模式

目前，亚健康专业调理机构是亚健康服务行业的重要组成部分，其市场份额巨大。通过与测评中心的合作，可以推行权威认证的测评技术，提高其亚健康诊断率。按照测评中心制定的《亚健康调理手册》中规定的标准化调理方案，可有效地保证其调理效果。此外，借助测评中心的专家团队进行周期性指导，可提高亚健康专业调理机构的专业性与权威性。通过全方位的提升，提高其服务水平，会吸引更多的消费群体，迅速扩大市场。

借助亚健康专业调理机构所占有的广大市场，测评中心所开展的一系列工作可得到广泛推广。双方优势互补，相互促进，从而推动了亚健康产业的良性发展。

（3）公益活动推广模式

为响应《国务院关于促进健康服务业发展的若干意见》文件精神，测评中心已开展了“2014 年北京市社区老年居民亚健康测评服务公益活动”。通过为居民建立测评与调理档案、生活方式和健康状况评估、体格检查（血压、体重等）、亚健康专项测评、制订亚健康干预调理方案等一系列服务，将测评中心所开展的一系列服务进行宣传与推广。同时也是对测评中心工作的有效验证，在实践中不断发现问题，并不断修正与改进，使测评中心的一系列工作能够真正落到实处。

（4）居家 DIY 养生调理模式

借助亚健康专业调理机构个性化服务的理念，以人为本，适应不同群体，使养生保健服务既具有一定的固定化服务模式，又具有一定的自主选择性，将测评中心打造成“测评体系健康超市”。在亚健康咨询师的指导下，根据不同季节，学会一套实用的自我调理方法，通过运用高新技术的检测和合理的调理方法，做到安全、实用、有效、科学、易操作的居家养生调理。通过 DIY 的服务模式，让养生保健理念走进家庭，达到家喻户晓，人人享用，使亚健康居家调理模式更加人性化、多元化、实用化。

（5）共建亚健康高端人才培训基地模式

目前亚健康服务水平整体低下，亚健康服务手段缺乏规范，亚健康专业人才严重匮乏，尤其是亚健康专业人才的数量匮乏和质量低下已成为制约亚健康事业发展的瓶颈。测评中心与各大院校建立人才培训合作意向，对准备毕业或已经毕业的学生先进行理论培训，然后通过在测评中心长期的在岗培训，培养出合格的亚健康咨询师、调理师、测评师，真正为亚健康领域培养高端人才。

目前测评中心与湖南中医药大学、安徽中医药高等专科学校已建立合作培养的模式，可为亚健康领域培养输送合格的各层次人才，从而有效解决了亚健康专业高端技术型人才培养和输出不足的问题。

5. 搭建科研项目平台，促进科研成果转化

北京市中和亚健康科学研究院（以下简称“研究院”）是北京市中医管理局业务主管，北京市民政局正式注册的科研单位，是目前国内唯一一家独立的专门从事亚健康领域研究的社会公益类科研机构。测评中心作为北京市中和亚健康科学研究院的实训中心与科研基地，借助研究院的科研平台，与各大科研单位合作，在科研实践中不断自我要求，提高专业能力。同时，测评中心可有效转化亚健康相关研究成果，促进科研、产业一体化发展，从而有效地推动亚健康产业向前发展。

测评中心自成立以来，依照国家法律法规，在亚健康服务业领域为国家行业主管部门提供技术支撑，面向社会提供公共服务。目前已累计完成十几项亚健康中医调理技术以及亚健康干预产品和数万人次的亚健康检测评估，长期为全国范围内的亚健康专业调理机构提供技术指导。测评中心在亚健康干预效果评估、技术创新、社会服务方面的工作，先后得到了有关部委和社会的充分肯定和一致好评。随着工作的不断推进，测评中心将更好地为亚健康事业服务，有效整合各方资源优势，共同推进亚健康事业的快速发展。

（三）“亚健康 +”思维为主导，发展产业发展新模式

1. 亚健康新型产业模式背景

经过近几年来的实践、探索，亚健康产业落地成功的关键在于形成完整的产业链条。坚持以“亚健康 +”为主导思想，是亚健康产业立足的根本落脚点。“亚健康 +”的内涵就是构建一个以亚健康为主题的服务体系；外延就是以亚健康为主题和其他行业进行结合或融合，不断产生新的各种形式的亚健康主题新业态。

近年来在“亚健康 +”思维模式指导下，出现了一些以城市为单位的“亚健康 +”解决方案，比较成熟的是以亚健康 + 测评中心 + 健康 4S 店（亚健康专业调理机构）+ 亚健康专业培训基地（职业学校）的“1 +3”模式，以及亚健康 + 测评中心 + 健康 4S 店（亚健康专业调理机构）+ 国医馆 + 亚健康专业培训基地（职业学校）的“1 +4”模式。

测评中心是专门从事亚健康状态检测、亚健康干预技术及产品效果评价与风险评估的机构，主要职能包括：推广适用于亚健康人群的检测方法；负责常用中医养生保健技术有效性评估；负责亚健康干预产品安全性和有效性的评估与认证；开展亚健康专业调理机构从业人员能力评估与技能审核；从事亚健康检测与干预调理技术效果评价测试的理论研究、技术开发、标准研制等。

健康 4S 店即为亚健康专业调理机构，它是以“终生服务解决方案”为核心的“4S”模式为服务模式，打造集整体调养方案销售（Sale）、亚健康状态调理（Sub – health）、标准调理路径（Standard）和客户跟踪管理（Survey）于一体的“4S”模式。

亚健康专业培训基地（职业学校）定位于亚健康专业技能型人才的系统培训和继续教育，是目前职业学校解决生源日益萎缩瓶颈、转型办学方向的新路径，也解决了目前亚健康专业人才严重匮乏的难题。同时，还可以面向社会开展亚健康调养技能培训班，培养居民的居家调养技能，让亚健康调养真正地进入千家万户。

国医馆的加入解决了亚健康相关问题的调理干预需要中医医疗行为的资质问题，同时也是新的医改政策背景下，分级诊疗制度推出后中医门诊转型发展的新方向。

四者串联起来，形成了一条完整的亚健康专业服务链，解决了目前实践工作中面临的各种问题。

2. 新模式自由组合，灵活调整

以“亚健康 +”思维为主导的“1 +3”与“1 +4”模式是在近几年的亚健康产业实践中通过资源整合总结出来的，其核心在于建立以“亚健康”为核心的完整服务链，从检测、评估、调理、跟踪管理、培训教育等不同方面着手，以“一站式”的模式解决亚健康从业者和受众群体的所有问题，这样才能真正使亚健康专业服务运转起来。根据亚健康从业者的实际需求和资源条件，新模式的各个部分可自由组合，灵活调整。在实践中，如果有更新的服务项目与先进技术，都可以在此基础上进行合理的拓展与延伸，不断丰富

亚健康专业服务的内涵。

3. 无限拓展，打破中医药领域的界限

“亚健康”从概念的提出，到形成完整的学科体系与人才培养体系，得益于其建立在中医学理论的基础上，以中医治未病的理论为指导，以中医特色干预技术为主要内容，充分发挥了中医药在亚健康领域的理论优势与技术优势。近十年来，亚健康学科发展与产业实践相互促进，彼此都得到了快速的发展。

亚健康产业的发展与学科发展都秉承着“兼容开放”的共同原则，立足于中医学，同时也注重不同学科的交叉，吸纳不同学科的最新技术成果。因此，亚健康产业新模式也并不仅仅局限于中医药领域。得益于健康服务业的大力发展，各行各业都参与到相关领域的研究与应用，许多新技术纷纷涌现。遴选有效、实用、可复制与推广的新技术也是不断丰富亚健康产业新模式的重要内容。

4. 以盈利为出发点，积极推广新模式

新模式的推广，需要借助媒体的大力宣传。除了传统的电视、报纸、杂志等媒体途径外，微博、微信、网络视频、网页推送等“互联网+”新媒体的宣传也是重要的环节。此外，借助不同主题的亚健康学术与商务会议平台，通过主题演讲、展区宣传等形式向更多的亚健康从业者进行宣传推广，为新进亚健康行业的经营者提供可参考的案例。

亚健康产业发展新模式的推广以“获取盈利”为基本出发点，通过提供完整的运营方案，可以吸纳不同领域的资本投入。由于我国经济结构的调整和国家对健康服务业的大力扶持，其他领域的资本开始投入到亚健康领域，以求在第五波财富的时代能够赢得丰厚的利润。大量资金的注入为亚健康产业落地实施的前期投入提供了物质保障，但投资方需要对合作项目的前景、投资风险、基础条件、运营团队、方案可行性等一系列方面进行评估。因此，较为成熟可行的亚健康产业发展模式是吸引资金投入，促成不同领域跨界合作的前提条件。以“亚健康+”为主导思想，在“1+3”与“1+4”新模式的基础上进行不同领域的跨界合作，实现优势互补、合作共赢是值得探讨的新的产业发展模式。

三、亚健康学科与产业的最新进展

互联网的快速发展成为亚健康学术体系与产业体系快速发展与传播的重要载体。2015年7月4日，国务院印发《国务院关于积极推进“互联网+”行动的指导意见》，在“大众创业、万众创新”的新的时代背景下，提出推广在线医疗卫生新模式、促进智慧健康养老产业发展、探索新型教育服务供给方式等内容。在“产业拉动学术发展，学术与产业相互促进”的思想指导下，借助互联网科技的力量，中医亚健康学术与产业的发展进入了快车道。

（一）“互联网+学术”交流平台的搭建

目前，在中医亚健康学术领域较为权威的学术组织主要有：2004年成立的中华中医药学会亚健康分会，2007年成立的世界中医药学会联合会亚健康专业委员会，以及2016年成立的中华中医药学会治未病分会。借助互联网平台，各学术组织搭建了各自的官方网站，为行业资讯的发布、科普知识的宣传、学术活动的通知、信息交流以及会员的管理提供了权威的官网渠道。借助已有的中国知网、维普网、万方数据知识服务平台、中国生物医学文献服务系统、PubMed 等国内外文献数据库系统，亚健康领域的最新学术成果及进展得以分享和传播。

近年来随着新媒体的快速发展，各相关学术组织也建立了官方微信公众号、微信群、官方微博等，通过网络平台进行学术信息的传播与交流，极大提高了信息的覆盖面和传播速度，也为亚健康领域人员的学术交流提供了便利的通道。此外，通过网络直播的形式，将学术活动的实况进行直播传送，大大提高了学术活动的传播范围与影响力度。

（二）“互联网 + 人才培养”模式的构建

亚健康服务业作为大健康产业的重要组成部分，虽有欣欣向荣、蓬勃发展的大好势头，但服务水平低下、专业人才的匮乏成为限制行业发展的瓶颈。目前所开展的传统教育模式很难在短期内解决大量专业人才需求的难题。中和亚健康服务中心在整合中华中医药学会亚健康分会和世界中医药学会联合会亚健康专业委员会的专家和师资资源的基础上，搭建了“中和亚健康远程教育学院”网络平台。亚健康从业人员可根据实际情况选择需要的课程，进行在线学习。

与传统教育模式相比，在线学习方式更加灵活，且教育成本更低，受众范围更广。除传统的培训教育内容之外，中和亚健康远程教育学院也提供了经过遴选后的“百项亚健康专业调理技术”（以下简称“百项技术”）的在线培训课程。不仅降低了“百项技术”厂家的培训投入成本，还能扩大技术的宣传与影响力度，也为亚健康从业人员和相关机构提供了更多最新技术和产品的学习机会，从而有力地解决了目前亚健康服务水平低下的困境。此外，中和亚健康远程教育学院对本行业内推出的一系列职业培训提供了资格认定与证书查询服务，有效把控了专业人才的培训质量。

（三）“互联网 + 产业运营”平台的搭建

1. 亚健康专业技术服务云平台的搭建

在大数据时代背景下，亚健康服务行业越来越重视对数据的收集与分析。在专业技术服务云平台的基础上，不仅仅可以扩大服务力度与广度，数据挖掘的结论也为发现产业实践规律和特点、制定服务决策、优化服务流程等方面提供了直接的依据，也为开展多中心、大样本的临床数据采集提供了技术平台。

全国亚健康红外测评协作网是基于互联网技术搭建的红外热成像技术数据云平台。通过互联网技术，将并入本数据云平台的终端设备联系在一起，实现数据传输、存储与共享。同时借助云平台可实现远程专家指导、在线培训与交流、远程评估等需求。在 2014 年中医药行业科研专项项目《基于红外热成像技术的正常人体中医特征热图研究》（编号：201407004）中，红外热成像技术数据云平台为参与课题实施的十家三甲医院的红外设备终端提供了数据传输平台，并借助科研项目的推动，对不同厂家红外数据接口的标准进行统一，以实现不同厂家、不同型号的红外设备终端与数据云平台的对接与兼容问题。

中和亚健康服务中心与美国哈佛医学院 BID 医学中心合作开发推广的 CPC（心肺耦合）技术也搭建了相应的数据云平台。数据终端采集完毕后，通过互联网将数据上传至云平台，复杂的人体心电信号可进行睡眠质量测评、匹配度测评和人体整体健康度测评，经数据中心分析后自动生成检测报告供使用者打印解读，提高了该技术的便利性与可行性。该平台配合中和亚健康服务中心与中华中医药学会亚健康分会组织的“百城百万睡眠健康大数据公益活动”，将中国城市居民睡眠相关数据进行采集和分析，最终以《睡眠健康白皮书：2015 年中国城市睡眠健康状况研究报告》的形式发布，可为中国睡眠健康城市评价提供依据，为政府有关决策提供参考。

2. 亚健康服务管理系统平台的开发

互联网技术的发展也为亚健康服务业的管理与运营提供了极大的便利。通过服务管理系统平台，可实现顾客的健康档案管理、收入与支出的核算、服务人员人事管理等方面的电子化。不仅使服务和管理更加便捷，也便于对相关数据进行统计分析，从而为店面的经营决策提供直接的数据支持。除此之外，服务管理系统通过与微信、QQ 等社交通讯 APP 的绑定，可极大地扩展客户的服务质量。通过定期推送相关活动信息、科普知识、个性化提醒、节假日祝福等不同形式的服务项目，可进一步固定和扩大消费群体。随着绑定的消费群体的逐渐扩大，服务管理系统平台也成为重要的营销平台。

3. 亚健康公共网络服务平台的搭建

目前亚健康服务机构由于场地、人员、资金和服务能力等诸多限制条件，多为小型规模。其客户资源有限，宣传力度也较低。亚健康公共网络服务平台的搭建，为各亚健康服务机构提供了在线的公共平台，不仅节约了宣传成本，扩大了宣传规模，而且也有效整合了零散的服务资源，对寻求服务的亚健康人群来说，也可根据需要选择合适的服务机构，达到多方共赢的目的。

以中国失眠网为例。通过“百城百万睡眠健康大数据公益活动”、CPC 技术、睡眠医学相关专家团队和全国各地失眠调理机构等一系列资源的整合，由中和亚健康服务中心发起成立“中国国际睡眠健康产业同盟”，并在此基础上搭建了中国失眠网。中国失眠网将全国各地加入产业同盟的失眠诊疗中心（医疗机构）和调理中心（非医疗机构）整合起来。失眠患者或亚健康人群可根据需要选择相应的机构接受治疗或调理服务。除此之外，中国失眠网还提供了业内资讯、科普宣传、调理技术与设备、远程教育等一系列全方位的服务内容。通过这样的公共网络服务平台，以更加便捷的方式将亚健康群体与服务资源对接起来。

在国家相关利好政策的扶持背景下，互联网平台为中医亚健康的学术和产业的发展提供了强大的推动力，有理由相信，中医亚健康与互联网的相互渗透及融合，将会使其未来的发展迈上一个新台阶。

第三节　皮肤亚健康的定义、研究范畴与展望

一、皮肤亚健康的定义

皮肤亚健康状态是指生活环境中的许多不良因素导致皮肤组织功能低下，细胞新陈代谢、微循环出现障碍，出现皮肤粗糙、干燥、暗淡、缺少光泽、皱纹、色素沉积、成年人长出痤疮、红血丝等现象，是介于完全健康（健美）的皮肤与皮肤疾病之间的中间状态。

皮肤由于直接和外界相接触，与五脏功能又密切相关，因此，除了婴幼儿和少女的肌

肤堪称完美之外，大部分的人群对自身肌肤的状况不满意。在对自身肌肤状况不满意的人群中，有小部分人群的皮肤属于医学诊断上明确的皮肤疾病，需要接受医学治疗。除完美肌肤和肌肤疾病状态之外的大部分人群，对肌肤状况不甚满意，存在或多或少，或这方面或那方面的问题，但还未达到疾病状态，这种类型的皮肤属于皮肤亚健康状态。

世界卫生组织的一项调查结果显示，黄种人中，皮肤处于健康状态的不到10%，处于病态的超过20%，而处于亚健康状态者高达70%。

造成皮肤亚健康的原因有很多种，如：生活环境（如风吹、日晒），不科学使用化妆品，药物副作用，身体内分泌、代谢异常，学习、工作、生活积压太多的紧张压力等。皮肤亚健康状况普遍存在于人群中，其实只要具备其中一种症状，就可以称之为亚健康皮肤。

二、皮肤亚健康的研究范畴

皮肤亚健康的研究范畴主要是在中医治未病理念和亚健康理论指导下，探讨皮肤过早老化、色素异常、油脂分泌异常、易敏状态等亚健康状态皮肤的调护，包含皮肤美容。具体包括皮肤及皮肤亚健康状态的基础理论，皮肤亚健康状态调理的常用方法和手段，具体某种皮肤亚健康状态的调护方案和措施等。

三、皮肤亚健康科学研究与产业发展的展望

皮肤是人体最外在的器官，是人体健康状况的晴雨表。健康的皮肤和毛发，不但是躯体健康的表现，也是形象美丽的基本要求。因此，拥有健康的皮肤，秀美的靓发，是众多男女孜孜以求的目标。随着我国居民全面进入小康生活，人们的健康意识和对美的追求不断提高。有需求就有市场，近些年来，皮肤亚健康产业发展迅猛，市场空间巨大，吸引了很多企业的关注，一大批皮肤亚健康调理机构应运而生，大量的皮肤亚健康调理产品得以研发并应用于市场。有专家预言，下一波财富潮将来自于健康产业。在巨大的健康产业领域，皮肤亚健康产业发展将占据重要的比重。而市场和产业需求是推动皮肤亚健康学术发展的重要推手，必将推动皮肤亚健康学科和学术向纵深发展，反过来指导和引领皮肤亚健康产业的发展，并为亚健康产业发展培养人才，实现产业与学术跷跷板式的良性互动发展。

第二章 皮肤的结构

第一节 皮肤的基本结构

皮肤（skin）是覆盖人体全身并具有多项重要功能的巨大器官，与人体所处的外界环境直接接触，在口、鼻、尿道口、阴道口、肛门等处与体内各种管腔表面的黏膜互相移行，对维持人体内环境稳定极其重要。

皮肤总重量约占个体体重的16%，成人皮肤总面积约为1.5m^2，新生儿约为0.21m^2。皮肤厚度约为0.5～4mm，存在较大的个体、年龄和部位差异，就部位来说，掌跖部位皮肤最厚，可达3～4mm，眼睑、外阴、乳房的皮肤最薄，厚度约为0.5mm。

根据有无毛发被覆，皮肤可分为有毛的薄皮肤和无毛的厚皮肤，人体大部分皮肤都是有毛皮肤，无毛皮肤主要分布于掌跖和指（趾）屈侧面，这些部位有较厚的摩擦嵴，能耐受较强的机械性摩擦。

皮肤大体由表皮、真皮、皮下脂肪及附属器官组成，此外还含有丰富的血管、淋巴管、神经、肌肉（图2-1）。

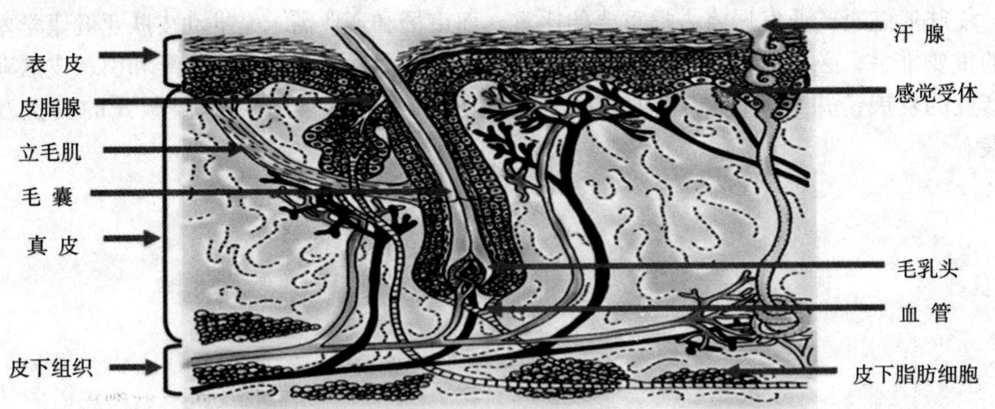

图2-1 皮肤解剖结构模式图

一、表皮

表皮（epidermis）是上皮组织薄薄的皮肤层，它没有血管分布，所以营养与氧气的交换是通过真皮乳头层的结构特点所特有的扩散过程完成的。表皮具有抵抗细菌、有害物质及紫外线等保护皮肤的功能，还有防止体内水分蒸发的功能。

表皮主要由角质层、颗粒层、棘层、基底层组成，掌跖等较厚表皮部位的皮肤还有透明层。表皮层是活着的细胞与死去细胞的残骸共存的皮肤层，也是细胞不断再生的皮肤层。

1. 角质层（stratum corneum）

角质层是表皮最外层，由 10～20 层已经死亡的无核扁平细胞组成，像鱼鳞一样重叠着，所以也叫鳞层。在掌跖部位可以厚达 40～50 层。这层细胞的正常结构消失，细胞质中充满由张力细丝与均质状物质结合而形成的角蛋白。由于角质层上部细胞与下层结构间的连接结构桥粒消失或形成残体，所以容易脱落。

2. 颗粒层（stratum granulosum）

颗粒层位于棘细胞层的浅层，由 2～3 层细胞组成，颗粒层细胞排列与皮肤表面相平行，细胞呈梭形，细胞核呈椭圆形位于中央，染色较浅，是开始退化的表现，细胞质周边密布着张力原纤维素，膜被颗粒增多，其内含有磷脂类、黏多糖等。随着角质层不断向浅层推移角化的过程，磷脂类、黏多糖不断从膜被颗粒排出进入细胞间隙，形成细胞质的一部分，使表层细胞的结合力更加牢固，并能阻止外物侵入，防止深层水分流失。

在皮肤美容领域有天然保湿因子的说法。天然保湿因子（natural moisture factor，NMF）存在于角质层中，是一种具有保湿作用的吸附性水溶性物质，负担着皮肤保湿的重要任务。天然保湿因子的合成，是一种存在于人体表皮层中的蛋白质——丝聚合蛋白（filaggrin）与角质层的角化细胞内作用产生的亲水性吸湿物质。

3. 棘层（stratum spinosum）

棘层由基底细胞不断增殖而形成，一般约为 4～8 层；棘细胞轮廓渐趋扁平，细胞表面有许多细小的突起，并与相邻细胞的突起相连，形成细胞间桥（lntercellular bridge），细胞间桥上有着色较深的梭形小颗粒，简称桥粒（desmosome），细胞间桥粒很突出，像棘突一样，所以称为棘层。棘层细胞间有淋巴液在循环，所以也是淋巴按摩效应细胞层。

4. 基底层（stratum basale）

基底层是表皮的最下层，附着于基底膜上，由一层立方体或矮柱状的基底细胞紧密排列而成，细胞质较少，嗜碱性强，细胞质中含有黑色素细胞，黑色素细胞有细长树枝分支突起，可伸到上层细胞间隙，黑色素细胞内有丰富的粗面内质网、高尔基复合体和特有的椭圆形颗粒，称黑素体（melanosome）。黑色素细胞内有酪氨酸氧化酶，在这种酶的作用下可将成熟的黑素体内的酪氨酸氧化形成黑色素。黑色素的多少是决定皮肤颜色的因素之一。黑素体能吸收紫外线和其他射线，因此成熟的黑素体分布在黑色素细胞突起内，可对机体深层组织起到保护作用。

基底层细胞有分化增殖的功能。基底层细胞分裂、逐渐分化成熟为角质层细胞，并最终由皮肤表面脱落，是一个受到精密调控的过程。正常情况下约 30% 的基底层细胞处于核分裂期，新生的角质形成细胞有次序地逐渐向上移动，由基底层移行至颗粒层约需 14 天，再移行至角质层表面并脱落又需 14 天，共约 28 天，称为表皮通过时间或表皮更替时间。

肤色是指人类皮肤表皮层因黑色素、原血红素、叶红素等色素沉着所反映出的皮肤颜色。肤色在不同地区及人群有不同的分布。

人类皮肤颜色与黑色素在皮肤中的含量及分布状态有关，黑色素集中在表皮的生发层的细胞中及细胞间。真皮层中一般没有黑色素，但具有色素时可透过皮肤呈青色，如新生儿骶部及臀部灰青色的斑。此外，皮肤的颜色还与微血管中的血液、皮肤的粗糙程度及湿润程度有关。身体不同部位的皮肤颜色也常常不完全一样，背部的颜色比胸部要深得多，四肢伸侧比屈侧的颜色要深些，颜色最深处是阴部及乳头处，手掌和脚掌是全身颜色最浅的部位，不同的生活条件也会造成皮肤颜色深浅的不同。

5. 透明层（stratum lucidum）

透明层位于颗粒层与角质层之间，仅见于掌跖等表皮较厚的部位，由 2 ~ 3 层较扁平细胞构成。

二、真皮

真皮位于表皮与皮下脂肪组织之间，是由致密的结缔组织组成，除了血管、淋巴管以外，还存在皮肤的附属器官——汗腺、毛囊等，真皮内还分布着各种结缔组织细胞和大量的胶原纤维与弹性纤维，使皮肤既有弹性，又有韧性。结缔组织细胞以成纤维细胞与肥大细胞较多。不同部位其真皮的厚度也不同，手掌、足底的真皮较厚，大约 3mm 以上；眼睑等处最薄，约为 0. 6mm；一般厚度在 1 ~ 2mm 之间。真皮层可分为乳头层与网状层。

1. 真皮细胞层

真皮位于表皮之下，与表皮呈波浪状牢固相连，由较厚的结缔组织构成，其厚度约为表皮的 10 倍，习惯上分为两层，即乳头层（表层）和网状层（底层）。真皮是一层含有胶质的纤维组织，有较好的伸缩性和弹性，感觉灵敏，并可供给皮肤营养。由血管、淋巴管及神经末梢组成。简单地说，真皮细胞层是由乳头层、网状层、基质、血管、淋巴管及神经末梢组成（图 2 – 2）。

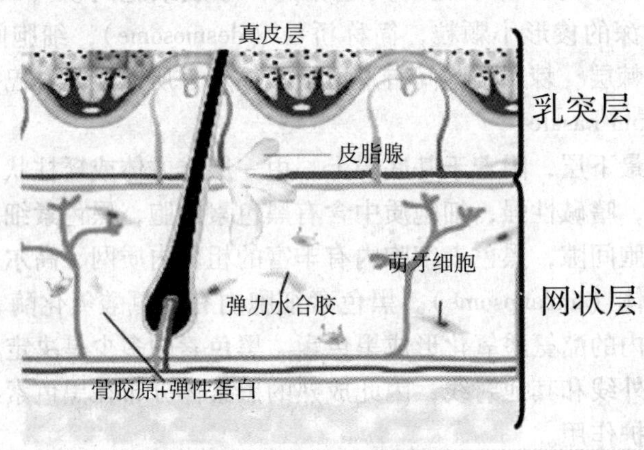

图 2 – 2　真皮结构模式图

（1）乳头层（papillary layer）

乳头层位于真皮浅部，与表皮的基底层紧密相连，由大量的结缔组织形成真皮乳头，突向表皮基底层，形成波浪状的接触面。乳头层内分布着丰富的毛细血管网和感觉神经末梢，如触觉小体。毛细血管网可以供给表皮所需要的营养物质，同时运走代谢产物；感觉神经末梢可以感受触压的刺激。

乳头层主要是由弹性纤维与网状纤维交织在一起，含有触觉小体和环层小体。

功能：恢复皮肤创伤及纹路的功能。乳头层为表皮内部供给营养、调节体温，具有维持皮肤的弹力及柔韧度的功能。

（2）网状层（reticular layer）

网状层位于真皮的深层，与乳头层没有严格的界限，主要由粗大的胶原纤维束和弹性纤维束组成。纤维束排列多与体表面平行，其余纵横交织呈网，从而使皮肤弹性和韧性加大。网状层含有较大的血管淋巴管以及汗腺、毛囊、皮脂腺等。神经和神经末梢也较丰富，深层有环层小体，能感受压迫和振动的刺激。

功能：皮肤的弹性与反射作用。

2. 真皮层的结缔组织

真皮层的结缔组织有成纤维细胞、肥大细胞、巨噬细胞、载黑色素细胞、脂肪细胞、肌细胞等（图 2-3）。

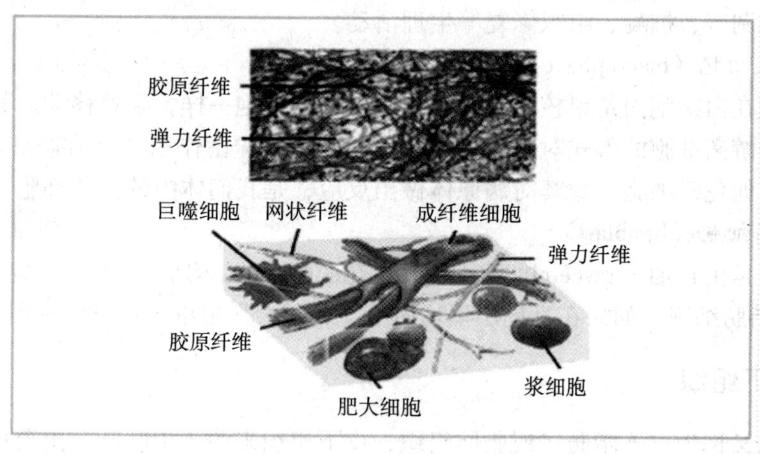

图 2-3　真皮层纤维的构成

（1）成纤维细胞（fibroblast）

成纤维细胞呈扁平、多突、星状；核大、卵圆、浅染、核仁明显；胞质丰富，弱嗜碱性。成纤维细胞控制细胞间物质的生成，是胶原蛋白的传导物质，与网状纤维与弹性纤维等生成相关。

①胶原纤维（collagen fiber）

胶原纤维数量最多，新鲜时呈白色，HE 切片中呈浅红色；胶原纤维称为真皮纤维，也称为阿胶纤维或者白色纤维（white fibers）。胶原纤维源于成纤维细胞，在疏松结缔组织中排列成束，粗细不等，呈波浪形，并相互交织，纤维束常有分支。胶原纤维具有韧性，抗牵引力强，有预防皱纹产生、保持水分等功能。胶原纤维的韧性大，抗拉力作用强，弹性差。

②弹性纤维（elastic fiber）

弹性纤维数量较少，与纤细的组织网交织在一起，呈黄色，所以也称为黄色纤维（yellow fibers），富有弹性，其化学成分主要是弹性蛋白（elastin），弹性蛋白分子能任意卷曲，分子间借共价键交联成网，所以对牵拉作用有更大的耐受力，是决定皮肤弹性的重要因素。以网膜或者束的形态排列在弹性较大的皮肤、血管、呼吸器官、弹性软骨及弹力韧带等处。弹性纤维富于弹性而韧性差。

③网状纤维（reticula fiber）

网状纤维并非独立的纤维成分，仅是幼稚的、纤细的未成熟胶原纤维，以网状结构存在于真皮层中，它不断分叉延伸形成网膜，覆盖于细胞质突起重叠处。在汗腺、毛囊或乳头层中分布着大量的纤细网状纤维。网状纤维形成纤细网，与细胞、毛细血管、神经纤维及肌肉纤维构成胶原纤维，具有免疫功能。网状纤维主要分布在结缔组织与其他组织交界处，如基膜的网板。

（2）肥大细胞（mast cell）

肥大细胞呈圆形、卵圆形、三角形或不规则的四边形，是引起免疫损伤（特别是Ⅰ型变态反应）的效应细胞。在生理情况下，它们通过其释放的介质——组胺、肝素以及分泌的细胞因子（白细胞介素-3、白细胞介素-4、白细胞介素-5、白细胞介素-6）等，参与免疫调节、抗凝、组织修复等生理活动。

（3）巨噬细胞（macrophage）

巨噬细胞在白细胞内是单核球细胞，如同成纤维细胞一样，到处移动。其主要功能是以固定细胞或游离细胞的形式对细胞残片及病原体进行噬菌作用（即吞噬和消化），并激活淋巴球或其他免疫细胞，令其对病原体做出反应，是我们体内的清洁细胞。

（4）成脂细胞（lipoblast）

成脂细胞是由甘油（glycerol）与脂肪酸（fatty acid）构成的甘油三酸脂（triglyceride）结构的脂肪细胞。如果在真皮层里增多变大，就会压迫细胞或淋巴而引发静脉曲张。

三、皮下组织

皮下组织又称为皮下脂肪层或脂肪组织，皮下组织来源于中胚叶，由疏松结缔组织与脂肪小叶组成。在表皮结构的生成过程中，血管与神经通过脂肪组织给皮肤上皮层提供营养。皮下组织支持部分汗腺与疼痛感受体。

1. 功能

（1）具有保护人体的作用，是对物理性外伤的重要防御体之一。

（2）是营养成分的储藏所。

（3）防止机械性、物理性冲击。

（4）防御外部温度变化对身体的影响，具有保护功能。

2. 皮下组织量

根据性别、年龄、部位等不同，组织量也有所不同。一般情况下，女性比男性的脂肪组织更厚。

四、皮肤附属器

皮肤附属器主要有汗腺、皮脂腺、毛发和指（趾）甲，见图 2－4。

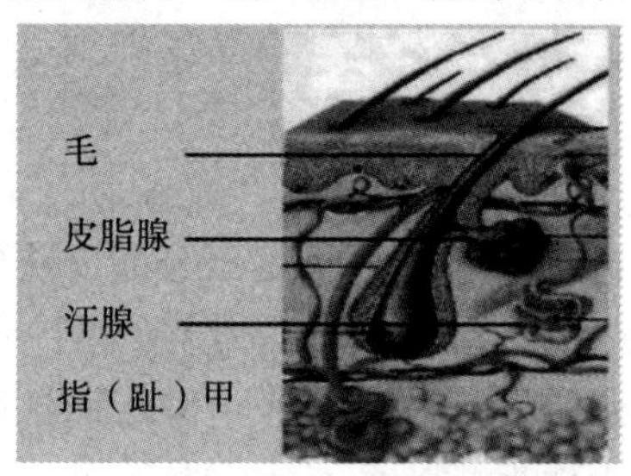

图 2－4　皮肤附属器示意图

1. 汗腺

根据结构与功能的不同，可分为小汗腺和顶泌汗腺。

（1）小汗腺

即一般所说的汗腺，位于皮下组织的真皮网状层。除唇部、龟头、包皮内面和阴蒂外，分布全身，而以掌、跖、腋窝、腹股沟等处较多。腺细胞分泌的汗液，除大量水分外，还有钠、钾、氯、乳酸盐和尿素。汗腺的分泌受胆碱能神经和激素的控制。汗腺分泌是机体散热、调节体液平衡的主要方式，且有湿润皮肤和排泄废物的作用。

（2）顶泌汗腺

曾称大汗腺，主要位于腋窝、乳晕、脐窝、肛周和外生殖器等部位。大汗腺分泌受性激素影响，青春期后分泌旺盛。分泌物为黏稠的乳状液，含蛋白质、脂类，经细菌分解后产生特殊臭味，是臭汗症的原因之一。

2. 皮脂腺

位于真皮内，靠近毛囊。除掌、跖外，分布全身，以头皮、面部、胸部、肩胛间和阴阜等处较多。唇部、乳头、龟头、小阴唇等处的皮脂腺直接开口于皮肤表面，其余开口于毛囊上 1/3 处。皮脂腺可以分泌皮脂，含有甘油三酯、蜡酯，可以润滑皮肤和毛发，防止皮肤干燥。皮脂腺在青春期以后分泌旺盛，雄激素促进皮脂腺分泌，雌激素则抑制其分泌。

（1）皮脂腺的分布

除掌、跖外，几乎遍及全身，所以到冬季，手部皮肤会特别干燥，需要护手霜的特别护理。皮脂腺在眼周分布也很少，所以眼部也需要特别颐养，加上眼部周围的皮肤极薄，很容易产生细纹。

（2）酸性皮脂膜的形成

皮脂腺分泌的皮脂，会在皮肤上形成一层膜，这层膜呈弱酸性，对皮肤来说是天然的面霜，具有很好的保护作用。为什么油性肤质的人较干性肤质的人不容易衰老，就是这个原因。

（3）皮脂膜的抗菌作用

弱酸性膜（pH 值为 5.2 左右）可抑制皮肤上的微生物生长。正常皮肤上常寄生各种细菌等微生物，但不致病，依靠机体的抵抗力及皮肤的完整结构和酸性膜等因素来维持。当这些因素破坏时，细菌等微生物可侵入机体致病。

（4）皮脂膜可防止水分流失

皮脂膜有锁住水分的作用，使皮肤中水分不易流失到空气中。而对于皮脂膜不完整的干性皮肤来说，要特别补充一些油脂，比如晚霜等。

3. 毛发

人体皮肤除手掌、足底、包皮和小阴唇内表面等处皮肤外，身体全身覆盖有毛发。根据毛发特性分为长毛、短毛、毫毛三种。头发、胡须、阴毛和腋毛为长毛；眉毛、鼻毛、睫毛、外耳道毛为短毛；面、颈、躯干及四肢的毛发短而细软、色淡，为毫毛。胎儿体表白色柔软而纤细的毛发，又称为毳毛。

毛发在皮肤表面以上的部分称为毛干；在毛囊内部分称为毛根；毛根下段膨大的部分称为毛球；突入毛球底部的部分称为毛乳头。毛乳头含有丰富的血管和神经，以维持毛发的营养和生成。如毛乳头发生萎缩，则发生毛发脱落（图 2－5）。

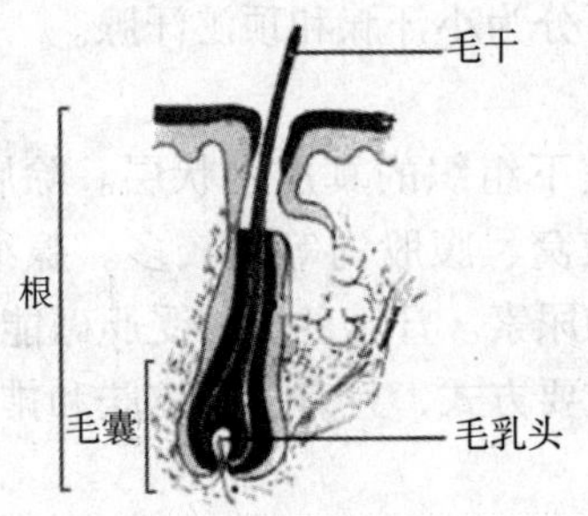

图 2－5　毛发及毛囊结构模式图

毛发呈周期性地生长与休止，分为生长活跃期、退行期、休止期三个阶段，但全部毛发并不处在同一周期，故人体的头发是随时脱落和生长的。身体各部位的毛发生长周期长短不一，头发的生长期约为 5～7 年，接着进入退行期，约为 2～4 周，再进入休止期，约为数个月，最后毛发脱落。此后再过渡到新的生长期，长出新发。故平时洗头或梳发时，发现有少量头发脱落，乃是正常的生理现象（图 2－6）。

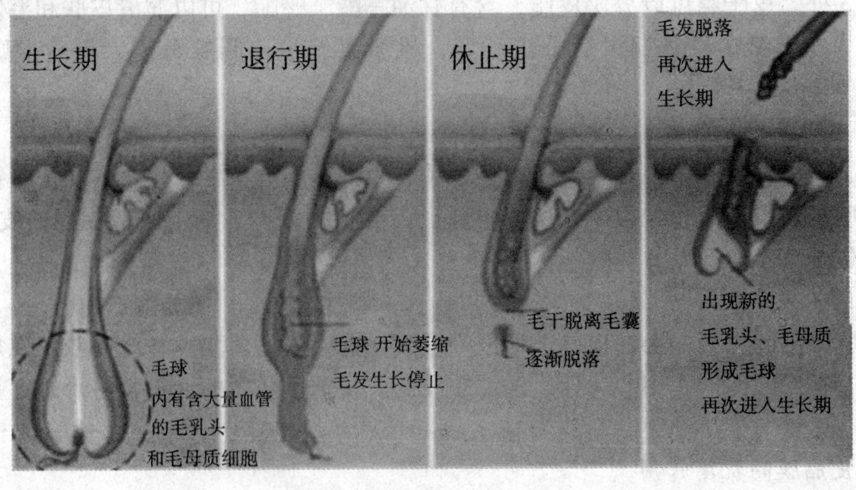

图 2－6　头发的生长周期

毛发的生长受多种因素的影响，其中性激素的影响最明显。毛的颜色由毛干中黑素体的密度决定。白毛不含黑素体，灰毛所含黑素体较少，金黄色毛和红色毛则含有与黑毛不同的黑素体，其黑素颗粒含褐黑素。另外，不同种族的人其毛发的数量和形状有明显的差别，白种人的毛最多，黄种人的毛最少，黑种人介于二者之间。黄种人的毛为直形，黑种人的毛为卷曲形，白种人兼有以上几种毛形。

4. 指（趾）甲

甲是覆盖在指（趾）末端伸面的坚硬角质，由多层紧密的角化细胞构成，主要成分是角蛋白，起保护指（趾）端的作用。甲的外露部分称为甲板，呈外凸的长方形，厚度为0.5～0.75mm；近甲根处的新月状淡色区称为甲半月；甲板周围的皮肤称为甲廓；伸入近端皮肤中的部分称为甲根；甲板下的皮肤称为甲床；其中位于甲根下者称为甲母质，该部位细胞增殖活跃，是甲的生长区。

指甲生长速度约为每3个月生长1cm，趾甲生长速度约为每9个月生长1cm，夏天比冬天生长快。疾病、营养状况、环境生活习惯改变可使指（趾甲）发生凹沟或不平（图2－7）。

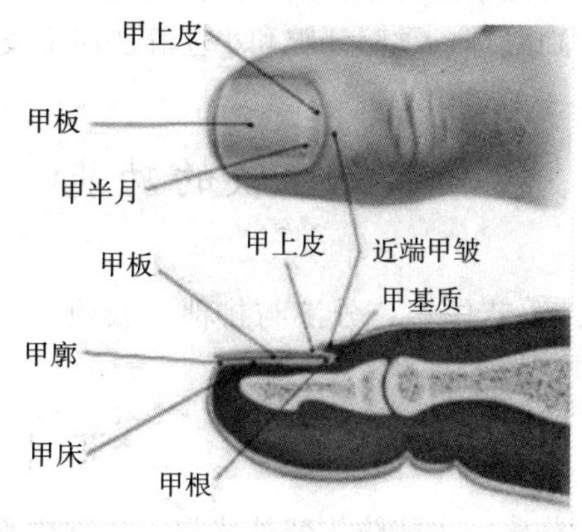

图2－7　甲结构模式图

五、皮肤的血管、淋巴管和神经

1. 血管

表皮无血管，真皮层及以下有。动脉进入皮下组织后分支，上行至皮下组织与真皮交界处形成深部血管网，给毛乳头、汗腺、神经和肌肉供给营养。

皮肤的血管主要有三个丛：

①深部血管丛。

②真皮下血管丛：供给腺体、毛囊、神经和肌肉的血液。

③乳头下血管丛：借助纵行的交通支与真皮及皮下组织深部的动静脉汇合。

在指（趾）、耳廓、鼻尖等处的真皮有较多动静脉吻合，称为血管球。血管球的扩张或收缩可以改变由动脉经血管球直接回流静脉或进入毛细血管的血流，起到调节体温的作用。

2. 淋巴管

起于真皮乳头层内的毛细淋巴管盲端，沿血管走行，在浅部和深部血管网处形成淋巴管网，逐渐汇合成较粗的淋巴管，流入所属的淋巴结。淋巴管是辅助循环系统，可阻止微生物和异物的入侵。

3. 神经

皮肤中有丰富的神经分布，可分为感觉神经和运动神经。皮肤的神经支配呈节段性，但相邻节段间有部分重叠。神经纤维多分布在真皮和皮下组织中。

(1) 感觉神经

皮肤的感觉神经系统结构包括：

①游离神经末梢：主要分布于表皮内和毛囊周围。

②末梢膨大的游离神经末梢：如与梅克尔细胞接触的神经盘。

③有囊包裹的神经末梢：如触觉小体、环层小体，这些小体可分别感受压觉、触觉、热觉和冷觉。

(2) 运动神经

皮肤运动神经来自交感神经节后纤维，其中面神经支配面部的横纹肌；肾上腺素能神经纤维支配立毛肌、血管、血管球、顶泌汗腺和小汗腺的肌上皮细胞。

第二节　皮肤的功能

皮肤具有保护、感觉、调节体温、分泌与排泄、吸收、新陈代谢和免疫七大生理功能。

一、保护功能

皮肤能缓冲外来刺激的伤害，也能防止紫外线侵入皮肤内部。皮肤覆盖在人体表面，表皮各层细胞紧密连接。真皮中含有大量的胶原纤维和弹性纤维，使皮肤既坚韧又柔软，具有一定的抗拉性和弹性，当受外力摩擦或牵拉后，仍能保持完整，并在外力去除后恢复原状。皮下组织疏松，含有大量的脂肪细胞，有软垫作用，可缓冲外力的撞击，保护内部组织不受损伤。皮肤可以阻绝电流，皮肤的角质层是不良导体，对电流有一定的绝缘能力，可以防止一定量电流对人体的伤害。皮肤的角质层和黑色素颗粒能反射和吸收部分紫外线，阻止其伤害内部组织。皮脂腺能分泌皮脂，汗腺分泌汗液，两者混合，在皮肤表面形成一层乳化皮肤膜，可以滋润角质层，防止皮肤干裂，阻止体内水分被蒸发和体外水分的透入。角质层细胞的主要成分为角蛋白，对弱酸、弱碱的腐蚀有一定抵抗力。汗液在一定程度上可冲淡化学物的碱度，保护皮肤。皮肤表面的皮脂膜呈弱酸性，能阻止皮肤表面的细菌、真菌侵入，并有抑菌、杀菌作用。

二、感觉功能

皮肤内含有丰富的感觉神经末梢，可感受外界的各种刺激，产生各种不同的感觉，如触觉、痛觉、压力觉、热觉、冷觉等。

三、调节体温功能

相对稳定的体温是机体进行新陈代谢和正常生命活动时的必要条件。皮下脂肪、毛细血管均具有保温作用，能维持一定的体温。当外界气温较高时，皮肤毛细血管网大量开放，体表血流量增多，皮肤散热增加，使体温不致过高。当气温较低时，皮肤毛细血管网部分关闭，部分血流由动脉不经体表，直接由动静脉吻合支进入静脉中，使体表血流量减少，减少散热，保持体温。当气温高时，人体大量出汗，汗液蒸发过程中可带走身体的部分热量，起到降低体温的作用。

四、分泌与排泄功能

皮肤的汗腺可分泌汗液，皮脂腺可分泌皮脂。这些水容性污垢同时能排出毒素。皮脂在皮肤表面与汗液混合，形成乳化皮脂膜，滋润保护皮肤及毛发。皮肤通过出汗排泄体内代谢产生的废物，如尿酸、尿素等。

五、吸收功能

人体皮肤有吸收外界物质的能力，称为经皮吸收。毛孔、细胞与细胞之间的间隙、皮脂腺及汗腺是皮肤吸收营养的三个途径。营养物渗透过角质层细胞膜，进入角质细胞内；大分子及水溶性物质有少量可通过毛孔、汗孔而被吸收；少量营养物通过表面细胞间隙渗透进入真皮。

各种接触皮肤的固体、液体、微量气体均可能被皮肤吸收，但物质的理化性质对吸收率极为重要，如单纯性水溶物质葡萄糖等不易被吸收，对电解质的吸收亦不明显，对脂溶性物质（如维生素 A）及油脂类物质（如凡士林）吸收效果好，对外用药软膏与硬膏的吸收优于粉剂、水溶液等。

角质层水合程度越高，皮肤的吸收能力就越强。皮肤的吸收能力还与角质层的厚薄、完整及通透性有关，不同部位的皮肤吸收率存在差异，一般而言，阴囊＞前额＞大腿内侧＞上臂内侧＞前臂＞掌跖。角质层破坏时，皮肤吸收能力增强。

六、新陈代谢功能

皮肤细胞有分裂繁殖、更新代谢的能力。表皮细胞的代谢周期是 28 天，随着年龄的增长，这个周期会越来越长。皮肤的新陈代谢功能在晚上 10 点至凌晨 2 点之间最为活跃，在此期间保证良好的睡眠对养颜大有好处。

皮肤作为人体的一部分，还参与全身的代谢活动。皮肤是人体水和电解质重要的储蓄库之一，整个皮肤含水量约占整个人体含水量的 18%～20%，这不仅使皮肤丰满润泽，还为整个肌体活动提供能量，可以补充血液中的水分，储存人体多余的水。皮肤水分对机体的体温调节起着非常重要的作用。

皮肤也是糖的储库，能调节血糖的浓度，以保持血糖的正常。皮肤中糖类物质主要为糖原、葡萄糖和黏多糖等，皮肤中葡萄糖的含量为 600～800mg/L，相当于血糖量的 40%～75%，表皮中含量最高。人体表皮细胞具有合成糖原的能力，在创伤后 4 小时，即可在表皮基底细胞内检出糖原，8～16 小时达到峰值。

表皮蛋白质一般分为两种，即纤维性和非纤维性蛋白质。纤维性蛋白质包括角蛋白、胶原蛋白和弹力蛋白等。角蛋白是皮肤角质形成细胞和毛发上皮细胞的代谢产物和主要构成成分，至少有 30 种，包括 20 种上皮角蛋白和 10 种毛发角蛋白。皮肤内的胶原蛋白（collagen）主要为Ⅰ、Ⅲ、Ⅳ、Ⅶ型。真皮内胶原纤维主要成分为Ⅰ型和Ⅲ型胶原蛋白；网状纤维主要为Ⅲ型胶原蛋白；基底膜带主要为Ⅳ型和Ⅷ型胶原蛋白。弹力蛋白（elastin）是真皮结缔组织内弹性纤维的主要结构成分。

皮肤脂类包括脂肪和类脂质（磷脂、糖脂、胆固醇和固醇酯等），前者主要存在于皮下组织，通过 β－氧化降解提供能量；后者是构成生物膜的主要成分。皮肤内的 7－脱氢胆固醇经紫外线照射后合成维生素 D，可防治软骨病血液脂类代谢异常，如高脂蛋白血症可使脂质在真皮局限性沉积，导致皮肤黄瘤损害。

表皮中最丰富的必需脂肪酸是亚油酸和花生四烯酸，其主要功能有：一是参与正常皮肤屏障功能的形成；二是作为一些主要活性物质的前体，如花生四烯酸是合成前列腺素的前体物质。

皮肤也是黑素体代谢的场所，黑素体的数目、大小、形状、分布和降解方式的不同，决定了种族及不同部位的皮肤色泽的差异。

七、免疫功能

皮肤是有着独特免疫作用的组织免疫器官，包括免疫细胞（角质形成细胞、淋巴细胞、朗格汉斯细胞、内皮细胞、肥大细胞、巨噬细胞、真皮纤维细胞）和免疫分子（细胞因子、免疫球蛋白、补体、神经肽）两部分，它们形成一个复杂的网络系统，并与体内其他免疫系统相互作用，共同维持着皮肤微环境和机体内环境的稳定。皮肤免疫系统对机体起着防御功能、自稳功能、免疫监视功能三方面的重要作用。

皮肤免疫可以提供一些信号来提示皮肤的问题，这就是免疫信号。比如：过敏就是免疫反映，表现为红、肿、痒、痛、小红疹子。

第三章 健康皮肤毛发的标准

虽然健康皮肤的标准在不同的国家、不同的民族，甚至不同的地区、不同的历史时代和不同的阶层都有着不同，但是也有一些标准是共同的。

第一节 健康皮肤的标准

一、健康皮肤的七大标准

1. 皮肤健康

没有皮肤疾病，没有其他内脏的疾病。

2. 皮肤清洁

皮肤应当没有污垢、污点，经常保持清洁状态。

3. 皮肤无衰老病征

无枯黄、干纹、皱纹、斑点、色斑等。

4. 皮肤有弹性

即光滑、柔软而又富有弹性。

5. 皮肤有生命活力

红润光泽、不苍白、无青紫或暗黄。

6. 皮肤不敏感

不油腻、不干燥。

7. 皮肤耐老

随着年龄增长，肌肤只是缓慢地衰老。

总之，美的皮肤应该是健康的皮肤，红润有光泽，柔软细腻，结实富有弹性及活力，既不粗糙又不油腻，有光泽感，而少有皱纹。

二、东方女性的健康皮肤标准

东、西方女性的皮肤性状是有所不同的，从生理上来看，东方女性皮肤的质地更加细腻，衰老得比较缓慢，有较好的生理基础。东方女性推崇的健康、完美的皮肤有如下特点：

1. 肤质细致

细致的肌肤是东方女性最具优势的地方。皮肤的细腻和光洁程度，与真皮中透明质酸酶的含量有密切关系。透明质酸具有特殊的保水作用，是目前发现的自然界中保湿性最好的物质，被称为理想的天然保湿因子，2% 的纯透明质酸水溶液能牢固地保持 98% 的水分，让皮肤保持细致滑嫩。人体中的透明质酸含量约为 15g，其中皮肤中的含量约为 47%，保水能力可高达 500mL/g。如果把 20 岁女性体内的透明质酸的相对含量定位为 100%，则 30 岁、50 岁、60 岁时分别下降为 65%、45%、25%。

2. 角质光滑

角质层是皮肤的最外层，有保护皮肤的功能。健康的皮肤角质层排列规整，平均每隔 28 天就会自然脱落，但受外界因素的影响，老死的角质会依附在新生角质上，会造成皮肤干燥、缺水、暗黄。东方女性皮肤的摩擦系数从反方面就反映出其皮肤的光滑度，摩擦系数最大的在前额和后背，系数为 0. 34 +0. 02，最小处在腹部，为 0. 12 +0. 01，其他部位的平均值为 0. 21 +0. 01。

3. 透亮清透

肌肤的透亮程度不仅取决于黑素的数量，还取决于其质量。如果色素颜色较浅，那么不管黑素的数量为多少，肌肤将更通透。肌肤通透与否，决定了全脸肌肤的水润程度。东方人正常面部皮肤明度（L）值分布在 53. 04 ~68. 87 范围内；面部肤色明度（L）值在 61. 1 ~65. 0 范围内；腿部肤色明度（L）值较高，在 63. 7 ~69 之间；手臂部位肤色明度（L）值较黑，在 57. 1 ~63. 4 范围内。

4. 水润紧致

真皮内有丰富的血管及淋巴管，是人体中仅次于肌肉的第二大“水库”。保持皮肤的湿润是皮肤滋润有光泽的前提，对保持皮肤的营养，防止皮肤干燥、出现皱纹均有重要作用。因为肌肤类型的不同和季节冷暖的变迁，肌肤也在不停地适应外界环境产生的影响，当肌肤细胞被表皮层的水和脂质所围绕，与水融为一体时，肌肤会变得像水晶一样通透。肌肤是否水润柔滑，决定了全脸肌肤的丰盈程度。东方女性皮肤的水分含量平均值为 37. 65 +1. 67（%），水分会随着年龄的增长而降低，以前额的水分最为充盈，理想状态下可以达到 39. 31 +3. 36（%）。

5. 弹性丰盈

在正常情况下，皮肤的真皮层有弹性纤维和胶原纤维，皮下组织有丰富的脂肪，使皮肤富有一定的弹性，显得光华、平整。而随着年龄增长或身患疾病，皮肤逐渐老化，真皮层萎缩变薄，皮肤的弹性纤维和胶原纤维退化变性，弹力降低，透明质酸减少，皮肤就会失去弹性，皮肤松弛，出现皱纹。

肌肤真皮组织血管微循环系统作用于真皮层与表皮层的结合处。当肌肤的这种支撑结构紧致丰盈时，白里透红的健康粉嫩光泽就会从皮肤深层展现到皮肤表面，令肌肤的光泽程度增加。东方女性的皮肤在无负压状态下，皮肤弹性范围在 0. 4 ~1. 0 之间。最为理想的弹性值为 0. 65，最小值出现在眼角，最大值出现在下腹。也就是说女性的眼角最容易出现皱纹，弹性不足。皮肤弹性随着年龄的增长而降低，而保持皮肤弹性的最重要组织就是胶原蛋白。

6. 白皙均匀

肌肤充分滋润，均匀透白，仿若初雪般纯净粉嫩。东方女性皮肤的色差程度在0.6～2.0Lab范围之内，酸碱度（pH值）不同会导致皮肤的颜色不同。东方女性皮肤的pH值在4.8～5.6之间，面部肌肤的酸碱度在5.1～5.6之间，呈弱酸性。护肤品的酸碱度与面部肌肤的酸碱度贴近，会较好地保护皮脂膜。反之，就会造成肌肤酸碱度失衡，使健康肌肤受损。酸碱度在5.2左右的护肤品，是东方女性护肤的经典产品。

总之，白皙均匀的肤色，细致的肤质，光滑的角质，清透的肌肤，水润的脂质，紧致的结构，是东方女性最为理想的健康皮肤。

第二节　健康头发的标准

俗话说："强长发，弱长甲。"头发的好坏与人体的健康息息相关，是人体健康的重要标志和外在表现。联合国世界卫生组织（WHO）对健康的定义中，将"头发健康"列为第九条健康标准，即头发有光泽，无头皮屑。而早在中国古代，就有医家提出"肾藏精，主生殖，其华在发"等论断，精辟地论述了头发与人体健康的内在关系。

一、健康头发的基本标准

衡量一个人的头发是否健康，一般要从头发的卫生、颜色、光泽、质地等几个方面判断。健康头发的基本标准有4条：

1. 头发洁净

头发洁净是最基本的健美标准。清洁的头发，不宜有污垢和头皮屑。如果头发被侵蚀，毛小皮破损、裂开，造成毛干不平滑，头发就容易沾上灰尘。头皮患有某些疾病，如头癣、脂溢性皮炎等，产生大量鳞屑，常使头发看起来很脏，甚至头发本身也会受影响，如出现折断或脱落。

2. 头发柔软，弹性良好

头发的弹性与氨基酸链间连接的双硫键和数量更多的氢键密切相关。头发的角蛋白有一种颇长的氨基酸链组成，其中大多数是胱氨酸。每条链皆为螺旋形，然后再成束卷或绳索样。每个胱氨酸单位有两个半胱氨酸，邻近的两条链中的半胱氨酸通过二硫键形成较强的化学结构。众多的双硫键的连接使角蛋白像一只长梯。双硫键的结合很牢固，只有用化学的方法才能使其断开。氢键的结合强度远比双硫键弱，尤其是在水中，更易断开。因此，健康的头发在潮湿的情况下牵拉，可增加30%的长度，干燥后可恢复到原来的长度。

富有弹性的头发对于抗拒外力和保持头发的外形、长度不变有着重要作用，甚至将头发旋扭，其良好的弹性仍然能使头发完全恢复至原状而不受损伤。烫发时，卷发器将头发的角蛋白中的多肽链拉长，这时还原剂很容易使二硫键切断，而氧化剂则在拉长后的位置上形成新的二硫键，理论上头发因而形成和维持新的形态。但实际上仍有相当部分二硫键断开，因而降低了头发的弹性。其他如染发、日光和人工紫外线也可破坏头发的角蛋白结构，进而影响其弹性。

3. 发色亮泽

头发亮泽显示营养滋润充足，富有活力，而不是暗淡无光，枯萎焦黄。头发由蛋白质组成，含有氢、氧、鳞、碘等多种物质和钙、铁、锌、铜、钴等微量元素，以及各种维生素。因此，在日常食物中要注意多吃含蛋白质的食物，同时注意食物的多样化，营养均衡。只有不偏食，才能保证头发所需的营养物质。海藻类，如海带、紫菜等富含钙、铁和碘，能增强甲状腺素的分泌，是对头发的色彩、光泽有较大帮助的食物。

发干表面细胞呈屋瓦状重叠而成，这种排列能有效地反射阳光，如果头发被侵蚀，毛小皮破损、裂开、造成毛干不光滑，头发的光泽也会受到影响。

4. 头发无疾病

首先发干无异常，如头发表面无被侵蚀，头发无扭曲、弯卷、缠结、分叉、纵裂、锥形断裂等。头发性质改变可以是先天性的，也可以为获得性。质的异常往往引起形态的变化，如泡沫状发、念珠状发等，而且常较脆，甚至出现套叠性脆发症、结节性脆发症等。其次不能有病理性脱发，也就是说，每天脱落的头发数目不能超过正常新陈代谢的数目（50～100 根），更不能有各种秃发。也无少年白发或异色发等常见的头发疾病。

二、东方女性头发的健美标志

1. 头发清洁整齐，无污垢、头屑。
2. 头发自然光泽，富有弹性。
3. 头发柔顺，无静电感，易于梳理，无分叉、断裂、打结。
4. 头发无明显脱落，疏密适中，尤其发根要密度均匀。
5. 色泽一致，发根至发梢颜色无差异。
6. 对外界物理、化学等有害因素抵抗力强；头发易于造型，且造型持续时间较长。

三、健康头发的四大特征

1. 韧

即头发强韧、有弹性、无分叉。一根健康的头发能吊起约 100g 的重物，其强韧度与同等粗细的金属丝相当。受伤的头发强韧度会大幅下降，弹性显著降低，很容易出现断裂和分叉。

2. 润

即滋润、不油腻、无静电。健康的头发在温和的环境中保有约 10% 的水分，即使是在完全湿润的时候也只会吸收自身重量约 15% 的水分。受伤的头发在干燥时水分流失严重，出现毛燥、静电、飞发等问题；而在完全湿润时，又会过量吸收水分，最多能达到自身重量的 200%。

3. 柔

即柔软顺滑、易梳理、不打结。健康的头发触感如绸缎般柔而不涩，滑而不腻，易于造型。受伤的头发触之干涩如树枝，容易打结，难造型。

4. 亮

即有光泽、发色饱满、盈亮。健康的头发颜色坚实而饱满；受伤的头发颜色轻浮，暗淡如稻草。

总之，健康的头发无论是从头发的发色、光泽，还是从头发的柔韧度、紧致程度来说，都应该是在最佳状态的。一旦出现某一方面的不足，就很有可能是头发受损，需要及时地采取挽救措施来进行有效地改善。

第四章 皮肤的类型及判定

一、皮肤的类型及特点

不同种族、不同个体的皮肤类型是不同的，皮肤的类型主要由皮脂腺分泌皮脂的多少来确定。同时，皮肤类型并不是一成不变的，可随年龄、季节而变化。如青春期，皮脂腺分泌旺盛，表现为油性皮肤；而到了中年以后，由于皮脂腺分泌减少，可呈现中性皮肤，甚至干性皮肤。

季节对皮肤类型也有一定影响，夏季皮脂腺分泌多，而冬季皮脂腺分泌少，对皮肤类型有所影响。皮肤类型的分类方法亦有多种。目前多根据皮肤含水量、皮脂分泌状况、皮肤 pH 值，以及皮肤对外界刺激的反应性的不同，将皮肤分为以下五种类型：

1. 干性皮肤

干性皮肤又称干燥型皮肤，是由于皮脂腺分泌功能不活跃所致，角质层的含水量低于10%，pH 值 >6.5，皮脂分泌量少，皮肤干燥，缺少油脂，皮纹细，毛孔不明显，洗脸后有紧绷感，不易生痤疮，对日光耐受性差，对外界刺激（如气候、温度变化）敏感，易出现皮肤皲裂、脱屑、皱纹及色素沉着等老化现象。

干性皮肤既与先天性因素有关，也与维生素 A 缺乏、脂类食物摄入过少、风吹日晒、使用碱性洗涤剂过多有关。

2. 油性皮肤

油性皮肤也称多脂型皮肤，因皮脂腺分泌旺盛所致，多见于中青年及肥胖者。其角质层含水量为20%左右，pH 值 <4.5，皮脂分泌旺盛，皮肤外观油腻发亮，毛孔粗大，易黏附灰尘，毛囊口易出现黑头粉刺，容易发生痤疮、脂溢性皮炎等皮肤病，肤色往往较深，但弹性好，不易起皱，对外界刺激一般不敏感。

油性皮肤多与雄激素分泌旺盛、偏食高脂食物及香浓调味品、B 族维生素缺乏有关。

3. 中性皮肤

中性皮肤也称普通型皮肤，为理想的皮肤类型，介于油性与干性皮肤之间，其角质层含水量为20%左右，pH 值为4.5～6.5，皮脂分泌量适中，皮肤既不干燥也不油腻，皮肤表面光滑细嫩，洁白红润，有弹性，对外界刺激适应性较强，不易出现皱纹，对日光耐受性好。

4. 混合性皮肤

混合性皮肤是干性、中性或油性皮肤混合存在的一种皮肤类型。皮脂、汗液的分泌是平衡的，但分布不均匀，多表现为面中央部位（即前额、鼻部、鼻唇沟及下颏部）呈油性，而双面颊、双颞部等表现为中性或干性皮肤。皮肤红白细嫩，细腻平滑，颜色均匀，富有弹性，毛孔不明显，很少长痤疮。但30岁以后可逐渐转为干性皮肤。此类皮肤易受季节影响，冬天干燥，夏天油腻。

5. 敏感性皮肤

敏感性皮肤也称过敏性皮肤，多见于过敏体质者。面部皮肤在接触外界各种刺激，如日光、冷热刺激及化妆品后，出现红斑、丘疹、鳞屑，自觉瘙痒、刺痛、紧绷感。此类皮肤毛孔紧闭，纹理细致，皮肤干燥，皮肤菲薄，可见毛细血管扩张，皮肤色泽不均匀，易潮红。

对多种因素反应敏感，如季节变化，日光照射，接触某些化纤物品、金属物品、颜料或化妆品，进食海产品、酒或其他刺激性食物等，均可加重反应。

二、影响皮肤类型的因素

1. 皮脂膜

皮脂膜覆盖于皮肤表面，是由皮脂、汗液和表皮细胞分泌物互相乳化而形成的半透明乳状薄膜，含有脂肪酸、固醇类、中性脂肪、游离氨基酸、乳酸、尿酸和尿素等。皮脂膜中的游离氨基酸、乳酸盐、尿酸和尿素为天然保湿因子，可对皮肤起到保湿作用。皮脂膜还可防止皮肤水分丢失，阻止外界有害物质进入皮肤，抑制细菌在皮肤表面生长。

皮脂膜的厚薄、性质受年龄、性别、健康状况、环境和洗涤等因素的影响。一般青年男性的皮脂膜较厚，老年人的皮脂膜明显减少；冬季皮脂膜较夏季薄，因此，冬季皮肤较干燥，易发生皮肤皲裂及瘙痒。

2. 皮肤的酸碱度

健康皮肤呈偏酸性，pH值为5.5～7.0，由皮脂膜决定。当皮脂分泌旺盛时，皮肤的pH值降低，反之则升高。一般男性较女性更偏酸性，新生儿偏碱性，青春期pH值最低。皮肤具有碱中和作用，外用碱性肥皂后，皮肤表面可暂时变为碱性，1小时后便恢复原来状态，但若过度使用碱性物质，则会破坏皮肤的偏酸性环境。

3. 理化及生物学因素

温度、风、日光、湿度等因素均可影响皮肤的性状。药物、化妆品、微生物等也可引起皮肤质地的改变，如长期使用糖皮质激素，可引起皮肤萎缩，毛细血管扩张；某些化妆品可影响皮脂的排泄而发生痤疮样皮损；各种微生物（如病毒、细菌、真菌等）可引起皮肤感染，从而影响皮肤的健康。

4. 疾病的影响

皮肤是人体内部器官、精神及周围环境的一个重要效应器官，各种致病因素包括机体疾病（如甲状腺疾病、贫血、先天性心脏病、重型肝炎、维生素代谢异常等）都可引起皮肤组织、性状和功能的改变。

5. 其他

除以上因素外，营养状况、精神状态、睡眠状况、生活习惯、工作性质等对皮肤性状也有较大影响。

三、皮肤类型的检测方法

1. 干性、中性、油性皮肤的检测

（1）观察紧绷感消失的时间

即用香皂或洗面奶将面部皮肤清洗干净，用软毛巾擦干水分，这时皮肤有紧绷的感觉，不要擦任何护肤化妆品，计算出紧绷感消失的时间。如果皮肤紧绷感20分钟后消退，为油性皮肤；30分钟后消退为中性皮肤；40分钟后消退为干性皮肤。

（2）纸巾擦试法

晚上睡觉前如上法洗净面部，不擦任何护肤品。次日晨起后用小片柔软纸巾分别贴于两侧鼻翼、额部及面颊，1~2分钟后观察纸巾上的油渍点。干性皮肤其纸巾上的油渍点每平方厘米在2处以下，且不融合；油性皮肤的油渍点多于5处，可发生融合；中性皮肤油渍点在2处以上，5处以下。

2. 敏感性皮肤的检测

乳酸试验：在室温下，取10%乳酸水用棉签抹在鼻唇沟、面颊部，或让受试者在42℃、相对湿度为80%的室内，充分出汗后，用5%的乳酸溶液涂抹于鼻唇沟和面颊部，用4分法分别在2.5分钟和5分钟时评判刺痛程度，若无红斑为0分，轻度红斑为1分，中度红斑为2分，重度红斑为3分。若两次试验总分大于3分，则可判定为敏感皮肤。

四、不同类型皮肤的保养

1. 干性皮肤

注意保湿、滋润，宜选择不含碱性物质的多脂皂、洁肤品，以及保湿、营养的霜剂、乳剂、软膏剂型，不要过多地去角质，加强防晒，避免产生晒斑和光老化。注意平衡饮食，多食新鲜蔬菜和水果，多饮水，使皮肤保持柔软细腻。

2. 油性皮肤

选择清洁去油效果较强的弱碱性硬皂、洁肤液，选用粉剂、溶液和凝胶剂型，以祛脂、保湿；可适度的去角质。饮食宜清淡，多食用新鲜蔬菜和水果，减少脂肪类食物的摄入，少吸烟，少饮酒、咖啡、茶，少食用辛辣刺激性食物。注意蛋白质的摄取均衡，保证充足的水分供应，加强运动。

3. 中性皮肤

选用含碱量小于0.2%的软皂、洁肤液；使用乳剂、霜剂及软膏制剂，以保湿、营养、防晒。平衡饮食，多食新鲜蔬菜和水果，多饮水，使皮肤保持柔软细腻。

4. 混合性皮肤

最好是不同部位选用不同的护肤产品，春夏注意皮肤清爽及收缩毛孔，秋冬则注意加强滋润、保湿。均衡饮食，避免过于油腻、高热量、辛辣刺激及过热的食物，适量吃些乳类食品，多吃新鲜蔬菜和水果，多饮水，以延缓皮肤衰老。

5. 敏感性皮肤

最好不用肥皂，使用洁肤、润肤产品时，先做斑贴试验，应选择医学护肤品，不要选用含色素和香料的护肤品，亦不要随意更换化妆品种类，如需更换，可先用少量样品做斑贴试验，试验为阴性方能使用。饮食上，忌食致敏食物，宜多食富含维生素C、钙、锌及

B族维生素的食物。因为钙能降低血管的渗透性和神经的敏感性，能增强皮肤对各种刺激的耐受力；维生素C参与体内的氧化还原过程，有抗过敏作用；含锌的食物可减轻过敏症状；富含维生素 B_1 和维生素 B_2 的食物，有助于控制因脂溢性皮炎引发的皮肤过敏症状。

第五章　导致皮肤亚健康状态的常见原因

导致皮肤亚健康状态的常见原因主要有：遗传因素、年龄老化、紫外线损伤、过度护理、药物损伤、手术创伤等。

一、遗传因素

皮肤的亚健康状态的发展形成，不但与外界环境有关，同时还与遗传因素密切相关。遗传因素导致的亚健康皮肤状态由亲代将其本身的异常或突变后的基因传给下一代，从而使下一代出生时或以后出现该基因所特有的皮肤组织机能低下、皮肤损害。其特点如下：

1. 遗传性因素导致亚健康皮肤病的一般特点同遗传性疾病。

2. 可以生后即有，也可在儿童或青春期出现。

3. 其症状不一定为该皮肤亚健康状态所特有。

4. 同一种状态在不同人身上表现的症状轻重不同，例如，鱼鳞病轻者仅四肢有轻微改变，重者躯干、四肢均可累及，并且角化干燥突出，还可伴发毛囊角化、掌跖角化等。

5. 同一种病可有不同的遗传方式，例如，寻常性鱼鳞病是常染色体显性遗传，而此病的另一型则是性联隐性遗传。

遗传因素可导致常见的皮肤问题，如敏感皮肤、红血丝、油性皮肤等。不注意保护常可演变为更深一步的皮肤问题，如：敏感皮肤可发展为皮炎、红血丝等；油性皮肤可发展为脓疱型痤疮、暗疮、丘疹、毛囊炎等。

二、年龄老化

人出生后皮肤组织日益发达，功能逐渐活跃，当到达某种年龄就会开始退化，这种退化往往在人们不知不觉中慢慢进行。皮肤组织的成长期一般结束于25岁左右，有人称此期为“皮肤的弯角”；自此后生长与老化同时进行，皮肤弹力纤维渐渐变粗；40～50岁为初老期，皮肤的老化慢慢明显，但老化程度因人而异。

随着年龄的增长，皮肤老化现象主要表现为两个方面：

1. 皮肤组织衰退

皮肤的厚度随着年龄的增加而有明显改变。人的表皮在20岁时最厚，以后逐渐变薄。到老年期，颗粒层可萎缩至消失，棘细胞生存期缩短，表皮细胞核分裂增加，故黑色素亦增多，以致老年人的肤色多为棕黑色。由于老化细胞附着于表皮角质层，使皮肤表面变硬，失去光泽。真皮在30岁时最厚，以后渐变薄并伴有萎缩。皮下脂肪减少，并由于弹力纤维与胶原纤维发生变化，而渐失皮肤弹性和张力，更进一步导致皮肤松弛与皱纹产生。

2. 生理功能低下

皮脂腺、汗腺功能衰退，汗液与皮脂分泌减少，皮肤逐渐失去昔日光泽而变得干燥。皮肤血液循环功能减退，难以补充皮肤必要的营养，因此老年人皮肤伤口较难愈合。

三、紫外线损伤

长期被紫外线照射可导致皮肤亚健康状态，甚至产生光线性皮肤病的发生，以及促发或加重某些皮肤病的发生、发展过程。

过强紫外线照射最直接的影响是皮肤逐渐变黑。这是因为紫外线引起大量黑色素沉积在表皮层中，造成永久性变黑，痕迹不易褪去；日久会加速皮肤衰老。人体皮肤衰老90%的原因源于紫外线。不过，最令人关注的是过量紫外线照射易诱发皮肤癌。

当紫外线损伤皮肤出现症状时应及早医治，可以防止造成真皮细胞的损伤，控制急性损伤转变为慢性损伤，避免引发长久性难以治愈的日晒斑，皱纹，干燥面黄，失去弹性，皮肤下垂，提前衰老等。

皮肤被紫外线灼伤后应立即进行医治，时间越早，肌肤受损的程度就越小。紫外线损伤不仅仅破坏最外层的皮肤细胞，还可通过表皮到达真皮细胞，导致真皮细胞大量坏死和代谢紊乱，细胞内杂质无法代谢出去，令肌肤出现晒斑，丧失弹性，提早衰老，变得敏感，出现皱纹，更重要的是皮肤损伤后刺痛瘙痒难忍，抓挠出血，皮肤本身的抗病和抵抗能力减弱，甚至水肿，渗出，形成毛囊炎、疖等难以治愈的皮肤病。

四、过度护理

对自己的皮肤状况总是感到不满意，频繁更换护肤品，长时间进行美容保养，不到30岁就开始使用顶级抗老面霜，每周要去2次以上的角质，甚至每隔几个月就去打“肉毒素”，这种“美容强迫症”容易导致皮肤亚健康状态的发生。

长期使用特别功效性的化妆品，可使皮肤变薄，皮肤萎缩，毛囊萎缩，毛细血管扩张。长期滥用，积累的重金属类物质可导致一系列的化妆品皮肤病，黄褐斑就是其中的一种。2004年2月10日，原卫生部公布了2003年化妆品皮肤病监测情况，共发现化妆品皮肤病565例，其中男性34例，女性531例。发病年龄主要集中在20~40岁，以化妆品接触性皮炎最为常见，其他依次为化妆品皮肤色素异常、化妆品痤疮、化妆品毛发损害、化妆品光感性皮炎和化妆品指甲损害。

过度美容和护理容易出现的症状体征有：

1. 脂肪粒积累

比如因为使用过多营养面霜引起的脂肪粒问题。刚开始的脂肪粒可能并不会引起使用者过多注意，但日积月累，其眼周肌肤开始被密密麻麻的脂肪粒占据的时候，要消除就非常困难了。若要恢复到正常的肌肤状态，也需要几个肌肤周期的时间。

2. 表皮层过薄易敏感

有些人认为许多肌肤问题都是因为没有清洁到位造成的，所以各种清洁产品、面膜产品就成为保养的主要步骤，但肌肤一旦过度清洁，就会造成皮肤表层过薄，容易引起过敏。

3. 补水过度易松弛

一旦补水过多，同样会让肌肤松弛，没有光泽。

4. 太早保养早衰老

很多人为了给自己的肌肤最好的保养，总是会提前“消费”，也就是在肌肤没有出现状况之前，就开始未雨绸缪，但提前保养的直接危害就是导致肌肤提前开始衰老，在肌肤适应了超龄保养品以后，肌肤的年龄其实也就达到了超龄的状态。

五、药物损伤

长期应用外用药物对皮肤的刺激，以及发生某些药物过敏现象而导致的皮肤受到损伤时，会造成皮肤亚健康状态。

1. 迟发型变态反应

药物吸收光能后呈激活状态，并以半抗原形式与皮肤中的蛋白结合形成药物蛋白结合物（完全抗原），经表皮的朗格汉斯细胞传递给免疫细胞，引起过敏反应。病情反复，病变部位主要在真皮层。

2. 经皮肤吸收产生的全身中毒反应

药物降低皮肤的屏障作用，增加皮肤的通透性，使皮肤充血，皮肤黏附增高，加速皮肤吸收，引起全身中毒，如有机磷脂类药物。

3. 药疹

皮肤黏膜炎症反应，皮肤发红、发痒，并呈对称分布，如磺胺类、苯巴比妥类、青霉素、水杨酸钠盐等。

4. 激素依赖性皮炎

颜面部长期外涂激素类药物引起色素沉着，发生黄褐斑、色斑、黑变病或呈鱼鳞病样变化等，使面部变成“花脸”，治疗时很难奏效，还可使颜面部毛发增多，尤其是女性出现较长的胡须，呈男性变化。用药部位发生毛细血管扩张，出现皮肤潮红，或红斑，或产生瘀点、瘀斑、皮肤干燥或蜘蛛样改变。

5. 降低皮肤免疫功能

由于大剂量长期应用激素，可引起胸腺功能抑制，淋巴细胞溶解，抑制巨细胞对抗原的摄取和处理，减少抗体形成等，从而降低了皮肤的抵抗力，使免疫功能下降，易发生相关皮肤疾病。

六、手术创伤

手术后更要仔细观察各种反应，如炎症、感染（化脓）、起疱及出血，甚至溃疡、坏死等。即使伤口和创面正常愈合，也有可能出现色素沉着、色素脱失或减少、色素紊乱（不匀）和瘢痕肥厚等。

手术过程中的护理不当或疏忽，都有可能造成手术患者的皮肤损伤，一旦发生，既增加了患者不必要的痛苦，又有可能造成医患纠纷。因此，分析手术患者皮肤损伤的原因，采取有效的预防措施，是手术安全的重要构成，应当予以重视。

第六章　中医基础理论与皮肤亚健康

第一节　中医四诊与皮肤毛发

中医四诊，即望、闻、问、切。《难经·六十一难》曰："望而知之谓之神，闻而知之谓之圣，问而知之谓之工，切脉而知之谓之巧。"《医宗金鉴·四诊心法要诀》亦曰："望以目察，闻以耳占，问以言审，切以指参，明斯诊道，识病根源。"可见，四诊是中医辨病与辨证的重要手段，中医各科诊断疾病都离不开四诊，然而皮肤科四诊法的内容有其独特的方面。

一、望诊

望诊，是医生运用视觉对人体全身和局部的情况及排出物等进行有目的地观察，以了解健康或疾病情况的一种诊断方法。《灵枢·本脏》云："视其外应，以知其内脏，则知所病矣。"

望诊应在明亮光线下进行，医者要做到观察整体与局部相结合，诊察其发病部位、色泽、形态、大小、数目、分布排列及分泌物等，同时还应注意皮肤黏膜、毛发、指（趾）甲、舌苔、体态和精神等，以协助诊断疾病的轻重缓急和性质。皮肤病的发生部位有头面、颈项、上肢、胸腹、腰背、臀腿、胫足。《素问·太阴阳明论》曰："故伤于风者，上先受之；伤于湿者，下先受之。"《疡科心得集》曰："盖以疡科之证，在上部者，俱属风温风热，风性上行故也；在下部者，俱属湿火湿热，水性下趋故也；在中部者，多属气郁火郁，以气火之俱发于中也。其中间有互变，十证中不过一二。"

二、闻诊

闻诊包括听声音与嗅气味两方面的内容，一是用听觉来诊察患者的声音，如语言、呼吸、咳嗽、嗳气、太息、呕吐、呃逆等各种声响；二是嗅患者体内发出的各种气味，以及分泌物、排泄物的气味，如脓液、痰液、汗液等。闻诊在皮肤科疾病的诊断中主要侧重于嗅气味，如患者出血，则多有血腥味；脓液带腥味，其质稠，大多是顺证；脓液腥秽恶臭，其质薄，大多是逆证。肥疮有特殊的鼠尿味，臭田螺有腐臭味，腋臭有狐臊味等，这些均有助于临床疾病的诊断以及预后的判断。

三、问诊

问诊是医者通过询问患者或陪诊者，了解疾病的发生、发展、治疗经过、现在症状和其他与疾病有关的情况，以诊察疾病的方法。问诊是协助诊断皮肤病的一种重要手段，主要内容包括问年龄、性别、职业、籍贯、发病季节及气候、发病原因及诱因、初发症状及其演变过程、发病时间、持续长短、治疗经过，以及既往史、个人史、家族史等，还应着重询问患者局部病灶的感觉，如瘙痒、疼痛和麻木等。

四、切诊

切诊包括脉诊和按诊两部分，两者都是医生用双手对患者体表进行触、摸、按压，从而获得辨证资料的一种诊察方法。

脉诊即按脉搏，在皮肤病诊断过程中，在望、闻、问诊的基础上，通过按脉，观察其脉象浮、沉、迟、数、滑、涩、弦、细等的不同，以辨别疾病的寒、热、虚、实。

按诊是用手直接触摸或按压患者的某些部位，以了解局部的异常变化，对病变局部进行诊断的一种方法。按诊的手法大致可分为触、摸、按三类。皮肤病按诊的要点主要包括局部皮损的软硬度、温度、压痛、润燥、边缘、界限、与周围组织关系以及附近淋巴结等。

切诊可为皮肤病的诊断和鉴别提供重要依据，尤其是在辨脓成与否、辨斑疹、辨结节与肿块等方面更具临床价值。《疡科心得集》云："用手按之，手起而即复者有脓，手起而不即复者无脓。"

斑、疹均为全身性疾病表现于皮肤的症状，但是斑触诊平铺于皮肤，抚之不碍手，压之不退色，皮温多不高；疹高出皮肤，抚之碍手，压之退色，皮温多高。

皮肤病临床表现可体现于多个方面，望、闻、问、切四诊是从不同角度诊察病情和收集资料，各有其独特的作用，四诊之间相互联系，不可分割，在临床运用时要把它们有机结合起来，正如《医门法律》中所言："凡治病不合色脉，参互考验，得此失彼，得偏遗全，只名粗工。"故临床诊病必须四诊合参，才能全面而系统地了解病情，准确诊治疾病。

第二节　阴阳五行与皮肤毛发（含扶阳理论）

阴阳、五行均属于中国古代哲学范畴。阴阳五行学说渗透到医学领域中，与中医学紧密结合到一起，形成了中医学的阴阳五行学说。中医学的阴阳学说，是用阴阳的概念及其运动变化规律来阐释人体的生理活动和病理变化，其作为中医学所特有的理论方法，指导着皮肤亚健康的认识和实践活动。中医学的五行学说是以五行的运动规律来阐释人体的生理、病理及其与外在环境的相互联系，并指导皮肤亚健康的临床诊断与治疗。

一、阴阳与皮肤毛发

（一）阴阳学说

阴阳是自然界中相互关联的事物或现象对立双方属性的概括。阴阳是自然界客观事物运动变化的根本规律，不仅涵盖了人的生老病已，而且一切事务必须遵循这个规律。阴阳学说认为世界是物质的，物质世界是在阴阳二气的相互作用下发展和变化着的。包括阴阳的对立制约、阴阳的互根互用、阴阳的消长平衡、阴阳的相互转化及阴阳的交感与互藏。阴阳学说贯穿于中医学理论体系的各个方面，用以说明组织结构、生理功能、疾病的发生发展规律，并指导着皮肤亚健康的临床诊断和治疗。

人体的一切组织结构，既是有机联系的，又可以划分为相互对立的阴阳两部分。如体表皮肤属阳、体内脏腑属阴。

阴阳学说之所以可以用来解释说明人体的生理功能，是由于人体内对立着的阴阳双方，存在着相互制约、相互依存的关系，并在不断地相互消长和相互转化的运动中，保持相对的动态平衡。如以人体内的功能活动与物质基础而言，功能属阳，物质属阴，因而它们之间的关系就是阴阳之间关系的具体体现。人体的生理活动是以物质为基础的，没有脏腑、经络、气血等物质基础，就无以产生人体的生理功能，而生理活动的结果，又不断促进着物质的代谢，这就是体内阴阳消长转化的过程。在一定的限度内，阴与阳处于相互对立、相互依存、相互消长和相互转化的一体中，并从总体上保持相对的动态平衡，从而保证了人体生命活动的正常进行。机体阴阳双方的平衡协调，则人体皮肤红润光泽，毛发润泽，肌肉充盈有力，形体健美。

机体阴阳双方的平衡协调是健康的标志。而阴阳失去平衡协调，则标志着机体处于疾病状态。阴阳的失调，因其寒热属性的关系而在人体以寒、热为特点反映于外。病邪有阳邪、阴邪之分，正气有阳气、阴液之别。阳邪致病容易导致机体阳气偏盛而阴液受伤，或阴液亏损而阳气偏亢，均可表现为热证；阴邪致病容易导致机体阴气偏盛而阳气受损，或阳气偏衰而阴寒内盛，均表现为寒证。如“阴胜则寒”“阳胜则热”“阴虚则寒”“阴虚则热”。

此外，还会出现“阳损及阴”“阴损及阳”“阴阳两虚”等病证，并且病证在一定条件下可以相互转化。如肝肾阴虚、精亏血燥易生风，风盛则痒甚；脾肾阳虚、寒凝卫表不固，易受风寒之邪侵袭，致皮肤瘙痒；阴阳虚损都可致气血亏虚，血虚又可生风化燥，加之外邪侵袭，内外合邪，致使皮肤干燥或肌肤甲错、瘙痒。

皮肤疾病也可分为阴证、阳证两大类。阳证属急性病，发病迅速，皮疹红肿泛发，色泽光亮，红斑结节，渗出糜烂，疼痛剧烈，口渴，心烦不宁，舌红，苔黄，脉滑数；如痤疮、疖疮、丹毒、急性湿疹等。阴证属慢性病，发病缓慢，表现为虚人受邪或久患皮肤病的患者，迁延难愈，皮损红肿不明显，色泽晦暗，渗出黏稠，红斑结节久久不消，心慌气短，舌淡红或胖淡，脉沉细无力；如慢性湿疹、硬皮病、红斑狼疮等。

调整阴阳的平衡是治疗疾病的根本，故《素问·生气通天论》云：“阴平阳秘，精神乃治。阴阳离决，精气乃绝。”调整阴阳的平衡是治疗疾病的根本。治疗上根据阴阳偏盛偏衰和不平衡的一般规律来调和阴阳，寒者热之，热者寒之，虚者补之，实者泄之，以达到“阴平阳秘”的状态。

（二）阴阳体质与皮肤毛发

阴阳平和，则身体健康，不容易生病；阴阳失和，偏盛偏衰，则疾病来临。体质类型的阴阳，主要是指以对立制约为主而多表现为寒热、动静偏颇的阴阳二气。人体正常体质按阴阳大致可分为阴阳平和质、偏阳质和偏阴质三种类型。

1. 阴阳平和质

阴阳平和质的人，阴阳和合，阳气不过亢，阴气不过盛，阴阳之间互化互生，阴阳相贯，如环无端。

这种体质的人很少生病，皮肤的功能也刚柔调和，面色与肤色虽有五色之偏，但都明润含蓄，不容易产生病变。

这种体质的人表现为身体强壮，胖瘦适中，面色红润，皮肤光泽，毛发润泽，目光有神，睡眠饮食正常，舌脉正常，精力充沛，反应灵活，思维敏捷，不易疲劳，适应能力强，性格开朗随和。

2. 偏阳质

体质属偏阳质的人，阳气偏盛，体质偏热，容易兴奋、亢动，阳气盛就容易耗伤阴津，容易出现阴虚的证候。

这种体质的人容易感受风、暑、热等阳邪，或内生火热，受邪发病后多表现为热证、实证，并易化燥伤阴，皮肤易生疖疮。

这种人的体质特征为体形多偏瘦，面色多略偏红或微苍黑，或呈油性皮肤，皮肤易干燥，毛发脱落、焦枯或斑秃、变白，多动，易急躁，大便易干燥，小便易黄赤，精力旺盛，动作敏捷，反应灵敏，舌质偏红，苔薄易黄，脉象偏数。

3. 偏阴质

体质属偏阴质的人，阳气偏虚，体质偏寒，阳气虚则不能温煦，不能推动阴津，容易出现痰饮水湿等病变。

这种体质的人对寒、湿等阴邪的易感性较强，受邪发病后多表现为寒证、虚证，易发生化寒化湿的病理变化，容易发生湿滞、水肿、痰饮、瘀血等病证，容易生湿疹、阴疽、冻疮等寒湿性的皮肤病变，皮肤偏白，肌肉不结实，头发易稀疏枯槁、早脱早白。

这种人的体质特征为体形多偏胖，受邪发病后多表现为寒证、虚证，形体适中或偏胖，面色偏白而欠华，皮肤较凉，性格内向，喜静少动，食量较小，消化吸收功能一般，精力偏弱，动作迟缓，反应较慢，舌质偏淡，脉象较迟。

（三）扶阳理论对皮肤亚健康的指导作用

扶阳理论形成于清末，扶阳理论是郑钦安先生为了扭转时弊而提出来的新兴学派，其学术思想源于《黄帝内经》《伤寒论》。扶阳理论强调阳气的重要性，认为阳气是我们人身立命的主宰。

阳气具有温煦、推动、兴奋、升腾、发散等作用，人体的生理状态、人体的阴平阳秘只有在以阳为主导的前提下，才能够维持。如果这个阳主导的前提不存在了，就会打乱我们整个机体的内外平衡，就会发病。所以从这一点来看，是强调阳统率阴，强调阳主阴从。如《周易》所论的“天行健，君子以自强不息”，《素问·生气通天论》所谈到的“凡阴阳之要，阳密乃固”，以及“阳气者，若天与日，失其所则折寿而不彰”，这些精髓就是阳主阴从的理念。在生理上要重视阳气的主导作用，若阳气化生温煦作用丧失，也难以形成阴精。在病理上更要重视阳气的盛衰变化。如果能够把握住盛衰的变化，就把握住了根本。因为阳气就是化生气血津液的根本，百病都是由于根本受损导致的，所以在立法上，强调要温扶阳气。临床上善用干姜、附子、桂枝等辛热药物，以畅通经脉，安和五脏六腑，调畅气血，达到治疗效果。

“亚健康皮肤”是因各种因素导致皮肤组织机能低下，并介于健康与非健康之间的状态的一类肤质。这种皮肤多无明显异常，但细胞的新陈代谢、微循环、水电解质已出现障碍，从外部表象来看，表现出晦暗无华、非正常的干燥衰老、油脂分泌过旺、出现血丝及敏感度增加。

阳气是生命的根本，是动力的源泉。在人体，通过对人体阳气的生长收藏，可使肝木得以生发，心火得以生长，肺金得以收敛，肾水得以收藏。由于阳气的不足会导致五脏六腑功能失职，同时五脏六腑功能失调也会影响阳气的生长收藏。素体阳气不足者，易出现毛发易落、皮肤肌肉松弛等表现；若肾水不能借助阳气化液为气，荣养肌表，则会导致皮肤干燥，易生皱纹。临床上可通过扶助阳气或扶阳抑阴，以达到改善皮肤功能的效果。

二、五行与皮肤毛发

（一）五行学说

五行，就是指木、火、土、金、水五类物质的运动变化。五行学说，是研究木火土金水五行的概念、特性、生克制化乘侮规律，并用以阐释宇宙万物的发生、发展、变化及相互关系的一种古代哲学理论。五行学说从物质世界相互关系的角度来阐释自然界木、火、土、金、水这五类事物和现象之间相互资生、相互制约的动态平衡关系。五行学说不仅认为宇宙间的一切事物都是由木、火、土、金、水五种基本物质所构成的，自然界各种事物和现象的发展变化，都是这五种物质不断运动和相互作用的结果。事物可以根据不同性质和作用分为木、火、土、金、水五类，以木、火、土、金、水为中心构成五大系统，而且认为自然界的任何事物都不是孤立的、静止的，而是在五行的生克运动中维持着系统内部和系统之间的相对稳定。

五行学说渗透到医学领域中，与中医学紧密结合到一起，形成了中医学的五行学说。中医学的五行学说是以五行的运动规律来阐释人体的生理、病理及其与外在环境的相互联系，并指导临床诊断与治疗的一种中医学的独特理论。

（二）五行人与皮肤毛发

《灵枢·阴阳二十五人》依据人的面相、体型归纳为木、火、土、金、水5种类型。人分金、木、水、火、土五行，人体的五脏也是按金、木、水、火、土五行划分的，中医依据五行属性将人分为5种类型。

1. 木形人

足厥阴为肝经，属木，肝经气血旺盛，也是禀受木气最全的人。木形之人其气宜青，如果青中泛有红光，为木红通明之象。

木形人的肤色特征是面色青白，皮肤较白，但稍欠光泽度，脸上容易长痘出油，发质比较好，身材修长，腰细而圆满，手指纤长多纹，眉清目秀，脑袋小，脸比较长，肩背宽大。

木形人的性格特征表现为比较勤奋仁慈，容易操心过度，多愁善感。

2. 火形人

手少阴为心经，属火，其气盛之人为火型。火形之人忌肉肥气静，若色现微黑，为水来克火。因该类型之人上半身魁梧，肌肉比较结实，静脉容易曲张，面部或背部易滋生暗疮，脸部潮红，微血管破裂，皮肤油腻。

火形人的肤色特征是皮肤色红，颜面瘦小，肤色红润，但有时血液循环不良时，容易暗淡无光，脸上容易长痘，头发较粗或较卷，眉毛较浓，行动敏捷。

火形人性格特征是脾气较急，火爆，讲义气，乐于助人，好大喜功。

3. 土形人

足太阴为脾经，属土，其色黄，禀受足太阴脾经气血最全的人。

土形人的肤色特征是皮肤呈黄色，较暗，面圆形，肩背部丰满而健美，腹部宽大，下肢自大脑到足胫部都生得强壮结实，手足不大，肌肉丰满，全身上下各部均匀对称，容易患因脾胃消化功能不好而引起的皮肤病，眉毛较淡，语声缓慢。

土形人的性格特征是诚信稳重，不爱运动，安于现状。

4. 金形人

肺为手太阴之经，属金，禀受手太阴肺经气最全的人。

金形人的肤色特征是皮肤白皙，但皮肤容易过敏，容易干燥，面方耳正，眉目清秀，多直发，手端小而方，声音清亮，体型较瘦但健壮，腰腹圆正，气白气清为正。然气清色冷，故宜微火（润之中略带红润之色），为寒金逢火炼，乃是最佳之色。

金形人的性格特征是坚持原则，决断力强，但容易独断专行，敏感，清傲。

5. 水形人

肾为足少阴经，属水而色黑，禀受足少阴肾气最全之人。

水形人的肤色特征是皮肤色黑，骨正肉实，色黑带润，富有光泽度和亮度，腹臂指掌肥圆，脸圆，颧骨宽，五官柔和，体形容易胖，语言清和，聪明博学。

但古人认为水形之人不宜气粗色暗、骨肉虚浮，不宜皮白如粉，更忌枯黄。因为这是土重伤水。因体内水重，所以很容易出现下半身肥胖、水肿、静脉曲张、四肢冰冷、脸色暗沉和下颌部暗疮等症状。

水形人的性格特征是深思熟虑，多疑，处事灵活，做事缺乏恒心。

按五行对人分类并不是绝对的，有些人可以同时兼有两三种或更多类型的特征，这就使世界上的人的类型千变万化、千人千面了。但这五种类型是最基本的。

五行人的体质决定了他们易患的疾病，按五行划分为哪个类型的人，往往这种类型的人相对应的器官组织就比较薄弱，容易患病。比如说，金形人就容易患呼吸系统方面和皮肤方面的疾病。这是因为五行人的先天体质决定了他们在自己所属类型对应的器官系统上耗损较大，容易产生不及的亚健康状态，甚至衍生此行所主的器官系统病症。但这也不是绝对的，比如说金形人肺气亏虚的可能性大，但也不排除其他四形人因形寒饮冷、先天体弱等先后天因素导致肺系疾病和皮肤方面的疾病。

（三）五行学说在皮肤亚健康中的应用

自然界五时气候，春、夏、长夏、秋、冬分别对应木、火、土、金、水。天人相应，人体皮肤也有四季之变化。

春季皮肤渐见滋润。春季若木气不平则风邪偏盛，侵犯皮肤腠理，阻滞气血运行，易导致荨麻疹，出现皮肤瘙痒难忍。

夏季皮肤红润，血络显现，腠理开泄，易汗出。夏季因暑气太过，其性炎热，面部易潮红，易发痱子、疮疖。若暴晒于烈日之下，则可出现皮肤红肿、水疱、焦枯、脱皮等症。

长夏由于皮肤得到水谷精气滋养，润泽光亮。若土气太过，则湿邪困脾，水谷运化不及而痰湿内盛，湿性黏滞，皮肤易患疱疹、湿疹。

秋季肌肤较为干燥。若秋燥气太过则损伤津液，易出现肌肤干燥、瘙痒等症。

冬季皮肤色白不温，络脉不现，干燥脱屑。冬天若寒气太过，冻伤皮肤，可见寒冷性红斑、冻疮、皮肤坏死等症。故每个季节对于皮肤的调养是不同的。

各地的人显示出不同的皮肤状态及病理表现，故调理皮肤要考虑东南中西北五方地理的特异性。如东方沿海地区因当地人“食鱼而嗜咸”，故皮肤色黑，易生痈疽等皮肤病。

肝心脾肺肾五脏分别对应木火土金水。五脏化五气，五脏功能与皮肤之间关系密切。五脏功能失调可出现相应的皮肤病变。如心主神明功能不足，失眠多梦，则见眼泡浮肿，眼圈发黑；肝血不足，可现肤色苍黄、皮肤干燥、瘙痒、黧黑斑、雀斑、指甲干裂等症；脾失运化，精气日衰，皮肤失于滋养，则面色萎黄、皮肉松弛、口唇干裂等；肺金不足则津液不能输布，则可出现皮肤色白、干枯、粗糙、皲裂、毛发脱落等症；肾不藏精则五脏精气亏虚，肌肤失养，皮肤皱纹丛生，黧黑斑、老年斑日渐增多。

人食五味养五色，五味入五脏，五味不及，量少质差，则首先可见面色萎黄、面如菜色、皮薄皱多；五味太过，则不仅伤害五脏，对皮肤毛发也有不利影响，如《素问·五脏生成》云：“多食苦，则皮槁而毛拔。”此外，情志所伤，最易伤肝，导致肝气郁结，郁而化火，可直接灼伤皮肤，可见胁部带状疱疹之局部烧灼痛。

五行中某一行过旺或过弱，均可使五行的生克和制化失衡而导致疾病。肺外合皮毛，则肺和皮肤在五行中均属于金。肺为脏属阴，故为阴金；皮肤在表，在表为阳，故皮肤属阳金。就金这一行而论，任何因素导致金的过旺或过弱，均可导致皮肤病。临床上金过弱而致的皮肤病较为多见，尤以火旺克金为常见，表现为皮肤斑丘疹、风团、糜烂、溃烂、鳞屑等。运用五行的生克规律来治疗皮肤病，常用的治法如培土生金法、滋水涵木法、培土制水法、佐金平木法等。

总之，五行学说从整体观出发，将自然界的时间、空间、方位与人之五大藏象系统相结合，阐述生理、病理之变化，对中医皮肤亚健康的调理具有指导价值。提示我们要想保持健康的皮肤，便要全面考虑内外整体的调养，如气候、地理环境、心理、脏腑、饮食五味等。

第三节 五脏六腑与皮肤毛发

五脏六腑是人体脏腑体系的主要组成部分，五脏，即肝、心、脾、肺、肾；六腑，即胆、胃、大肠、小肠、膀胱、三焦。脏与腑有着配属关系，即肝与胆，心与小肠，脾与胃，肺与大肠，肾与膀胱，三焦与心包（属心）相互配属。总体而言，脏腑充盛，功能正常，则人体皮肤富有饱满，红润有光泽，毛发黑润；脏腑虚弱，功能偏衰，会引起人体皮肤干燥、粗糙、萎黄，甚至白化，毛发灰白，干枯脱落。

一、五脏与皮肤毛发

五脏的阴阳属性为阴，《素问·金匮真言论》云："五脏皆为阴。"五脏为阴的属性说明五脏的基本功能为收藏，《素问·五脏别论》云："所谓五脏者，藏精气而不泻也。"表明五脏的主要生理功能是蕴藏精气，是提供和维持人体日常能量的基本保障。

（一）肝与皮肤毛发

1. 肝的生理功能与特点

肝位于腹腔，横膈之下，右胁之内。《难经·四十二难》云："肝……左三叶，右四叶，凡七叶……胆在肝之短叶间。"肝的主要生理功能是主藏血，主疏泄。

肝主藏血。肝有贮藏血液、调节血量及防止出血的功能，为全身血的府库。

肝主疏泄。肝的生理特性是升、动、散。疏，可使气的运行通而不滞；泄，可使气散而不郁。肝对脾胃、情志、胆汁排泄、男子排精、女子月经等具有调节作用。

肝在五行属木，与全身的联系为：肝主筋，开窍于目，在志为怒，在液为泪，在色为苍，其华在爪。

2. 肝与皮肤毛发的关系

肝属木，木形之人，苍色，小头，长面，大肩，背直，身小，手足好。这一类人面色偏苍（青）色，正色如以缟裹绀（像用白色的织布裹着带红的黑色般的颜色），善色如翠羽（像翠绿羽毛般有光泽），恶色如草兹（像枯萎的青草般缺乏生机。所用颜色均为比喻，下同，不另作注释）。

当肝的功能发生异常时，除发生肝胆功能和情志状态失调外，会对皮肤产生负面影响，主要分虚实二端。

虚主要指肝血虚，即肝所藏血液亏虚，不足以濡养和滋润形体，皮肤失去红润和光泽，指甲色淡或白，且毛发稀疏，较易枯萎，容易起皮屑。

实主要指肝郁，肝喜调达，当肝气郁滞时，引起血行不畅，面色渐渐失去血液濡养，而偏暗偏黄；当肝气郁滞程度加深，变为肝气郁结，则一方面影响脾胃消化吸收功能，另一方面影响胆汁排泄，导致面色萎黄，肌肤无光泽，可能出现面部黄褐斑；当肝气郁结进一步加重，引起气滞血瘀的状态，则皮肤呈现点状瘀斑；若血瘀继续加重，则导致肌肤甲错，面色黧黑，局部刺痛。

（二）心与皮肤毛发

1. 心的生理功能与特点

心居于胸腔之内，两肺之间，膈膜之上，形如倒垂未开之莲蕊，外有心包护卫。《素问·灵兰秘典论》云："心者，君主之官也。"心的主要生理功能是主血脉，主藏神。

心主血脉。心气推动血液在脉中运行，流注全身，发挥营养和滋润作用。心和血脉直接相连，血液在心和脉中不停流动，周而复始，如环无端。

心主藏神。心具有主宰人体五脏六腑、形体官窍的一切生理活动和人体精神意识思维活动的功能。《灵枢·大惑论》云："心者，神之舍也。"《素问·宣明五气》云："心藏神。"

心在五行属火，是君主之官，与全身的联系为：心主血脉，开窍于舌，寄窍于耳，在志为喜，在液为汗，在色为赤，其华在面。

2. 心与皮肤毛发的关系

心属火，火形之人赤色，广朋，锐面，小头，好肩背髀腹，小手足，行安地，疾心，行摇，肩背肉满。这一类人面色偏赤色，正色如以缟裹朱，善色如鸡冠，恶色为衃血。

当心的功能发生异常时，除心血管系统和神志状态失调外，亦对皮肤产生负面影响，心的功能异常主要表现为虚实两端。

虚主要包括四个方面，心气虚时，心主血脉功能下降，血液推动无力，则面色少华，皮肤失养而不红润，唇色淡，同时容易出汗，以腋下、手心、前胸为主；心血虚时，全身血液运行缓慢，面色苍白，唇色加深；心阳虚时，皮肤凉，常冷汗出，面色无华；心阴虚时，常两颧潮红，夜寐盗汗。

实主要是因虚致实，心气血不足引起血行减慢，甚至出现瘀血，则面色暗，唇色青紫，舌下络脉紫，面部色素沉着。

附：心包

心包又称心包络、膻中，是包在心脏外表的包膜，具有保护心脏的作用。心包发生异常，多由于痰热和瘀血的影响，进而影响到心主血脉和神志的正常功能。

（三）脾与皮肤毛发

1. 脾的生理功能与特点

脾位于中焦，在膈之下。脾胃为气血生化之源，后天之本。脾的主要生理功能是主运化，主升清，主统血。

脾主运化。运，即转运输送；化即消化吸收。脾具有把水谷化为精微，将精微物质吸收转输至全身的生理功能。主运化包括运化水谷和运化水液两部分。

脾主升清。脾气上升，并将其运化的水谷精微，向上转输至心、肺、头目，通过心肺的作用生化气血，以营养全身。

脾主统血。脾有统摄血液在脉内运行，不使其逸出脉外的作用。

脾在五行属土，与全身的联系为：脾主四肢，主肌肉，开窍于口，在志为思，在液为涎，在色为黄，其华在唇。

2. 脾与皮肤毛发的关系

脾属土，土形之人其为人黄色，圆面，大头，美肩背，大腹，美股胫，小手足，多肉，上下相称，行安地，举足浮。这一类人面色黄，正色如以缟裹栝蒌实，善色如蟹腹，恶色如枳实。

脾的功能发生异常，会引起消化系统的病理反应外，对皮肤同样产生负面影响。脾功能失调主要表现在虚证及因虚致实两个方面。

脾气虚，运化升清功能失司，气血生化乏源，则全身形体、皮肤毛发失去滋养，出现面色萎黄，肌肉不充，皮肤松弛，爪甲唇色淡白；如引起脾阳不足，则面色㿠白，四肢皮肤发冷，或浮肿；脾气虚若影响到脾主统血的功能，则引起血行脉外，皮肤出现紫癜、瘀斑。

因虚致实主要由于脾气亏虚，影响水湿代谢，导致水湿停滞，引起面色暗黄，肤色加深，易起湿疹或水肿；水湿停滞不解，进一步加重则积湿化热，湿性重浊，则导致外阴湿疮、肛门湿疹、下肢皮肤溃烂等病证，迁延难愈；上熏则鼻翼两侧、口周容易发生痤疮，甚至发生酒渣鼻、红斑、丘疹、脓疱；头发油腻则容易发生脂溢性脱发。

（四）肺与皮肤毛发

1. 肺的生理功能与特点

肺位于胸腔，左右各一，在人体脏腑中位置最高，故称肺为华盖。肺的主要生理功能是主气，司呼吸，通调水道，宣散卫气，朝百脉，主治节。

肺主气司呼吸。《素问·阴阳应象大论》云："天气通于肺。"《素问·五脏生成》云："诸气者，皆属于肺。"人体呼吸仰赖于肺，肺主全身气机。

肺主通调水道。肺的宣发和肃降运动对人体津液输布、运行和排泄有疏通和调节作用。《素问·经脉别论》云："饮入于胃，游溢精气，上输于脾，脾气散精，上归于肺，通调水道，下输膀胱。水精四布，五经并行。"

肺主宣散卫气。肺通过其宣发运动，将卫气宣散至全身。

肺朝百脉，主治节。肺朝百脉，指全身的血液都通过百脉会聚于肺，经肺的呼吸，进行体内外清浊之气的交换，然后再将富含清气的血液通过百脉输送到全身。治节，即治理调节。《素问·灵兰秘典论》云："肺者，相傅之官，治节出焉。"

肺在五行属金，与全身的联系为：肺主皮毛，开窍于鼻，在志为悲，在液为涕，在色为白，其华在毛，其充在皮。

2. 肺与皮肤毛发的关系

肺属金，金形之人，方面，白色，小头，小肩背，小腹，小手足，如骨发踵外，骨轻。这类人面色偏白，正色如以缟裹红，善色如豕膏，恶色如枯骨。

肺的功能发生异常，除引起呼吸系统功能失调外，对皮肤毛发影响较大。肺主气司呼吸的功能是肺和皮肤毛发共同作用而成，非只口鼻在呼吸，玄府（汗孔）同样在进行气体交换。肺的功能异常主要表现在虚实两端。

虚主要指肺气阴不足，若引起通调水道功能失调，则全身津液代谢异常，则双眼睑深黑，皮肤容易浮肿；若宣发卫气功能失调，则全身皮肤失去防护，容易引起过敏状态，出现皮肤划痕等各种过敏表现。

实主要是指痰和瘀，肺的通气功能使人在呼吸的同时，也吸入空气中的浊气；另一方面，人体代谢后的一些病理产物以痰的形式储存在肺中，所谓“脾为生痰之源，肺为贮痰之器”，痰郁于肺则容易引起皮肤粗糙，汗孔开阖不利，痰湿壅塞，则易变生各种皮肤疾病；瘀主要责之虚，因虚致瘀，肺虚引起朝百脉功能活动降低，全身血液运行发生异常，精微物质不能透达皮毛，引起皮肤晦暗，无光泽，甚至出现点状瘀斑。

（五）肾与皮肤毛发

1. 肾的生理功能与特点

肾位于腰部，脊柱两侧，左右各一。《素问·脉要精微论》云：“腰者，肾之府。”肾的主要生理功能是藏精，主水，主纳气。肾为先天之本。

肾藏精。《素问·六节藏象论》云：“肾者，主蛰，封藏之本，精之处也。”《素问·上古天真论》云：“肾者主水，受五脏六腑之精而藏之。”肾精来源于父母之精和后天滋养，父母之精又谓生殖之精，直接影响到个体的禀赋和生殖能力，后天五脏之精不断充养则影响个体的生长发育。

肾主水。《素问·逆调论》云：“肾者，水脏，主津液。”肾司前后二阴，为全身水液代谢之关。

肾主纳气。《难经·四难》云：“呼出心与肺，吸入肾与肝。”正常呼吸要有根，全赖肾的纳气功能而深沉，否则呼吸轻浅。

肾在五行属水，与全身的联系为：肾主骨生髓，开窍于耳和前后二阴，在志为恐，在液为唾，在色为黑，其华在发。

2. 肾与皮肤毛发的关系

肾属水，水形之人，黑色，面不平，大头，廉颐，小肩，大腹，动手足，发行摇身，下尻长，背延延然。这类人面色偏黑，正色如以缟裹紫，善色如乌羽，恶色如炲。

肾功能异常，除了主要影响生长发育、泌尿系统和生殖系统功能之外，对皮肤也会造成负面影响。肾的功能异常主要表现为肾虚。

肾虚主要有肾气、肾阴、肾阳、肾精四个方面的不足。肾气不足，则毛发少华，肤色不能充养，容易提早出现灰白头发、白癜风等；肾阴不足，容易潮热盗汗，两颧发红，阴虚生热，则皮肤失养，皮屑增多；肾阳不足，阳虚不足以温养周身，则畏寒怕冷，四肢皮温低，易自汗出，容易水肿，以腰以下肿为主，须眉、头发、体毛失养早脱、早白；肾精不足，则耳轮枯萎，额头色黑，头发体毛稀疏，甚至严重脱发。

二、六腑与皮肤毛发

六腑的阴阳属性为阳，《素问·金匮真言论》云：“六腑皆为阳。”六腑属阳的属性使六腑的基本功能为传导，《素问·五脏别论》云：“六腑者，传化物而不藏，故实而不能满也。所以然者，水谷入口，则胃实而肠虚；食下，则肠实而胃虚。”《素问·六节藏象论》云：“脾、胃、大肠、小肠、三焦、膀胱者，仓廪之本，营之居也，名曰器，能化糟粕，转味而入出者也，其华在唇四白，其充在肌，其味甘，其色黄，此至阴之类，通于土气。”表明六腑的主要生理功能是传导五脏所运化的水谷精微，化为糟粕，排出体外，故又名“传化之府”。

胆的主要生理功能是贮存胆汁，排泄胆汁，主决断，与肝相表里，五行属木。《素问·灵兰秘典论》云："胆者，中正之官，决断出焉。"胆的功能异常除了出现肝胆失调的病证外，还会引起皮肤瘙痒、皮肤巩膜变黄等病理表现；若胆热上逆，则面颊两侧和耳前会形成痤疮。

胃的生理功能是主受纳，腐熟水谷，主通降，以降为和，与脾相表里，五行属土。《素问·玉机真脏论》云："五脏者，皆禀气于胃。胃者，五脏之本也。"胃的功能失调，除了引起呃逆等消化系统病证外，还会因为运化水谷功能失调而导致皮肤失去光泽或萎黄；若形成胃火上熏，则容易在额头部形成痤疮。

小肠的生理功能是主受盛和化物，泌别清浊，与心相表里，五行属火。《素问·灵兰秘典论》云："小肠者，受盛之官，化物出焉。"小肠功能失调除了会引起营养吸收障碍等消化系统病证外，也会引起小肠主液功能下降，水谷精微吸收障碍，皮肤失去滋润，毛发脆枯。

大肠的生理功能是传化糟粕，与肺相表里，五行属金。《素问·灵兰秘典论》云："大肠者，传道之官，变化出焉。"大肠功能失调会引起腹泻、便秘等消化系统病证。同时，由于大肠传导功能异常，大肠主津失调，引起肠燥津亏，糟粕排出障碍，使皮肤逐渐粗糙、晦暗。另外，由于大肠与肺相表里，当大肠失调影响到肺，则同样对肺主皮毛的功能产生影响。

膀胱的生理功能是贮尿和排尿，与肾相表里，五行属水。《素问·灵兰秘典论》云："膀胱者，州都之官，津液藏焉，气化则能出矣。"膀胱功能异常除了引起泌尿系统的病证外，同样会引起水液代谢障碍，导致皮肤水肿；水液排出障碍，郁久化热，容易在皮肤表面尤其是背部形成痤疮。

三焦的生理功能是通行元气，运行水液。《难经·六十六难》云："三焦者，原气之别使也。"《素问·灵兰秘典论》云："三焦者，决渎之官，水道出焉。"上中下三焦的功能有所不同，分别为上焦如雾、中焦如沤、下焦如渎。三焦功能异常主要表现在水液代谢方面的失调，对皮肤产生的影响主要是水肿，根据上中下三焦不同位置而有不同表现，上焦功能异常，则会影响心肺，中焦功能异常则影响脾胃，下焦功能异常影响肝肾，分别发生相应脏腑对应的皮肤问题。

附注：中医的脏腑系统还包含奇恒之腑，分别是脑、髓、骨、脉、胆、女子胞。奇恒者，异常也；奇恒之腑虽为府，但具有五脏藏而不泻的生理功能，故成为奇恒之腑，表明其功能与六腑有别；其中胆同时也是六腑之一。

总之，五脏六腑与皮肤毛发的关系密切，是对皮肤毛发亚健康状态辨识调理和辨证论治的基础。五脏六腑虽相对独立，却又同属一个脏腑体系，皮肤毛发亚健康状态往往同时涉及多个脏腑，在具体工作中不能割裂每个脏腑，要有整体辨识和调养的意识。

第四节　经络与皮肤毛发

一、经络基本概念

经络是经脉和络脉的总称。《灵枢·经脉》云："经脉十二者，伏行分肉之间，深而不见……诸脉之浮而常见者，皆络脉也。"《灵枢·经脉》指出了经络的作用："经脉者，所以能决死生，处百病，调虚实，不可不通。"具体来说，经络沟通内外，网络全身；运行气血，协调阴阳；抗御病邪，反映症候；传导感应，调整虚实。

经络系统是由经脉、络脉、经筋、皮部和脏腑等五个部分组成；包括十二经脉、奇经八脉、十二经别、十五络脉、十二经筋、十二皮部和脏腑系统。十二经脉是经络系统的主干。《灵枢·海论》云："内属于腑脏，外络于支节。"因此，经络对人体周身气血阴阳起着调节作用。

十二经脉的名称由手足、阴阳和脏腑三部分构成。手足表示经脉分布部位的不同，脏腑表示经脉的脏腑属性，阴阳表示经脉的阴阳属性和气的多少。十二经脉的循行有一定规律，《灵枢·逆顺肥瘦》云："手之三阴，从脏走手；手之三阳，从手走头；足之三阳，从头走足；足之三阴，从足走腹。"十二经脉内属脏腑，有表里关系，阴名经为里，属脏；阳名经为表，属腑。手足三阴三阳经构成六对表里属络关系，即手太阴肺经与手阳明大肠经，手少阴心经与手太阳小肠经，手厥阴心包经与手少阳三焦经，足太阴脾经与足阳明胃经，足少阴肾经与足太阳膀胱经，足厥阴肝经与足少阳胆经。十二经脉名称和循行部位见表6－1。

表6－1　十二经脉名称和循行部位表

	阴经（属脏）	阳经（属腑）	循行部位（阴经行于内侧，阳经行于外侧）	
手	太阴肺经	阳明大肠经	上肢	前缘
	厥阴心包经	少阳三焦经		中线
	少阴心经	太阳小肠经		后缘
足	太阴脾经	阳明胃经	下肢	前缘
	厥阴肝经	少阳胆经		中线
	少阴肾经	太阳膀胱经		后缘

二、经络与皮肤毛发的关系

经络系统连通全身，将脏腑精气运送到全身各个部位。其中，十二皮部，是十二经脉及其络脉在人体表面相应部分散布的部位。皮肤毛发位于人体最外层，是人体卫外的第一道屏障。《素问·皮部论》云："是故百病之始生也，必先于皮毛。"外邪侵袭皮肤时，首先使毫毛逆起，腠理开泄，进入络脉。此时可根据皮肤颜色辨别病情，见青色主痛，见黑色主痹证，见黄赤主热证，见白色主寒证；留而不去则传入经脉，留而不去则传入于腑，留而不去则传入于脏，病情随着邪气的深入而逐渐加重。

十二经脉与人体脏腑息息相关，由脏腑功能失调所引起的皮肤毛发异常改变，在其同名经络上相应区域会出现反应。比如，胃为气血生化之源，当胃气血不足，则面部失养，出现衰老，《素问·上古天真论》云："五七，阳明脉衰，面始焦，发始堕。"又如，肝脏发生湿热蕴积的失调状况，因为肝经循行中绕阴器，则湿热会循肝经下注阴器，可见会阴部的湿疮；再如脱发，前额脱发属足阳明胃，两颞脱发属足少阳胆，枕部脱发属足太阳膀胱，巅顶部脱发属足厥阴肝。

皮肤毛发发生异常或失调与经络分布相关联，因此，可通过具体部位测知主要与哪些经络相关，进而知其与哪些脏腑相关，明确病所，对症治疗。同时，皮肤作为人体最外的屏障，在受到外邪侵袭引起皮肤改变时，可根据不同部位，按照经络循行测知其对人体脏腑的影响。

三、腧穴与皮肤毛发

（一）腧穴的基本概念

腧穴是脏腑经络气血输注于躯体外部的特殊部位，也是疾病的反应点和针灸等治法的刺激点。腧穴与经络有着密不可分的关系，如《素问·气府论》云："足太阳脉气所发者，七十八穴。"就说明了腧穴是经脉气发于体表的位置。

腧穴一般可以分为三类，十四经（十二经脉加任督二脉）的穴位称"经穴"，未归入十四经的穴位称"经外奇穴"，其余无固定位置的压痛点取穴称"阿是穴"。经穴均有具体的名称和固定的位置，分布在十四经循行路线上，有明确的功能主治。经外奇穴指未纳入十四经经穴范畴，而有具体位置和名称的穴位，如"四缝穴治小儿疳积"。阿是穴，只是根据压痛点取穴，无具体名称和位置，统称为阿是穴。

（二）特定穴与皮肤毛发的关系

腧穴是经脉之气发于体表的位置，其作用与脏腑、经络有着密切关系，主要体现在治疗和辅助诊断两方面。腧穴的治疗作用是通过针灸、按摩等对腧穴的刺激以通其经脉，主要通过腧穴的邻近作用、远道作用、整体作用达到治疗效果，有些特殊穴位如下合穴、八会穴等往往起到远道治疗作用。腧穴具有反映病症、协助诊断的作用，如《灵枢·邪客》云："肺心有邪，其气留于两肘。"尤其是某些特定穴位，如背俞穴、募穴、下合穴等，通过感觉腧穴局部皮肤的压痛、硬结、冷、热等协助诊断。当上述特定部位的穴位的皮肤毛发发生异常时，也可以测知其所属的经络脏腑的某些病证，直达病所。

1. 背俞穴、募穴与下合穴

背俞穴是脏腑之气输注于背腰部的腧穴，位于背腰部足太阳膀胱经第一侧线上。募穴是脏腑之气结于胸腹部的腧穴，五脏六腑各有一募穴。下合穴是六腑之气下合于足三阳经的六个腧穴。

背俞穴和募穴可以治疗五脏六腑的病证，也能治疗脏腑相关联的官窍、筋、骨、肉及皮肤毛发的病证。同时，背俞穴和募穴出现疼痛等各种敏感表现时，也可推知脏腑及其包括皮肤毛发在内的关联经络、器官和官窍的病证。《素问·咳论》云："治腑者，治其合。”表明下合穴是六腑病证的要穴，同时也能治疗六腑关联经络、官窍之病证（表6－2）。

表6－2　脏腑背俞、募穴与下合穴表

脏腑		背俞穴	募穴	下合穴
五脏	肝	肝俞	期门	/
	心	心俞	膻中	/
	脾	脾俞	章门	/
	肺	肺俞	中府	/
	肾	肾俞	京门	/
六腑	胆	胆俞	日月	阳陵泉
	胃	胃俞	中脘	足三里
	大肠	大肠俞	天枢	上巨虚
	小肠	小肠俞	关元	下巨虚
	膀胱	膀胱俞	中极	委中
	三焦	三焦俞	石门	委阳

2. 八会穴

八会穴是指脏、腑、气、血、筋、脉、骨、髓所汇聚的八个腧穴。凡与这八个方面相关的病证可选用对应的八会穴进行治疗。而这八个方面与皮肤毛发之间通过经络各有联系，在辨证明确皮肤毛发失调与哪个方面相关时，也可以进行有针对性的治疗（表6－3）。

表6－3　八会穴表

八会	脏会	腑会	气会	血会	筋会	脉会	骨会	髓会
穴位	章门	中脘	膻中	膈俞	阳陵泉	太渊	大杼	绝骨（悬钟）

总之，经络腧穴对皮肤毛发亚健康状态的辨识调理和具体病证的辨证论治有着重要意义。熟悉掌握经络腧穴的分布规律、循行走向，以及与脏腑、官窍的配属关系，是从事皮肤毛发亚健康工作的基础。

第五节　气血津液与皮肤毛发

气血津液是构成人体的基本物质，是脏腑、经络等组织器官进行生理活动的物质基础。皮肤是人体重要的组成部分，其生理功能与形态变化也同样与气血津液密切相关。

气为阳，是不断运动着的具有很强活力的精微物质，来源于禀受父母的先天之精气和脾胃化生的水谷精微，是维持人体生命活动的最基本物质，故《难经·八难》言：“故气者，人之根本也。”气具有推动作用、温煦作用、防御作用、固摄作用、气化作用，气的五个功能虽然各不相同，但都是人体生命活动中不可缺少的，它们之间密切地协调配合，相互为用。

血为阴，由营气和津液所组成，也来自脾胃化生的水谷精微。《灵枢·决气》言："中焦受气取汁，变化而赤，是谓血。"《灵枢·邪客》言："营气者，泌其津液，注之于脉，化以为血，以荣四末，内注五脏六腑，以应刻数焉。卫气者，出其悍气之慓疾，而先行于四末、分肉、皮肤之间，而不休者也。"血具有营养和滋润作用，表现为面色红润，肌肉丰满，皮肤和毛发润泽光滑有华。

津液是机体一切正常水液的总称，包括各脏腑组织器官的内在体液及正常的分泌物。《灵枢·五癃津液别》言："津液各走其道。故三焦出气，以温肌肉，充皮肤，为其津；其流而不行者，为液。"津液广泛分布于脏腑、形体、官窍等器官，具有滋润和濡养的作用。布散于肌表的津液，有滋润营养皮毛肌肤的作用。

气、血、津液功能各异，但是，三者之间相互依存，相互制约，相互为用，在生理及病理状况上都存在密切的关系。气血津液的虚实变化、代谢或运动失常均与皮肤病的发生发展有着密切的关系。气血津液充沛，则皮肤润泽，功能正常；反之，则可使皮肤发生各种病理改变。

如肺气虚，卫外不固，易发生荨麻疹；肾气虚，毛发不固，易引起脱发；如情志不畅，肝气郁结，气滞血瘀，气血失和，可致面部褐色斑。

如血液生成不足、七情过度暗伤，导致脏腑肌肤失养，皮肤表现为毛发干枯、肌肤干燥、甲错、脱屑、瘙痒；如血液运行迟缓或运行不畅，则可导致各种慢性皮肤病，表现为肌肤甲错、色素沉着、瘀斑、肥厚、结节、肿块、疼痛等；如血分有热，血行加速，表现为皮肤灼热、潮红肿胀、红斑、出血、紫斑，伴烦躁，甚至躁狂，舌红绛，苔白，脉数等；如血虚化燥，或久病、热性病耗伤阴血而致血燥，表现为皮肤瘙痒、干燥、脱屑、皲裂、肥厚等。

如津液不足，皮毛失其濡养，则出现皮肤干燥，毛发枯槁；如老年人津液生成不足，易出现皮肤干燥、瘙痒。

第六节 体质学说与皮肤毛发

一、体质学说的概念

体质现象是人类生命活动的一种重要表现形式，是指人体生命过程中，在先天禀赋和后天获得的基础上所形成的形态结构、生理功能和心理状态方面综合的、相对稳定的固有特质。是人类在生长、发育过程中所形成的与自然、社会环境相适应的人体个性特征。

二、关于体质学说的研究

人们对体质的研究由来已久。在国外，到目前为止，已有三十多种体质类型学说。

古罗马医生盖伦（公元129～199年）在希波克拉底的体液学说的基础上，把气质分为四种类型，即性情急躁，动作迅猛的胆汁质；性情活跃，动作灵敏的多血质；性情沉静、动作迟缓的黏液质；性情脆弱、动作迟钝的抑郁质。在17世纪以前，盖伦的气质学说一直被西方医学界奉为信条。

近代著名科学家巴甫洛夫则认为气质是高级神经活动类型特点在行为中的表现，把人分为兴奋型、活泼型、安静型、抑制型等四种类型，分别相当于胆汁质、多血质、黏液质、抑郁质，在西方医学界颇有影响。但是迄今为止，国外医学对体质的各种分类学说，都无法直接指导临床治疗与养生康复实践，唯有中医体质学说与医疗实践、养生康复是密切相关的。

体质不是固定不变的，外界环境、发育条件和生活条件的影响，都有可能使体质发生改变。因此，对于不良体质，可以通过有计划地改变周围环境，改善劳动、生活条件和饮食营养，以及加强体格锻炼等积极的养生措施，提高其对疾病的抵抗力，纠正其体质上的偏颇，从而达到防病延年之目的。

三、中医体质学说的分类及皮肤毛发特点

现代中医将体质分为平和质、气虚质、阳虚质、阴虚质、痰湿质、湿热质、血瘀质、气郁质、特禀质九个类型。

（一）平和质

总体特征：阴阳气血调和，以体态适中、面色红润、精力充沛等为主要特征。

皮肤毛发特点：面色、肤色润泽，头发稠密有光泽。

形体特征：体形匀称健壮。

常见表现：目光有神，鼻色明润，嗅觉通利，唇色红润，不易疲劳，精力充沛，耐受寒热，睡眠良好，胃纳佳，二便正常，舌色淡红，苔薄白，脉和缓有力。

心理特征：性格随和开朗。

发病倾向：平素患病较少。

对外界环境适应能力：对自然环境和社会环境适应能力较强。

（二）气虚质

总体特征：元气不足，以疲乏、气短、自汗等气虚表现为主要特征。

皮肤毛发特点：肤色不华，偏白，皮肤毛发潮湿，易多汗。

形体特征：肌肉松软不实。

常见表现：平素语音低弱，气短懒言，容易疲乏，精神不振，易出汗，舌淡红，舌边有齿痕，脉弱。

心理特征：性格内向，不喜冒险。

发病倾向：易患感冒、内脏下垂等病；病后康复缓慢。

对外界环境适应能力：不耐受风、寒、暑、湿之邪。

（三）阳虚质

总体特征：阳气不足，以畏寒怕冷、手足不温等虚寒表现为主要特征。

皮肤毛发特点：肤色泛白，严重者面部或眼睑晨起略呈水肿样。

形体特征：肌肉松软不实。

常见表现：平素畏冷，手足不温，喜热饮食，精神不振，舌淡胖嫩，脉沉迟。

心理特征：性格多沉静、内向。

发病倾向：易患痰饮、肿胀、泄泻等病；感邪易从寒化。

对外界环境适应能力：耐夏不耐冬；易感风、寒、湿邪。

（四）阴虚质

总体特征：阴液亏少，以口燥咽干、手足心热等虚热表现为主要特征。

皮肤毛发特点：皮肤干燥，或起鳞屑；发质干枯，易分叉。

形体特征：体形偏瘦。

常见表现：手足心热，口燥咽干，鼻微干，喜冷饮，大便干燥，舌红少津，脉细数。

心理特征：性情急躁，外向好动，活泼。

发病倾向：易患虚劳、失精、不寐等病；感邪易从热化。

对外界环境适应能力：耐冬不耐夏；不耐受暑、热、燥邪。

（五）痰湿质

总体特征：痰湿凝聚，以形体肥胖、腹部肥满、口黏苔腻等痰湿表现为主要特征。

皮肤毛发特点：皮肤偏油腻，肌肤易生囊肿或包块，头发易油腻。

形体特征：体形肥胖，腹部肥满松软。

常见表现：面部皮肤油脂较多，多汗且黏，胸闷，痰多，口黏腻或甜，喜食肥甘甜黏，苔腻，脉滑。

心理特征：性格偏温和、稳重，多善于忍耐。

发病倾向：易患消渴、中风、胸痹等病。

对外界环境适应能力：对梅雨季节及湿重环境适应能力差。

（六）湿热质

总体特征：湿热内蕴，以面垢油光、口苦、苔黄腻等湿热表现为主要特征。

皮肤毛发特点：皮肤油腻，面部和背部易生红疹和脓疱，头皮油腻，头屑多，严重可伴黄痂，偶伴脱发。

形体特征：形体中等或偏瘦。

常见表现：面垢油光，易生痤疮，口苦口干，身重困倦，大便黏滞不畅或燥结，小便短黄，男性易阴囊潮湿，女性易带下增多，舌质偏红，苔黄腻，脉滑数。

心理特征：容易心烦急躁。

发病倾向：易患疮疖、黄疸、热淋等病。

对外界环境适应能力：对夏末秋初湿热气候、湿重或气温偏高环境较难适应。

（七）血瘀质

总体特征：血行不畅，以肤色晦暗、舌质紫暗等血瘀表现为主要特征。

皮肤毛发特点：肤色晦暗，皮肤干槁或有鳞屑，唇色黑，易长斑；毛发干槁无泽。

形体特征：胖瘦均见。

常见表现：肤色晦暗，色素沉着，容易出现瘀斑，口唇暗淡，舌暗或有瘀点，舌下络脉紫暗或增粗，脉涩。

心理特征：易烦，健忘。

发病倾向：易患癥瘕、痛证、血证等。

对外界环境适应能力：不耐受寒邪。

（八）气郁质

总体特征：气机郁滞，以神情抑郁、忧虑脆弱等气郁表现为主要特征。

皮肤毛发特点：面颊易长痘或斑，常在月经前加重，可伴斑状脱发。

形体特征：形体瘦者为多。

常见表现：神情抑郁，情感脆弱，烦闷不乐，舌淡红，苔薄白，脉弦。

心理特征：性格内向不稳定，敏感多虑。

发病倾向：易患脏躁、梅核气、百合病、郁证等。

对外界环境适应能力：对精神刺激适应能力较差，不适应阴雨天气。

（九）特禀质

总体特征：先天失常，以生理缺陷、过敏反应等为主要特征。

皮肤毛发特点：皮肤易见红斑、风团或划痕。

形体特征：过敏体质者一般无特殊；先天禀赋异常者或有畸形，或有生理缺陷。

常见表现：过敏体质者常见哮喘、风团、咽痒、鼻塞、喷嚏等；患遗传性疾病者有垂直遗传、先天性、家族性特征；患胎传性疾病者具有母体影响胎儿个体生长发育及相关疾病的特征。

心理特征：随禀质不同情况各异。

发病倾向：过敏体质者易患哮喘、荨麻疹、花粉症及药物过敏等；遗传性疾病如血友病、先天愚型等；胎传性疾病如五迟（立迟、行迟、发迟、齿迟和语迟）、五软（头软、项软、手足软、肌肉软、口软）、解颅、胎惊等。

对外界环境适应能力：适应能力差，如过敏体质者对易致过敏季节适应能力差，易引发宿疾。

四、常见的皮肤毛发疾病和体质辨证的关系

（一）痤疮

1. 痰湿质

皮疹多为黑头或囊肿，如皮色，无红肿及脓疱。治宜健脾化痰祛湿，常用的中药有陈皮、昆布、海藻、浙贝母、白芥子、冬瓜仁、苍术、白术、茯苓、薏苡仁等。

2. 湿热质

皮疹多为红肿痒痛，有脓疱，皮肤油腻。治宜清热祛湿，常用的中药有蒲公英、鱼腥草、金银花、连翘、栀子、夏枯草、黄芩等。

3. 气郁质

红疹多在月经前加重。治宜疏肝理气，常用的中药有青皮、川楝子、延胡索、柴胡、

郁金等。

4. 血瘀质

常为痤疮后期的色素沉着阶段。治宜活血化瘀，常用的中药有桃仁、红花、鸡血藤、当归、赤芍、莪术等。

痤疮的各个阶段，各种形态会穿插进行，可根据形态的特点，灵活组合搭配中药使用。

（二）黄褐斑

1. 气郁质

斑色中等，常在经前加重，多伴经前乳房胀痛或脾气暴躁。治宜疏肝理气，常用中药有青皮、川楝子、延胡索、柴胡、川芎等。

2. 血瘀质

斑色深，皮肤晦暗，唇色黑，迁延日久。治宜活血化瘀，常用的中药有桃仁、红花、鸡血藤、当归、赤芍等。

黄褐斑多为本虚标实，在疏肝解郁、活血化瘀的同时，可加入补肾养血之药，如熟地黄、当归、黄精、淫羊藿、牛膝等药物。另外，古代医家认为白术、白茯苓、白芷、白附子、珍珠等白色中药有令肌肤增强祛斑美白的效果，可适当加入。

（三）湿疹

多为特禀质，治疗时多使用祛风药物，如金银花、荆芥、防风、蝉蜕等。

急性期多合并湿热质，治宜清热祛湿，常用的中药有苦参、白鲜皮、地肤子、白花蛇舌草、苍术、薏苡仁等。

迁延日久者成慢性，苔藓样变肥厚者，多伴血瘀症，可加入活血化瘀药物，如桃仁、红花、鸡血藤、当归、赤芍、莪术等。

（四）荨麻疹

多为特禀质，治疗时多使用祛风药物，如金银花、荆芥、防风、蝉蜕、浮萍等。

急性期合并湿热质，治宜清热祛湿，常用的中药有苦参、白鲜皮、地肤子、白花蛇舌草、苍术、薏苡仁等。

迁延日久者成慢性者，多伴血虚、血瘀症，可加入养血活血药物，如制何首乌、熟地黄、黄精、鸡血藤、当归、赤芍等。

亦有部分患者可随情绪诱发或经前加重，可合并气郁质，治疗加入疏肝理气的中药，如木香、川芎、川楝子、延胡索、柴胡等。

（五）脂溢性皮炎

多见于湿热质，面部和头皮油腻，头屑多，严重者伴有渗出和黄痂，部分可伴随脂溢性脱发。治宜清热祛湿，常用的中药有苦参、白鲜皮、地肤子、白花蛇舌草、蒲公英、夏枯草等。

痒者可加入祛风药物，如枇杷叶、荆芥、防风、羌活等。伴脱发者，可加入透骨草、生姜、侧柏叶、白矾煎水外洗。

（六）白发

弥漫性白发或白发早发者，虚证占多数，多为肾精不足、气血虚弱之人，气虚质、阳虚质、阴虚质较为多见，临床多用补养气血、益肾填精之药物，如：制何首乌、熟地黄、黑芝麻、黑豆、女贞子、旱莲草、黄精、桑椹、当归等。

两鬓斑白的白发者，亦有部分属肝郁体质，宜加入疏肝理气药物，如柴胡、川芎、青皮等。

（七）脱发

1. 阴虚质

头皮干燥或脱屑，头发干枯脱落。治宜补养阴血，常用的中药有女贞子、旱莲草、黑芝麻、麦冬、当归、黑豆、红枣、阿胶等。

2. 血瘀质

头皮紧张头痛，脱发时间较长，女性多伴痛经或月经色暗有血块。治宜活血化瘀，常用的中药有桃仁、红花、川芎、丹参、鸡血藤等。

3. 气郁质

突发性斑状脱发，伴急躁易怒或情志压抑。治宜疏肝理气，常用的中药有柴胡、川芎、青皮、香附等。

睡眠不好者，可加入远志、酸枣仁、龙眼肉、夜交藤（首乌藤）等。伴瘙痒者，可加入祛风药物，如枇杷叶、荆芥、防风、羌活等。

以上九种中医常见体质，其实单种体质的很少，大多是复合体质。当出现体质的偏差时，参照各种体质的表现和对应的调理方法，进行对症处理，就能达到预防疾病，调养身体，治未病的效果。

第七节　三因制宜与皮肤

“三因制宜”是《黄帝内经》中重要的治疗思想，分为因人、因地、因时制宜三个方面，主要见于《素问·五常政大论》《素问·六元正纪大论》《素问·异法方宜论》《灵枢·五变》等篇。“三因制宜”治疗思想是在长期的医疗实践中形成的，强调了人与生存环境的协调统一，与《黄帝内经》学术原理中最具特色的整体观念一脉相承。皮肤是人体的重要器官，诊治皮肤病与调理皮肤亚健康，同样离不开“三因制宜”的治疗思想，是天人相应理论的具体应用。

一、因人制宜与皮肤

《黄帝内经》体质学说是形成“因人制宜”治疗思想的理论基础。《黄帝内经》认为体质是一种生理、心理特性，其形成与脏腑、经络、精气神的功能有关。由于年龄、性别、社会因素、精神状态等的差异性，导致了个体体质的不同。

《素问·上古天真论》记载女子以七岁、男子以八岁为一阶段，论述了各个年龄段的生理特征和体质情况，还指出了男女成长发育的差异。

《灵枢·天年》还以十岁为阶段对人的衰老过程进行了表述，如："四十岁……腠理始疏，荣华颓落，发颇斑白，平盛不摇，故好坐。五十岁，肝气始衰，肝叶始薄，胆汁始灭，目始不明。六十岁，心气始衰，若忧悲，血气懈惰，故好卧。七十岁，脾气虚，皮肤枯。八十岁，肺气衰，魄离，故言善误。九十岁，肾气焦，四脏经脉空虚。百岁，五脏皆虚，神气皆去，形骸独居而终矣。"皮肤的变化规律体现了生命历程。

《素问·疏五过论》谈到经历过贫贱、苦乐等急剧变化者："身体日减，气虚无精……精气竭绝，形体毁沮。"《灵枢·本脏》曰："志意和则精神专直，魂魄不散，悔怒不起，五脏不受邪矣。"若突然受到精神创伤必会影响脏腑经络功能，精神刺激长期存在则会进一步引起体质改变，继而引起皮肤的相应改变。

具体而言，依据患者年龄、性别、体质、生活习惯等个体差异，而制订皮肤病治疗的措施与调理方案。

1. 年龄

不同年龄具有不同的生理和病理特点。小儿生机旺盛，但气血未充，脏腑娇嫩，患病易寒易热，易虚易实，病情变化较速，但接受治疗或调理的药效反应也较快，故小儿用药剂量轻小，一般不宜用峻泻、涌吐以及大温大补的药物。老人生机减退，气血亏虚，患病多虚证，或虚实夹杂，用药剂量也比青壮年较轻，补益药较多用，祛邪峻猛药也须慎用。青壮年气血旺盛，发育成熟，脏腑功能趋于稳定，对各类疾病的抵抗力也强，在患病时，多表现为邪正搏斗激烈的实证、热证，治疗用药禁忌相对少些，攻邪药较多使用，但得病邪清除，身体很快康复。另外，老年人皮肤干燥，再生能力较差，用药时间可延长。幼童小孩皮肤细嫩，生长能力强，中病即止。

2. 性别

男女性别不同，各有其生理和病理特点。妇女有经、带、胎、产等情况，治疗时必须加以考虑。如月经期和妊娠期，对峻下逐水、祛瘀破血、滑利走窜和有毒性的药物，当慎用或禁用。

3. 体质

一般人身体的素质多有强弱与寒热之偏，对偏于阳盛或阴虚之体，慎用辛温燥热之剂；偏于阳虚或阴盛之体，慎用寒凉伤阳之药。一般体质强壮的人，用药剂量可相对重些，体质瘦弱者，用药剂量也相对减轻。

4. 生活习惯

生活、居住及饮食习惯在疾病的产生过程中起重要作用。喜食辛辣，易伤脾胃，皮肤易滋生疮疡。居住潮湿，皮肤多有湿疹瘙痒之忧。这些因素都会影响皮肤的健康，在皮肤亚健康的保健治疗中也要综合考虑。

二、因地制宜与皮肤

我国很早就已认识到地理环境可以影响人体，如成书于春秋战国时的《大戴礼记·本命第八十》云："坚土之人肥，虚土之人大，沙土之人细，息土之人美，耗土之人丑。"认为土质不同，人的体质有"肥、大、细、美、丑"的差异。《吕氏春秋》曰："轻水所多秃与瘿人；重水所多尰与躄人；甘水所多好与美人；辛水所多疽与痤人；苦水所多尪与伛人。”《管子·水地》亦有云：“夫齐之水，道燥而复，故其民贪粗而好勇；楚之水，淖弱而清，故其民轻果而贼；越之水，浊重而洎，故其民愚疾而垢；秦之水，泔㝡而稽，瘀滞而杂，故其民贪戾罔而好事。”均提出地理不同则可导致地区的多发病。

至于其原因，古人认为地理不同，发病病邪特性有别，正如《素问·阴阳应象大论》云：“东方生风……南方生热……中央生湿……西方生燥……北方生寒。”不仅如此，古人进一步提出了地理不同，居民体质特点有异，会直接影响人的寿命，正如《素问·五常政大论》所说：“阴精所奉，其人寿；阳精所降，其人夭……高者其气寿，下者其气夭。”其认为地质环境的不同，人的体质有明显差异，处方用药也要考虑到这些因素。

我国南方地区气候温暖，阳光充沛，而人体皮肤偏黑，腠理较为疏松。由于水土性质、气候条件的差异，所以在起居、劳作、饮食、衣着等诸多方面形成不同的生活风俗习惯；不同地域的人因体质的不同而有抗病强弱的差异，例如鱼盐之地，当地居民吃鱼嗜盐，其皮肤所患之病多痈疡。致病邪气因地而异，疾病的发生也因地而异；不同地域有不同的地方性皮肤病，例如足癣，也称“香港脚”，是南方地区的常见皮肤病、多发病，其发病率明显比北方高；冻疮多见于北方寒冷地区；高原面部红斑多见于高原地区。

具体而言，按照地域环境的不同，而制定适宜的治疗方法。不同地区的自然环境，如气候、水土及生活习惯，对人体的生理活动和病理变化有着不同的影响，治疗用药也有所差异，如气候寒冷、干燥少雨的高原地区，外邪致病多为寒邪、燥邪所致，治宜用辛散滋润的药物。炎热多雨、地势低洼、气候潮湿的地区，外邪致病多为湿邪、热邪所致，治宜用清热化湿的药物，如白背叶根、布渣叶、火炭母。若同属外感风寒，发于严寒地区，用辛温解表药剂量较重，麻黄、桂枝等药常用；发于东南温热地区，用辛温解表药剂量较轻，或选荆芥、防风、生姜、葱白等药，而少用麻黄、桂枝等。另外，“南方重养脾，北方重养肺”，也是根据地理气候来调整治疗方案的一个表现。

处于亚健康状态下的皮肤往往也会因地区环境的迁移而出现明显的病理变化，导致疾病的产生。长期生活在北方之人迁移到南方，因生活地区气候的变化，青年女性面部出现斑痘。而南方之人秋天迁移到北方，时常因北方的寒冷干燥，皮肤失去濡润而出现干燥瘙痒。因此，在治疗方面应该综合考虑。

三、因时制宜与皮肤

在自然界四时阴阳消长节律的影响下，疾病在春夏季节因阳长而易于热化，于秋冬因阴长而易于寒化，为了防止其热寒之变，保证用药疗效，如《素问·六元正纪大论》曰：“用寒远寒，用凉远凉，用温远温，用热远热，食宜同法。有假者反常，反是者病，所谓时也……故曰：无失天信，无逆气宜，无翼其胜，无赞其复，是谓至治。”即在秋冬阴气旺盛之时应佐用温热之品，或者运用寒药治疗疾病时注意避免用寒药太过；在春夏阳气旺盛之时应佐用寒冷之品，或者运用热药治疗疾病时注意避免用热药太过等。

皮肤病变化与四季气候密切相关。临床上，诸多皮肤病发生与季节相关，例如脓疱疮多发于潮湿与高温季节；痱子、夏季皮炎则是夏季的常见皮肤病；日光性皮肤病多发于春夏；冻疮是冬季多发皮肤病；玫瑰糠疹多在春秋发病。有些皮肤病与昼夜变化关系密切，如疥疮，入夜则剧烈瘙痒；还有些瘙痒性皮肤病可见夜间阵发性瘙痒，白天减轻或不痒。

“无逆气宜”，与《素问·五常政大论》所说“时不可违”的精神是一致的，即不要违背六气主时之宜，是强调针刺、药物、饮食要遵循因时制宜的治疗法则。因季节不同，施治可以从以下三个方面理解：

其一，一年四季的气温，有温热寒凉的变化，其主气不同，主气淫盛之邪不同，导致的疾病也不同。即所谓的四时多发病，如春季的风温、春温，夏季的暑温，长夏的湿温，秋多燥病，冬多伤寒等，用药当然不同。

其二，季节不同，自然界阴阳之气的消长盛衰有异，人体阴阳气血浮沉状态也有变化，因而用药时，要做到药性与季节之寒热温凉相避，以防太过伤人，故根据时令的不同，采取不同的治疗方法。

其三，季节不同，气候特点有春生、夏长、秋收、冬藏的不同，不论养生还是治疗疾病，也应考虑顺应所处季节本身之气，尤其对于虚弱之体应予补益。如冬病夏治，即借助夏季阳气强盛之势来快速促进人体阳气恢复，从而治疗阳气不足之证。对于夏季发病的夏季性皮炎、痱子等，在春末夏初、冬季复发的牛皮癣、硬皮病、雷诺病、冻疮等，秋末冬初，服用一些有预防作用的药物，对控制病情或复发将大有裨益。对于夜间发作的瘙痒性皮肤病，如荨麻疹、皮肤瘙痒症等，可提前服用镇静止痒的药物。

中医具有完整的理论体系，其独特的“天人合一”“天人相应”的理论反映了人体生命活动的基本规律与自然界的各种变化（如季节、地区及昼夜等）息息相关。人们所处的自然环境不同，以及对自然环境的适应程度不同，其体质特征和发病规律亦有所不同。因此，在诊断、治疗同一种疾病时，应注重因时、因地、因人制宜，不要千篇一律。在皮肤病的治疗中，必须体现出原则性和灵活性，全面地了解患者的情况，具体情况做出具体分析。只有充分考虑各种个体性因素，才能达到有的放矢，治疗效果也会事半功倍。

第八节　四季养生与皮肤毛发

皮毛为人体表中之表阳，也是人体一身之表，包括皮肤、汗孔、毛发等组织。皮毛的荣枯、盛衰是人体“精”“气”“神”的具体表现。《素问·上古天真论》中“女七七，男八八”的变化规律，明确表明了男女外部容颜、头发、牙齿的变化与体内的经络变化、肾气盛衰有关。女子从五七（35岁）起，面容开始枯焦，头发开始脱落，女子经络的衰退，首先开始于阳明经（大肠经、胃经）。男子从五八（40岁）起，面容开始憔悴，头发开始斑白，其外部的衰退与肾元有关。所以，女子应当从35岁起就注意养生之术；男子从40岁起，应当注意肾元的维护。

皮肤衰老是人体自然衰老的标志，皮肤毛发可以作为评判衰老进展的一个重要指标。然而，人与天地万物是一个不可分割的有机整体，自然天地万物包括人体都处在持续不断的“阴阳六性（气、水、木、火、土、金）六气一体化”运动变化之中。中医养生是体现该规律的手段，养生的要求与目的是使人的“精”“气”“神”充足，健康长寿；“法于阴阳，和于术数”，符合四时的情况，随时应变。顺时养生是中医养生的一个重要原则，四季养生则是顺时养生的重要形式。掌握四季养生法则，对延缓皮肤衰老和预防皮肤病具有重要意义。

一、养生的原则

（一）养生之纲

圆则通，通则健；不圆则不通，不通则失衡，失衡则多病。人是自然界运动变化的产物，人类生活在天地之间，都是天地万物阴阳五运六气一体化运动变化的结果。《素问·宝命全形论》曰："天覆地载，万物悉备，莫贵于人。人以天地之气生，四时之法成。"这说明人类的起源、繁衍与天地是息息相关的，其生命活动受天地变化的影响。《素问·离合真邪论》指出："天地温和，则经水安静；天寒地冻，则经水凝泣；天暑地热，则经水沸溢；卒风暴起，则经水波涌而陇起。夫邪之入于脉也，寒则血凝泣，暑则气淖泽。"《素问·八正神明论》曰："是故天温日明，则人血淖液而卫气浮，故血易泻，气易行；天寒日阴，则人血凝泣而卫气沉。"这反复强调了气候变化对人体生命活动有密切的影响。

不仅如此，人在构造上与自然界的构成存在诸多相似之处，正如《灵枢·邪客》所指出："天圆地方，人头圆足方以应之。天有日月，人有两目。地有九州，人有九窍。天有风雨，人有喜怒。天有雷电，人有声音。天有四时，人有四肢。天有五音，人有五脏。天有六律，人有六腑。天有冬夏，人有寒热。天有十日，人有手十指。辰有十二，人有足十指、茎垂以应之，女子不足二节，以抱人形。天有阴阳，人有夫妻。岁有三百六十五日，人有三百六十五节。地有高山，人有肩膝。地有深谷，人有腋腘。地有十二经水，人有十二经脉。地有泉脉，人有卫气。地有草蓂，人有毫毛。天有昼夜，人有卧起。天有列星，人有牙齿。地有小山，人有小节。地有山石，人有高骨；地有林木，人有募筋。地有聚邑，人有䐃肉。岁有十二月，人有十二节。地有四时不生草，人有无子。此人与天地相应者也。"而"天圆地方"四字，就是讲时间与空间，点明宇宙的真面目。

随着天体运转，人类必须经受四时更替与相关气候的影响。一年四季、一年二十四节气、一天十二时辰的循环往复运转是"天圆地方"规律的具体体现。万物的生息，随着四时运转的节拍变化而变化，一步都不会错乱；万物随四时而生，随四时而藏，一步都不会错乱；一旦节拍错乱，则万物面临的后果不堪设想。人虽为万物之灵秀，但也是万物中的一分子，万物随四时、二十四节气、十二时辰的节拍变化，人也不能跳出时间圆运动的圈子。《灵枢·岁露论》云："人与天地相参也，与日月相应也。"

另外，自然界为人类提供了赖以生存的各种物质，《灵枢·逆顺肥瘦》云："上合于天，下合于地。"《素问·六节藏象论》明确指出："天食人以五气，地食人以五味。五气入鼻，藏于心肺，上使五色修明，音声能彰。五味入口，藏于肠胃，味有所藏，以养五气，气和而生，津液相成，神乃自生。"五气五味入于脏腑及皮表，通过全身使各脏腑器官得以营养，则人体气血充盈，精力充沛，神志聪慧，容光焕发。因此，人赖天地而生，"天地大人身，人身小天地"的说法，就成了天地人万物合一的高度概括，体现了阴阳五运六气的圆运动规律。人身之阴阳五运六气与天地之阴阳五运六气的圆运动通畅，则万物和谐，百病不生，健康长寿。

圆则通，通则健；不圆则不通，不通则失衡，失衡则多病。因此，顺应宇宙变化的基本规律，实施养生与诊治，则可达到很高的境界，即生命个体、群体与主体以外的生存环境高度和谐统一，并融合为一。此为养生总纲的理论依据。

（二）养生之目

1. 顺四时而适寒暑，和喜怒而安居处，节阴阳而调刚柔

养生，就是顺应天地之性，符合天地万物阴阳五运六气一体化运行规律来调节自己的生活，这是健康长寿者的养生之道。所以，《灵枢·本神》指出："故智者之养生也，必顺四时而适寒暑，和喜怒而安居处，节阴阳而调刚柔，如是则僻邪不至，长生久视。"这段话包含养生的三个方面：四时起居、情志心态、性格气质。长生久视，是延长生命、不易衰老的意思。智者养生，通过神养、行养、气养、形养、食养、药养等来维护机体阴阳的相对平衡，并顺应四时变化，随着春生、夏长、秋收、冬藏的自然规律，主动采取顺应自然的方法调养身心健康，与之相适应，以提高机体抗御病邪的能力，达到养生防病治病的目的。通俗而言，就是能够让自己的衣食住行、生活起居顺应四季气候的冷暖变化；同时，又要注意调节情绪，没有过激的喜怒波动，并安心于日常平淡的生活，性格上努力做到平和，既不刚愎自用，也不优柔寡断，刚柔自如，没有偏颇固执。若做到这三点，病邪不能侵袭，五脏神安，六腑气调，经脉通畅，皮肤致密，而致病的邪气也就无从侵入，则病安何来？

2. 调身、调息、调心

调身、调息、调心是气功养生的基本操作内容，简称为"三调"。该"三调"包括了人可以自主调节自身的全部内容。从操作的观点而言，气功锻炼是将人的自主调节功能发挥至极致，以开发自身潜能，增进身心健康。气功养生所要求的气功境界是"三调"操作融为一体的境界，其过程是从"三调"分别练习入手而步入"三调"合一状态的操作过程。

调身是气功四大要旨之一，即调控身体静止或运动状态的操作活动。调身的内容包括外在操作与内在操作两大部分，两部分相互影响，相辅相成。调身的过程是主动运用意识与自己的身形和动作结合起来的过程，可促进人体的气血沿着正确的轨道运行，有利于精神的安静和真气的生长，能使全身各部分变得灵活，使意识对形的控制、调整变得更为灵敏，并可收到开关通窍之效。调身的要点在于舒适、自然，以能长时间地坚持锻炼、有利于身体放松和精神集中为宜。调身的意义在于使身体的状态与练功的境界相适应。

调息，又称炼气、呼吸、吐纳等，是调控呼吸的操作活动。调息的内涵是运用意识，通过调整呼吸使意气相合，以后天气换取先天气。调息的内容包括呼吸形式的操作和出入气息的操作，二者互相关联、互相作用，呼吸形式的改变可引导气息出入的变化，反之亦然。调息的意义在于通过调控呼吸而孕育和引导内气。呼吸与内气直接相关，通常气功养生过程中随着日常呼吸的逐渐减弱，内气的活动逐渐加强。一吸一呼为一息，其中尤以呼气与内气密切相关，内气多随呼气而生发运行，故许多养生功法注重调控呼气。

调心，可以解释为调整精神活动，使之趋向或达到集中、专一，从而符合练功的要求。调心的内容包括意念性操作与境界性操作两个方面，稳定的意念性操作有助于形成境界，而特定的境界往往会产生与其相应的意念。调心的意义在于改变日常意识活动的内容与方式。调心通常是"三调"中的主导因素，调息与调身往往需要在调心的指导下进行，直至进入"三调"融为一体的气功养生境界。另外，调心可以理解为"治心""治神"，调整患者的心理，使之从病态转为正常的过程。“治心”不仅是治疗“心病”的重要途径，也是治疗身病的重要内容，一般多用“话疗”的方式。

3. 调饮食、调睡眠、调四时

调饮食，指在中医学理论的指导下合理搭配食物，利用中医辨证施膳原则，根据饮食的性味进行辨证调和，使五脏各得其味而帮助维持和恢复其正常功能。从基础理论而言，调饮食主要体现在如下三个方面：

一是注重体质，协调阴阳。能否准确把握体质的个体性和生理特性，进行调饮食，是与中医辨证调理饮食效果直接相关的重要因素。在实践应用中，应根据体质辨证拟定饮食调理的方案，协调阴阳，以达到“阴平阳秘”的健康状态。

二是调整脏腑功能，以脏补脏。调饮食，须重视以五脏为中心，注重五行生克制化的关系，立足整体调理，促进整体阴阳平衡。在饮食调理脏腑功能方面，也要重视“以脏补脏”的理论，利用动物脏器来补助人体相应脏器的营养和功能。

三是遵循整体观，辨证调理饮食。饮食调理用于防治疾病，首先要辨识证候，根据病机选食，辨病机施膳。同时，重视个体的体质、环境、职业等差异，强调“因人、因时、因地”制宜，辨识证候，使饮食调理方案对证、对病、对体，并能发挥其理想的效果。

另外，在辨证的基础上，从整体上协调阴阳，注重扶正祛邪，分清标本缓急关系，来确定调理饮食的具体方案。所以，调饮食的意义在于通过合理的膳食，促进人体健康，提高机体免疫能力，减少疾病的发生发展，提高劳动效率，增强体质，延长人类的有效生命。

调睡眠，是指在中医学理论的指导下，通过调整睡眠状态来促进机体阴阳平衡，达到养生防病治病的目标。时间与人的关系是人与自然界关系中的重要内容。由于自然环境的长时间昼夜变化，造就了人类与其同步的生理节律。譬如《素问·四气调神大论》提出一种调睡眠的方法：春天宜晚睡早起，夏天宜晚睡早起，秋天宜早睡早起，冬天宜早睡晚起。调睡眠，主题落足于养神上。清代医家李渔曾指出：“养生之诀，当以睡眠居先。睡能还精，睡能养气，睡能健脾益胃，睡能坚骨强筋。”睡眠是阴阳相互交替的结果，是正常生命活动的过程和体现，通过对睡眠节律的调节，做到安卧有方，从而消除疲劳，恢复体力；保护大脑，恢复精力；增强免疫力，康复机体，对养生保健具有重要意义。

调四时，就是要根据四季、月、日、时的周期性变化规律来自我调节，注意适应四时气候，避免外邪侵袭，以保持正常生理功能。五脏与外在四时相应，五时各有所主之时，四时气候能分别影响五脏功能。在不同的季节里，人的形体与精神都应与季节相适应，以保护和促进五脏功能。一月之中月相朔望改变，对人体营卫气血的运行与虚实各有一定的影响。月朔、月晦之时，人体气血相对较虚，容易受外邪侵犯，故更要注意保养。一日之内，早、中、晚阳气盛衰不同，人体阳气也随之有相应变化。一般而言，入夜时人体阳气入里，体表阳气不足，防御能力较弱，不宜过度疲劳或触冒风雨寒露，以免邪侵。

基于上述，养生保健是未病时的自身预防保健活动。在养生保健实践中，遵守养生原则，做到纲举目张，可有效促进和维护健康，降低医疗成本。通过掌握养生的原则，有助于进一步熟悉四季养生与护养皮肤的相关知识。

二、四季养生与皮肤毛发

《素问·长刺节论》:“皮者，道也。”视皮为道，可见皮肤之皮在人体的地位如此之高，其依据如下：

(1) 人的皮肤内应于肺，外应于天。“肺生皮毛。”(《素问·阴阳应象大论》)“人皮应天，人肉应地。”(《素问·针解》)

(2) 百病始生，先从皮肤开始。(《素问·皮部论》)

(3) 圣人治病的顺序，第一步是从皮肤开始。“故善治者治皮毛。”(《素问·阴阳应象大论》)

(4) 针刺始于皮肤，终于骨。

(5) 人有十二经脉，皮有十二分部。病由皮而入，会形成脏腑疾病；内病会反映到皮肤。皮部的变化，会反映出某一经脉、某一脏腑的某种疾病。所以，养生的顺序，第一步应当从皮毛开始，善养生者养皮毛。

四季养生护肤的要求与目的，就是使人的精神和皮肤毛发符合四时的性质，随时应变。四季养生，就是顺时养生，诚如《灵枢·本神》所提出：“故智者之养生也，必顺四时而适寒暑……如是则僻邪不至，长生久视。”这实质上揭示了时间与空间的对应性及唯一性，点明了阴阳二气圆运动的规律。并且提醒我们，在四季养生护肤实践过程中必须始终贯穿“时间与空间都是效应”的法则，人绝对不可能超越时空。时辰、日、月、二十四节气及四季所代表的时间，随着时间而对应发生变化的天地万物以及人体脏腑、组织等就是特定的空间位置，诚如《灵枢·经别》所指出：“余闻人之合于天道也，内有五脏，以应五音、五色、五时、五味、五位也；外有六腑，以应六律，六律建阴阳，诸经，而合之十二月、十二辰、十二节、十二经水、十二时、十二经脉者，此五脏六腑之所以应天道。”

(一) 春三月养生与皮肤毛发

春三月，是用农历节气来区分。从立春、雨水、惊蛰、春分、清明、谷雨至立夏前一日为春（孟春、仲春、季春）三月（寅月、卯月、辰月)。四时之春对应五行为木，六气为风，五方为东，五化为生，十天干为甲乙，十二地支为寅卯，五运干为丁壬，六气支为巳亥，五时为平旦，五色为青，十二经为厥阴与少阳，我所生者为火热与相火，生我者为水与寒，我所克者为土与湿，克我者为金与燥，五音为角，五声为呼，河洛数为三与八，五味为酸；其中辰纳入长夏。

明确了上述对应关系及五运六气、脏腑经络圆环与环流运行路线，就明白在春三月应采取顺应其时来养德、养神、养气、养形（包括养皮肤毛发)。春三月是子月、丑月的直接延续，此时春气主令，草木萌芽，天地人间焕然一新。

肝属乙木，与卯（年/月/日/时)、春天、木、酸味、青色、绿色、条形等相应；卯独藏乙木。在五行中以金比类肺（辛金、阴金）与大肠（庚金、阳金)。左为阳升，右为阴降；肝气从左升起，肺气从右降；肝肺共同完成气机升降出入，维持各脏腑生理功能的正常发挥。胆属甲木，与寅（年/月/日/时)、东方、酸味、青色、绿色、条形等相通。寅藏甲木、丙火、戊土。胆主生发，胆气生发是胆气循督脉生发以生心阳。甲木藏于亥

(比类肾、比类肾阴)，故胆气又能调节一身阴阳。肝气升而肺气宣，在于理气司气，通调全身气机；胆气生发而肺气肃降，在于平衡全身阴阳气血。胆主疏泄，使胃气通降，有利于大肠通降。甲木配子水为六十甲子之首，主天地之源，生命之始。肝胆应旺于春，春三月肝胆之气最旺。所以，在春三月特别注重调肝胆、疏风、息风，兼顾理脾胃，以达养德、养神、养气、养形（包括养皮肤毛发)。

调肝，首先须明确“肝-肺-脾”三足鼎立的关系。肝为百病之贼，若肝“气”旺过头，则会导致脾土、肺金偏衰；若肝“气”本身旺不起来，则会出现脾土、肺金偏旺。“肺合皮毛”“脾主肌肉”，肌肉生皮毛（脾为肺金之母)。故脏腑失调也可导致皮肤病变。

风为百病之长，容易与其他病邪合而为病，如风寒所致的荨麻疹，风热引起的玫瑰糠疹，风湿热三邪相搏所致的湿疹等。风有外风与内风之分。内风多由不足、阴亏阳亢、肝气郁结等所生，或者血燥生风。外风多为急性皮肤病的病因，内风多致慢性皮肤病。风邪轻扬，容易伤头、身部位；风邪善行数变，皮疹此起彼伏，疹形多变。风为阳邪，可引起皮肤粗糙、肥厚、脱屑、瘙痒无度，急性起病或游走性疼痛等。

肝其华在爪，“肝体阴而用阳”，肝阳（气）衰，则爪甲枯；肝阳（气）升发失常，则爪甲软薄；肝阴（血）不足，则爪甲脆而色夭，甚至变形或脆裂。清代张志聪所著《黄帝内经素问集注·六节藏象论》云：“胆主甲子，为五运六气之首，胆气升，则十一脏腑之气皆升，故取决于胆。”当胆气生发功能失常或疏泄异常，则导致汗腺分泌异常、皮肤黄染等。故春三月容易出现皮肤亚健康状态或皮肤病变。

生之本，本于阴阳；和于阴阳，调于四时。“阴阳”首先是一年四季的天气变化；其次是一月之中的阴阳变化；再次是一日之中的阴阳变化。每年从春到夏，或每月从寅日到午日，或每天从寅时到午时，均是阳气升发，阴气收藏的过程；在天地是如此，在人体也是如此。因此，在春夏须保养阳气。春三月养生，维护皮肤毛发，首先要顺应四时之寅(年/月/日/时)、卯（年/月/日/时)、辰（年/月/日/时）阴阳的变化，保养阳气，阳气充足则肌肉腠理固密。寅（年/月/日/时）对应胆，卯（年/月/日/时）对应肝，辰（年/月/日/时）对应胃，故顺应该时空的变化，具体养生调理方法也须相应变化。应抓住“肝”“胆”“风”三字，拟定以调肝胆为主，佐以理脾肺、疏风、息风的养生方案，包括药养、食养、经络调养、情志养生、音乐养生等。

四气，就是春夏秋冬四时温热寒凉之气。四气调神，就是依据春夏秋冬四时（二十四节气）圆运动规律来调和、调摄精神。和于阴阳，调于四时。人的生息须遵循四时运转的节拍变化而变化，一步都不能错乱。圆则通，通则健；不圆则不通，不通则失衡，失衡则多病。《素问·四气调神大论》：“春三月，此谓发陈，天地俱生，万物以荣，夜卧早起，广步于庭，被发缓形，以使志生，生而勿杀，予而勿夺，赏而勿罚，此春气之应，养生之道也。逆之则伤肝，夏为寒变，奉长者少。”该经文说明古人重视非药物、食物的养生主题，如：

(1) 养德、调养生气

生而勿杀，予而勿夺，赏而勿罚。

(2) 养神

调整睡眠，晚睡早起。

(3) 养形

庭院散步。

通俗、具体而说，春三月之风虽暖，却有寒意，须规避春寒风邪，尤其孟春、仲春；季春辰月，辰属土应湿，故季春兼顾规避湿邪。规避春寒、湿邪，防范春寒湿气酿患，此为祛邪扶助阳气之法门。在寒温交织之时激发生机，此为春天扶助阳气之举。春三月乃阳气递增，发育万物的节气，养生护肤之道，当吸收春阳和暖之气，以助阳气升发；顺和春三月之阳气，夜睡早起，活动肌肤，适当多增加散步，舒展筋骨以应春发，但切不可久视、久卧、久坐、久立、久行。应保持形体舒缓、神气从容、心情愉快，与春色融为一体，以达顺春气养神。

肝喜条达，恶抑郁，与春三月升发之气相应。如果面临工作压力大，或情志抑郁，则肝气抑郁，可出现乳房湿疹样癌、鳞状细胞癌、白癜风、神经性皮炎等皮肤病，可伴发头昏、情绪低落、心烦失眠等症状，因此平时（尤其在春天）要调整心态，乐观向上，必要时可服用小剂量逍遥散。春三月可常选用薄荷、紫苏、玫瑰花、绿萼梅等中药。当遇到烦恼时，学会自我宣泄。在生活中保持一颗平常心，要用宽宏、平和的心态与人相处，力戒发怒，这样才能起到与春三月升发阳气相适应的养生保健功效。经常登高望远，避免嘈杂拥挤的场合，唱歌或聆听悠扬嘹亮的歌曲，使人精神条达，情绪稳定，从而使气血通畅、脏腑和谐、阴阳平衡，这对保持皮肤健康大有帮助。

在生活起居方面，春三月强调夜卧早起，23 点之前须闭目睡觉。力戒长时间看电视或使用电脑；适当换姿态，按摩双目，避免双目疲劳，因为“肝开窍于木”。春三月天气变化不定，风邪容易袭人，又逢百病滋生之时，要注意卫生，勤洗晒衣服被子，除虫害，以防有关皮肤病，如虫咬皮炎、虱病等。春季，阳气上升，万物欣欣向荣。此时，房事次数应当较冬季有所增加。这样才能有助于机体各组织的代谢活动，唤醒皮肤随万物苏醒，逐渐容光焕发。

春三月肝气旺，须预防春三月肝木过旺而乘脾侮金，导致皮肤病。春三月宜选择甘平或甘温的食物与药物，以扶助阳气，健脾和胃。适当减少酸性食物，增加甜味食物，忌油腻生冷与大辛大热之品。还应增加一些升发肝气的食物与药物，如竹笋、韭菜、菊花、薄荷、苏叶、香椿、胡萝卜、芹菜等。青色入肝经，多吃绿色食物，可以起到养肝的作用。

有慢性疾病或有过敏体质的人，春三月一定要“戒口”，忌吃“发物”。一般情况下，“发物”也是食物，适量食用对大多数人一般无明显副作用或不适，但对某些特殊体质及相关的某些疾病，则应忌口。在日常生活中，属发物类的食物有以下几类：

(1) 食用菌类

如香菇、蘑菇等，过食这类食物容易导致动风生阳，诱发或加重皮肤疮疡肿毒。

(2) 海腥类

如虾、螃蟹、海鱼等，大多咸寒而腥，对于过敏体质者，容易诱发荨麻疹等过敏性皮肤病，也容易催发疮疡肿毒等皮肤病。

(3) 蔬菜类

如竹笋、菠菜、南瓜等，容易诱发皮肤疮疡肿毒。

(4) 果品类

如桃子、杏等，多吃桃子容易诱发痈、疮、疽、疖、虫疳等，多吃杏易生痈疖。

（5）禽畜类

如公鸡、鸡头、猪头肉、鹅肉、鸡翅、鸡爪等，主动而性升发，食之易动风升阳，诱发或加重皮肤疮疡肿毒。

此外，属于“发物”的，还有獐肉、腐乳、酒酿、葱、蒜、韭菜等。忌吃“发物”可以减少外科手术后创口感染，有利于创口愈合。虽然“发物”能诱发或加重某些疾病，但由于“发物”具有催发或诱发作用，例如蘑菇、竹笋还可以用于治疗麻疹初期等皮肤病，多吃海腥类食物可催发牛痘。以上都是利用“发物”的诱发作用。

春三月养颜护肤也要顺应自然，遵守四季所固有的自然规律。春天要促进皮肤与天地万物一起复苏。春三月是一年之中阳气生发的时段。首先，此季节要晚睡早起，以促进身体内部阳气的生发，促进皮肤与万物一起复苏。其次，应该多活动，踏青游玩，放松心情，唤醒冬三月里沉睡的身体，呼吸天地之清气。由于春三月肝气旺盛，肝火容易刑金，皮肤对此也会有所反应，如皮肤出现痤疮等。肝胆相表里，通过胆经可以抒发肝之郁气，使肌肤光泽红润，降低痤疮等皮肤疾患的发生率。

春三月养生完全可以随着节气走。立春节气养生护肤要注意阳气，保持愉悦的心态。生活在北方的人不宜太早脱去棉服，应该多参加户外活动。饮食调养宜吃辛甘发散的食材，如大枣、豆豉、葱、香菜、花生等。

雨水节气强调调养脾胃，宜吃少酸多甜的食材，以养脾胃，多吃新鲜蔬菜、多汁水果，如韭菜、百合、豌豆苗、春笋、山药、荠菜等。少吃油腻之品。

惊蛰节气的养生，强调根据自然物候现象、个体体质差异予以合理的调养。对于阴虚体质者，饮食要保阴潜阳，多吃清淡食物，如豆腐、蜂蜜、鱼等；太极拳也是较合适的运动项目。阳虚体质者，宜多食温阳食物，如羊肉、狗肉、鸡肉、鹿肉等；多散步、慢跑、太极拳、阳光浴等。

春分节气的养生应注意保持机体的阴阳平衡，此时容易出现皮肤过敏性疾病等。饮食调养须保持机体功能协调平衡，饮食忌偏热、偏寒、偏升、偏降，如在烹调寒性食物时，必须佐加温性调料，做到寒热并用，以达阴阳互补的目的。

清明节气，蕴含天清地明之意，春暖花开，容易出现过敏性皮炎、接触性皮炎、光敏性皮炎、痤疮、湿疹、荨麻疹、体癣等皮肤病。在调摄过程中应当避免接触过敏性物质，消除异常反应，保持心情舒畅，可选择动作柔和、动中有静的太极拳动作套路；避免阳光暴晒；避免参加竞争性的活动与负重性活动。饮食定时定量，多吃瓜果蔬菜。

谷雨节气后降雨增多，雨生百谷。在养生中应遵循自然节气的变化，针对其气候特点进行调养。由于天气转温，人们的室外活动增加，北方地区的桃花、杏花等开放，杨絮、柳絮四处飞扬，过敏体质者应注意防止花粉症、过敏性鼻炎、过敏性哮喘等。在饮食上应减少高蛋白质、高热量食物的摄入。谷雨前后还适宜食用一些能够缓解精神压力和调节情绪的食物。多吃一些含 B 族维生素的食物，对改善抑郁症有明显的效果，如小麦胚芽粉、标准面粉、荞麦粉、莜麦面、小米、大麦、黄豆及其他豆类、黑芝麻、瘦肉等含有丰富的 B 族维生素。另外，多食用碱性食物有助于缓解人体的急躁情绪，如贝、虾、蟹、鱼、海带等，有助于改善情绪。

（二）夏三月养生与皮肤毛发

夏（孟夏、仲夏、季夏）三月，包括巳月、未月、午月，从立夏、小满、芒种、夏至、小暑、大暑至立秋前一日为夏三月。四时之夏对应五行为火，六气为热与火，五方为南，五化为长，十天干为丙丁，十二地支为巳午，五运干为戊癸，六气支为子午与寅申，五时为日中，五色为赤，十二经为手少阴、手太阳、手厥阴、手少阳，我所生者为土与湿，生我者为木与风，我所克者为金与燥，克我者为水与寒，五音为徵，五声为笑，河洛数为二与七，五味为苦，五臭为焦。

夏三月，是阳气旺盛的阶段，天地万物都借助此自然趋势加速生长发育。人与自然是统一的整体，自然界的四时阴阳规律性变化与人体脏腑功能的活动是相通的。

心在五行中属火，与巳（年/月/日/时）、夏季、南方、热、火、苦味、红色、赤色等相通应。巳藏丙火、戊土、庚金。丙火在本脏中也称心阳、心火；戊土在本脏中也称心气。心主气藏神，助肺肃降，主汗液，主血脉，而其华在面。

暑是夏季的主气，为火热之气所化。暑为阳邪，性升散，易耗气伤津；暑邪侵入，皮肤毛孔开泄而多汗。暑多夹湿郁于皮肤，可生疮疖、臁疮，湿烂缠绵不愈。机体脏腑功能失调，内生六淫，如心血不足、血虚风燥可引起皮肤瘙痒等。不论外感火热暑邪，或内生火热，蕴郁肌肤，不得外泄，熏蒸为患，可发生皮肤皮疹、灼热、痒痛、溃烂、流脓等。

如在夏三月尚未适应“长”的特性，机体阳气不足，会使皮肤之阳气不足，后果可想而知。阳气在抗病御病过程中至关重要，夏天机体阳气不足，至秋冬容易罹患冷热之病，所以顺着夏三月“长”来养生，积累的御邪能力是其他季节无可替代的。另外，夏季排汗是祛除邪气与内毒的重要途径，排毒也可以减少皮肤病的发生机会。

春生夏长，秋收冬藏，天地之大纪；春温夏热，秋凉冬寒，四季之大纲。夏三月，对应心，心通夏气；夏季是阳气达到最高峰的节气，故夏季心气心阳也较其他季节旺盛。根据阴阳五行的原理，心火偏旺，必然影响肺金与肾水，表现为肺金不及与肾水不及，换言之，心、肺、肾构成的三足鼎立关系，在夏三月期间存在相对不平衡的关系，这跟夏季的气候特点密切相关。所以，夏季养心，实际上就是顺时平衡心、肺、肾三脏功能，使三脏保持稳态。

夏三月养生，维护皮肤毛发，首先要顺应四时之巳（年/月/日/时）、午（年/月/日/时）、未（年/月/日/时）阴阳的变化，顺应夏“长”的规律，助长阳气，并祛除暑邪、火热、湿邪。巳（年/月/日/时）对应心、心阳、阳气、上浮之火等，午（年/月/日/时）对应肾阳、元阳等，未（年/月/日/时）对应脾等，巳藏丙火、戊土、庚金，庚金对应肺、肠等，故顺应该时空的变化，具体养生调理方法也随之变化，当抓住“心”“肾”“脾”“肺”四字，拟定以协调心肾脾肺四脏功能、清热泻火解暑、化湿利湿为主的养生方案，包括药养、食养、经络调养、情志养生、音乐养生等。

夏季养心养神。《素问·四气调神大论》明确指出：“夏三月，此谓蕃秀，天地气交，万物华实，夜卧早起，无厌于日，使志无怒，使华英成秀，使气得泄，若所爱在外，此夏气之应，养长之道也。逆之则伤心，秋为痎疟，奉收者少。冬至重病。”此揭示了夏三月调养的基本方法：即晚睡早起，心中不存忧郁怒气，宣通皮肤毛窍，以免以热助热，防止心火内生。

在生活起居方面，夏三月当固护阳气，保养阳气。首先要做到，切忌过于避热趋凉，谨防“空调病”；注意皮肤卫生，警惕皮肤病。调节睡眠，平衡机体阴阳之气；要适当午睡，一可避暑热炎炎之势，二可补夜晚睡眠之不足，消除疲劳，以保持充沛的精力。

夏季运动以静为主，采取不劳形神，汗出不伤津液的锻炼方式。夏季出汗是人体最有效的排毒方式与时机，但大量运动，流汗过度，“气随汗泄”，易损伤阳气；汗出后，忌立刻洗澡及立刻吹空调或风扇。

在食养与药养方面，应选用清淡的食物和清心解暑的药物，同时还要注意化湿健脾宣肺。常用食材有苦瓜、丝瓜、南瓜、冬瓜、空心菜、西红柿、绿豆、黄瓜、紫菜、海带、眉豆、西瓜、杨梅、杨桃（阳桃）、李子等；中药材有金银花、荷叶、莲子心、西洋参、莲房、夏枯草、鸡骨草、木棉花、鸡蛋花等。另外，夏天少吃苦味，多进辛味。虽然苦味食材能清热泻火，但易助心气而制肺气，夏季不应多吃，以免心火过旺。心火克肺金，然辛味归肺经，尽管夏季炎热，可适当吃些辛味的食物，如辣萝卜、葱、姜、蒜等。

夏三月，房事可随其意愿，有助于养颜，促使皮肤功能活跃，但在大热天气，暑气易通心，房事应适当减少。

夏三月是皮肤病高发期，须重视顺时未病先防。夏三月要促使皮肤与天地万物一样阳气旺盛，体现“长”字。在夏三月要多晒太阳、多运动、多出汗，以宣泄出机体内的瘀滞，使气血通畅，为秋冬收藏腾出空间。长夏（农历六月）属土，对应五脏中的脾。长夏的气候偏湿，如果体内湿气重，肌肤会有所反应，如出现痤疮、斑点、皮疹等。因此，夏季要养“长”，不仅要养心，也要养脾。一般夏季养生须把握好以下几点：

（1）要保证睡眠。有条件的情况下适当增加午睡的时间，以消除疲劳，保持精力充沛。

（2）要保证营养。多吃绿叶蔬菜与瓜果，早晚吃些粥或汤水，如绿豆汤或绿豆粥，既生津止渴、清热解暑，又能滋养身体。

（3）要多饮用白开水，及时补水。

（4）切忌贪凉。天气炎热，汗出较多，毛孔顺夏季处于开放的状态，容易受外邪侵袭，故不能避热趋凉，如露天过夜、凉水洗足。

（5）要保持心静，清心寡欲，闭目养神。

夏三月，经过立夏、小满、芒种、夏至、小暑、大暑六个节气。夏季气温高，湿度大，天地之气上下交合，万物生长茂盛，此时更应重视顺“长”养生，根据不同节气的特点，有针对性地来保养，从而达到养颜护肤的效果。

立夏是夏天的开始。“心主神明”，天气炎热时常见烦躁易怒，皮肤出现痤疮，面部容易出现油腻等问题。所以立夏强调养心，做到精神安静，喜怒平和，多做一些较安静的事情，如钓鱼、聆听音乐、种花、练书法等。在饮食方面，应多选择清淡、易消化、富含维生素的食物，少吃油腻与刺激性较大的食物。还可多饮用牛奶，多吃豆制品、瘦肉等。夏季食物容易变质，要注意饮食卫生。

小满时节，植物开始茂盛、丰腴，作物也正值生长旺盛期。由于该节气的气温明显升高，湿度大，是皮肤病的高发期，如起居不当，容易引发风疹、汗斑、风湿病、脚气等病症。因此，要特别重视“未病先防”的养生观点，小满养生防“湿”当先，在饮食方面常吃具有清利湿热的食材，如赤小豆、绿豆、冬瓜、薏苡仁、黄瓜、黄花菜、水芹菜、西瓜、胡萝卜、西红柿等。居住的房屋应保持清爽干燥。容易罹患皮肤病的人，应当勤洗衣服，保持皮肤的清洁干爽；有条件者可以进行药浴或花草浴。精神方面，注意保守内敛，禁忌郁闷烦躁。在小满节气，还要在清晨锻炼，可以选择散步、慢跑、太极拳等较温和的运动方式，避免做过于剧烈的运动，以免大汗伤阳损阴。由于该节气早晚温差较大，要注意适时添减衣物。

芒种时节，已经进入典型的夏季，天气炎热。农事耕作都以此节气为界，过了芒种，农作物的成活率就越来越低。芒种节气里注意增强体质，避免季节性疾病与传染性疾病的发生，如水痘等。此时节天气湿热，容易困倦、萎靡不振，容易出汗。“汗出见湿，乃生痤疮”，所以须保持皮肤清爽，勤洗澡，勤换衣服，切忌出汗后立即洗澡。起居方面要顺应昼长夜短的特点，晚睡早起，适当接受阳光照射，避开太阳直射，注意防中暑；午睡时间以半小时至一小时为宜。精神调养应保持轻松愉快的心情，忌恼怒忧郁，使气机通畅。有皮肤过敏史的人，尽量不要穿塑料凉鞋与拖鞋，最好穿布凉鞋或竹凉鞋，可以减少皮炎的发生。

夏至节气，植物进入最旺盛的生长期，预示机体顺应自然处于阳气最旺的时候。“夏至一阴生”，虽然夏至阳气达到极致，但阴气已经开始滋生，此时人体极为脆弱，容易罹患各种疾病，例如痤疮、阴囊湿疹、荨麻疹、花粉过敏、癣病等。养生要求顺应阳盛于外的特点，注意保护阳气，同时要注意防暑；起居调养要晚睡早起；饮食方面应以清淡为主，少吃油腻之品，多吃水果蔬菜，多饮用清利湿热的汤水。

小暑节气，气候炎热，湿热重是其特点，正所谓：“大暑小暑，灌死老鼠。”人容易心烦不安，疲倦乏力。这段时间容易罹患日光性皮炎（即日照性皮炎，中医称“风毒病”）、晒伤、痱子、痤疮、丘疹性荨麻疹。所以养生重点在于“心静”二字，保持心情舒畅。在饮食方面，注意饮食有节，饮食丰富，多喝绿豆汤。“冬不坐石，夏不坐木”，在室外最好不要在木椅子与树桩上久坐，以免寒湿为患。尽量避开早上10点到下午3点之间在室外工作。出门最好带上遮阳伞或戴遮阳帽，或穿上薄的长袖衣服，遮挡阳光；避免蚊虫叮咬，勤洗澡，保持皮肤干爽；注意饮食，最好不要吃光敏类蔬菜，如苋菜、荠菜。

大暑节气，是一年中最热的节气，气候湿热难耐，容易患上湿疹皮炎、日照性皮炎、花斑癣（花斑糠疹）、痱子、毛囊炎、股癣等。这个节气的养生，首先要强调预防中暑，外出尽量避免中午及午后。此节气也是心血管疾病、肾病患者的一个危险关口，特别要警惕。其次，加强预防皮肤病意识；出门要注意做好防晒措施，如戴帽子、涂防晒霜等；出了汗要及时擦除；贴身的衣服首选棉料，容易吸附汗液；勤洗澡，一天至少一次。日常饮食中应适当多食祛暑化湿健脾的食物，如冬瓜、黄瓜、绿豆、赤小豆、薏苡仁等。三伏天饮食上还应注意多吃祛火的食物，如苦瓜、西红柿等性凉、清暑的蔬果。

（三）长夏养生与皮肤毛发

立秋（属申）节气，是秋天的开始，与处暑（属申）、白露（属酉）两个节气构成中医学所称的“长夏”。其中立秋属申，申属金，且藏庚金、壬水、戊土；申对应肺、肺阳、肠等；庚金对应肺、肠、肃降之气等；壬水对应肾阴、膀胱等；戊土对应胃气、中气、心气等。白露属酉，酉藏辛金，酉对应肺、肺气等，辛金对应肺气、皮毛、司气等；

由此揭示了肺、脾胃、大小肠、皮毛、心、肾均通长夏，也就是说这些脏腑器官在长夏较弱，容易罹患疾病。这为长夏养生与治病提供了依据。

长夏的气候特点是湿。《素问·至真要大论》云："夫百病之生也，皆生于风寒暑湿燥火，以之化之变也……诸湿肿满，皆属于脾……诸痉项强，皆属于湿。"明确指出某些疾病的发生与湿相关。《外科证治全书》记载："阴肿，阴户忽然肿而疼痛，由肝脾伤损湿热下注。"此病证类似于急性女阴溃疡，其认为痹证是湿邪侵及肌肉经络关节皮肤，经脉痹阻而发为"肌痹""皮痹""痹证"；并认为静脉曲张性小腿溃疡、深脓疱疮等疾患，因湿气郁久成毒，湿毒之气下注小腿而发病。

凡腹满水肿、肌肤肿胀、糜烂、渗出、水疱、结节等皮损无不与湿相关，只因人、因时、因部位或因挟热、挟风之不同，而皮损出现先后、轻重、多少之不等。如毛囊炎、疖、丹毒、水痘、日照性皮炎、急性湿疹、某些药疹、脓疱疮、湿性脂溢性皮炎、多汗症、酒渣鼻、痤疮等病，均因于湿热内蕴，或上蒸于头面，或迫津外泄，或蕴结于肌肤，或挟时邪、外感邪毒而诱发。带状疱疹由肝胆湿热或脾虚湿盛引起；皮肤瘙痒症、神经性皮炎、扁平苔藓因风湿蕴阻，经络阻隔，肌肤失养所致者为多；天疱疮、疱疹样皮炎等大疱性疾病多由湿热交蒸，外越肌肤所致；结节性红斑、多形红斑、冻疮多由寒湿凝滞，血瘀阻络所致；小腿溃疡、足癣、女阴溃疡、糜烂性龟头炎多由湿热下注所致；接触过敏性皮炎多因湿热下注，外感邪毒而发。

"湿气通于脾"，长夏是皮肤保养的重要时期，当重视"脾"，健脾、祛湿、化湿、利湿是主要的调理法则，兼顾清火热、清暑气余邪、解毒、凉血等法。长夏同时也是人体脾胃消化、吸收营养的大好时期，所以在七八月间应多吃一些健脾的食物，比如可以多吃些肉类食品，还可吃一些白术、山药、白扁豆，以健运脾气。此时，还要重视顺节气养生。

立秋节气，养生须调理脾胃、防秋燥及养阴祛湿，须预防以下几类皮肤病：

（1）日光导致的皮肤病，日照性皮炎、光线性肉芽肿、多形性日光疹、光线性唇炎、雀斑、黄褐斑等。

（2）高温引起的皮肤病，如夏季皮炎、痱子等。

（3）细菌繁殖活跃引起的皮肤疾病，如毛囊炎、化脓性汗腺炎、化脓性甲沟炎、疖、痈、丹毒等。

（4）癣，如头癣、体癣、股癣、手足癣、甲癣等。

并须注意以下几点：

（1）防暑

立秋之后气温不会很快下降，很可能有短时间的气温升高，人们还会经历一段高温潮热的时期，因此，立秋之后要继续清热解暑，防晒防中暑的工作依然不能松懈。

（2）防燥

如果出现明显的咽部不适，应该注意多喝温热水，多吃些滋阴润喉之品，如百合、银耳、黑木耳、梨等，平时用嗓较多的人更要保护好嗓子，尽量减少说话。另外，秋天容易上火，建议容易上火的人少吃辛辣食物，以免刺激嗓子而影响健康。

（3）养阴润肺

肺与秋季相应，而秋季干燥，气燥伤肺，肺气虚则机体对不良刺激的耐受性下降，易产生呼吸道疾病，因此，需要润燥、养阴、润肺。可适当食用如芝麻、蜂蜜、百合、杏仁、乳制品等柔润食品，同时可多食一些酸味果蔬，可以益胃生津，有益健康。

（4）防感冒

初秋是感染性疾病的高发期，孩子往往会出现发烧症状，有时还会出现脸色苍白、情绪不稳定、恶心呕吐、腹泻等其他异常表现。初秋的夜晚，很多人习惯不盖被子，太过贪凉会导致腹泻、头重等。因此，初秋之际，千万注意不要贪凉。

（5）做运动

进入秋季，是开展各种运动锻炼的大好时机，人们可以根据自己的具体情况选择不同的锻炼项目，慢跑、爬山、球类运动等，秋冬运动量与夏季相比可适当增大，运动时间可加长，但要注意循序渐进。

（6）起居适宜

起居当早睡早起，早睡是顺应阳气之收敛，早起可舒展肺气。

处暑节气，白天天气依旧炎热，并且气候更替，天气多变，皮肤病自然来敲门，其中有四类皮肤病最易来袭：

（1）湿疹

处暑过后，秋天来了，多是阴雨天气，空气湿度大，空气中污染物和致敏物增多，会附着在皮肤上，发生湿疹。

（2）疱疹

因压力大、气候变化等因素影响，会引起皮肤问题，轻则出现小疙瘩、发痒，重则导致湿疹、荨麻疹、神经性皮炎、带状疱疹，需格外警惕。

（3）荨麻疹

三伏天空调使用率高，有的人皮肤御寒功能差，突然受到冷风刺激，皮肤小血管就会扩张充血，进而增强血管通透性，皮肤会出现风团和局部水肿，引起寒性荨麻疹。

（4）异位性皮炎、光敏性皮炎

处暑后天气转凉，人体皮脂腺分泌功能减弱，皮肤易干燥，引起瘙痒。如果抓挠，特别是老人、小孩，就会引起异位性皮炎。白天紫外线增强，户外工作者最易得光敏性皮炎，面部、手部、颈部都是重灾区。

因此，处暑节气养生以养肺为重点，首先应调整睡眠时间，保证足够的睡眠，早睡早起。其次，多吃具有清润的新鲜果蔬，如猕猴桃、百合、雪梨、黄花梨、冬瓜、赤小豆、豆腐、无花果、胡萝卜等。注意保持皮肤湿润，防晒。

（四）秋季养生与皮肤毛发

长夏过后，接下来是秋分、寒露、霜降三个节气。秋分属酉，酉藏辛金，酉对应肺、肺气等，辛金对应肺气、皮毛、司气等。寒露、霜降属戌，戌藏戊土、丁火、辛金，戌对应胃阳、胃气、肾气等，丁火对应肾气等。因此，顺秋分、寒露、霜降三个节气养生，应当以肺、皮毛、脾胃、肾为主。

《素问·四气调神大论》明确指出："秋三月，此谓容平，天气以急，地气以明，早卧早起，与鸡俱兴，使志安宁，以缓秋刑，收敛神气，使秋气平，无外其志，使肺气清，此秋气之应，养收之道也。逆之则伤肺，冬为飧泄，奉藏者少。"

秋分节气已经真正进入到秋季，作为昼夜时间相等的节气，人们在养生中也应本着阴阳平衡的规律，使机体保持“阴平阳秘”。《素问·至真要大论》云：“谨察阴阳所在而调之，以平为期。”故阴阳所在不可出现偏颇，在皮肤病方面，须特别警惕湿疹、皮炎、荨麻疹等皮肤病，尤其是荨麻疹。预防皮肤病，可以采取如下几点：

在饮食摄养上，因秋属肺金，酸味收敛补肺，辛味发散泻肺，所以秋日宜收不宜散，要尽量少食葱、姜等辛味之品，适当多食酸味甘润的果蔬。同时秋燥津液易伤，引起咽、鼻、唇干燥，以及干咳、声嘶、皮肤干裂、大便燥结等燥症，宜多选用甘寒滋润之品，如百合、银耳、山药、秋梨、莲藕、柿子、芝麻、鸭肉等，以润肺生津，养阴清燥。历来秋日最多润养的汤水，如青萝卜陈皮鸭汤、玉竹百合猪瘦肉汤、木瓜粟米花生生鱼汤、沙田柚花猪肝汤、无花果白鲫汤、霸王花蜜枣猪月展汤等都是家庭养生之品。

有过敏体质的人切记要避免接触树木花草，避免靠近花朵，以防花粉等的吸入。有荨麻疹病史者，对某些食物特别是蛋白质一类食物，如鱼、虾、蟹、牛肉、蘑菇、草莓、竹笋等，若曾有过敏者应忌食。

另外，在精神调养方面，应保持神志安宁，减缓秋季肃杀之气对人体的影响，收敛神气，以适应秋天容平之气。同时精神情绪上要看到积极的一面，那就是金秋季节时，天高气爽，是开展各种运动锻炼的好时机，登山、慢跑、散步、打球、游泳、洗冷水浴；或五禽戏、太极拳、八段锦、健身操等。在进行“动功”锻炼的同时，可配合“静功”，如六字诀默念呼气练功法、内气功、意守功等，动静结合，动则强身，静则养身，则可达到心身康泰之功效。

寒露节气，气候开始从凉爽向寒冷过渡。“金秋之时，燥气当令”，寒露之后，逐日增加的大气压力将地表热能压入地下，地面以上逐渐寒冷，如西北方居住在土穴中的人，会明显感到秋后穴内逐渐比地面温暖。天人相应，此时人身内部和下部也逐渐在增温。温度增高，加上燥气的作用，易致体内“缺水”，这时如过食辛辣、油炸、火烤或甜腻的食物，或是情绪过于亢奋，就会加重火气，焦灼体内阴液。同时，外有寒气郁闭皮表，使内部邪气无法透散，就容易导致一系列皮肤疾病。《素问·六元正纪大论》中描述其为：“寒露下，霜乃早降，草木黄落，寒气及体，君子周密，民病皮腠。”所以在寒露节气，一定谨防外寒内燥所致的皮肤疾病。

内燥，多因体内津血亏虚所化生，燥邪致病的皮肤症状有皮肤干燥、粗糙、皮屑干燥等。寒邪所致的皮肤症状为皮肤温低、皮损色白或青紫、结节、结块、疼痛等。在预防方面，除了加强滋阴润燥，积极地避免那些容易损伤阴液的饮食，保持作息规律，才是最根本的防病手段。具体措施主要有如下几点：

（1）早餐应温食，多吃热粥。

（2）饮食偏重甘、淡、润。如莲藕、百合、山药、银耳、豆类、雪梨、莲子、糯米、菌类、核桃、沙参、玉竹、黄精、鸡蛋、鸭肉等。

（3）忌食辛辣、香燥、熏烤及油腻食品。

（4）少思虑，少忧愁，少亢奋，多睡觉。

（5）随时保持温暖，让气血流通顺畅，自能邪去正安。

霜降节气是秋季到冬季的过渡节气。《二十四节气解》中指出：“气肃而霜降，阴始凝也。”“霜降”表示天气逐渐变冷，露水凝结成霜。民间有谚语：“一年补到头，不如补霜降。”足见这个节气对人们的影响。霜降的到来，气候由热转寒，阳气渐退，阴气渐生，人体的生理活动亦根据自然界的变化而发生改变，皮肤的新陈代谢水平开始下调，汗腺分泌量减少，使皮肤角质层水分的含量下降，皮脂腺分泌量的减少，使角质层的保水能力下降，加之气候干爽，多风少雨，大部分人会感觉皮肤干燥，易发生过敏反应。所以，霜降时节护肤就显得尤为重要。中医学认为，秋季应肺，肺的功能为"主气、司呼吸""肺合皮毛"，也就是说人体的呼吸系统由肺来主管，而皮肤的好坏可以观察到肺的功能正常与否。反之，肺的功能正常，人的皮肤就健康，湿润而有光泽。

所以，秋天护肤要养肺。一是多饮水，少吃冷饮，"形寒饮冷则伤肺"。二是加强锻炼，增强肺活量，如散步、慢跑、做操、打太极拳等。

深秋时节，气候逐渐干燥，皮肤重点要保湿。保湿方法有以下几点：

一是饮足够的水，饮水量为每日 6~8 杯，同时还要饮用果汁、矿泉水、茶水等。

二是可用蒸汽熏蒸脸面，给面部补充水分，或用保湿护肤剂涂于脸面，以减少表面水分的散发。

三是注意饮食调养。多喝豆浆、牛奶等饮料，多吃新鲜的蔬菜、水果、鱼、瘦肉，戒除烟、酒、咖啡、浓茶及煎炸食品。多吃些芝麻、核桃、蜂蜜、银耳、梨等润燥滋阴的食物，能滋润肌肤。

四是选择合适的护肤品。如选择温和的洗面奶，不含乙醇（酒精）成分的化妆水，滋润但不油腻的日霜及晚霜，有增白效果的软性面膜等。配合使用含有松香油脂酸和维生素 A 的面部润肤剂，以促进血液循环，有效改善皮肤生理环境，减少皮肤皱纹。

五是皮肤护理要分白天和夜晚。白天的护理，坚持每天做 2 次面部清洁，让皮肤洁净、滋润，外出时要使用有防晒作用的日霜。晚上的护理，先用温水、洗面奶彻底清洁面部皮肤，再用不含酒精的化妆水进一步洁肤及补充水分，然后在面部薄而均匀地涂抹渗透性强的滋润晚霜，适当地热敷，让营养渗透到皮肤深层中去。

气候干燥，季节的变换对过敏性皮肤来说是大敌当前，一些平时不太容易过敏的女性，也开始出现敏感的症状。因此，更要十分慎重，须特别注意以下几点：

（1）注意不要过多使用那些气味太芳香的产品，其含酒精和果酸成分较多，对皮肤刺激大，敏感性皮肤者忌用；忌用深层清洁的磨砂膏和去角质霜，以免使过敏情况加重。

（2）在保湿、高水分的范围内挑选护肤品和彩妆品，干燥会加重敏感的状况。应使用非常柔和的眼部卸妆乳，让棉片吸取，擦拭后，再用棉签去除细微残留物。

（3）一般的洁面产品容易带走水分和油分，最好选用轻柔、保湿的洁面液清洁面部。特别敏感的皮肤可能对硬水也会产生反应，不妨使用含有舒缓因子的矿泉水喷雾来清洁面部。

（4）洁面后立即用毛巾吸干脸上的水分，防止蒸发。

（5）选用低敏的保湿霜，不但能补充水分，还能阻止外界的部分敏感源。

（6）选用抗敏感的保湿面膜，以及专为敏感皮肤而设计的精华素。

饮食调养方面，平补为上，注意多吃健脾养阴润燥的中药食材及果蔬，如百合、蜂蜜、秋梨、山药、胡萝卜、萝卜、鸭肉、咸鸭蛋、木耳、银耳、沙参、新鲜蔬菜等。房事方面，遵循"秋气养收"的原则，克制欲望，减少房事次数，减少阴阳向外发泄，有利于皮肤"收"的过程。

（五）冬季养生与皮肤毛发

冬季是万物生机闭藏的季节，冬天肾在用事当令。“寒”是冬季气候变化的主要特点。冬三月，即立冬至立春前一天，其天干为壬、癸；支月为亥月（立冬、小雪）、子月（大雪、冬至）、丑月（小寒、大寒）；且子藏癸水，亥藏壬水、甲木，丑藏己土、辛金、癸水。壬对应肾阴、膀胱等；癸对应血等；甲对应胆、头、脑、骨、腰脊、督脉、生发之气等；己对应脾气等；辛对应肺气、皮毛、司气等；亥对应肾、肾阴、带脉、子宫等；子对应先（后）天元阴、阴精、血等。可见，冬季养生当以上述脏腑器官为主。

冬季养生在四季中最为重要。冬季养生的意义相当于一个人在夜里睡觉休息，没有休息好，则第二天无精打采。《素问·四气调神大论》明确指出：“冬三月，此谓闭藏，水冰地坼，无扰乎阳，早卧晚起，必待日光，使志若伏若匿，若有私意，若已有得，去寒就温，无泄皮肤，使气亟夺，此冬气之应，养藏之道也。逆之则伤肾，春为痿厥，奉生者少。”由于春天、盛夏、金秋消耗了机体大量的元气，冬季迫切需要固本培元。固本培元，可以从如下几个方面着眼。

一是使心情处于心满意足的状态，以保证体内阳气的闭藏。

二要早睡晚起，顺应阴盛阳衰的气候变化。

三要注意防寒，但室内不宜太热，无泄皮肤。

四要遵循“秋冬养阴”的原则。正所谓：“冬季进补，春天打虎。”可适当选用黑芝麻、黑木耳、黑米、黑豆、黑枣、乌鸡等。当天寒地冻时，当遵循“温而不散”的原则来补益，可选用糯米、核桃仁、羊肉、龙眼肉、虾、人参、鹿茸等。冬季进补，还需要依据个人的体质进行，要分清阴阳来补。肾阴不足者，可选用雪梨、海参、枸杞子、甲鱼、银耳等；肾阳不足者，当多吃龙眼肉、羊肉、鹿茸、桂皮、益智仁、肉苁蓉等。如进补太过，可吃白萝卜以助消化，消胀除满。另外，“少食咸，多食苦”，可适当吃一些苦味的食物，以助心，抗御过亢的肾水。冬季避免生冷、黏腻食物。

五要严格控制房事，正所谓：“善保精血者多高寿，过损精血者必早衰。”

冬三月养生还要顺应从立冬到大寒的节气来养阳养阴，休养生息，会取得较好的“闭藏”效果。

立冬节气，提示冬季开始，万物需要收藏，规避寒冷，为来春生机勃发做准备。人虽不冬眠，但到了立冬，人体阳气开始进入潜藏状态。但立冬过后，银屑病、皮炎、湿疹、荨麻疹、脱发、皮肤白斑等皮肤疾病进入高发季。由于立冬属亥月，亥藏壬水、甲木；壬对应肾阴、膀胱等；甲对应胆、头、脑、骨、腰脊、督脉、生发之气等；亥对应肾、肾阴、带脉、子宫等。所以，补肾藏精，滋阴潜阳，促进闭藏，是立冬养生之要，须注意如下“7 点”：

（1）防“点”病

冬季气候寒冷，容易诱使慢性病复发或加重，应留意防寒保暖，尤其是预防大风降温天气对机体的不良刺激，备好急救药品。同时还应重视耐寒锻炼，提高御寒及抗病能力，预防呼吸道疾病的发生。

（2）进“点”补

冬季养生要科学进补。阳气偏虚者，选用羊肉、狗肉、鸡肉等；气血双亏者，可用鹅肉、鸭肉、乌鸡等；不宜食生冷燥热者，建议选用枸杞子、红枣、木耳、黑芝麻、核桃肉等。药补则一定要遵医嘱，一人一法。冬令进补时，为使胃肠有一个适应过程，最好先选用红枣炖牛肉、花生仁加红糖、生姜大枣牛肉汤等，以调整脾胃功能。

(3) 多“点”水

冬天虽然排汗排尿减少，但维持大脑与身体各器官的细胞正常运作依然需要水分滋养。冬季一般每日补水应为2000～3000mL。

(4) 出“点”汗

冬季养生要适当动筋骨，出点汗，这样才能强身健体。锻炼身体要动静结合，跑步做操只宜微微似汗出为度，汗多泄气，有悖于冬季阳气伏藏之道。

(5) 调“点”神

冬天寒冷，易使人情绪低落。最好的方法是根据自身健康状况，选择一些诸如慢跑、滑冰、跳舞、打球等强度不等的体育活动，这些都是消除烦闷、调养精神的好方法。

(6) 早“点”睡

冬三月不宜清早出夜深归，冒犯寒威。早睡以养阳气，迟起以固阴精。因此，冬季养生要保证充足的睡眠，这样有益于阳气潜藏，阴津蓄积。立冬后的起居调养切记以“养藏”为主。

(7) 护“点”脚

冬季健脚即健身。天天坚持用温热水洗脚，最好同时按摩和刺激双脚穴位。天天坚持步行半小时以上，活动双脚。早晚坚持搓揉脚心，以增进血液循环。

小雪节气，万物失去生机，天地闭塞而转入严寒，预示冬季的真正到来。天气常阴冷晦暗，容易使人郁闷烦躁，皮肤容易干燥，严重者会引起皱纹发生，甚至皮肤干裂。所以小雪节气到来之际，养生保健护肤是非常重要的。

第一，在小雪节气护肤中一定要重视补水，最好的方法就是多喝水，多吃水果，如西红柿，最好是炒熟的，可以起到防晒及美白护肤的作用。另外，苹果、胡萝卜等也有着抗氧化及美白护肤的作用。

第二，可在太阳底下晒一晒，不但可以取暖，还可以帮助人们缓解情绪，对于疾病也是一种光疗，可作为辅助疗法。要多参加户外活动，从而提高身体的免疫力，多晒太阳还可以让大脑里面的5-羟色胺保持稳定，也可以帮助身体合成维生素D。但是户外有着很强的紫外线，因此，每次晒太阳的时间不宜过长，以半个小时左右为宜，更不要隔着玻璃晒太阳。

大雪节气，是冬季的第三个节气，标志着仲冬时节的正式开始。从中医养生的角度来看，大雪节气时，人们在衣食住行等方面要做出适当的调整，才有利于身心保健，尤其是食补方面。在寒冷的大雪节气，更要多吃蔬菜来补充营养，防止上火。可选择以下蔬菜：

(1) 莲藕

冬季天气干燥，饮食过热，常造成人体燥热上火。莲藕无污染，清热润燥；生藕性寒，有清热除烦之功，煮熟后由凉变温，有养胃滋阴、健脾益气的功效。莲藕与芸豆熬汤，可改善睡眠质量，和猪排骨一起煲汤能健脾开胃，适合脾胃虚弱的人滋补养生。需要提醒的是，长时间炖莲藕，最好选用陶瓷或不锈钢的器皿，避免用铁锅，也尽量别用铁刀切莲藕，以避免其氧化变黑。

（2）西葫芦

天冷时，人们容易饮食过量。西葫芦富含膳食纤维，含热量相对较低，消化速度较慢，饱腹时间也较长，因此可以防止冬日过量饮食。西葫芦中还含有胡萝卜素，对癌症和心脏病等疾病有益。生吃西葫芦比熟食效果更好，也可以做菜汤吃。

（3）荸荠

荸荠（马蹄）皮色紫黑，肉质洁白，味甜多汁，清脆可口，有"地下雪梨"之美誉，北方人称之为"江南人参"，既可做水果生吃，又可做蔬菜食用，是大众喜爱的时令之品。荸荠性寒，具有清热解毒、凉血生津、利尿通便、化湿祛痰、消食除胀的功效，可用于治疗黄疸、痢疾、小儿麻痹、便秘等疾病，尤其适合饭后食用。

（4）甘蔗

冬季是需要补水的季节，甘蔗含多种微量元素，其中铁的含量特别多，素有"补血果"的美称，拥有滋补清热、通便解结的作用。作为清凉的补剂，其可治疗因热病引起的伤津，心烦口渴，反胃呕吐，或肺燥引发的咳嗽气喘。甘蔗汁还可缓解酒精中毒。甘蔗含糖量高，应控制食用量，睡前不宜吃。

冬至节气，又名"一阳生"，预示阴极之至，阳气始生。因此，冬至是养生的大好时机。因为从冬季开始，生命活动开始由衰转盛，由静转动。此时养生，有助于保证旺盛的精力，可预防早衰，达到延年益寿的目的。冬至时节的饮食宜多样，谷、果、肉、蔬合理搭配，适当选用高钙食品。在养生保健方面，可以从以下两个方面着手：

（1）针灸通穴

冬至是阴阳二气的自然转化，阴阳交接时，艾灸神阙穴是激发身体阳气上升的最佳时间。在冬至前后四天，加上冬至这一天，共九天，可以通过用艾条灸神阙穴的方法养生。

把艾条点着后，以肚脐为中心，熏灼肚脐周围。注意不要烫到皮肤，有温热的感觉即可。每天 1 次，每次 15 ~20 分钟。

神阙穴是五脏六腑之本，为任脉、冲脉循行之地，为元气归藏之根，为连接人体先天与后天之要穴。艾灸神阙穴可益气补阳，温肾健脾，祛风除湿，温阳救逆，温通经络，调和气血。

（2）注意防寒保暖

在气温降到 0℃以下时，要及时增添衣服。衣裤既要保暖性能好，又要柔软宽松，不宜穿得过紧，要使血液通畅。合理调节饮食起居，不酗酒、不吸烟，不过度劳累。保持良好的心境，情绪要稳定、愉快，切忌发怒、急躁和精神抑郁。进行适当的御寒锻炼，如平时坚持用冷水洗脸等，提高机体对寒冷的适应性和耐寒能力。对于女性来说，如果不注意保暖，就会出现月经不调、痛经等不适症状。所以，女性更须注意防寒保暖。

小寒节气，标志着冬季的正式开始。中医学认为寒为阴邪，最寒冷的节气也是阴邪最盛的时期，从饮食养生的角度讲，在日常饮食中可多食用一些温热食物，以补益身体，防御寒冷气候对人体的侵袭。

日常食物中属于热性的食物主要有：鳟鱼、辣椒、肉桂、花椒等；属于温性的食物有：糯米、高粱米、刀豆、韭菜、茴香、香菜、荠菜、芦笋、芥菜、南瓜、生姜、葱、大蒜、杏子、桃子、大枣、桂圆、荔枝、木瓜、樱桃、石榴、乌梅、香橼、佛手、栗子、核桃仁、杏仁、羊肉、猪肝、猪肚、火腿、狗肉、鸡肉、羊乳、鹅蛋、鳝鱼、鳙鱼、鲢鱼、虾、海参、淡菜、蚶、酒等。

但是进补不宜盲目，按照传统中医理论，滋补分为四类，即补气、补血、补阴、补阳。

(1) 补气主要针对气虚质

如动后冒虚汗、精神疲乏，妇人子宫脱垂等，宜用红参、红枣、白术、黄芪、山药、五味子等。

(2) 补血主要针对血虚质

如头昏眼花、心悸失眠、面色萎黄、嘴唇苍白、妇人月经量少且色淡等，应用当归、熟地黄、白芍、阿胶、何首乌等。

(3) 补阴主要针对阴虚质

如夜间盗汗、午后低热、两颊潮红、手足心热、妇人白带增多等，宜用冬虫夏草、白参、沙参、天冬、鳖甲、龟板、白木耳等。阴虚阳盛体质者宜选用冬虫夏草、石斛、沙参、玉竹、芡实之类，配伍肉禽煲、炖汤水进补。

(4) 补阳主要针对阳虚质

如手足冰凉、怕冷、腰酸、性机能低下等，可选用鹿茸、杜仲、肉苁蓉、巴戟天等。

另外，冬季干冷，宜多进行户外的运动，如慢跑、跳绳、踢毽等。精神上宜静神少虑，畅达乐观，不为琐事劳神，心态平和，增添乐趣。

大寒节气，是二十四节气中的最后一个节气，并且小寒、大寒是一年中雨水最少的时段。因此，在养生方面应注意如下几点：

(1) 多吃进补食物

大寒养生宜进补为主，由于大寒时节相对寒冷，人体需要的热量也随之增加，所以多摄取一些脂类食品，如羊肉、狗肉等，并配合药膳来进补，可起到很好的养生作用。

(2) 防风御寒

大寒是最冷的一个节气，这个节气不但温度低，而且风大，日常生活中要注意保暖，外出时一定加穿外套，戴上口罩、帽子、围巾。根据天气的冷热度来增减衣物，大寒时节容易导致手脚冰凉，所以手脚的保暖措施也很重要。

(3) 多喝白开水，补充体内水分

大寒节气是一年中气温最低的节气，也是最干燥的节气，所以要多喝白开水，补充体内水分，少吃冰凉的水果。除了补充自身的水分之外，室内也要保持正常的湿度，可以通过加湿器等调节室内湿度，防止干燥。

(4) 保持充足睡眠，早睡晚起

大寒是冬季的最后一个节气，人比较容易犯困，所以要保持充足的睡眠，在起居方面仍要顺应冬季闭藏的特性，做到早睡晚起，这样可以保证人的睡眠质量，这也是大寒养生的一种保健方式。

(5) 睡前洗脚

睡前洗脚可以有效地促进血液循环，还能很好地改善睡眠质量。由于大寒是一个寒冷的节气，长期坚持睡前泡脚可以预防冻疮的形成，也能起到保健养生的作用。

(6) 坚持运动，促进身体活力

冬季坚持锻炼对养生有特殊意义。俗话说："冬天动一动，少闹一场病；冬天懒一懒，多喝药一碗。”大寒节气的运动应避免在低温的环境中进行，可以选择在室内运动，如果想在室外运动，尽量选择在太阳出来后，气温相对暖和的情况下进行，运动也不宜过分激烈。

三、皮肤毛发的四季护养

（一）春季

春回大地，天气转暖，皮肤汗孔逐渐舒展开了。这时，许多人尤其是女性会感觉到周身肌肤有些奇怪的变化，特别是脸部有痒感，搔之会脱皮，有时会出血。此时不宜用碱性肥皂洗脸，可以在脸上搽些药物，如桃花散（《太平圣惠方》）。

桃花散的配制方法：在农历三月桃花盛开的时候，采摘桃花，去除杂质后阴干，研成细末，用蜂蜜调为膏。每天晚上涂搽面部，次日早晨洗去。如此连续四五天即可见效。用桃花散长期搽面，有“令面妍华光悦”的效果。

想要加快肌肤的新陈代谢，除了借助春天温柔的阳光外，还可以进行面部蒸汽浴。进行面部蒸汽浴，可先将头发用三角巾扎住或戴上胶皮帽，面部用清洁霜洗干净；然后将某些抗过敏的药物（如当归、细辛、菊花、防风、蝉蜕、薄荷等）按比例放入盛水的器皿中煮开，将汤汁滤出，倒入碗内，把头俯在碗上方，用长毛巾蒙住头与碗，使蒸汽熏蒸面部，持续10～15分钟；最后用温水与肥皂洗脸，再用冷水冲洗干净。

（二）夏季

夏天，无论何种类型的皮肤，新陈代谢均较旺盛。皮垢污物常积满皮肤表面，如不及时清除，皮肤会变得粗糙，使皮脂分泌困难，皮肤更粗糙。夏季皮肤护养，最好的办法就是清洗，要坚持每天至少洗一次澡。使用面膜是去除皮脂垢物的最有效手段。把面膜当作洗脸剂使用，能把皮肤上的一切污迹一扫而光，还能使皮肤彻底润泽，但市场上的面膜多为化学物质，毒性和副作用较大，对皮肤有损害，建议少用。可选用下面的石膏面膜方法：

1. 材料

生石膏粉250g，双氧水（过氧化氢）500mL，蛇油2g。

2. 操作步骤

先将头发用纱布或三角巾扎住，在面部涂上蛇油，以润滑肌肤，注意防止过敏。然后将眉毛、眼睛、嘴唇部位用棉花保护起来，再将生石膏粉拌入双氧水，拌成糊状，涂敷在面部。但要注意，要保留鼻孔以呼吸，同时鼻孔下因为呼出热气而最容易干燥，故要在最后涂敷。涂毕，保持静止状态30分钟，待石膏干燥后，即可揭开。最后用生理盐水棉球清洗面部残留的石膏痕迹。

3. 功效

该法无任何副作用，对皮肤除清洗作用外，还有漂白作用，可使皮肤更加白泽。

另外，如在家庭中使用此法，可用其他方法来代替，例如在鸡蛋清中加入柠檬汁，涂在面部，待干后可起到去皱纹的效果。另外，将黄瓜切成薄片，敷贴在面部，也能起到清洗和美容的效果。

（三）秋季

秋季天气干燥，对面部、颈部的皮肤危害甚大。在秋燥的影响下，皮肤变得越来越干燥。欲在秋天保持肌肤健美，最简便的方法就是每天坚持洗脸、洗脖子。洗脸用水最好是软水，最理想的是用雨水和泉水，凉开水也比直接从水龙头里接的水软得多。当然也可以使用硼酸将水软化（半盆冷水加 1 茶匙硼酸即可）。每天最好洗脸 2 次以上，至少也要洗一次。

洗过脸，当面部皮肤还湿润的时候，蘸营养霜厚厚地涂到脸部和脖子上。建议不要每天都使用营养霜，但记住，根本不用或滥用营养霜都是有害的。如皮肤属干燥型，建议使用敷疗的方法。湿热敷使肌肉变得放松，皮肤发热，皮肤表皮上的灰尘和皮屑会脱落。

湿热敷的操作方法：先将皮肤洗干净，再用一条毛巾叠成几层，用热水浸湿，在脸和颈部敷 10~15 分钟。如期间敷布冷却了，可再用热水浸湿。

湿冷敷可改变面部气血，提高皮肤的弹性，使皮肤变白。方法同湿热敷。冷热两种敷疗可交替使用，效果会更好。

（四）冬季

冬天寒冷，皮肤趋向干燥。在冬季给皮肤抹上一层油脂，对保护皮肤和滋润皮肤是十分有益的。健康皮肤的状态因人而异，从美容角度，皮肤分为干性、油性、中性、敏感性及混合性五种类型。如普通皮肤一到冬季就转为干性皮肤，宜用油脂化妆品保护。干性皮肤冬天可能转为鱼鳞状皮肤，宜选用油腻性较强的油脂类化妆品。油性皮肤冬天可能转为普通皮肤，宜用乳剂类化妆品。对于混合性皮肤，其额部、鼻梁部在冬天可能转成普通皮肤，但其他部位则转为干性皮肤，使用化妆品时，应当依据不同部位而分别对待，额部、鼻梁部敷涂油脂类应该薄一些，其他部位则厚一些。

冬天时皮肤的弹性较差，在给皮肤涂化妆品时，要注意不要把皮肤拉得失去弹性，要讲究涂面油的动作技巧。首先，应分别在两颊、额头、下巴、鼻子这五点涂抹上适当的擦脸油备用。切记，千万不可以把擦脸油放在手心里，然后一顿乱涂，不仅会影响吸收的效果，同时也不利于面部的抗皱。点好之后即可均匀涂抹，先从下巴开始往两侧的脸颊处，从下至上的“提拉式”涂抹。这样逆着皱纹涂抹的方式，会让擦脸油更好地被皮肤的纹理吸收，同时也有助于抗皱。两颊以及下巴涂抹好之后，再涂抹鼻子周围，鼻子上的擦脸油要由内向两颊处涂抹，绕过眼睛，这样均匀涂抹至吸收。最后是额头，涂抹方式和鼻子类似，也是从中间向两边均匀地涂抹。

第九节　治未病理论与皮肤亚健康防治

“治未病”虽然首见于《黄帝内经》，但其学术渊源可追溯到春秋时期乃至更早。目前可检索到的最早提出防患于未然思想的文献，见于《周易·既济》：“水在火上，既济。君子以思患而预防之。”继之，《国语·楚语》也提出：“夫谁无疾眚，能者早除之。”均强调了早期治疗、防止传变的重要性。这些预防思想，尽管还尚未形成系统的理论体系，但实为“治未病”理论的渊薮。“治未病”的预防思想是中医学最具特色的理论之一。

一、“治未病”的概念

“治未病”的概念包括两方面的内容，一是未病先防；二是既病防变。

（一）未病先防

未病先防，是指采取一定的措施，防止疾病的发生。未病先防重在于养生。主要包括：法于自然之道，调理精神情志，保持阴平阳秘三个方面。

1. 法于自然之道

顾名思义，顺应自然规律的发展变化，起居能顺应四时的变化。春三月，应晚睡早起，在庭院里散步，舒缓身体，以使神志随生发之气舒畅；夏三月，应晚睡早起，不要厌恶白天太长，应使腠理宣统，使阳气疏泄于外；秋三月，应早睡早起，保持意志安定，使精神内守，不急不躁；冬三月，应早睡晚起，等到太阳出来再起床，避开寒凉，保持温暖，不能让皮肤开张出汗而频繁耗伤阳气。对于四时不正之气能够及时回避，能够顺应“春夏养阳，秋冬养阴”的法则，即春夏顺应生长之气以养阳，秋冬顺应收藏之气以养阴。

2. 调理精神情志

即保持精神上清净安闲，无欲无求，保持心志闲舒，心情安宁，没有恐惧，调整自己的爱好以适合世俗习惯，不生气，不使思想有过重的负担，以清净愉悦为本务，以悠然自得为目的。春天使情志随生发之气而舒畅；夏天保持心中没有郁怒；秋天保持意志安定，不急不躁；冬天使意志如伏似藏，保证心里充实。这样一来，真气深藏顺从，精神持守而不外散。

3. 保持阴平阳秘

《黄帝内经》云：“阴平阳秘，精神乃治。阴阳离决，精气乃绝。”阐明了阴阳的平秘对生命活动的重要意义。调和阴阳是最好的养生方法，阳气固密于外，阴气才能内守；如果阳气过于亢盛，不能固密，阴气就要亏耗而衰竭；阴气和平，阳气周密，精神就会旺盛；如果阴阳离绝而不相交，那么精气也就随之耗竭。

（二）既病防变

既病防变是指已经生病了就要及时治疗，要能够预测到疾病可能的发展方向，以防止疾病进一步进展。疾病的发展都有顺逆传变的规律，正确的预测到疾病的发展，则能够及时阻断疾病的加重或转变。在中医基础理论中，脏腑之间有阴阳五行相生相克的关系，所以在疾病的发展传变中主要包括五行传变和内外表里传变。

1. 五行传变

五行传变中包括母子关系的传变和乘侮关系的传变两种。

（1）母子关系的传变

“母病累子”：即疾病从母脏传来，疾病依据相生方向侵及属子的脏腑。

“子盗母气”：即病变从子脏传来，侵及属母的脏腑。

(2) 乘侮关系的传变

“相乘传变”：即相克太过而导致疾病传变。

“相侮传变”：即反克为害。

2. 内外表里传变

疾病的内外表里传变主要是指经络与脏腑的内外表里传变。

在正常生理情况下，经络有运行气血，沟通表里，联络脏腑及感应传导的作用。所以在病理情况下，经络就成为传递病邪和反映病变的途径。《素问·皮部论》云：“邪客于皮则腠理开，开则邪入客于络脉，络脉满则注于经脉，经脉满则入舍于脏腑也。”说明了经络是从皮毛腠理内传于脏腑的传变途径。故而，在疾病产生后可以通过对此传变规律的分析进行预防。

所以，“治未病”之“未病”的内涵可以归纳为：

(1) 未生：是指尚未发生疾病的状态。

(2) 未盛：是指疾病初发，处于轻浅阶段或萌芽状态。

(3) 未作：是指间歇性或反复发作性疾病的缓解期。

(4) 未传：是指病邪虽然已经侵害机体，但尚未传变。

“治”，有治疗、治理、调理的意思。“治未病”，就是在疾病未生、未盛、未作、未传之时，采取一定的措施，以预防疾病的发生与发展。

二、“治未病”理论的基本内容

(一) 养生防病须治其未生

养生防病须治其未生，也就是健康到亚健康的一级预防。治其未生，是指在疾病发生之前，就积极采取措施，防止疾病的发生。

疾病的发生关系到正气和邪气两方面的因素。正气不足是疾病发生的内在原因，邪气侵犯是疾病发生的重要条件，因此，预防疾病的发生必须从正邪两个方面入手：一是要扶助正气，提高机体的抗邪能力；二是防止病邪的侵袭。因为正气是发病的主导因素，所以预防疾病的关键是扶助正气，也就是养生，养生的目的就是祛病，延年益寿，提高整体生存质量。

中医最早的养生理论记载于《黄帝内经》，这是《黄帝内经》学术体系最具特色的内容之一。在整体恒动的自然观与生命观的指导下，建立了“形神共养”“养神重于养形”的养生模式。该模式体现为以下几个方面：

一是顺应自然，法于阴阳。春夏养阳，秋冬养阴，以从其根本。

二是调摄精神，养正避邪。《素问·上古天真论》云：“恬淡虚无，真气从之，精神内守，病安从来?”就是对该原则的高度概括。

三是饮食有节，保护胃气。胃为五脏六腑之海，保护胃气就是保护脏腑。

四是节制房事，保肾护精。

五是劳逸适度，起居有常。

六是利用药物，培养正气，预防某些疾病的发生。

七是预防邪气的侵害。通过内养与外防两方面的措施来预防疾病的发生。

目前，仍有诸多疾病无法单纯依靠药物得到根本性的治疗。防止疾病侵害的唯一有效方法是通过各种措施调养身体，消除诸多不良因素对机体的影响，防患于未然，才能真正实现健康长寿。具体来说，可实施相关的健康人群干预。

健康人群干预，是指体质偏颇调理与疾病易发倾向调理。针对人群中体质偏颇者，根据体质分型、健康状态、易患疾病等，为其制订详细的个体化健康调养方案，包括起居调养、药膳食疗、膏方、情志调节、动静养生、中药贴敷、推拿按摩等养生保健指导，做到因人、因时、因地施用，从而以健康为核心，无病养生以防患于未然，达到"未病先防"的目的。根据体质分型，其调理方法如下：

1. 气虚质

（1）常见表现

平素喜欢安静，不喜欢说话，说话声音低弱，气短懒言，容易疲乏，精神不振，易出汗，易感冒，舌淡红，舌边有齿痕，脉弱。

（2）发病倾向

易患感冒、内脏下垂等疾病；病后因抗病能力弱而使康复缓慢。

（3）调养指导方案

1）饮食调理

气虚质者应多吃甘温益气之品。粳米、糯米、牛肉、大枣、山药、青萝卜、槟榔等食物具有耗气作用，所以气虚质者不宜多吃。红茶偏温，绿茶偏寒，故气虚者宜选红茶，不宜多饮绿茶。

2）药膳

茯苓粳米粥：茯苓12g，粳米100g，加水适量共煮为粥。

山药桂圆粥：去皮的鲜山药100g，切为小块，加桂圆15g及适量清水，慢火炖为糜粥。

黄芪童子鸡：取童子鸡1只洗净，用纱布袋包好生黄芪9g，取一根细线，一端扎紧纱布袋口，置于锅内，另一端则绑在锅柄上。在锅中加姜、葱及适量水煮汤，待童子鸡煮熟后，拿出黄芪包。加入盐、黄酒调味，即可食用。可益气补虚。

还可选用山药枸杞莲子汤、山药薏仁茶等。

2. 阳虚质

（1）常见表现

平素畏冷，手足不温，胃腹部怕凉，喜热饮食，精神不振，容易大便稀溏，舌淡胖嫩，脉沉迟。

（2）发病倾向

易患痰饮、肿胀、泄泻等疾病。

（3）调养指导方案

1）饮食调理

阳虚质者应多吃温阳益气之品。常见的如生姜、韭菜、荔枝、菠萝、桃、羊肉、狗肉。而冰激凌、西瓜、梨等生冷之品有伤阳之弊，应该少吃。

2）药膳

当归生姜羊肉汤：当归15g，生姜5片，羊肉100g，共煮成汤食用。

黄芪菟丝粥：黄芪、山药、菟丝子各20g，糖适量，粳米50g。制法：先将山药切成小片，与黄芪、菟丝子一起用净布包起，再加入所有材料，加水煮沸后，再用小火熬成粥。

3. 阴虚质

（1）常见表现

手足心热，口燥咽干，喜冷饮，皮肤干燥，面颊潮红，常感到眼睛干涩，容易失眠，经常大便干结，舌红少津或少苔，脉细数。

（2）发病倾向

易患咳嗽、糖尿病、便秘、失眠等疾病。

（3）调养指导方案

1）饮食调理

阴虚质者应该多吃甘凉滋润食物。常见的如银耳、茼蒿、雪梨、木瓜、鸭肉、百合、菠菜等。

2）药膳

沙参粥：沙参15g，粳米100g，冰糖5粒，共煮为粥。

百合粥：粳米100g，百合15g，白砂糖10～20g，共煮为粥。

桑椹粥：桑椹30g，粳米60g，共煮为粥。

还可选用怀菊大枣银耳羹、百合银耳羹、莲子百合煲瘦肉、百合生地汤等。

4. 痰湿质

（1）常见表现

以形体肥胖、腹部肥满、口黏苔腻等痰湿表现为主要特征。面部经常有油腻感，手足心潮湿，多汗且黏，常感到肢体酸困沉重，胸闷，痰多，口黏腻或甜，喜食肥甘甜黏，苔腻，脉滑。

（2）发病倾向

易患糖尿病、中风、眩晕、咳喘、痛风、高血压、高血脂、冠心病等。

（3）调养指导方案

1）饮食调理

饮食方面应清淡，应适当多吃具有宣肺、健脾、益肾、化湿功效的食物，如冬瓜、红小豆、扁豆、白萝卜、南瓜、紫菜、洋葱、薏苡仁、包菜、茯苓等均属于清淡食物，具有祛湿化痰的作用。忌肥肉和甜、黏、腻的食物，如蛋糕、甜点心、饴糖、砂糖等均滋腻碍胃，易于生痰。饮食摄入过多的盐，易伤脾胃，还会诱发高血压、肥胖等疾病，应控制在每人每天不超过6g。

2）药膳

芡实莲子苡仁汤：排骨500g，芡实30g，莲子20g，薏苡仁30g，陈皮5g，生姜1块。制法：把芡实、莲子、薏苡仁放在清水里浸泡清洗，然后把排骨剁成小块，水开之后，焯一下；然后把排骨、芡实、莲子、苡仁、陈皮、生姜全倒进砂锅里，用大火煮开，煮开之后，改用小火炖2个小时，最后放适量盐调味，即可食用。

山药冬瓜汤：山药50g，冬瓜150g，共入锅中，慢火煲30分钟，调味后即可食用。具有健脾、益气、利湿之效。

还可选用山药薏苡仁粥、菊花薏苡仁粥、荷叶薏苡仁粥、赤豆鲤鱼汤、薏苡仁赤豆汤等。

5. 血瘀质

（1）常见表现

面色晦暗，色素沉着，黄褐色斑块，眼眶经常暗黑，皮肤常干燥、粗糙，容易出现瘀斑，常常出现肢体疼痛，口唇色暗，舌暗或有瘀点，舌下络脉紫暗或增粗，脉涩。

（2）发病倾向

易患出血、中风、冠心病、痛症等。

（3）调养指导方案

1）饮食调理

血瘀质者当常食辛温之品，如山楂、金橘、玫瑰花、月季花、三七苗、黑豆等，均具有活血化瘀、散结行气、疏肝解郁的作用。乌梅、苦瓜、柿子、李子、石榴等酸涩之品有碍血行，故当忌吃。葡萄酒、黄酒有温经活血化瘀之功效，可以适量饮用。

2）药膳

山楂红糖汤：生山楂20g，去核打碎，放入锅中，加清水煮约20分钟，调以红糖进食，可活血散瘀。

山楂月红粥：山楂20枚，月季花10g，粳米100g，红糖10g。制法：山楂去核打碎，冲洗干净，月季花用纱布包裹，与粳米一起放入锅中，加清水煮约10分钟，去掉月季花，然后熬制成粥，调以红糖进食。

6. 气郁质

（1）常见表现

常感到闷闷不乐，情绪低沉，易紧张、焦虑不安，多愁善感，感情脆弱，容易感到害怕或容易受到惊吓，常感到乳房及两胁部胀痛，常有胸闷的感觉，经常无缘无故地叹气，容易心慌、心跳快，喉部经常有堵塞感或异物感，容易失眠，舌淡红，苔薄白，脉弦。

（2）发病倾向

易患失眠、抑郁症、神经官能症等。

（3）调养指导方案

1）饮食调理

气郁质者应多食辛温的食物，宜饮花茶。如茉莉花可疏肝解郁，理脾消食。少量饮酒可以活血通脉，提高情绪。如茴香、佛手、萝卜、橙子、柑子、刀豆、金橘等，均具有调畅气机的作用。酸菜、乌梅、石榴、青梅、杨梅、酸枣、李子、柠檬等酸涩之品，具有收敛气机的作用，气郁质者应该少吃。

2）药膳

橘皮粳米粥：橘皮50g，研细末备用；粳米100g，淘洗干净，放入锅内，加清水煮；煮至粥将成时，加入橘皮，再煮10分钟即成。本品能理气运脾，适用于脘腹胀满，不思饮食者。

山药佛手冬瓜汤：山药50g，佛手50g，冬瓜150g，共入锅中，慢火煲30分钟，调味后即可食用。具有健脾、理气、利湿等功效。

还可选用百合莲子汤、百合橘皮粥、五花茶、菊花橘皮粥、百合佛手饮（百合花、合欢花、玫瑰花、佛手花、菊花）等。

（二）防微杜渐当治其未盛

治其未盛，是指疾病虽未出现明显症状，但已有某些先兆，或处于萌芽状态时，应采取措施，防微杜渐，从而防止疾病的发生。对于疾病的未盛阶段，也称“欲病”，是未病和已病的过渡阶段，主要包括以下两种情况：

一是潜病状态，指机体已经受病邪侵犯，体内已有潜在的病变因素，但病情隐匿，尚未显露，无明显自觉症状，也不容易被诊察识别，但当病变因素积累到一定程度时可突然发病。

二是前病状态，指体内的病变因素已经表露，由于病情尚轻浅，仅出现先兆表现，在临床上不足以构成明确的病证，处于欲病而未发的状态。所以，身体不适，精神不振，体力下降，必须及早进行调理，将疾患消除于萌芽之际。

治其未盛，换言之，就是亚健康到疾病的二级预防。亚健康状态干预针对自觉症状明显，但理化指标无异常，理化检查指标处于临界值或稍高，但尚未达到疾病诊断标准。亚健康到疾病的预防方法有以下几种：

1. 传统疗法

依据体质类型、易发疾病、亚健康临床常见证候及各种特色疗法的不同优势，制订出具有中医特色的干预治疗和健康调养方案，如采用针刺、艾灸、中药蜡疗、中药熥疗、雷火灸、拔罐、推拿、针刺放血、刮痧、火疗、中药熏蒸、砭石热敷、五音治疗、针刀、刃针等技术，可达到增强体质、防病抗衰的目的。

2. 药浴

遵循阴阳五行变化之规律，用特别设置的木、火、土、金、水五行池，将相匹配的中药浸泡其中，针对人体的五脏进行调养，具有疏通经络、活血化瘀、祛风散寒、清热除湿、消肿止痛、调整阴阳等功效。并根据九种不同体质，研制九种方剂，通过个性木桶药浴以提升疗效。

3. 药膳

药膳是在中医学、烹饪学和营养学理论的指导下，严格按药膳配方，将中药与某些具有药用价值的食物相配伍，采用我国独特的饮食烹调技术和现代科学方法制作而成的美味食品。其“寓医于食”，既将药物作为食物，又将食物赋以药用，药借食力，食助药威，二者相辅相成，相得益彰，根据体质类型、四时节气、地区差异等，因人、因时、因地辨证施膳。药膳既具有较高的营养价值，又可防病治病，保健强身，延年益寿。

4. 中药干预

针对亚健康人群，根据其躯体性亚健康、心理性亚健康、社会交往性亚健康的临床表现，以中医四诊为依据，从证候要素入手，辨证施治，进行亚健康常见证候的中药及特色疗法干预。

（三）无后其时当治其未作

治其未作，是指对周期性或反复发作性疾病，应当在其缓解未发作的阶段，准确把握时机，积极治疗。《素问·玉机真脏论》云：“凡治病，察其形气色泽，脉之盛衰，病之新故，乃治之，无后其时。”

例如，周期性皮疹、皮肤周期性过敏、痱子、秋季性皮肤瘙痒症、荨麻疹等，治疗可选择发作间期，即下次发作之前进行治疗。疾病间歇阶段，邪气暂衰而正气来复，这时顺其正盛邪衰之势治疗，既容易祛除病邪，又可保护正气，起到事半功倍的治疗效果。

某些慢性病的反复有明显的时间节律性，如痹证、雷诺病等多在冬季发作。从整体观出发，根据人体与自然阴阳变化的节律性，确立顺应自然阴阳变化的养生防病原则。“春夏养阳，秋冬养阴。”阳虚阴盛病证易于秋冬发作，阴虚阳亢病证多在春夏复发，对于此类病证，当顺应四时阴阳盛衰规律，把握好有利时机，反季调治，可以防止疾病发作。“冬病夏治”“夏病冬治”，就是该理论的具体应用。如雷诺病常在冬季发作，则可采用反季调治，即“冬病夏治”。

（四）早遏邪路当治其未传

治其未传，指疾病发生后，及早采取措施，阻遏疾病的传变，防止疾病的发展，即“早遏邪路”。中医学认为，疾病不是静止的，而是不断发展变化的。疾病的发展变化千差万别，但无论是外感病，还是内伤病，都存在一定的传变规律。

外感病邪，自外而来，其传变规律多为由表入里、由浅入深、由轻转重。在疾病早期，一般病位较浅，病情较轻，对正气的损害也不甚严重，所以治疗越早，疗效越好。若未能及时诊治，病邪就会逐层深入，待邪至五脏，病情复杂、深重，终致难治，预后不良。

内伤病邪，自内而生，多于脏腑间传变。人体是以五脏为中心，通过经络将脏腑肢节等全身联系起来的有机整体。脏与脏之间存在着五行生克制化关系，一脏有病，就会按照五行生克关系出现传变。所以，治疗内伤疾病，应当根据脏腑关系，掌握疾病发展传变的规律，准确预测病邪传变趋向，对可能被影响的部位，采取预防措施，以阻止疾病传注该处，终止其发展、传变。

三、“治未病”与皮肤亚健康的防治

随着社会的发展、科技的进步及人类生活水平的提高，亚健康状态已经成为近年来医学关注的焦点。依据世界卫生组织明确的健康定义，健康不仅是没有疾病和虚弱，而是身体、心理与社会适应处于完满状态。皮肤亚健康状态是由健康皮肤向皮肤病转化过程中的一个过渡阶段，属于中医学的“未病”范畴，因此运用“治未病”理论对皮肤亚健康状态进行干预，有着重要的实践意义。

（一）关于皮肤亚健康的概念

1997 年，世界卫生组织（WHO）的年度调查报告表明：在黄种人中，面部皮肤处于健康状态的不到 10%，处于病态的超过 20%，而处于健康与病态之间的皮肤亚健康竟占 70%。

从医学角度来说，“皮肤亚健康”是因各种因素导致皮肤组织机能低下，并介于健康与非健康之间的一类肤质。这种皮肤多无明显异常，但细胞的新陈代谢、微循环、水电解质已出现障碍，从外部表象来看，已表现出晦暗无华、非正常的干燥衰老、油脂分泌过旺、出现血丝及敏感度增加。这种肤质占到人群的7成，属于障碍型肤质，是由内部失调造成的外象，如果不加保养、调理，使之达到平衡状态，就极可能使肤质进一步恶化，逐渐转变为皮肤内环境紊乱的病态皮肤。

（二）皮肤亚健康的病因

皮肤亚健康是由健康皮肤向皮肤病演化的中间状态，因此导致皮肤亚健康的原因就是存在于人自身及周围环境的那些致病因素，只不过这些致病因素作用于人体的形式是长期的、渐进的、隐匿的。《灵枢·邪气脏腑病形》指出："黄帝曰：邪之中人，其病形何如？岐伯曰：虚邪之中身也，洒淅动形；正邪之中人也微，先见于色，不知于身，若有若无，若亡若存，有形无形，莫知其情。"据此可知，虚邪是直接导致疾病发生的原因；而把"中人也微"的因素称为"正邪"。"正邪"不同于病因，但同样可以对人体的正常功能产生影响，致使人体处于"非常非病"的状态。"正邪"的内涵是多方面的，包括社会、环境、个体等因素，主要有以下几个方面：

1. 七情内伤

由于面临着求职、教育、住房、医疗等诸多压力，使许多人疲于奔命，工作节奏快，精神高度紧张，人际关系淡漠或紧张，情绪抑郁易怒，导致七情内伤，脏腑气机失调，出现诸多与精神情绪变化有关的皮肤疾病，如丘疹性湿疹、急性皮炎等，提示皮肤亚健康与七情内伤相关。

2. 饮食失宜

常食膏粱厚味、辛辣，或贪食生冷寒凉，加之化学添加剂、农药残留物等有毒物质的摄入，导致饮食结构不合理，营养失衡；暴饮暴食，或过量限食，可导致胃气虚弱，气血匮乏。

3. 起居无常

现代人已经失去了日出而作、日落而息的作息规律。上网、苦读、喧闹的夜生活，使熬夜成了许多人的嗜好，导致人体生理功能紊乱，造成失眠或睡眠障碍，进而使各脏腑功能失调，加速衰老。

4. 脏腑功能失调

脏腑功能失调可产生风、寒、湿、燥、火等病理因素。如肾阳虚衰，寒从内生，寒凝气滞，使皮肤发生青紫斑块，或溃烂久不收口。又如心血不足，血虚风燥，可引起皮肤瘙痒等。

5. 劳逸失度

紧张的生活节奏一方面使许多人形神过度劳累，另一方面也使人们无暇运动，交通工具及电气设备的发达，使人们的运动量大大减少。形神过劳而耗伤精气，缺乏运动使脾气呆板，气血瘀滞，水谷不化，精微化成痰浊，出现皮肤臃肿等。

6. 年老体衰

老年人即使没有明显疾病，也多处于生理衰退状态，皮肤也随之衰退。

7. 邪毒猖獗

自然环境的严重破坏，汽车、空调、装饰材料的排放物使空气混浊，各种电器形成的电磁污染，对资源的过度掠夺等，这些因素均构成对健康皮肤的严重危害。

8. 不合理用药、过度医疗等也是造成皮肤亚健康的原因。

（三）皮肤亚健康的表现

皮肤亚健康状态，又称皮肤次健康状态或皮肤的第三状态，是介于“第一态”健康与“第二态”疾病之间的皮肤状态。经常表现为皱纹、肤色不均匀、粗糙、缺乏弹性、肤色灰暗发黄、色斑雀斑、干燥、毛孔粗大等。这边的色斑刚淡一些，那边又起了一条细纹。这并不是肌肤产生了疾病，不需要去就诊，但也不能不算疾病，这就是典型的“亚健康皮肤”。“皮肤亚健康”已成了都市白领的美丽杀手。皮肤亚健康状态经常出现在以下人群身上。

1. 户外运动频繁的人群

如从事记者、销售、市场类工作的人群。

常见“皮肤亚健康”症状：肤色不均、色斑、暗黄、老化、皱纹等。

暴露部位皮肤的老化外貌90%是日光所致，是“光老化”作用的结果。老化的皮肤表现为皮肤松弛、肥厚，并有深而粗的皱纹，长期户外工作者面部可见“菱形皮肤”。其他表现有局部色素过度沉着及毛细血管扩张，呈现出一种“饱经风霜”的外貌，同时，皮肤可发生各种良性、癌前期或恶性肿瘤，如：日光角化病、鳞状细胞癌、基底细胞癌、黑色素瘤等。

2. 长期在干燥缺水、充满粉尘的环境下工作的人群

如办公室人员、教师等。

常见“皮肤亚健康”症状：干燥、粗糙、缺乏弹性、毛孔粗大等。

“皮肤亚健康”还表现在长期使皮肤处于干燥、缺水状态，使其变得干黄，代谢能力下降，老化角质堆积。另外，毛细孔被污物阻塞，可引起毛细孔扩大，皮肤的表皮基底层不断制造细胞，并输送到上层，待细胞老化之后，无法如期脱落，致使毛细孔扩大。皮肤松弛老化，引起毛细孔粗大。随着年龄的增加，血液循环逐渐不顺畅，皮肤的皮下组织、脂肪层也因而容易松弛、缺乏弹性，如果没有给予适当的保养与护理，会日益加速老化，毛细孔自然也越加扩大。

3. 长期使用电脑，工作压力较大，责任较重的人群

如白领、公务员等。

常见“皮肤亚健康”症状：肌肤水油不平衡、痤疮、暗疮等。

电脑显示屏的辐射使我们周围充满静电，静电的作用会使我们的皮肤吸附空气中更多的粉尘和污物，引起面部毛孔堵塞，色素沉着，这是一直被我们所忽视的美容误区。而且在多台电脑同时工作的办公环境里，人体内分泌还会受到一定影响，“皮肤亚健康”的症状会更加严重。

（四）“治未病”理论对干预皮肤亚健康的指导意义

人体从健康发展到疾病是一个由量变到质变的动态渐进过程。皮肤亚健康状态是这一过程中的一个特殊阶段。皮肤亚健康状态极不稳定，易于变化。它既可以因为及时调理而恢复为健康皮肤，又可因为处理不当而发展为各种皮肤病。由于西医学往往找不到肯定的病因所在，因而缺乏真正有效的治疗手段，而改善皮肤功能状态是中医学的优势之一，皮肤亚健康恰好为“治未病”理论提供了应用空间。

从中医学理论而言，皮肤亚健康表明机体已经出现了脏腑气血阴阳的失调，只是尚未发展到明显的疾病状态而已。所以，根据“治未病”理论，对皮肤亚健康状态的干预应当从以下几个方面入手：

1. 预防皮肤亚健康须养正避邪

针对导致皮肤亚健康的病因，一是要遵循顺应自然、调摄精神、合理饮食、适度运动、按时作息等养生法则，保养正气，使“形与神俱”，维持健康状态；二是要注意规避邪毒，防止病邪对皮肤的损害。

2. 调治皮肤亚健康须辨证施防

辨证论治是中医学的基本特点之一，其以异常的功能状态为诊治依据。在西医学缺乏诊断标准及有效调治手段的情况下，中医辨证论治在应对复杂多变的、以功能变化为主的皮肤亚健康状态，却有一定优势。在辨析具体病机的过程中，中药、针灸、推拿等诸多治疗手段均可用于皮肤亚健康的干预，以达到防微杜渐、无后其时、早遏邪路，直至恢复健康的目的。

关注皮肤亚健康是当今人类医学的重大课题。中医“治未病”思想在防治皮肤亚健康状态方面能够做出较大贡献，同时也为中医学术发展带来新的拓展空间。

四、临床应用举隅

从古到今，“治未病”理论一直有效地指导着临床实践。最近几年来，对皮肤病干预的重心已经逐渐由治疗前移至预防，特别是在一些常见皮肤病方面，“治未病”理论的临床价值越来越突显出来。

（一）多汗症

多汗症是指局部或全身皮肤出汗量异常增多的现象。真正全身性多汗症较少见，即使是全身性疾病所致的多汗症也主要发生在某些部位。全身性多汗症主要是由其他疾病引起的广泛性多汗，如感染性高热等。局部性多汗症常初发于儿童或青少年，往往有家族史，成年后有自然减轻的倾向。

基本病机：一是脾胃湿热，熏蒸肌肤；二是阳气偏虚，津液外溢。

症状特点：手掌足掌潮湿，皮肤淡红或正常，摸之稍凉，严重者汗水似滴状流淌。

辨证论治：若具体病机为湿热内蕴，迫津外泄，治当清热利湿止汗，选用清脾除湿饮加减（茯苓皮、白术、黄芩、生地黄、栀子、枳壳、泽泻、灯心草、竹叶、茵陈、姜黄、车前子）。若具体病机为阳气偏虚，治宜益气固表止汗，选用玉屏风散加减（黄芪、白术、党参、茯苓、薏苡仁、扁豆、当归、白芍、熟地黄、桂枝等）。

局部调理：对于手足多汗，可用白萝卜500g，苦参30g，花椒30g，加水适量，煎煮30分钟，取汁，沐足泡手30分钟，每晚1次，10天为1个疗程。

（二）下肢静脉曲张

单纯性下肢浅静脉曲张指病变仅局限于下肢浅静脉者，其病变范围包括大隐静脉、小隐静脉及其分支，绝大多数患者都发生在大隐静脉，临床诊断为大隐静脉曲张。病变的浅静脉表现为伸长、扩张和蜿蜒屈曲，多发生于持久从事站立工作和体力劳动的人群。单纯性下肢浅静脉曲张病情一般较轻，手术治疗常可获得较好的效果。

中医学认为，下肢静脉曲张的具体病机是气滞血瘀，筋聚络阻，治以益气活血、舒筋通络为主。药用生黄芪、白术、赤芍、白芍、当归、红花、鸡血藤、苏木、木瓜、牛膝。症状轻者，平时使用弹力袜子。

沐足方：五加皮 30g，络石藤 50g，鸡血藤 30g，伸筋草 30g，细辛 10g。上药加水适量，煎煮 30 分钟取汁，沐足 30 分钟，每天 1 次，10 天为 1 个疗程。

当患者已有下肢静脉曲张的征兆时，须予以有效措施稳定病情，防止下肢静脉曲张及小腿溃疡的发生，此为中医“治未病”的具体应用。

（三）黄褐斑

黄褐斑又称肝斑，为面部的黄褐色色素沉着。多呈对称蝶形分布于颊部。多见于女性，血中雌激素水平高是其主要原因，其发病与妊娠、长期口服避孕药、月经紊乱有关。

症状特点：皮肤损害为淡褐至深褐色的斑片，大小不定，形状不规则，境界明显，常对称分布于面部。

基本病机：一是肾气不足，肾水不能上承；二是肝气郁结，郁久化热，灼伤阴血，颜面气血失和。

治以滋养肝肾，疏肝理气，调和气血。

药用六味地黄丸合逍遥散加减，药用山茱萸、生地黄、熟地黄、泽泻、茯苓、牡丹皮、当归、白芍、柴胡、丹参、陈皮、泽兰。

局部治疗：可选用茯苓粉外用，每天 1 ~ 2 次。或用茉莉花籽粉外搽，每天 1 ~ 2 次。

（四）火激红斑

该病是由于皮肤直接暴露于各种热源下，特别是长波红外线辐射的热长期反复刺激而引起。如长期火炉烘烤、热炕，长时间热水袋局部热敷，高温作业工种（如司炉工、锅炉工、厨工、高炉车间及热轧车间等操作工人）。女性患者是男性的 10 倍，且大多数是体重超重者。

临床表现：损害初期为皮肤充血，继之呈毛细血管扩张性网状红斑，反复发作则红斑明显，呈深红、紫红或褐色，其内杂有异色斑点，最后呈现网状色素沉着，经久不退，自觉灼痒。好发于面部、四肢等暴露部位，常用火炉或暖气片烘烤者，好发于小腿。早期病变是可逆的，而持续热吸收后色泽变深，且明显和持久。反复发作后，也偶可引起皮肤癌，如鳞状细胞癌。

中医学认为，火激红斑与中医学文献记载的“火斑疮”相类似。

病因病机：本病由火热之毒，久炙肌肤，致使腠理不密，火热之气入内而发病。

辨证论治：首先应该去除病因，局部外用清凉膏或黄连软膏。其次，煎服凉血化瘀煎剂，药用水牛角、生地黄、赤芍、牡丹皮、黄芩、百合、知母、桑白皮。

第十节　辨证论治原则在皮肤亚健康防治中的运用

辨证论治是中医认识疾病和治疗疾病的基本原则，是中医学对疾病的一种特殊的研究方法和处理方法，包括辨证和论治两个过程。所谓辨证，就是分析、辨认疾病的证候，即以脏腑经络、病因、病机等基本理论为依据，通过对四诊（望、闻、问、切）所收集的症状、体征以及其他临床资料进行分析、综合，辨清疾病的原因、性质、部位，以及邪正之间的关系，进而概括、判断属于何证。论治，是根据辨证的结论，确立相应的治疗方法，并选方用药。辨证和论治是诊治疾病过程中相互联系、不可分割的两个方面，是理法方药在临床上的具体运用。辨证论治原则作为中医诊疗疾病的一大特色，在皮肤亚健康的防治中具有十分重要的作用。

皮肤病的辨证方法主要有：八纲辨证、卫气营血辨证、脏腑辨证、气血辨证。此外，皮肤病的辨证有特殊性，辨证方法还有：按皮损辨证和按自觉症状辨证。

一、皮肤亚健康的病因

中医学对疾病的认识是从整体观出发的，认识疾病须先审症求因。皮肤亚健康虽发于外，但其病因绝大多数是由于机体气血阴阳的偏盛与偏衰及脏腑之间功能失调所致。内因是发病的根据，外因是发病的条件。

（一）内因

内因多指七情而言。七情：作为情志活动，喜、怒、忧、思、悲、恐、惊，是人的精神意识对外界事物的反应。作为病因是指这些活动过于强烈、持久或失调，引起脏腑气血功能失调而致病。《素问·举痛论》云："怒则气上，喜则气缓，悲则气消，恐则气下……惊则气乱……思则气结。"又包括某些内脏病变而继发的病态情态活动。《素问·宣明五气》云："精气并于心则喜，并于肺则悲，并于肝则忧，并于脾则畏，并于肾则恐，是谓五并，虚而相并者也。"《素问·调经论》云："血有余则怒，不足则恐。"《灵枢·本神》云："肝气虚则恐，实则怒。"《素问·阴阳应象大论》有"怒伤肝、喜伤心、思伤脾、忧伤肺、恐伤肾"的记载。

正常情况下，七情活动是不会致病的，但若情感过度兴奋或抑制，就会伤及五脏，造成脏腑的病证，而反映到皮肤表面，则发生皮肤亚健康或皮肤病。例如，《医宗金鉴·外科心法要诀》记载："粟疮作痒属心火内郁，外感风邪。"这个病与"丘疹性湿疹""急性皮炎"相类似。思虑过度可引起心悸、失眠、多梦及神经性皮炎的反复发作，也可引起湿疹等。郁怒不解，可发生带状疱疹、结节性脉管炎等。

（二）外因

导致皮肤亚健康状态及疾病的病因较多，但主要集中表现在六淫邪气。六淫邪气为病，多数与季节气候、居住环境等有关，譬如春季多风病，冬季多寒病，夏季多暑病、火病，居所潮湿易受湿邪所伤等。六淫邪气可单纯作用机体而致病，也可两种或三种以上复合侵犯机体致病，例如风寒瘾疹、湿热熏蒸皮肤或风寒湿痹阻肌肤关节成痹。在发病过程中，六淫邪气常常相互影响，并在一定条件下互相转化，如暑湿久羁则化燥伤阴。

1. 风

风为百病之长，容易与其他病邪复合而发病，例如风寒或风热所致的荨麻疹，风热所致的玫瑰糠疹，风湿热三邪相搏所致的湿疹。内风多由肝血不足，阴亏阳亢，肝气郁结等所致，或血燥生风等。外风所致皮肤病多为急性，内风多致慢性皮肤病。风邪轻扬，容易伤及头、身部位，风邪善行数变，皮疹此起彼伏，疹形多变，如荨麻疹等。风为阳邪，其致病可表现为皮肤粗糙、肥厚、脱屑、瘙痒无度，起病急或游走性疼痛等。

2. 寒

寒邪属阴邪，有外寒与内寒两种。外寒伤及机体阳气，气滞血瘀，表现为皮损部位麻木、疼痛、肢体冷热不均匀等。脾肾阳虚，寒从中生，此为内寒。寒性收引，容易导致皮肤部位颜色苍白或发绀，易发冻疮、硬皮病等。

3. 暑

暑为夏天之主气，有明显的季节性。暑邪属阳邪，常挟湿致病，潮湿可使手足癣、股癣等加重。暑邪常使人体罹患痱子、夏季皮炎、暑疖、足癣等。

4. 湿

无论内湿，还是外湿，湿性黏滞、重浊，容易伤外阴、下肢的皮肤，主要表现为肿胀、疮疡、疱疹、渗出、糜烂等，且病程缠绵。

5. 燥

外燥袭人，可有红斑、瘙痒、丘疹等皮肤病；内燥因机体津液内亏所致。凉燥偏于寒性，红肿不明显，怕凉；温燥属阴亏，侧重于热。燥性干烈，易伤津液，多表现为毛发干枯，皮肤干燥、鳞屑、皲裂等，多见于顽癣、皲裂疮、血燥型牛皮癣等。

6. 火

火与热同类，只是程度不同而已，热极可以化火。热多外犯，火多内生，或与风、寒、湿、暑、燥并生。内热可由脏腑气血功能失调或情志过度而化火，如肝火等。火性炎上，灼伤肌肤，可表现为口腔黏膜溃疡、面部丹毒等。火邪所致皮肤病，可表现为皮肤潮红、脓疱、出血、肿痛等，如丹毒、紫癜等。

热有实热与虚热之分。实热为脏腑之热或气血之热，多起病急，病程短，一般表现为发热、心烦、便秘等。虚热多致慢性皮肤病，津液内亏，常表现为口燥咽干、手足心热等。

（三）其他病因

1. 饮食不节

饮食不节如暴饮暴食、过吃生冷、饮食不洁等，均可损伤脾胃的运化与腐熟功能，容易生热、生痰、生湿而致病，如疖疮、酒渣鼻、痈疖、湿疹等。有些人摄入海鲜等发物，可引起过敏性皮肤病，或因营养物质（如维生素）缺乏而引起皮肤病。

2. 劳逸与外伤

劳逸失调可削弱机体正气而发病。外伤可致皮下瘀斑，诱发皮肤感染等。长途行走，可引起鸡眼、胼胝等。

3. 肝肾不足、瘀血

妇女孕期肝肾不足，容易引起妊娠斑。当人体受到外邪等侵袭时，常导致血液运行不畅，或溢出脉外而形成瘀血，临床多见皮肤硬化、水肿、肢端发绀、瘀点、瘀斑等，可见于下肢结节性红斑、过敏性紫癜等。

4. 虫毒、疫疠等

如疥虫所致的疥疮，虫咬所致的虫咬皮炎，接触油漆所致的漆性皮炎，戾气感染所致的麻风等。有些皮肤病与遗传因素、工种、职业等有关。

二、皮肤亚健康的中医辨证

中医辨证是通过望、闻、问、切四诊，收集临床资料，依据它们内在的联系，加以综合分析、归纳而做出诊断的过程。皮肤亚健康常用的辨证方法有八纲辨证、脏腑辨证、气血辨证、经络辨证等。

（一）八纲辨证

纲就是指阴阳、表里、寒热、虚实。八纲辨证是中医论治疾病最基本的内容，是辨证的总纲。通过四诊所得的资料，依据正气的盈亏、病邪的盛衰、疾病的深浅等进行整体的辨证，找到皮肤亚健康发生的深浅、寒热程度、虚实性质，以及阴阳变化，从而进行更好的论治。皮肤亚健康的八种证候，从类别而言，有阴证和阳证两大类；从病位上来谈，有表证与里证；从性质而言，有虚证和实证；从寒热程度而言，有寒证与热证。

1. 辨表里

从皮肤病的部位而言，表里是指病邪侵犯人体的深浅。病邪侵犯肌肤，病位浅者属表证，其病轻，不影响脏腑功能，预后较好。其临床主要表现为恶风、畏寒、发热、头身酸楚、苔薄白、脉象浮等。里证可因表证不解，病程日久，邪入脏腑所致，也可因外邪直接侵犯脏腑而发病。这类皮肤病往往迁延难愈，有的预后欠佳，例如皮疹迁延、渗出奇痒、疹色晦暗、皮肤发硬、怕冷、脉滑而无力、舌质胖淡等，预示病在脾肾，为寒证、虚证等。

2. 辨寒热

皮肤的颜色是全身寒热的一个重要表现。热证往往皮肤颜色潮红；寒证通常表现为皮肤颜色苍白，伴形寒肢冷等。寒证可表现为皮肤渗出糜烂，疹色晦暗，皮损部位温度偏低或有疼痛，得暖则缓，多见怕冷、口淡不渴、四肢厥冷、舌淡脉细等，临床常见结节性红斑，口腔、外阴黏膜溃疡，冻疮等。热证皮损可表现为泛发性红斑、斑丘疹等，色泽鲜红，灼热或有脓疱、瘀斑等，如丹毒。

3. 辨虚实

皮肤病、皮肤亚健康多为实证，包括气滞血瘀、六邪、痰、饮、虫、积等。临床表现多种多样，多表现为皮损起病急、疹色红、剧痒、怕冷或怕热，可有发热、脓液渗出、烦躁、便秘、小便淋沥、舌红苔黄、脉实有力等，常见皮肤病表现如丹毒、痈、带状疱疹等。

久病正气不足，有气虚、血虚、阴虚、阳虚等不同证候表现，各具特点。一般证候为：皮肤病迁延难愈，皮损红肿不明显，颜色晦暗，渗液稠黏，皮肤干燥、皲裂、发白等，多见于慢性皮肤病的晚期或系统性疾病，如系统性红斑狼疮、硬皮病等。临床上常见虚实夹杂证，譬如红斑狼疮、硬皮病、黏膜慢性复发性溃疡等，往往有皮疹、红肿、疼痛、肿胀、结节、红斑、溃疡等实证，又有久治不愈、反复发作、脉细无力、舌质淡等虚证。

4. 辨阴阳

阴阳是八纲的总纲。表证、热证、实证属阳证，里证、寒证、虚证属阴证。皮肤病多属阳证，表现为起病急、皮损颜色鲜红、肿胀、红斑、结节、渗出、糜烂、剧痛、心烦、口渴多饮、目赤唇红、小便赤红、舌红脉滑数等。阴证多表现为久病不愈、迁延反复、恶寒、四肢厥冷、精神不振、小便清长、面白、舌淡、脉象沉细、皮损红肿不明显、色泽晦暗、渗出液黏稠等。

（二）脏腑辨证

脏腑辨证是中医辨证论治的核心，也是皮肤病辨证中的一个重要方法，可反映出皮肤病与脏腑、经络所属关系。外邪可由体表通过经络内传入脏腑而致病，脏腑病变也会循着经络通路反映到体表。清代唐容川指出："业医不明脏腑，则病原莫辨，用药无方。"虽然脏腑辨证对指导临床实践具有重要意义，但脏腑辨证不是孤立的，须以八纲辨证为基础，与病因、三焦、卫气营血等辨证相结合，才能准确地抓住病机，达到辨证确切，处方恰当，用药精巧，针推到位，疗效卓著的目的。

1. 辨肺脏与大肠病变

（1）辨肺脏病变

风热犯肺：皮肤病多见于面部，尤其是鼻部，表现为毛细血管扩张，红斑，脓疱，丘疹及毛囊炎，可伴有咳嗽，口干舌燥，发热恶寒，舌红脉数等。可见于痤疮、酒渣鼻等。

痰饮伏肺：多见咳嗽，喘息，咳白色泡沫样痰，怕冷，冬重夏轻，舌苔薄白，脉滑等。多见于小儿湿疹、痒疹、慢性荨麻疹等。

肺气虚：皮损部位色可正常或呈浅色，如慢性荨麻疹、慢性湿疹等。多见面色白，畏寒喜暖，动则气短，咳嗽乏力，舌淡苔白，脉滑无力。

肺阴不足：皮损部位干燥、粗糙，如毛囊性丘疹。多见干咳，烦热，体瘦，尿黄，大便干，舌红少津，脉象细数等。

（2）辨大肠病变

大肠湿热：可见于湿疹、急性荨麻疹、足癣感染等病。多见发热，口干，腹痛，泄泻，脓血便，苔黄腻，脉象数等。

2. 辨心脏与小肠病变

（1）辨心脏病变

心气虚：多见心悸，气短，健忘，失眠，易惊多梦，五心烦热，舌淡红，脉象细弱或细数等。多见于系统性红斑狼疮、瘙痒症、神经性皮炎等。心阴不足，可导致心火偏亢，多见于口腔黏膜及舌部糜烂、溃疡。

心火炽盛：表现为面红目赤，舌干口苦，心中烦躁，失眠多梦，口舌糜烂肿痛，尿黄赤，舌红，脉象数。皮损多呈广泛性鲜红，局部灼热肿胀，伴有皮肤出血或化脓性皮疹，可伴发热。

心血瘀阻：多见心悸，胸痛，胸闷，时作时止，肢体发凉，面白唇青紫，脉沉等。多见于皮肌炎、结节性多动脉炎等皮肤病。

（2）辨小肠病变

小肠实热：多见口渴喜冷，口舌生疮，茎中刺痛，小便短赤，舌质红苔薄黄，脉象滑数等。多见于系统性红斑狼疮、阿弗他溃疡等皮肤病。

3. 辨肝脏与胆病变

（1）辨肝脏病变

肝气郁结：多见胸胁胀痛，胸闷不舒，神情呆滞，脾气急躁，口燥咽干，头晕目眩，不思饮食，月经不调，痛经，舌质暗，苔薄黄，脉象弦。多见于瘙痒症、慢性荨麻疹、痤疮、黄褐斑等皮肤病。

肝经湿热：多见两胁满闷疼痛，眩晕，易怒，口苦，头痛，目赤，腹胀，尿赤，妇女带下色黄腥臭，脉象弦数。皮损可有红斑皮炎、灼热、肿胀、水疱、糜烂、渗液等，如带状疱疹、外阴湿疹、阴囊湿疹等。

肝阳上亢：多见胁痛，眩晕，易怒，口苦，头痛，目赤，手足拘挛，舌红苔黄，脉象弦滑数有力等。可见于系统性红斑狼疮、变应性血管炎等皮肤病。

肝气虚损：多见眩晕，面色萎黄，视物模糊，肢体麻木，关节不利，经少或绝经，皮肤粗糙肥厚，干燥脱屑，抓痕结痂，毛发干枯脱落，爪甲易脱而裂等。常见于瘙痒症、爪甲病、脱发等。

（2）辨胆病变

胆虚：多见心慌易惊，少寐多梦，口苦口干，纳少，苔黄，脉象弦细等。多见于老年瘙痒症等。

4. 辨脾脏与胃病变

（1）辨脾脏病变

寒湿困脾：多见脘腹胀满，头身困重，小便不利，便溏稀薄，舌胖淡，苔白厚腻，脉象滑。皮损有渗出糜烂或水疱皮疹。临床常见于荨麻疹、结缔组织病、黏液水肿等皮肤病。

脾虚不运：多见疲乏无力，面黄或苍白，肢体浮肿，小便不利，舌质淡苔白，脉象缓等。皮损可见糜烂、渗液、肿胀，如四肢湿疹等。

脾不统血：多表现为吐血、尿血、便血、崩漏等出血症状，多见于出血性疾病，如过敏性紫癜等。

（2）辨胃病变

胃阴虚：多见胃脘作痛，口干咽痛，嗳气作呕，食欲不振，舌红苔少，脉象细数。多见于红皮病、药疹等。

胃火炽盛：多见胃脘灼热疼痛，口渴喜冷饮，胃火上熏可见口臭，牙龈肿痛，舌红苔黄，脉象滑数。皮损部位多在口鼻部，如唇炎、单纯疱疹、酒渣鼻等。

食积胃脘：多见腹部胀满，食欲不振，嗳气呃逆，恶心呕吐，大便干或稀烂而有恶臭。可见于瘙痒症。

5. 辨肾脏与膀胱病变

（1）辨肾脏病变

肾阴虚：多见眩晕，面红耳鸣，腰酸腿软，五心烦热，失眠梦多，咽干不喜饮，盗汗，阳痿早泄，舌红，脉象细数等。皮肤可表现为面色黧黑，如黄褐斑、黑变病等，老年性瘙痒也多见。

肾阳虚：多见形寒肢冷，精神萎靡，腰酸腿软，阳痿早泄，腹痛泄泻，舌淡，脉沉。皮损部位可见皮温降低，如肢体厥冷、冻疮等，或皮肤色泽灰黑或棕褐色，如Addison病。

（2）辨膀胱病变

膀胱湿热：多见尿频，尿急，尿赤或混浊，发热，口干，腰痛，颈部痛，苔黄腻，脉象滑数。多见于狼疮性肾病、外阴湿疹、泛发性湿疹等。

（三）气血辨证

气与血是相互依存、相互为用的关系。气滞可导致血瘀，血瘀也可导致气滞；气虚可引起血虚，血虚也可引起气虚。

1. 气

（1）辨气滞

气滞是指由于情志不舒、饮食不节、外邪侵袭、劳倦等因素导致某一部分或某一脏腑发生功能障碍的病理改变。气滞部位不同，症状也不同，例如气滞所致皮肤病以肿胀、疼痛及斑块为主，皮损部位可呈常色或色淡。

（2）辨气虚

气虚多表现为乏力，气短，言语低微，食欲不振，舌淡苔少，脉象无力等。多见于慢性皮肤病。

2. 血

（1）辨血虚

血虚一般表现为面色苍白无华，头晕眼花，心悸失眠，舌淡，脉象细无力等。皮损色淡，时隐时现，常见于老年性皮肤瘙痒症及爪甲毛发疾病等。

（2）辨血热

由于热邪不解，侵入血分所致，可见发热，心烦，口渴，神昏，谵语，便血，舌质深绛，苔黄，脉象细数等。皮损可见瘀斑，灼热，血疱等。多见于丹毒、多形红斑、系统性红斑狼疮、紫癜等。

（四）卫气营血辨证

卫气营血辨证常用于温热病。该辨证方法一方面代表着疾病变化进展的深浅，另一方面代表着卫、气、营、血四者病理损害的程度。一些全身症状明显的皮肤病也常采用卫气营血辨证。

1. 卫分病

卫分病就是外感温病的最初阶段。对于一些常表现有全身症状的皮肤病，或有些病的前驱症状，即卫分病，如重症多形红斑，发病开始时常有咽痛，发热恶寒，关节痛，周身不舒等。

2. 气分病

卫分病不解，由表及里传变进入气分；有时卫分病不明显，热邪很快进入气分，主要表现为发热不恶寒，反恶热，汗出气粗，口渴引饮，小便黄赤，大便不通，或下利肛门灼热，舌红苔黄燥或灰黑起刺，脉象弦滑有力或沉数实有力。有些皮肤疾病急性发作，表现为皮肤潮红肿胀，灼热，有时渗出，或起水疱等，常伴体温升高，周身不适。此情况是热邪传里所致，或感受湿、寒等其他邪气入里化热者。临床常见于急性湿疹、过敏性皮炎、药疹、大疱性皮肤病等。

3. 营分病

气分病邪热不解，阴液亏耗，病邪传入营分，临床主要表现为高热不退，夜间尤重，心烦不眠；严重者可出现神昏、谵语，口干反不甚渴，舌质红绛，脉象细数；皮肤潮红水肿，起大疱或脓疱，例如药疹、过敏性皮炎、剥脱性皮炎、疱疹样脓疱病、大疱性皮肤病、系统性红斑狼疮等，均常见毒热入于营分的症状。

4. 血分病

营分之邪不解或治疗不及时，则可进一步深入血分，除有营分病所表现的症状外，常合并出血现象，如吐血、便血、皮肤出血斑、血疱等。舌质常深绛，脉象数。

（五）从皮损来辨皮肤病

1. 斑

红斑压之退色，多属气分有热；压之不退色，多属血分有热；斑色紫暗者属血瘀；白斑属气滞或气血不调和。

2. 丘疹

红色丘疹自觉灼热瘙痒，多属心火过盛，外感风邪；慢性苔藓性丘疹，多属脾虚湿盛；血痂性丘疹，多属血虚阴亏。

3. 水疱

红色小水疱，多属湿热；大水疱多属湿毒或毒热；深在性小水疱，多属脾虚蕴湿不化或受寒湿所致。

4. 脓疱

脓疱多属毒热所致。

5. 风团

游走不定，时隐时现属风邪；红色属热，色深红或上有血疱者属血热；色紫暗者为血瘀，色白者属风寒或血虚受风。

6. 结节

红色结节属血瘀；皮色不变的结节属气滞，或寒湿凝滞，或痰核流注。

7. 鳞屑

干性鳞屑属血虚风燥或血燥肌肤失养；油性鳞屑属湿热。

8. 糜烂

糜烂渗出多属湿热；糜烂结有脓痂属湿毒；慢性湿润性皮肤病属脾虚湿盛或寒湿。

9. 痂皮

浆痂为湿热；脓痂为毒热未消；血痂为血热。

10. 溃疡

急性溃疡，红肿疼痛为热毒；慢性溃疡，平塌不起，疮面肉芽晦暗属气血虚弱之阴寒症；疮面肉芽水肿为湿盛。

11. 脓

脓质稠厚，色泽鲜，略带腥味，为气血充实；脓质如水，其色不鲜，其味不臭，为气血虚衰；脓稀如粉浆污水，夹有败絮状物，腥而恶臭，为气血衰败，伤筋蚀骨之兆；脓由稀转稠为正气逐渐恢复，由稠转稀为气血衰败。

（六）从自觉症状来辨皮肤病

1. 辨痒

痒是由于风、湿、热、虫等因素客于肌肤所致，也有因血虚所致者。

风痒：发病急，游走性强，变化快，痒无定处，遍身作痒，时作时休。

湿痒：有水疱、糜烂、渗出，浸淫四窜，缠绵不断，苔白腻，脉多沉缓或滑。

热痒：皮肤潮红肿胀，灼热，痒痛相兼，苔黄，舌质红，脉弦滑或数。

虫痒：其痒尤烈，痒若虫行，多数部位固定遇热或夜间更甚。

血虚痒：泛发全身，皮肤干燥、脱屑，或肥厚角化，舌质淡，或有齿印，脉沉细或缓。

2. 疼痛

疼痛多因气血壅滞，阻塞不通所致。痛有定处多属血瘀；痛无定处多属气滞。热痛多皮色炽红，灼热而痛；寒痛多皮色不变，不热而酸痛。风湿痛无定处。虚痛多喜按喜温；实痛多拒按喜凉。

3. 麻木

麻木多因气血运行不畅，经络阻隔，气血不通所致。

（七）经络辨证

经络“内属脏腑，外络肢节”，是运行气血、津液的通路，是人体内经脉与络脉的总称。在调理皮肤亚健康、诊治皮肤病时，可依据病变部位、经络归属脏腑，用以指导临床用药或针灸选穴。例如头部正中属督脉，面颊部属足阳明胃经，眼睑部属足太阴脾经，鼻部属手太阴肺经，颈部正中属任脉，胸部胁部属肝胆经，乳房属胃经，腹部中部属任脉，阴部属肝经，手心属心包经，足心属肾经，上肢背侧属手三阳经，掌侧属手三阴经，下肢外侧属足三阳经，下肢内侧属足三阴经。

三、皮肤亚健康的中医论治

人体是一个完整的统一体，皮肤亚健康、皮肤病虽发在外，但多数与体内因素密切相关，也有因为皮肤亚健康、皮肤病而产生全身的变化。因此，在调理皮肤亚健康、诊治皮肤病时，不仅要重视局部治疗、局部调理，而且要重视整体治疗，才能取得较好的效果。

（一）内治疗法

依据中医内治“汗、吐、下、和、温、清、消、补”八法，结合皮肤病的辨证论治，总结了皮肤病的内治疗法如下。

1. 祛风解表法

多用于急性皮肤病，如皮肤红斑、风团皮疹、瘙痒症、急性荨麻疹、急性湿疹等。有偏于风寒、风热之分。

偏于风寒者，宜辛温祛风，方选荆防败毒散、麻黄汤等，药用麻黄、杏仁、干姜皮、浮萍、白鲜皮、僵蚕、陈皮、牡丹皮、丹参等。

偏于风热者，治宜辛凉祛风，方选消风散、桑菊饮等，药用荆芥、防风、僵蚕、金银花、蝉蜕、牛蒡子、牡丹皮、浮萍、生地黄、薄荷、黄芩、甘草等。

2. 祛风燥湿法

用于风湿蕴阻肌肤，不得发散，久治不愈的皮肤病。皮损瘙痒无度，浸润肥厚，形同苔藓样，如神经性皮炎、结节性痒疹。方选全蝎散、万灵丹、五虎追风散，药用苍术、五加皮、威灵仙、海桐皮、全蝎、蜈蚣、乌梢蛇、白蒺藜、苦参、白鲜皮、槐花、关黄柏等。

3. 祛风固表法

用于表虚易受风邪之证。临床表现为皮疹反复出现，体虚自汗，怕风，舌质淡，脉象细。方选玉屏风散等，药用黄芪、白术、防风、独活、党参、苍耳子等。

4. 清热解毒法

用于热毒过盛的皮肤病，症见皮疹红肿，色赤，灼痛，发热，口渴引饮，舌红苔黄，脉象洪数，常见于脓疮、渗出糜烂、痈疖等化脓性皮肤病及漆疮。方选五味消毒饮、黄连解毒汤等，药用青天葵、金银花、连翘、紫花地丁、蒲公英、黄连、大青叶、野菊花等。

5. 清热利湿法

用于湿热证。临床症见皮损潮红或鲜红，水疱，糜烂，渗出，胸腹痞闷，尿短赤，舌质红润，苔黄，脉滑数，如黄水疮、急性湿疹等。治以清热利湿，方用龙胆泻肝汤、四妙散等，药用地肤子、蛇床子、苦参、茵陈、龙胆草、黄芩、黄柏、黄连、泽泻、车前子等。

6. 健脾化湿法

用于脾虚湿困，水湿泛发性皮肤病。临床症见皮肤色泽不鲜，糜烂渗液，肿胀，反复发作，气短纳呆，小便不利，大便溏薄，舌质淡苔白，脉虚缓，如湿疹、大疱性皮肤病等。治以健脾化湿，方选平胃散、除湿胃苓汤、参苓白术散等，药用猪苓、茯苓、苍术、白术、泽泻、车前子、扁豆、薏苡仁、滑石、茵陈、防己、厚朴、枳壳、砂仁等。

7. 养血润燥法

用于血虚阴亏证，临床症见皮肤干燥，粗糙，增厚，面色苍白，头晕目眩，毛发枯落，视物不清等，如慢性湿疹、牛皮癣等。治以养血润燥，方用养血润肤汤、当归饮子、四物汤等，药用生地黄、当归、川芎、熟地黄、白芍、何首乌、天冬、麦冬等。

8. 生津润燥法

用于热灼营血，津液亏损之证，临床症见皮肤干燥，角化，皲裂，口干咽燥，大便干结等，如药疹、剥脱性皮炎、系统性红斑狼疮后期、牛皮癣等。治以生津润燥，方选增液汤等，药用生地黄、麦冬、玄参、当归、天冬、石斛、何首乌、熟地黄等。

9. 益气养血法

用于气血两虚证。临床症见皮损色暗淡无光，反复发作，疮口破溃不容易愈合或结萎缩瘢痕，神疲乏力，舌淡苔少，脉象细无力等，如结节红斑、部分荨麻疹、皮肤结核病等。治以补气养血，方选十全大补汤等，药用黄芪、党参、桂皮、茯苓、当归、白术、白芍、川芎、熟地黄、丹参等。

10. 活血化瘀法

用于气血不畅，瘀血停滞之证。临床症见皮肤瘀肿，瘀斑，结节，瘢痕，疼痛或有面色灰白，舌有瘀斑或紫暗，苔白，脉缓，如系统性红斑狼疮、硬皮病、酒渣鼻、脉管炎等。治以活血化瘀，方选血府逐瘀汤等，药用桃仁、红花、丹参、鸡血藤、赤芍、三棱、鬼箭羽、水蛭、全蝎等。

11. 滋阴补肾法

用于肝肾阴虚，虚火上炎之证。临床症见皮损潮红，头晕目眩，盗汗自汗，头发脱落，腰膝酸痛，遗精梦泄或月经不调，舌红苔少，脉细数等，如黄褐斑、黑变病、系统性红斑狼疮等。治以滋阴补肾降火，方选六味地黄丸、知柏地黄丸等，药用生地黄、熟地黄、何首乌、知母、黄柏、女贞子、北沙参、麦冬、龟板、鳖甲等。

12. 温阳补肾法

用于肾阳不足之证。临床症见皮损暗淡不鲜，精神萎靡，形寒肢冷，耳鸣重听，虚浮水肿，夜尿增多，舌质淡胖有齿印，脉象沉细，如系统性红斑狼疮、慢性瘘管等。治以温补肾阳，方选金匮肾气丸等，药用制附片、桂皮、菟丝子、补骨脂、仙茅、鹿角霜、淫羊藿等。

13. 疏肝理气法

用于肝气郁结，气机不畅之证。临床常见肝郁化火，蕴于肌肤诸症，如带状疱疹、皮肤瘙痒症；气机不畅，痰滞湿阻所致的痰核流注，瘰疬肿物；因肝郁气滞，肾水不足所致的一些色素性皮肤病，如黄褐斑、黑变病等。方选逍遥散等，药用柴胡、郁金、香附、青皮、陈皮、川楝子、枳壳、厚朴等。

（二）外治疗法

外治法系局部疗法，在皮肤病的治疗中占有相当重要的地位。应当依据各种皮损的性质及自觉症状进行辨证论治，选用不同的外用药物互相配伍，随证加减。常用剂型有：

1. 浸渍剂

是指将单味或复方药物加水煎煮去药渣所得的滤液，用以湿敷、浸泡或熏洗，使肌肤脉络疏通，血脉通畅，具有清热解毒、收敛止痒、保护创面等作用，用于急、慢性渗出渗液的皮肤病。大疱性皮肤病禁用外洗法。

2. 药散剂

即将药物研成细末，具有干燥、消炎、止痒、收敛等作用，用于急性浅表性无渗液之皮损或多汗部位。常用药散剂有青黛散、痱子粉等。有渗出者禁用。

3. 粉水剂

即由水和一定量的不溶于水的药粉混合组成，具有清凉散热、燥湿止痒、消炎护肤的作用，适用于无渗液或糜烂的急性皮损或单纯性皮肤瘙痒。常用粉水剂有颠倒散洗剂等，直接外涂，用时摇匀。多毛部位及寒冷季节不宜使用。

4. 粉油剂

以麻油、花生油等植物油与药粉混合制成，或以药物浸在植物油中熬煎后，滤去药渣而成，具有清洁消炎、保护皮肤等作用，直接外涂，无刺激性，适用于有少量渗液之急性皮损或湿敷治疗的间歇期。常用粉油剂有二妙散油、青黛散油等。

5. 浸泡剂

包括酊剂、泡剂两种。用药物置于白酒、酒精或醋中浸泡，密封 5～30 天，滤去药渣，取酒或醋外用，具有解毒、杀虫、止痒等作用。酊剂适用于局限性慢性无破损之皮损与单纯性皮肤瘙痒。常用浸泡剂有百部酊、白癜风酊等。泡剂适用于手癣、足癣、灰指甲癣等，常用的有手癣浸泡方、甲癣浸泡液等。皮损有急性炎症时禁用。

6. 乳剂

乳剂又称霜剂，为水与油通过乳化而成，具有冷却、消炎等作用，有不油腻、容易洗涤的优点，除红肿渗液及化脓外均可用。常用乳剂有氧化锌霜等。

7. 软膏剂

将药物与蜂蜡、猪脂或凡士林、羊毛脂等调剂而成，具有润泽皮肤、解毒杀虫止痒、保护溃疡面等作用，多用于慢性皮炎、湿疹，以及无渗液、溃疡的创面。常用软膏剂有硫黄膏、黄连膏等。

8. 硬膏剂

将药物放在植物油中煎熬至焦，除去药渣，再将其煎至滴水成珠，加以适量黄丹或铅丹，使之凝结而成，具有活血化瘀、解毒止痛、消肿软坚、杀虫止痒等作用，适用于慢性炎症、皮肤苔藓化。常用硬膏剂有黑膏药、皮炎硬膏等。急性、亚急性之皮损禁用。

（三）其他疗法

1. 针刺疗法

系指沿脊椎棘突作为定位标准，而选取不同刺激点进行针刺治疗的一种方法。

（1）操作

患者取坐位，抱肘低头。以左手拇指固定棘突，右手持特殊针具在棘突的连结处缓慢刺入皮下，深度可达 1.5～2 寸，一般留针 20～40 分钟。

（2）注意事项

严格消毒，刺后用棉球加以保护。

（3）适应证及取穴

例如急性皮肤感染、淋巴管炎、疔毒、丹毒、疖、痈等，取穴：第五、第六胸椎棘突上缘之中线点各取一穴，先刺第六胸椎的穴位，后刺第五胸椎的穴位。

荨麻疹、皮肤瘙痒症、下肢溃疡、牛皮癣、湿疹等，取穴：第五、第六胸椎及第二胸椎棘突上缘各取一穴，先刺第六胸椎的穴位，后刺第五、第二胸椎的穴位。

雷诺病、血栓闭塞性脉管炎、末梢神经炎等，取穴：第五胸椎、第六胸椎、第十二胸椎、第二腰椎棘突上缘，各取一穴，针刺次序为第六胸椎、第五胸椎、第十二胸椎、第二腰椎。配穴：肩三针。

2. 穴位封闭疗法

是根据经络学说的原理，在一定经穴上注射小剂量的药物，通过针刺和药物的作用，调整机体功能以达到治疗效果。

（1）常用药液

3%～5%当归注射液、川芎注射液、胎盘针、抗组织胺针剂等，适用于一般慢性炎症及过敏性疾病。

（2）方法

准确刺入穴位，达到适当深度，可轻度提插，患者感到针感后再推入药物，推药速度可按情况不同，适当调节快慢，每穴0.3～0.5mL，每日或隔日1次，10次为1个疗程。

（3）皮肤病穴位封闭选穴

例如荨麻疹、湿疹、皮肤瘙痒症等，主穴：大椎、肺俞、膈俞、曲池。配穴：下肢多者加血海；上半身多者加鸠尾；湿疹加三阴交等。

神经性皮炎、牛皮癣，主穴：大椎、天枢。配穴：曲池、血海。

脱发，主穴：肺俞、肾俞。

外阴瘙痒症，主穴：会阴。配穴：血海、肝俞。

3. 埋线疗法

就是将医用羊肠线埋植于身体的一定穴位而达到治疗作用的一种方法。

（1）方法

取腰椎穿刺针，将针芯前端斜面磨平，使用前消毒。取医用羊肠线0号或1号，剪成2～2.5cm长的小段，使用前浸泡于75%酒精中消毒备用。选定埋线部位：用甲紫标记，常规消毒皮肤，局部麻醉，将备用的羊肠线插入针内，线头不能外露，再将针芯从后端穿入。左手拇指、食指绷紧或捏起进针部位皮肤，右手执针，快速刺入选穴的皮下，缓慢退针，一边退针，一边推进针芯，将羊肠线留置于选穴的皮肤内。拔针后，不能有线头外露。注入后，在针孔处涂碘酒，用干棉球压迫片刻，胶布固定。一般每2周1次，可连续8～10次。

（2）适应证

局限性硬皮症、萎缩性皮肤病、慢性顽固性炎症（如神经性皮炎）等。

（3）注意事项

①埋线后7天内不能见水，以免继发感染。

②埋线部位及深度，要根据皮损部位而定，如皮损分布符合经穴规律，则可选取穴位埋线；如不符合，则可取病损周围或节段埋线，也可两法并用。

③深度须依据不同部位而定，局部软组织多时，可适当深些；皮下软组织少的部位，可平行埋于皮下。

④选线宜细而短，易于吸收。

⑤埋线多少，可按病损面积大小而定，节段埋线时，以间隔10cm左右为宜。

4. 药浴疗法

即以药物溶解于水，或水煮后滤渣取液，用于全身或局部洗浴。

（1） 作用

①促进血液循环，改善体内氧化过程，促进代谢机能。

②软化上皮，有利于药物透入皮肤。

③清洁皮肤。因所用药物不同，又分别具有消毒、杀菌、杀虫、收敛、止痒、消炎、抗皮脂溢出等作用。

（2） 注意事项

①药浴温度：温浴水温为 30～35℃，热浴水温为 40～45℃，全身浴时应注意室内温度，以患者舒适为度。

②药浴时间一般为 20～60 分钟。

③药浴可用软布或软毛巾拭洗。禁用肥皂，禁用强力搓洗。

④药浴时如发生刺激现象，应当立即停洗。

⑤全身或大面积做全身药浴后，应注意穿衣保暖，避免感冒。

⑥心血管功能不全、代偿不全性高血压及严重肺病患者禁用全身药浴；年老体弱或血管功能不稳定者慎用全身药浴。

（3） 常用药浴及适应证

1） 糠浴

功效：缓和，消炎，止痒。

适应证：泛发性瘙痒性皮肤病、银屑病、剥脱性皮炎。

药物剂量及用法：麦糠、米糠或谷糠 1～2kg，装入纱布袋内，加水 10L，煎煮开后继续煎煮半小时，全身浴。

2） 硫黄浴

功效：杀虫，杀霉菌与寄生虫，消毒，抗皮脂溢出，角质松解，刺激兴奋皮肤等。

药物剂量及用法：硫黄 50～150g，先用温水适量溶解，然后再加适量温水稀释，全身浴。

3） 中药药浴

功效：止痒，杀菌，收敛。

药物剂量及用法：用中药煎水，全身或局部洗浴。中药药浴方剂甚多，举例如下。

银屑病药浴方：土大黄 120g，花椒 100g，野菊花 150g，芒硝 200g，土荆皮 150g。加水适量，煎煮取液，全身洗浴。具有止痒、消炎、使角质松解作用。适用于银屑病及银屑病后遗症、泛发性神经性皮炎。

止痒药浴：蛇床子、苦参、川椒、艾叶、白蒺藜各 30g，明矾 10g。加水 5L。煮滚候温，洗浴患处。适用于外阴瘙痒、阴囊、肛门慢性湿疹、神经性皮炎、慢性瘙痒性皮肤病。

5. 熏洗疗法

是局部药浴的一种，所不同的是在药浴前先用药浴的水做局部蒸汽浴，然后入浴。本法多用于局部损害。

（1） 方法

①将所用药物煮沸后，倾倒入容器内，容器以能适合患部体位熏洗为宜。

②趁热将病损部放于盛药容器之上，使蒸汽直达患处，周围的空隙以布包绕严密。

③待水温接近体温时，即以药水浸洗患处。

④每日浸洗 1～2 次，最好在睡前进行。

（2）适应证

皮肤瘙痒症、局限性神经性皮炎、寻常性银屑病、慢性湿疹等。

（3）熏洗处方举例

①野菊花 240g，芒硝 480g，花椒 100g，枯矾（煅白矾）120g，土茯苓 240g，紫草 300g。上药分成 7 等份，做局部熏洗，每次半小时。

②苦参、蛇床子、皂矾各 30g，白蒺藜 30g，乌梢蛇 30g，蝉蜕 10g。上药加适量水煮沸。

6. 灸法

（1）作用

借用温热药力，透及皮内，具有疏通经络、活血化瘀及破坏局部皮损组织的作用。

（2）方法

皮肤病、皮肤亚健康调理常用艾条灸和艾炷灸。可直接灸，或用姜片、蒜片间接灸，均与一般灸法相同。

（3）适应证

痈、昆虫咬伤、颜面湿疹或皮炎、慢性荨麻疹、皮肤瘙痒症、阴部瘙痒症、神经性皮炎、银屑病、白癜风、全身多汗症、寻常疣、胼胝等。

（4）禁忌证

禁灸的部位有很多，一般面部禁忌灸或小炷灸；眼球、眼部、心前区、腋下、阴部、孕妇腹部、血管神经之浅部、全身发热、醉酒及身心极度衰疲等均禁忌灸法。

（5）常用灸法

1）痈

穴位：灵台、膈俞、肩井、委中、曲池、身柱。

灸治壮数：每日 7 壮，隔蒜灸。

2）昆虫咬伤

穴位：阿是穴。

灸治壮数：每日 5～7 壮。

3）颜面湿疹或皮炎

穴位：手三里、足三里、曲池、尺泽、合谷等。

灸治 20 分钟，每日 1～2 次。

4）慢性荨麻疹

穴位：涌泉、曲池、合谷、尺泽、至阴。

灸治 20 分钟，每日 1～2 次。

5）皮肤瘙痒症

穴位：血海、膈俞、曲池。

6）阴部瘙痒症

穴位：会阴、血海、肝俞。

7）神经性皮炎

灸法：用艾卷熏灸局部，可先由边缘逐渐向中心移动。每日 1 ~ 2 次，每次 10 ~ 20 分钟。

8）白癜风

穴位：中魁。每次灸治 5 ~ 10 壮。

9）全身多汗症

灸治大椎 5 壮，合谷 3 壮。

10）寻常疣、胼胝

穴位：阿是穴。

艾炷点燃后，发出“哔”“啵”声音，片刻后，以镊子将疣体夹出，再以小刮刀轻刮，除尽病损组织（略出血，胼胝同），外涂甲紫，以消毒敷料包扎。

11）银屑病

灸法：用醋调面粉，制成面饼，放于皮损上，用艾炷灸，用于下腿单个孤立慢性病损，每次 3 ~ 5 壮。

7. 砭刺疗法

本法为民间常用方法，常用三棱针或刀划破身体某一部位的浅静脉或穴位，放出少量血液以治疗疾病。该法用于皮肤病，具有止痛、止痒、消炎等作用。

（1）适应证

神经性皮炎、皮肤瘙痒症、荨麻疹、慢性湿疹、银屑病、丹毒、疖肿、淋巴管炎等。

（2）部位

一般多选择耳部、耳轮、手掌小鱼际等处，也可选用其他部位。

（3）注意事项

各种出血性疾病及有心肝肾疾病者禁用；体弱贫血、孕妇、月经期禁用；划刺要浅，不能深刺，要直刺。注意消毒，预防感染。

8. 拔罐疗法

拔罐疗法设备简单，操作方便，其作用是借燃烧与温热的作用，以减少罐中空气，造成负压，吸附人体，使局部出现瘀血，借以调整人体脏腑、经络、气血功能，以达治疗目的。

（1）方法

①具体操作方法：用镊子夹住燃烧的酒精棉球，伸入罐内燃烧一圈，随即将棉球抽出，迅速将灌罩在选定的部位。

②拔罐部位：循经取穴，即按皮损部位分布的经络取穴，或取阿是穴。

③拔罐时间：依据病情、部位、罐的大小决定。一般大罐为 10 分钟，小罐为 10 ~ 15 分钟。慢性病可每日或隔日 1 次，每日要更换部位，10 ~ 20 天为 1 个疗程。

（2）注意事项

拔罐部位以肌肉丰满、皮下组织松弛及毛发稀少部位为宜。点火过程中发现罐口过热或有酒精流出罐口，应及时处理，以免烫伤皮肤。皮肤有严重过敏反应，水肿，心脏部位，以及孕妇下腹部、乳头部位均不宜拔罐。

中篇　方法篇

第七章　现代皮肤检测技术

随着科技的发展，现代光学技术、精密制造技术与医学技术紧密结合，使皮肤科的诊断技术和治疗技术发生了日新月异的变化，尤其是皮肤图像新技术的层出不穷，使皮肤科医生逐渐摆脱了单纯依靠经验性的肉眼判断和病理活检诊断技术相结合的单一皮肤病诊断模式，为皮肤科诊断疾病提供了科学的利器。

众多皮肤测试仪、皮肤镜、皮肤 CT、皮肤超声等皮肤图像新技术是医生肉眼观察的延伸和放大。其共同的特点就是无创性，这对于多发性皮损筛选性活检、可疑损害或面部皮疹的筛查，以及特定皮损的长期观察随访等十分有帮助。皮肤图像处理系统目前在皮肤科中应用渐多，其由图像采集系统（包括显微镜、皮肤镜、皮肤 CT、皮肤超声等）、图像数字化设备、计算机、输出设备组成，是利用计算机进行医学显微图像处理的工具，具有采集、数字化医学显微图像、图像处理、存储、测量、统计、辅助诊断和生成图文报告的功能。由于皮肤图像检查技术的诊断结果可以通过图像打印系统出具报告，给患者以客观的判断指征，患者信任感和对诊疗方案的依从性也会随之提高。同时，备存的资料对于患者疗效前后的评估也有了客观依据。

第一节　皮肤检测仪

皮肤检测仪是唯一能对皮肤的病理学特征进行定量分析的仪器。Proter&Gamble 两大国际权威皮肤资料库提供支持，大量临床一手数据在问题肌肤的诊疗方面实现国际化接轨，更具权威性和专业性。皮肤问题检测仪不仅可以检测已经暴露在肌肤表面的问题，还能够通过定量分析将隐藏在皮肤基底层的问题也直观展示出来，有利于及早发现，及早治疗。

一、基本原理

皮肤检测仪运用先进的光学成像、RBX（超文本传输协议）和软件科技，即时测出和分析表皮的斑点、毛孔、皱纹和皮肤纹理，以及由于紫外线照射而产生的皮下血管和色素性病变，如卟啉（油脂）、褐色斑、红斑等，并揭示了由它们而引起的如黄褐斑、痤疮、酒渣鼻和静脉瘤等潜在危险，进而让皮肤科医生针对皮肤问题设计出最合适的治疗方案。

运用偏光镜头的表层检测功能，能够方便清晰地检测分析到皮肤表层的纹理特征，油脂分泌状态，保湿干燥现象，毛孔大小，黑白粉刺，皱纹深浅等。调整偏光镜头的深层检测分析功能，即可清晰地检测分析肌肤下层的色素沉淀状态，对于色斑的属性判别提供了可靠依据，同时，还能够更广泛地对肌肤水分流失、皮下微血管扩张（敏感肌肤）以及专业肌肤研究的学术性进行检测分析。

二、适用范围

1. 定量评估

皮肤检测仪可以对皮肤色斑、毛孔、皱纹、平整度、卟啉、紫外线斑和日光损伤定量评估。这种方法是应用最新发明的 SIA 探查镜技术，经过数字处理的一种皮肤图像处理系统。其可以看到皮肤下 2mm 内的色素、血管、胶原的日光损伤和皮肤的健康状况，并可随着时间的变化来测量和监控这些变化。可以了解皮肤老化的几个问题，如皮肤的色素斑、血液循环的分布状况、日光损伤状况、毛孔状况、皱纹状况。也可以用来追踪治疗的进展情况，即使是最小的变化，其也能定量地显示。

2. 肌肤分析对比

与同样条件（同样年龄、性别和皮肤类型）的人群进行皮肤特征的比较。皮肤诊断技术可以将患者的情况和数据库中同年龄、同性别、同种族的人进行比较，确定患者皮肤老化的各个单项在同龄人员中的排序，皮肤老化状况一目了然。据此进行皮肤的健康评估，显示患者的皮肤外貌是年老或年轻，并与年龄资料库中相同年龄组的人的图片进行比较，得出患者的皮肤在同龄人中的排序位置。

同龄肌肤对比：提供同龄肌肤对比，运用模拟技术可以展示年老或者年轻 5 ~7 年的皱纹和色斑变化。

治疗前后对比：提供皮肤治疗前后皮肤状况数据分析对比，量化皮肤改善参数，自动形成治疗发展趋势图。

3. 面部成像分析

可观测表皮及皮下 2mm 内影响皮肤健康的问题，如皱纹纹理、斑点、色素、毛孔、褐斑、UV 紫外斑点等问题。通过可视化图像直击皮肤治疗区域。

三、检测方法

（一）操作流程

1. 皮肤特征、皱纹、UV 反光点的检测分析（图 7 –1）。

2. 针对皮肤条件进行分组：针对相同年龄人群的皮肤类型来比较患者的皮肤特征。

3. 循环面部摄影：保证在规范的照明下，图像在次点与内置确定位置之间能循环摄影。

4. 定性报告：为患者提供更加容易理解的定性分析报告，并包括治理皮肤病变的

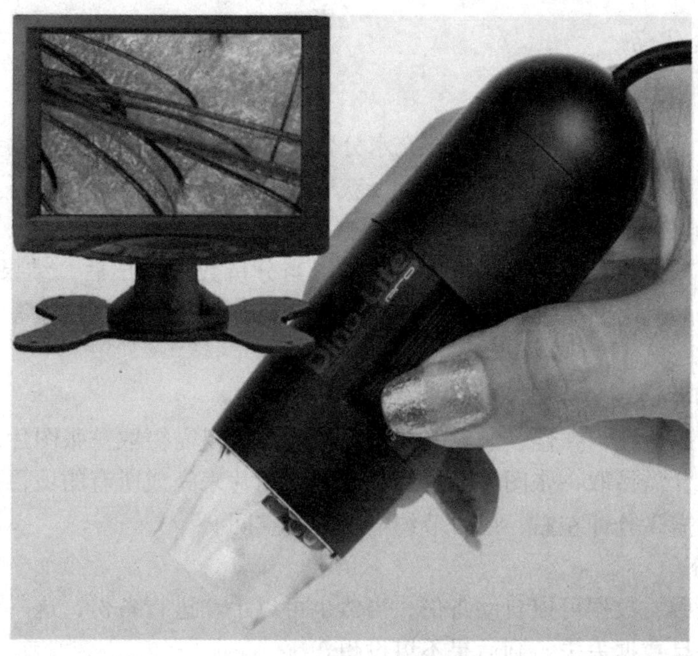

图 7－1　皮肤检测仪

建议。

5. 拥有 Mirror 医学成像软件：Mirror 的优势在于反映出 visia 图像之外的更多的问题。

6. 操作记录：在保存顾客数据和治疗计划的前期，提供更加有效的治疗建议。

7. 小型放大镜工具：针对特定皮肤的特征，拉近镜头和放大图像，进行选择性的测试。

8. 多种数据库选择：按照患者的需要，组织提供如内科或其他学科的医生进行临床研究。

9. 图像输出：轻松从 visia 到 ms 的图像传送，提供更多使用和表达时所需要的数据和计划。

10. 使用便捷的接口：其独具魅力的感应接口使操作人员操作更加迅速。

（二）分析方法

数字自动分析，功能强大，准确率高，可随意在后台增加相关产品，可将护肤品疗效、成分、功能等输入电脑，分析完成后可打印出完整的分析报告。此设备界面美观，实用功能全面。其五大分析模块可以准确分析出肌肤油分、水分、色斑、毛孔、肌肤年龄（也称肌肤弹性）的变化状况。更令人惊叹的是，所有肌肤影像都可以用真实 3D 还原技术重现肌肤立体三维影像，将肌肤的平滑度看得非常的清楚，并可以从任意角度分析观察，图文并茂的综合报告将所有检测结果以图片及数字的百分比形式呈现给客户，让客户非常清楚地了解检测分析结果和肌肤的真实现况。系统还可以根据检测出来的结果自动匹配相应的产品，将产品的分类、功效、疗程、价格、名称等显示得非常清楚。同时用户还可以在后台设置新产品的推广。

（三）显著优势

1. 准确性

分析系统无需另加水分测试笔来补充水分数据，CBS 软件只需要将镜头向逆时针方向旋转，通过获取肌肤透明层下的数据，直接获取水分数据，数据准确率高。

（1）关于结果的表现形式及产品推荐的形式

采用分析后直接在右下角显示出准确数据。当分析数据得出后，结果非常直观易懂，直接将相关的产品跳出产品推荐区以供选择，所选择产品的功效、疗程等会直接出现在报告中。

（2）关于图片的拍摄方法及分析所需时间

油分、色素、毛孔、弹性、皱纹等几个项目的分析仅需摄取一张图片，由于水分分析检测在透明层下，需另取一张图片。总共仅需两张图片来完成所有的项目，包括介绍及推荐产品，时间仅需 3 分钟左右，还可节约电脑内存空间。

2. 数据备份

在使用过程中，数据可以自动备份，当然也可以手动进行备份，这一项对于使用者来说至关重要，一旦数据丢失，则后果不堪设想。

3. 方便性

如用户是一家化妆品连锁企业，仅需将所有的产品录入电脑，然后进行数据备份，可以直接将备份后的数据还原到其他任意一套软件中，无需每台电脑重新输入，这样可保持商家的产品的整体性，可减少工作量。

第二节　皮肤水分检测仪

皮肤水分检测仪是一款智能型皮肤水分测试工具，是通过采用新生物电阻抗分析技术的高精密测量仪，是国内第一款可以测量皮肤水分平均值和精确显示皮肤综合水分的便携式测量仪器（图 7－2）。

一、基本原理

水分测试采用世界公认的 corneometer－电容法，水分的测试原理是基于水和其他物质的介电常数（<7）变化相当大，按照含水量的不同，适当形状的测量用电容器会随着皮肤的电容量的变化而变化，而皮肤的电容量又是在测量的范围内，这样就可以测量出皮肤的水分含量。其结果通过设定的湿度测量值（Moisture Measurement Value，MMV）来表示。MMV 为 0～150 的数值。电容量的测量方法比其他方法更优越，由于被测试皮肤和测试探头没有不自然的接触，几乎没有电流通过被测试皮肤，因此，测试结果实际上不受极化效应和离子导电率的影响。仪器探头和皮肤中水分建立平衡过程中没有惯性，可以实现快速测量，这样也消除了活性皮肤对测量结果的影响。皮肤水合率 MMV 的测量过程受环境温度、湿度影响较大，一般选择 20℃ 和 50% 相对湿度环境下测量，效果最佳。

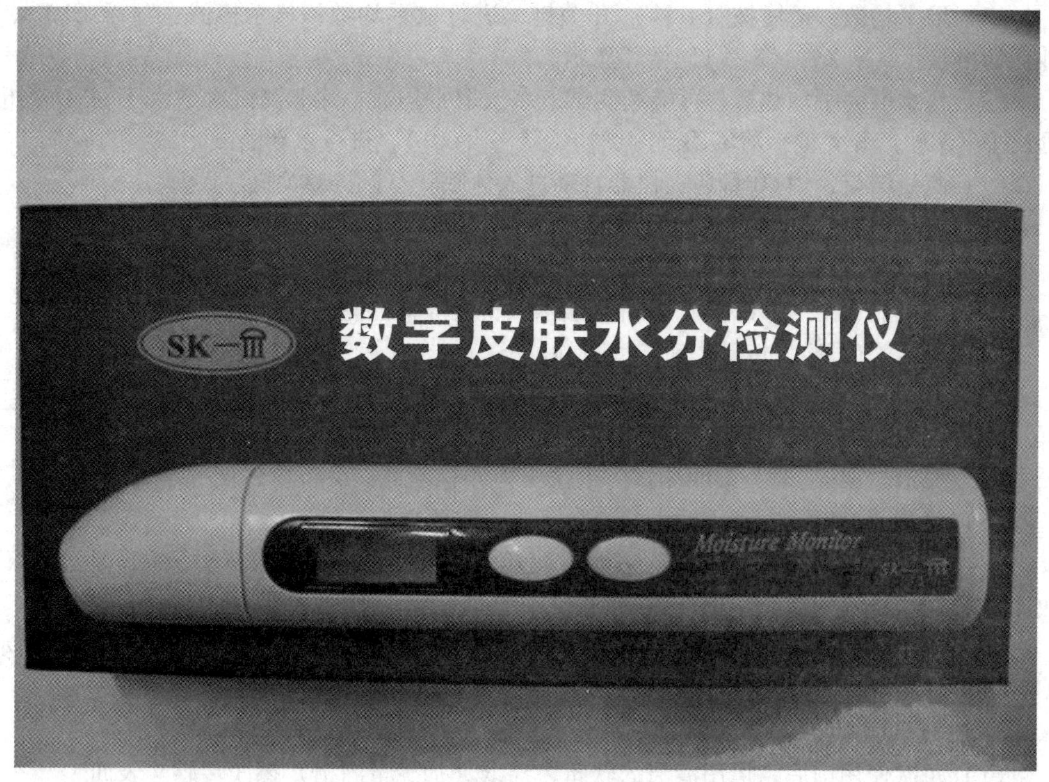

图7－2　数字皮肤水分检测仪

二、适用范围

测量出患者肌肤的水分比值，指导患者进行皮肤护理。

1. 测量皮肤是否缺水。
2. 测量护肤品的吸收效果或保湿程度。

三、检测方法

1. 使用流程

（1）为保证得到准确的测量结果，请在室温环境下，选择无体毛、无化妆部位测试。

（2）取下传感头的保护盖。

（3）按动电源开关（电池安装为正确），同时有“嘀”一声提醒，屏幕显示88.8%，全显示。

（4）2秒后显示“CLR”，该状态为检测传感头的清洁程度，请不要接触传感头，否则会显示“Err”。

（5）当听到“嘀嘀”两声提示后，显示“0XX”，其后显示00.0%时开始测试，将传感头平贴在测试部位（贴在皮肤），请将传感头压在弹性壳中，听到“嘀”一声提示音，即可读取数据；显示模式：显示nXX（3秒）切换显示XX. X%（5秒），循环显示。

（6）连续测试时请按“0”键，0XX变成0xx＋1，如第一次测试显示为001，按“0”键后则显示002，显示3秒后切换显示00.0%，进入测试状态，测试过程同步骤（5）。

(7) 取平均数，请短按（1 秒）开关键，进行取平均数；显示模式：显示 EXX（3 秒）切换显示 XX. X%（5 秒），循环显示。

(8) 每次取完平均数后，可继续测试，多次取平均数，除非测试次数大于 99 次；也可长按（3 秒）开关键，清零回到测试初始状态（001），进行重新测试。

(9) 测量结束，约 60 秒后，仪器自动进入休眠状态；自动关机。

(10) 长按开关键，约 3 秒，可关闭电源。

2. 显示意义

(1) 开机显示："88.8%"，开机全显示，检测屏幕性能。

(2) 显示"CLR"，传感头清洁度自检。

(3) 显示"Err"时，表明传感头脏污或测试方法不正确；请检查传感头。

(4) 显示"00.0%"时，表明正在测试，需要保持手法稳定，不能抖动。

(5) 显示"nop"时，表明测试时手法有误接触不良，重新测试。

(6) 显示"LOU"时，表明电池电量不足，需要更换电池。

(7) 显示"0XX"时，表明测试次数为第"N"次，循环显示 XX. X%，是第"N"次的结果。

(8) 显示"EXX"时，显示平均数，表明测试次数为"N"次的平均数，循环显示 XX. X%，是"EXX"的结果。

3. 注意事项

(1) 每次使用前后，请用清洁的软布、棉纸（加少量酒精）擦净传感头表面。

(2) 请勿在患处、皮肤受伤处使用。

(3) 出汗、高温、高湿情况下请勿使用。

4. 维护和保养

(1) 保持仪器清洁。

(2) 请不要私自拆卸仪器。

(3) 不要在高温、高湿、有害气体等环境下存放。

(4) 用毕请装入盒中，如长时间不使用，请将电池取出存放。

(5) 禁止水及其他液体浸入仪器内；禁止用酸碱性液体擦拭仪器。

5. 主要参数

(1) 环境温度：5 ~ 40℃，相对湿度 70% 以下。

(2) 测量范围：0 ~ 99.9% 精度 ±2%。

(3) 多次测试的最大数量为 99 次。

(4) 取平均数的最多数组为 99 组。

(5) 电池：7 号（AAA）电池 2 节。

(6) 外形尺寸：长 177mm × 宽 38.7mm × 高 33mm。

(7) 自动休眠时间：60 秒。

第三节　皮肤镜

皮肤镜的同义名称有表皮透光显微术、皮表显微技术、入射光显微术等，常称皮肤镜技术（dermoscopy）。皮肤镜作为一种新兴的无创性皮肤检测工具，用于皮肤疾病的诊断、皮肤健康状态的观测评估，能减少大量有创性检查，日益受到皮肤工作者和健康美容行业的重视。

皮肤镜技术，是一种在体观察皮肤表面及以下微细结构和色素的无创性显微图像分析技术。其通过使用油浸、光照与光学放大，观察到表皮下部、真皮乳头层和真皮深层等肉眼不可见的影像结构与特征，这些特征与皮肤组织病理学的变化存在着特殊和相对明确的对应关系，根据这些对应关系可确定皮肤镜检测的敏感性、特异性。

皮肤镜图像分析技术是近年来颇受关注和重视的皮肤无创测评技术之一。它是以皮肤镜图像处理软件为核心，结合皮肤镜完成对皮肤的无创、原位、动态、实时微观图像采集，经相关人员利用软件功能，对人体皮肤形态和颜色特征的数字图像进行综合分析，最终得出皮肤状态的综合性评估报告。

在国外，皮肤镜技术已应用多年，其对于恶性黑素瘤的早期诊断已为大量研究所证实。近年来，皮肤镜技术在一些非肿瘤、非色素性皮肤病和皮肤健康综合评估中得到充分的应用。

一、基本原理

1. 皮肤组织结构的观测

皮肤镜从水平面对皮肤表面进行二维图像观察，模拟肉眼观察模式，获得肉眼无法看到的皮肤形态特征。皮肤镜观察视野大，图像清晰，放大几倍至数十倍，可观察皮表中的组织结构影像全貌。利用皮肤镜对皮肤组织结构进行观测，必须明确表皮和真皮的关系。

组织病理学检查主要是从表皮矢状面进行观察。其病理切片，通常所见是皮肤表面垂直的一个局限的矢状面，与表皮突和真皮乳头的立体关系不太明确。在皮肤组织结构三维空间上，从真皮侧观察表皮，宛如蜂窝状；从表皮侧观察真皮，就像多个圆顶塔样密集排列，这些圆顶塔相当于真皮乳头。这种皮肤的表皮、真皮立体结构和皮肤镜下水平面观察的形状密切相关。

2. 皮肤颜色的观测

在皮肤镜图像观察中，黑素、血管、角质细胞和组织退化的密集程度与解剖位置的不同，会呈现不一样的颜色。

黑素：在角质层中由于缺乏血液供应，在角质浅层呈黄色；在角质深层和表皮上层显示黑色；在表皮下层呈浅棕褐色或深棕褐色；在乳头层显示灰色及灰蓝色；在真皮网状层或更深层显示蓝色；如果黑素同时定位在皮损的多层，也可显示为黑色。

血管：由于数量的增多或扩张，常显示为红色；组织退化或瘢痕区域显示为白色。

作为一种经形态学和色素对皮肤健康状况进行检测评估的方法，可首先在不加浸润液的情况下，用皮肤镜观察皮损表面的微细结构；然后再滴加浸润液以观察皮损的深层结构。对于皮肤镜图像的分析，一般的程序是首先通过人工或计算机辅助，识别出图像中存在的各种皮肤镜指征及其特点；然后将这些指征与各相关皮肤的皮肤镜评估标准进行比对，得出检测或评估结果。对于不同部位正常皮肤的皮肤镜图像的掌握，以及皮肤镜指征与组织病理的对应关系的理解，是应用皮肤镜诊断疾病或进行皮肤健康状态评估的前提与基础。

二、适用范围

皮肤镜技术主要适用于色素性和非色素性皮损，相关的皮肤良性肿瘤（色素痣、脂溢性角化病等），皮肤恶性肿瘤（皮肤恶性黑素瘤、基底细胞癌等），血管性疾病方面的辅助性诊断与鉴别诊断。在诊断色素改变性疾病及判断其良、恶性方面，有着无可比拟的优势。同时，该项技术对扁平苔藓、扁平疣、传染性软疣、疥疮、黑变病、银屑病、皮肌炎、紫癜、荨麻疹性血管炎等皮肤疾病或皮肤状态异常的检测，尤其对皮肤色素异常（如白癜风）的早期发现具有重要意义。

（一）常见色素性皮肤病的诊断

1. 色素痣

镜下可见多数规则的色素网，总体结构与着色均匀，皮损边缘较规则，颜色相对较浅，可有规则的小球、斑点、粉刺状开口、脑回状结构、毛发，或伴有豆状或线状血管等。皮肤镜对交界痣、皮内痣和混合痣的分类可作初步诊断，如需更准确地对色素痣进行分类，还需行组织病理检查。

2. 蓝痣

皮损周围纹理清晰、均匀，有汇合的灰蓝色至黑蓝色着色区，须注意与黑色素瘤鉴别。

3. Spitz 痣（斯皮茨痣）

通常在皮损中央有星形图样，皮周可呈红褐色，这些特征需与黑色素瘤相鉴别。

4. 非典型痣

在非典型痣与黑色素瘤的早期诊断中，肉眼判断有一定的难度，而皮肤镜对诊断非典型痣有一定帮助，其可以降低盲目活检所造成的损害。非典型痣在皮肤镜下分为5型：①扩散网状型；②补缀网络型；③中间着色不足的边缘网络型；④中间着色过度的边缘网络型；⑤中心球体的边缘网络型。上述5型均为良性皮损。

5. 黑色素瘤

皮肤镜下通常可见不规则的色素网、伪足、辐射纹、不规则小点和小球、退化区、杂色、蓝白幕、边缘骤然中断、不规则色素沉着等特征，均有助于黑色素瘤的诊断。

6. 色素型基底细胞癌

可见蓝灰色卵圆形结构、蓝灰色小球群、轮辐射状、叶状区、树枝状血管等特征，有色素网缺失。

7. 脂溢性角化病

通常有指纹状结构、假皮丘网状结构、蛀虫啃噬状皮周、粟丘疹样囊肿、粉刺样开口、脑回状结构、发卡样血管等，这些特征有助于鉴别黑色素瘤。

（二）皮肤镜在特殊部位的应用

1. 掌跖部位

掌跖部位的良性皮损通常显示有皮沟平行型、纤维状模式、格子型、皮脊平行型等色素模式。恶性皮损可见色素排列紊乱、不规则小点和小球、边界不清楚、皮嵴平行型色素沉着和部分色素分布突然中断等现象。

2. 颌面部

颌面部皮肤的解剖结构有别于其他部位，由于面部表皮突较短，使皮损缺乏规则的色素网，有无数个毛囊样开口，常呈假性色素网。如出现多种颜色和不规则宽大的假性色素网时，则应考虑黑色素瘤。

3. 黑甲

黑甲占皮肤黑色素瘤的1%。早期黑甲在临床上肉眼观察与甲其他疾病的鉴别有一定困难。黑甲常见的皮肤镜模式有4种模型和7种皮肤镜排列形式。

皮肤镜排列形式包括：①单纯血斑；②棕色背景，可出现于黑色素瘤或色素痣；③纵向平行棕色线状色斑，颜色、形状和宽度均匀，无平行线中断（整齐模式），多见于甲下痣；④纵向棕色或黑色线状斑纹，其颜色、形状或宽度不规则，有平行中断（非整齐模式），多见于黑色素瘤；⑤质地一致的灰色背景和线状色斑，多由药物所致，雀斑或人种原因也可引起类似的甲色素沉着；⑥Micro－Hutchinson征是黑色素瘤的征兆，如甲沟炎并发色素斑，则很可能是黑色素瘤；⑦纵向细微凹沟可以是多种疾病的组织病理学改变，无诊断意义。

近年来，世界各地的皮肤研究者投入相当多的精力在皮肤镜的研究上。据报道，皮肤镜对恶性黑素瘤诊断的准确性可以达到98%。对于非黑素及非肿瘤皮肤病的皮肤镜研究，近年来也逐渐引起人们的兴趣。此外，皮肤镜还被用于白癜风毛囊周围的残余色素的观察，脱发区毛发生长与治疗反应的监测，以及疥疮治疗后痊愈与否的判定。这些均提示：皮肤镜的应用并不仅限于诊断与纯粹形态学研究方面，其作为一种相当方便、非侵入性、诊断率高、值得信赖的工具，在疾病治疗效果的监测、随访和健康皮肤检测上有着广阔的应用前景。

三、检测方法

1. 基本操作

皮肤镜观测分为需在皮肤表面滴加浸润液再观测的浸润法与无需浸润液的偏振法，这两种方法均能有效地排除皮肤表面反射光的干扰，可直接从水平面对皮肤表面进行二维图像观察。皮肤镜浸润法的浸润液对皮肤黏膜有刺激，可引起接触性皮炎和医源性感染等不良反应。皮肤镜偏振法无需浸润液，镜片不用直接接触皮肤，即可观察到表皮以下的组织结构图像。

在皮肤镜图像观察过程中，如何处理好一些与光学特性有关的因素，如皮肤表面光的反射系数、表皮与真皮的光吸收系数、皮肤各层的光散射系数与厚度等，是能否直接有效地观察皮肤形态结构与特征的关键。

当一组入射光到达皮肤表面时，由于皮肤角质层的折光系数（1.5左右）大于空气的折光系数（1.0），致使照射到皮肤表面的光线有小部分（约5%入射光）被皮肤吸收，仅有少量通过折射透入皮肤，另有相当部分被皮肤角质层所反射；反射光可使肉眼能观察到皮肤的表面结构，但同时也降低了对皮肤深部结构图像的观察清晰度，很大程度上影响了皮肤较深部位结构的观察。

为更清晰地观察皮肤表皮以下部位的结构，需要排除反射光的干扰。传统皮肤镜油浸法在观察皮肤时，首先在皮表滴加油脂或其他耦合剂，然后用玻片将该处皮肤压平，以增加皮肤的透光性，并减少反射光，借助于特定的光学皮肤镜，最终观察到皮表下的结构和特征。

由于浸润油对皮肤黏膜有刺激，严重者可引起接触性皮炎和医源性感染等不良后果，近年发展起来的偏振光皮肤镜技术，通过LED光源和偏振装置，滤掉了皮表光线的漫反射，无需使用浸润油，镜片不直接接触皮肤，即可观察到表皮和表皮下的清晰图像。在使用中只需简单地旋转偏振角度，即可实现理想的图像观察。

2. 黑色素细胞肿瘤的皮肤镜图像分析法——两步法

诊断由黑色素细胞起源皮损的两步法是基于2001年CNM（Consensus Net Meeting）提议所修改的方法。

（1）第一步

先区分起源于黑色素细胞和非黑色素细胞的皮损。黑色素细胞皮损的评估步骤：

①是否有集中的色素小点、小球、色素网、色素纹、蓝白幕、伪足等形态特征，如果出现任何一种，可确定为黑素起源的皮损。

②此皮损是否散在、均匀分布，是否呈蓝色或有相似的蓝色色素沉着。如果是，则诊断为蓝痣，但不能与蓝白幕相混淆；如果上述改变均无，则需进一步鉴别。

③是否有粉刺样开口、粟丘疹样囊肿、浅棕色、网状或指纹状结构、蛀虫啃噬状皮周、脑回状结构。如果有，则诊断为脂溢性角化病；如果无，则需进一步进行观察。

④是否有树枝状血管、叶状区、蓝灰色卵圆形结构、蓝灰色小球群、轮辐射状结构，或并发溃疡。如果有，同时无色素网，则诊断为基底细胞癌；如果无，需进一步观察。

⑤是否有红色或红蓝色至黑色的腔样结构。如果有，则为血管瘤或血管角皮瘤；如果均未观察到①～⑤的形态学改变，则应继续观察。

⑥考虑是否有无色素性黑色素瘤（主要观察血管结构）或其他非黑素性肿瘤特征，以免误诊。

（2）第二步

判断性质（良性、可疑或恶性肿瘤）。当色素性皮损在第一步中已被鉴别起源于黑色素细胞时，需进一步判断其性质。

其他常用的判断方法还有模式分析法、ABCD规则法、Menzies法、7点分类名录法、修订的模式分析法、ABC法、三点一览表法等。

四、皮肤镜分类

1. 按图像采集方式不同，分为浸润法皮肤镜和偏振法皮肤镜。两者优缺点如下：

（1）浸润法皮肤镜

优点：图像采集稳定，皮肤纵向看得更深，皮损颜色看得更清晰，皮损结构特征更明显，方便接入拍照设备。

缺点：由于直接接触皮肤，有交叉感染风险，不利于黏膜、破溃部位的观测；无法避免压迫血管，不利于血管的观察。

（2）偏振法皮肤镜

优点：由于不直接接触皮肤，不存在交叉感染风险，可用于黏膜、破溃部位的观测；血管模式看得更清晰。

缺点：由于悬空观察，图像易模糊，对皮肤色素特征观测欠佳。

2. 按设备有无软件系统，分为工作站式皮肤镜和便携（移动）式皮肤镜。其各自优缺点如下：

（1）工作站式皮肤镜

优点：能进行皮肤影像采集、存储，皮损分析诊断，检测者档案管理与数据对比分析，可打印图文报告，影像资料可网络共享，可进行影像资料的数据统计、分类、整理。

缺点：不便携带，价格较贵。

（2）便携（移动）式皮肤镜

优点：价格较低，便于携带。

缺点：只能进行实时皮肤观测，不能进行图像采集及其他相关功能。

第四节　三维皮肤 CT

三维皮肤 CT，学名“激光共聚焦扫描显微镜”，是目前世界上最先进的皮肤影像学设备之一，是利用新一代反射模式的激光共聚焦显微镜原理，在计算机辅助下，对皮肤病变部位进行无创、原位、实时、动态扫描成像的新型皮肤影像学诊断技术。目前正广泛应用于世界各地。

一、基本原理

基于光学共聚焦原理，三维皮肤 CT 采用激光点光源，代替了传统光镜的场光源。三维皮肤 CT 除了在照明光源前有一个针孔外，在检测器前方也有一个针孔，光源针孔的位置相对于物镜焦平面是共轭的，即光点通过一系列的透镜，最终可同时聚焦于光源针孔和检测针孔，也就是所谓的“共聚焦”。以 830nm 的半导体激光点光源作为场光源，使探测点与照明点相对于物镜焦平面是共轭的，由此而实现同一个深度（XY 轴）和同一点不同深度（Z 轴）的成像，可以在生理状态下无创性地观察皮肤的结构。利用近红外光反射共聚焦技术，基于黑色素和角蛋白等不同细胞结构的折射率差异，可对皮肤组织结构进行成像。以激光做光源并对样品进行扫描，在此过程中两次聚焦，因此而成为共聚焦激光扫描显微镜。其产生的光信号由检测针孔后的光电倍增管逐点接收后，转变为电信号传输至计算机，在屏幕上呈现为清晰的整幅焦平面的图像，利用计算机三维断层成像技术，可直观、实时、动态地观测皮肤病的发生、发展、疗效及其皮损情况。

其检查非常安全，其采用22mA 的830nm 波长的弱激光作为光源，无放射性物质，无放射性辐射。三维皮肤 CT 能够采集细胞尺度的活组织的图像和录像。这种非侵入性的"光学切片"能为临床工作者提供组织学检查之外的检查手段。三维皮肤 CT 还可以拍摄在体细胞图像，用于诊断和研究，允许同一部位的连续观测以研究疾病的进展，提供实时样品图像，以及辅助术前和手术中的评估功能。与传统病理活检相比，其具有无创无痛、患者舒适度高以及检查迅速等优点，患者依从性高。

1957 年，Malwin Minsky 首次阐明 RCM 技术的基本原理。

1985 年，Wiijanedts 第一次成功地用 RCM 演示了用荧光探针标记的生物材料的光学横断面，标志着共聚焦激光显微镜的关键技术已基本成熟。

1987 年，第一台商业化的 RCM 问世。

二、适用范围

三维皮肤 CT 能在细胞水平上对皮肤进行实时、动态、三维成像，可用于无创诊断疾病、观察疾病演变过程、精细定位肿瘤边界、评估预后等医学领域。

据临床研究发现：较之目前检测精准的德国 Waldmann UV Wood's 白癜风诊断检测仪，三维皮肤 CT 不仅可以分辨病症是否为白癜风，而且可以细致地分析出皮损状况和黑色素的脱失程度。

三维皮肤 CT 成像检测系统是目前诊断顽固性白癜风最可靠的依据，对久治无效各种类型的白癜风患者，采用三维皮肤 CT 能直接扫描出白斑皮下黑色素细胞的数量或黑色素细胞是否存在，为治愈白癜风提供了可靠依据。

此外，还可应用于：

（1）皮肤科常见病的诊断和鉴别诊断。

（2）良性和恶性皮肤肿瘤的鉴别。

（3）界定皮损边界：指导手术切除皮损和组织病理学取材定位。

（4）检测疾病发生发展的过程：如检测银屑病发展过程中皮肤微循环状态的改变等。

（5）检测治疗效果：如对美容激光术后的黑色素、血管和胶原蛋白的检测；白癜风治疗过程中色素生成情况的检测等。

（6）对皮肤生理状态的检测：如检测毛发生长情况等。

（7）对药物吸收的检测：检测皮肤外用药物在皮肤内的分布和渗透等。

三、检测方法

三维皮肤 CT 检查迅速，一次检查只需十几分钟，可实时动态地进行监测，可对同一皮损进行多次成像，以对其发展变化、治疗后的改善状态进行观察，特别是能观察皮肤血流的动态变化，可以在一次检查中观察许多可疑病灶，实时显像，数据可以迅速存储和输出。其具有以下优势：

1. 检测的准确性

三维皮肤 CT 不但可以定量比较病损和正常皮肤色素之间的差别，为白癜风的诊断提供依据；还可以对久治无效的各种类型的白癜风患者，直接扫描出白斑皮下黑色素细胞的数量或是否存在，对白癜风治疗过程中色素生成情况进行监测，以便更科学地评价治疗效果，也为白癜风的治愈提供了可靠的依据。

2. 无创、无痛

无创性是其最大的优点之一，皮肤三维 CT 由于无需组织病理学活检、切片，在活体皮肤表面即可进行成像，避免了患者的损伤。

3. 实时、动态检测

三维皮肤 CT 可实时动态地进行监测，可对同一皮损进行多次成像，以对其发展变化、治疗后的改善状态进行观察，特别是能观察皮肤血流的动态变化。

4. 检测方便、迅速

当常规组织病理学检查难以确定取材部位时，三维皮肤 CT 可以在一次检查中观察许多可疑病灶，无需取材及组织病理学复杂繁琐的处理过程。

5. 获取精确的组织三维图像

在高清晰的显示屏上，可以清楚地看到皮肤的各层结构，包括角质层的屏障是否完整，皮内的色素增多还是减少，表皮内有无水疱、真菌，有无脓液聚集，真皮浅层的胶原纤维的排列等，为治疗提供了准确客观的依据。

第五节　魔　镜

魔镜皮肤检测仪是国际上公认最先进、最可靠的专业皮肤图像分析系统之一，被广泛使用在专业的医学美容检测及研究上，能在 RGB 和 UV 两种光谱下拍摄面部高清晰度的专业图像，从而科学分析皮肤特征，并可有针对性地提出最佳个性特征的美容治疗方案。

一、基本原理

魔镜皮肤检测仪是目前世界上最先进的图像分析系统之一，运用光谱成像技术，可以测出斑点、毛孔、皱纹、油脂、紫外线或日照等对皮肤造成的损害，可及时将皮肤损伤情况呈现在患者面前，医生可有针对性地提出个性化的治疗方案。

电脑检测仪的硬件系统是整个系统的核心之一，其内置两套完全独立的影像照明系统：全景（RGB）照明系统和 UV 照明系统。照明系统由内置电脑控制板控制，并且通过 RS－232（或 USB 接口）端口由电脑实现同步遥控。电脑检测仪还内置了一套高达 1500 万像素的摄像设备，并通过该摄像设备的特制接口与一套专有技术，从而实现了与电脑信息的互通。电脑检测仪还首次推出了国际上第一款倾斜式前面板，从而让受检者更舒适。其他功能还有实时 3∶4（1∶1）画面预览功能，UV 语音提示，可升降的下巴托等。

电脑检测仪的软件系统是整个系统的另一核心。软件系统包括数码相机状态控制、3∶4（1∶1）画面实时预览输出、高分辨率画面输出、照射系统遥控、肌肤状态自动记录和智能分析等。

二、适用范围

魔镜皮肤检测仪拥有全自动快速测试功能，可以通过不同组合形成 7 种标准测试光源，可以进行肌理质地、色素沉淀、UV 伤害程度、细菌感染度、微细血管损害度、皱纹分析六项测试。

魔镜皮肤检测仪具有先进的光谱成像技术：可透视到皮肤基底层，显示皮肤深层受紫外线损害的程度；对皱纹、肤色不均、毛孔、色斑等皮肤问题提供专业分析数据；在各个需要改善的区域，准确显示改善的进度；内置的分级比较，可以与同年龄及皮肤类型相同的其他人做全面的量化比较；针对患者的个体差异，提供细致的分析报告，自动生成详细的治疗护理方案。

1. 痤疮症状评估：皮脂过量、炎症（毛囊发炎）、深层发炎的毛孔等。

2. 皮肤紫外线损伤检测：全方位多角度地捕捉面部影像，展现沉积在皮肤表层的光损害和紫外线晒斑，评定面部区域的皮肤类别，对比治疗前后的变化。

3. 评估皱纹长度：全方位对面部皮肤问题进行多角度影像捕捉，检测皱纹长度。

4. 评估水分含量。

5. 评估皮肤斑点的分布区域。

三、检测方法

（一）基本流程

1. 建立客户档案 详细记录和管理客户信息。

2. 皮肤咨询 对客户进行皮肤问题咨询，制定相对应的项目疗程和推荐使用产品。

3. 获取图像 通过荧光发射的密度和性质来评估皮肤组织的症状，在安全的紫外线下拍摄图像，获取图像数据。

4. 皮肤状况诊断和评估 建立面部区域以分析测试皮肤状况，如：毛孔的健康、过量的皮脂、炎性痤疮、深层炎症、皮肤水分、紫外线损害、皱纹长度等。

（二）分析

1. 定量评估 可科学评估皮肤表面皱纹、凹洞、色素等情况，并做出分级，随时监控其改善状况，定量显示治疗的有效性。

2. 分级比较 与同年龄及同样皮肤类型的其他人的皮肤进行比较，通过皮肤分析，合理设定客户项目疗程及推荐使用产品。

3. 重建脸部图像 通过内置配置帮助，重建脸部图像。

4. 多光谱图像 应用标准图像和 UV 图像，记录和测量表皮及皮下的状况。

5. 提供评价报告 针对患者的个体差异，提供细致的分析报告，包括建立和生成治疗护理方案。

6. UV 显示 系统可显示光损下的皮肤状况，使患者更好地配合治疗，对比治疗效果，以增强治疗信心。

7. 自动化性能高 仪器能自动产生面部图像，可以进行图像预览和播放，便于医生与患者的沟通。

8. 指导功能　回顾患者皮肤的历史图像，寻求改善肌肤的最佳方案，指导患者治疗。

9. 小型放大工具　快速对焦和区域图像放大，便于细致检查治疗区域。

10. 图像输出便捷　能传输图像到 PowerPoint、Word 文档等其他常用程序中。

11. 网络支持　存取图像，可通过 PC 机网络工作站或中心数据库完成咨询，可与魔镜皮肤检测仪治疗软件综合应用。

12. 档案存储　通过预设的患者记录，便于与患者及时沟通，制订最佳的治疗计划。

（三）优势

1. 能捕捉面部的全方位图像。
2. 几秒钟内全自动捕捉双图像，安全的紫外线拍摄。
3. 可重复利用的图像功能。
4. 全自动检测。
5. 全脸分析。
6. 全脸完整的分析，从额头、左轮廓线到右轮廓线。
7. 面部分区。
8. 全自动面部区域划分，面部区域可以放大观测其状态。
9. 皮肤状况分析。
10. 不健康毛孔的界定及分类。
11. 炎性痤疮。
12. 深层毛孔炎症。
13. 紫外线损伤。
14. 皮脂过剩。
15. 皱纹检测。
16. 斑点分布。
17. 皮肤区域的面积计算及尺寸测量。

第六节　皮肤过敏原检测技术

临床上很多皮肤病的发生与发展都与接触过敏原有关。而临床上多数过敏性疾病的患者通常只是做缓解症状的治疗，而没有找到引发过敏的真正原因，因而也就做不到有针对性地预防和治疗，导致病情反复加重、迁延不愈。过敏原检测能查清楚人体到底是因何种过敏原（接触性、食入性或吸入性）引起的过敏反应，以便从根本上解决过敏问题。

一、基本原理

过敏原检测采用酶免疫法，快速、准确、无痛。该方法可对患者血清或血浆中的过敏原（总 IgE、总 IgG、特异性 IgE 等）进行定性和定量检测。

IVT 过敏原体外检测用于检测 IgE 介导的速发型过敏反应，速发型的过敏反应有明显的季节性，发病时间短，发病率高。该试验解决了常规皮肤试验在Ⅰ型变态反应患者发作期不宜检测过敏原的难点。

FIgG（食物不耐受）用于检测迟发型的过敏反应，该反应主要与食物有关，表现为接触过敏原几天或一周后才出现相关症状。这些过敏反应常因症状滞后而被误诊，临床表现为各系统的慢性症状。如长期病因不明，反复发作，久治不愈，建议应查 FIgG。

由于过敏分多种类型，对于不同原因导致的过敏，其治疗方法也不同，只有进行了过敏原检测，确诊或排除对什么过敏，才能做到对症治疗。

1. 吸入性过敏原过筛试验（Phadiatop）检测

该检测是特异性过敏反应检测的第一步。Phadiatop 过筛试剂中包含空气中（如尘土、花粉、真菌、螨、皮屑等）的常见变应原，如果患者对此过敏，Phadiatop 的检测结果就显示为阳性。若检测结果为阳性，表明该患者的症状是由于过敏反应引起的，需再进行特异性过敏原检测来确定致病的过敏原；若检测结果为阴性，表明该患者的症状不是由常见过敏原引起的。

2. 食物过敏原过筛试验（fx5E）检测

该检测是对大豆、花生、牛奶、鸡蛋、小麦和鱼的过筛检测，如果患者对其中某一种食物过敏，fx5E 的检测结果就显示为阳性。若检测结果为阳性，表明该患者的症状是由于过敏反应引起的，应对以上食物进行特异性检测来确定致病的过敏原，或避免食入以上食物及含有以上食物成分的食品。若检测结果为阴性，表明该患者的症状不是由以上过敏原引起的，可放心食用。

3. 血清总 IgE（TigE）检测

该检测是定量测定人血清或血浆总 IgE 的水平。循环的总 IgE 抗体的高水平常与变态反应有关。若测定值小于 60ku/L，表明该患者的症状可能不是由过敏反应引起，结合 fx5E、Phadiatop 的检测可排除过敏性疾病。若测定值大于 60ku/L，应高度怀疑患有过敏性疾病。

4. 特异性 IgE（SigE）检测

该检测是针对某一种具体过敏原的检测，如牛奶、鸡蛋、鱼、屋尘螨、鸡肉、鸭毛、狗毛、梨、桃等。一般分为 0～6 级 7 个等级，0 级为不过敏，1 级过敏较轻，6 级过敏最严重。

二、适用范围

皮肤过敏原因不明的患者，反复发作的过敏性疾病患者，如顽固性湿疹、荨麻疹、药疹等患者。

三、检测方法

可分为体内试验和体外试验两种。

体内试验就是将过敏原通过皮试或点刺等方法应用于人体，观察人体对过敏原的反应，确定患者是否对这些过敏原过敏。

体外试验就是取患者的血液或其他体液进行离体检测，过敏原并不直接应用于人体。

（一）体内试验

1. 皮内试验

通过皮内注射过敏原，经过一定时间后观察皮肤的反应，根据皮肤反应的情况确定是否对这种过敏原过敏。

2. 点刺试验

可视为一种特殊的皮内试验，其方法是先将点刺皮试液滴在皮肤上，然后用点刺针穿过液滴，刺入皮内。皮肤的点刺液仅为皮内试验的万分之一，安全性较高（图7－3）。

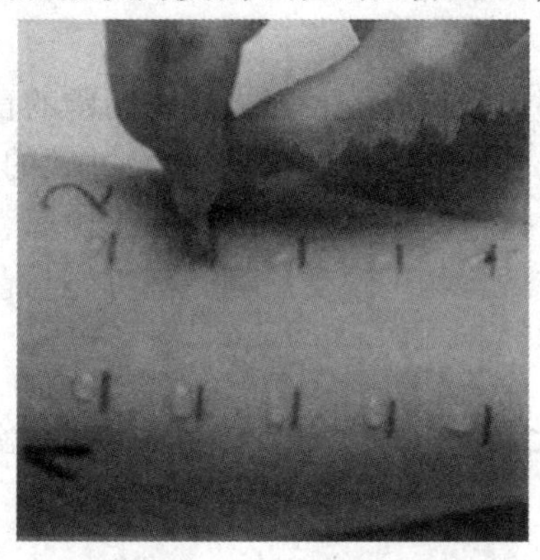

图7－3　点刺试验

3. 斑贴试验

主要用于接触性皮炎的检查。具体方法是将试剂贴在皮肤上观察一段时间后，根据皮肤对接触物的反应，判断是否对这种物质过敏（图7－4）。

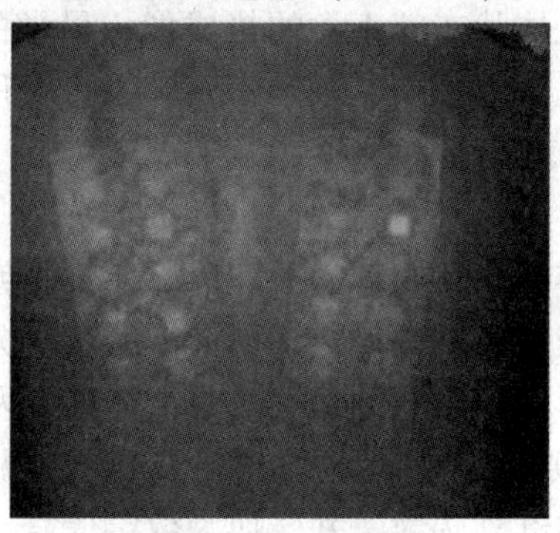

图7－4　斑贴试验

4. 化妆品过敏检测

通过封闭式斑贴法、光斑贴法、水疱疱液检测法、划破实验法等准确检测出过敏原与过敏的化妆品，并指导患者选择适合的化妆品。

（二）体外试验

1. 敏筛定量过敏原检测系统

敏筛定量过敏原检测系统是一个技术先进，具有创意的过敏原定量检测系统，它将科研用途的免疫印迹技术应用于实验室的日常诊断，使用针对不同疾患的过敏原特殊组合。可进行众多疾病抗体的筛选检测，系统方法可信，特异性与皮试相近，并与常规体外单项过敏原检测试验结果相符。主要针对Ⅰ型变态反应检测 IgE，只需要一滴血清就可以轻松地检测出过敏原。其特点是准确率高。

2. 食物不耐受检测

临床证明许多慢性疾病都与食物有关，在去除有问题的食物之后，症状就会消失，这就是食物不耐受。食物不耐受检查也是唯一针对食物过敏的迟发反应（IgG）检测手段。如腹泻、口腔溃疡、荨麻疹、痤疮、偏头痛、易疲劳、忧郁、气喘、睡眠障碍、磨牙等慢性症状，如查不出病因，都应做食物不耐受检测，都可能与食物不耐受有关。

第七节　远红外热成像检测

医用远红外热成像检测技术是医学技术、红外摄像技术、计算机多媒体技术结合的产物，这是一种记录人体热场的影像装置。人体是一个天然的生物发热体，由于解剖结构、组织代谢、血液循环及神经状态的不同，机体各部位温度也不同，从而形成不同的热场。红外热成像仪通过光学电子系统将人体辐射的远红外光波经滤波聚集，调制及光电转换，变为电信号，并经 A/D 转换为数字量，然后经多媒体图像处理技术，以伪彩色图像形式，显示人体的温度场。正常的机体状态有正常的热成像；异常的机体状态有异常的热成像，比较两者的异同，结合临床就可以诊断，并推论疾病的性质和程度。

一、基本原理

远红外热成像原理并不神秘，从物理学原理分析，人体就是一个自然的生物红外辐射源，能够不断向周围发射和吸收红外辐射。正常人体的温度分布具有一定的稳定性和特征性，机体各部位温度不同，形成了不同的热场。当人体某处发生疾病或功能改变时，该处血流量会相应发生变化，导致人体局部温度改变，表现为温度偏高或偏低。根据这一原理，通过热成像系统采集人体红外辐射，并转换为数字信号，形成伪彩色图像，利用专用分析软件，经专业医师对热图进行分析，判断出人体病灶的部位、疾病的性质和病变的程度，为临床诊断提供可靠依据。与现有的 CT、磁共振（MRI）、B 超等影像学检查技术相比较，医用远红外热成像检查具有以下几大优势：

1. 全面系统

人体体表温度是人体健康的晴雨表，多数病症在体表都会形成特征性温场。通过远红外热成像仪对人体进行全面扫描，将人体体表温度情况用伪彩色图像显示出来，专业医生可以结合临床对患者全身情况进行全面系统的分析，克服了其他诊断技术局限于某个局部的片面性。现在应用远红外热成像技术已经能够检测炎症、肿瘤、结石、血管性疾病、神经系统疾病、亚健康等100余种病症，涉及人体各个系统的常见病和多发病。

2. 有利于疾病的早期发现

与X线、B超、CT等影像技术相比，远红外热成像检测最重要的一个优势就是早期预警。X线、B超、CT等技术虽各具特点，但它们都属于结构影像技术，只有在疾病形成病灶之后才能发现疾病。而疾病在出现组织结构和形态变化之前，细胞代谢会发生异常，人体会发生温度的改变，温度的高低、温场的形状、温差的大小可反映出疾病的部位、性质和程度。远红外热成像技术根据人体温度的异常来发现疾病，因此能够在肌体没有明显体征情况下解读出潜在的隐患，更早地发现问题。有资料显示，远红外热成像比结构影像可提前半年乃至更早发现病变，可为疾病的早期发现与防治赢得宝贵的时间。

3. “绿色”无创

许多影像学仪器对人体都有不同程度的伤害，而远红外热成像诊断不会产生任何射线，无需标记药物，是通过红外探测器接收人体发出的红外辐射，并转换成伪彩色图像来判断疾病，因此，对人体不会造成任何伤害，对环境不会造成任何污染，而且简便经济。远红外热成像技术实现了人类追求绿色健康的梦想，人们形象地将该技术称为“绿色体检”。

二、适用范围

1. 早期探查

远红外热成像检测具有无创，安全，客观，直观，计算机存档，自动对比分析等优点，适用于普查、保健，能及时发现异常和异常苗头，可提示患者去做进一步检查和及早治疗，使许多疾病消灭于早期阶段。

2. 疾病诊断

热成像能提供病变部位的热场分布情况，以此推断其循环、代谢状态，判断病变的性质、程度及累及的区域，有利于制订正确的诊治方案。

3. 疗效评定

远红外热成像检查可对药物作用后的炎症状态、代谢状态、血液循环状态的改善进行评估，对传统疗法、现代疗法的疗效进行考证和研究等。

4. 追踪观察

热像仪被动摄取人体自身发出的红外热辐射，对机体无任何损伤，可反复进行；计算机化后的红外热成像，由磁盘保存图像，可以反复调读。能对病情进行局部和全身的动态监视，及时发现新的变化，对诊断及治疗进行修正。

5. 科研探索

热活动贯穿人体生命的全过程，热活动规律是生命活动的基本规律。迄今为止，尚无关于人体热活动的系统热成像规律的报告，红外热成像系统可以客观地记录和研究人体热活动的生理规律、病理规律，为医学科学探索提供新的研究手段。

三、检测方法

1. 利用CT、MRI等了解患者的组织结构变化情况，又通过红外热成像了解其局部血液循环、神经状态等功能状态变化，即结构影像和功能影像结合，才能使临床论断有较全面的影像学依据。

2. 急慢性炎症的部位、范围、程度

炎症是一个极常见的病理现象，红肿热痛是炎症的最常见表现。但在实际中，当临床分析有炎症时，通过血常规、血沉等检验确定有炎症，但炎症在何处，这往往是诊断上的一个非常关心的问题。利用红外热成像则可以较容易地解决这个问题：凡是急性炎症的病灶处其温度一定是高温；慢性炎症病灶处，由于机化粘连，局部血液循环下降，其温度就会下降；若慢性炎症急性发作，则可出现高低温交错的情况。

3. 肢体血管供血状态和功能状态的监测

远红外热成像检测血管性病变，特别是监测肢体血管的供血状态和功能状态，具有一定优势。凡是动脉病变影响供血，其远端一定是低温；凡是静脉病变，其远端由于瘀血、充血，一定是偏高温改变；当血管离断时，血供支配区域一定出现相应低温；当血管离断恢复后，血运支配区域一定出现复温现象。较其他检查手段，如超声、皮温计测量等，红外热成像显得既方便又直观。

4. 肿瘤预警指示，全程监视，疗效评估

目前早期发现肿瘤的手段甚少，红外热成像有较明显的优势。当正常的细胞开始恶变，正常的细胞代谢变为异常细胞代谢时，细胞高速增殖，为了满足细胞生长需要，必然伴有血液循环的增加，同时由于肿瘤毒性因子的作用，带来局部的血管扩张。上述变化的结果必然导致局部温度的升高。但肿瘤的中晚期，由于肿瘤中心液化坏死，仅仅出现低温。医用红外热成像仪的灵敏度高，当温度变化超过0.05℃时，就可以检测和记录到这种变化，显示出异常高温的部位。

第八节　其他皮肤检测技术（含仪器）

随着科学技术的迅猛发展，各种实验室检测技术不断涌现，应用于皮肤健康领域的各项检测技术和仪器也越来越多。以下简要介绍国内常用的多光谱皮肤检测技术，紫外光检测技术，皮肤超声检测技术，毛发检测技术，皮肤水分检测技术，皮肤油分、弹性检测技术等现代皮肤检测技术。

一、多光谱皮肤检测技术

多光谱皮肤检测技术是运用多种不同波段光谱的光学成像及计算机软件，检测和分析皮肤表皮的各项特征，定量评估皮肤的健康状况，为皮肤损伤的治疗、调理提供科学依据。

多光谱皮肤检测仪利用不同波段的光谱，通过高清像素的摄像头成像，对皮肤色斑、毛孔、皱纹、平整度、卟啉、紫外线斑和日光损伤等进行检测。可在不同时段测量和监控皮肤的各种变化，经过计算机软件数字化处理，综合评估皮肤的色素斑、血液循环的分布状况、日光损伤状况、毛孔状况、皱纹状况等皮肤老化问题。并定量检测皮肤如卟啉（油脂）、褐色斑、红斑等，以及由它们而引起的如黄褐斑、痤疮、酒渣鼻、海绵状血管瘤等特征影像，从而让皮肤检测人员综合评估皮肤健康状况，针对皮肤问题设计出最合适的调理和治疗方案。

多光谱皮肤检测技术的出现，使皮肤检测告别了以往单凭肉眼及检测人员的经验来判断的历史，该技术能比较精确地定量分析皮肤状态，为检测人员和被检测者提供了更加精确、直观、易于接受的皮肤综合分析的科学数据，为更加有效地对皮肤调理和提高治疗效果提供了可靠的科学依据。

多光谱皮肤检测技术检测的皮肤特征主要有：色斑、紫外斑、黄褐斑、红血丝、皱纹、毛孔、肤色均匀度、痤疮等。

市场上最常使用的多光谱皮肤检测技术仪器是 Visia 皮肤检测仪，其是一款利用多光谱对皮肤结构特征进行定量分析的仪器，可以一次检测皮肤健康的多项指标。

二、紫外光检测技术

利用一定波长的紫外光作为激发光源，使人体皮肤正常组织、皮损组织及各种不同的病原体显现不同的自发荧光，从而对皮肤健康状况进行检测评估。

黑素吸收紫外光，不显现荧光。若皮肤黑素减少则显浅色；而皮肤黑素增加则显暗色，以此来检测皮肤上的色素状况。临床上肉眼有时难以发现正常皮肤特别是白皙皮肤上的浅色斑，而紫外光下白癜风的皮损为纯白色，与周围正常皮肤对比鲜明，界限清楚。尤其当白斑中开始出现毛囊复色时，复色初期在自然光线下表现并不明显，但可以借助紫外光来观察而得以确认。而脱色素痣（无色素痣）、白色糠疹、结节性硬化、炎症后色素减退斑、麻风的色素减退斑等在紫外光下为黄白色或灰白色；花斑癣为棕黄色或黄白色；贫血痣的淡白色皮损则不能显现。

紫外光检测技术适用于皮肤色素改变或脱失（白癜风、糠疹等）、色素沉着（黄褐斑、雀斑、皮肤痣）、皮肤细菌、真菌感染（炎症、皮肤癣、痤疮）、阴虱、疥疮、鳞状细胞癌、接触性皮炎，其皮肤都有不同的表现；对卟啉代谢异常的被检测者，其组织或代谢产物也有不同的表现。

伍德灯是目前市场上常见的皮肤紫外检测设备，又称滤波紫外线灯。它通过含氢化镍的滤光片获得 320～400nm 波长的紫外线。伍德灯作为紫外检测设备，在皮肤检测领域用途十分广泛。

三、皮肤超声检测技术

超声检测技术在医学领域早已广泛应用，是许多疾病的重要诊断方法。传统的超声成像体系是为医学临床疾病诊断用途而设计，由于其分辨率的原因，深度过深及探头过大，而不适合用于皮肤检测。

随着超声检测技术的发展及皮肤健康检测领域的需求，高频超声成像目前也已迅速应用于皮肤检测领域。频率 20～100MHz 的高频超声使用单元素超声换能器，用物理镜头聚焦；当换能器的一面产生弧形声波，在进入身体设定的深度聚焦，声波被不同深度的不同组织所反射或散射（人体不同组织的声阻抗不同，对超声波的阻挡能力也不同），根据超声波的回波的差异成像来检测皮肤组织结构的状况，为皮肤健康检测评估提供超声方面的科学依据。

皮肤超声影像仪具有高频率及高分辨率特性，因此，皮肤健康检测人员在数码超声成像系统的帮助下，可以对多种皮肤状态进行检测与评估。高频超声是预防和评估创伤及慢性伤的重要工具，帮助观测已存在的伤口，以及从直观发现表皮完整而在皮肤表面以下存在损伤的软组织的微妙变化（这些变化无法使用直接视觉评估），可对损伤或潜在组织损伤进行评估，并且在创面修复过程中，能监控组织结构的变化，以及评估治疗、调理效果。

四、毛发检测技术

毛发检测技术是利用高倍放大成像技术，对毛发、毛囊放大观察，通过其观察的对象与正常毛发、毛囊比对，或经检测人员凭经验从中得到异常、损伤相关的信息，以此来评估被检测的毛囊、毛发健康情况的技术。

进行毛发检测时，其影像在计算机中存储，使用计算机内专业软件将其与正常的影像进行比对，得出毛发检测的科学数据，可指导皮肤毛发的护理和人体相关器官的调理。

市场上现有的头皮毛囊检测仪，可方便地进行皮肤毛发检测分析，依据科学数据来判断毛发的性质、色泽、结构，如毛发的干性、中性、发质受损、毛鳞片、光泽、色泽、开叉等。一些毛发检测仪还附有脱发级别的鉴定、皮脂腺代谢检测、头皮毒素检测、毛囊细胞检测、过敏性头皮检测、毛发微量元素检测、发质受损检测等项目。

五、皮肤水分检测技术

皮肤水分检测技术是依据皮肤水分含量的不同和皮肤介电常数的不同，通过检测皮肤介电常数值来计算出皮肤水分含量的一种技术。皮肤介电常数与皮肤水分含量成一定的对应关系。

皮肤水分检测一般采用 corneometer - 电容法，在一定的环境温度、湿度下（一般选择20℃和 50% 相对湿度环境），通过设定的湿度测量值（Moisture Measurement Value，MMV）来表示，MMV 为 0 ~ 150 的数值。电容量的测量方法优于其他方法，检测时由于被测试皮肤和测试探头没有不自然的接触，几乎没有电流通过被测试皮肤，测试结果实际上不受极化效应和离子导电率的影响。

皮肤水分含量是由内部和外部两种因素决定的。皮肤角质层保持水分能力的变化较大，皮肤出汗的呼吸过程及皮肤中水混合物的组成均对皮肤水分含量有很大影响。外部因素包括环境温度、湿度、药品、化妆品等，都能决定和改变皮肤中的水分含量。皮肤水分含量会影响皮肤表面的水和油脂混合膜的形成，而这层保护膜对防止皮肤的衰老非常重要。因此，测试皮肤水分含量及相对一定的护理阶段后的变化量是非常有用的。

皮肤缺水是非常有害的。皮肤缺水首先导致组织代谢不畅，代谢不畅会使代谢废物残存在皮肤组织中，进而聚集，使皮肤出现色泽灰暗、斑点、皱纹等。

六、皮肤油分、弹性检测技术

皮肤油分、弹性检测技术是采用生物传感技术，用探头对皮肤的物理参数进行多向量反复检测，通过复杂的公式对传感器采集的大量数据进行分析，换算出皮肤表皮层和真皮层最接近真实状况的油分和皮肤弹性数据。

皮肤的水分与油分基本处于伴生关系。在皮肤护理过程中，如果皮肤干硬，就要同时补充水分和油分。如果补水保持时间短，水分流失快，就要多补充油分。如果水分和油分都低，皮肤即出现干硬；如果水分高、油分相对低，会出现皮肤松弛。油分高可阻塞毛孔，出现油分外溢，做皮肤护理时要控油。水、油营养滋润皮肤组织的程度决定皮肤弹性，只有水、油保持充足而平衡，代谢顺畅，皮肤才能饱满、细腻、光滑、剔透，从而富有弹性，充满生机。

第八章　现代皮肤毛发调护技术

第一节　文饰美容技术

文饰美容技术这项源于远古时期的文身之术，古时称之为“刺青”，是集中实施于面部的眉、眼、唇及其他部位，或身体的某些局部部位，从而形成了一种全新的、完整的美容技术——文饰美容技术，简称文饰技术。随着美容事业的不断发展，文饰美容技术与现代科技、医学技术、容貌美学、艺术创作等融为一体。

文饰美容技术实质上是一种创伤性的皮肤着色术，其基本原理是在皮肤原有的形态基础上，用文饰器械将色料植染于表皮下，使表皮形成一定的色块，即长期不易褪色的颜色标记或各种图形。

目前，文饰技术的应用，主要表现在文眉、文眼线、文唇等方面。其根本目的是在眉、眼、唇的原有基础上，利用现代美容手段使其形成长期不褪色的新的眉型、眼线、唇型，以扬长避短，修饰美化，创造出更理想的眉、眼、唇形态，以增强其局部美感和容貌整体之美。

一、文饰技术的基本原则

在文饰技术的操作中，因操作不当，或操作者未经专门训练、缺乏美容专业知识，在给患者文眉后，有的会出现“砍刀眉”“爬虫眉”“八字眉”，以及颜色又黑又蓝的现象；或眼线文出“熊猫状”“锯齿状”“睫毛放射状”，甚至眼周呈深蓝色等状况；或唇线文出“黑色唇带”“大嘴套小嘴”等怪态。因此，我们应该严格遵守文饰技术操作中的基本原则，以下简称“四项基本原则”。

1. 宁浅勿深

是指文刺的部位切忌过深，以及文刺的颜色切忌过浓。因色料浓度大，加之刺入的部位过深，色料可沿皮下形成扩散、变形，造成洇色、颜色变蓝等，此种并发症不容易一次性去除。

2. 宁短勿长

是指文刺线路的线条切忌过长。尤其是在第 1 次文刺时，能短则短。可通过再次补文来调整。

3. 宁细勿宽

是指文刺部位的范围切忌过宽。因文刺过宽，如不满意时，再修复时很困难。

4. 宁轻勿重

是指文刺手法的动作切忌过重。因动作粗暴，可造成皮肤创面较大，渗出较多或疼痛难忍，脱痂时间延长。

总之，在文饰技术操作时，要留有余地。从某种意义上讲文饰技术的操作是只能成功，不许失败。否则不理想的文刺形态，将伴随患者终生。

二、文饰技术的基本内容

文饰技术的基本内容包括改善外观，掩饰缺陷，扬长避短，以假乱真，修饰美化，创造出局部美感和整体之美。常见的文饰技术有：

1. 文眉

是在原眉缺损的基础上，经过精心的设计，适当地文刺，达到自然、一劳永逸的美化目的，是文饰美容技术中常见的项目之一。

2. 文眼线

亦可称为文睫毛线。因为眼线在正常皮肤生理中没有，而是在上下睑缘中有灰线存在，因此更确切地说，文眼线文出的线条正好是睫毛的投影，以此来加强眼睛明亮有神的效果。亦是文饰美容技术中常见的项目之一。

3. 文唇

主要由两部分组成的，即文唇线和文全唇。主要是达到理想的唇型和唇色，一劳永逸美化唇部的目的。是文饰美容技术中常见的项目之一。

另外，还包括特殊类型的文饰术：文眼影、文胡须、文口唇白斑及黑斑、文头发、文鬓角、文乳晕、文美人痣、文瘢痕。

三、文饰技术的制剂与工具

（一）文饰制剂

文饰制剂一般是一种不溶性色素，主要成分是碳素，其次是铁、铜等元素的混合物，其性质比较稳定，并经过严格的无菌处理，符合卫生条件，本身对皮肤无毒，无刺激性。在文饰术施行中，文饰制剂通过文眉机造成局部皮肤组织的机械性损伤，从而使皮肤组织通透性增强，色料渗透并沉积于真皮浅层组织内，达到使表面皮肤呈现颜色之效果。

常见的文饰制剂有：

1. 文眉液

为深棕色系列和灰色系列。根据受术者的发色、肤色来决定，选择相适应系列中的一种或两种以上的颜色，进行调配后使用。

2. 文眼线液

为黑色系列，一般与棕色系列调配后使用。

3. 文唇液

为红色系列，一般采用两种或两种以上的颜色调配后使用。唇线的颜色略深，全唇的颜色也略艳丽、鲜亮。

4. 修补液

自然肤色（肉粉色）。此色系列与皮肤颜色接近，用于遮盖文饰后不理想的部位。

文饰制剂的品牌很多，这主要依靠美容医师酌情调配，以达到最佳的文饰色彩效果。文饰制剂一般使用前应用力摇匀，有利于均匀着色。

（二）文饰工具

文饰机，即电动文眉机，简称文眉机，它是文饰技术操作中的主要工具之一，其质量与性能直接影响文饰技术水平的发挥。因此，正确掌握文眉机的性能和使用方法，对文饰技术是非常重要的。

四、常用文饰技术

文眉、文眼线、文唇是面部文饰美容技术最主要的内容，简称“三文”技术。作为美容医师，要想在文饰技术上达到艺术、技术、技巧的统一，就要掌握好型与色的关系。从色差到质感，再从质感向立体，这是文饰技术向自然发展的必然趋势。

（一）眉部的文饰技术

眉在眼的上方，横位于上睑与额部交界处，是面部重要结构之一。双眉的形态及活动变化对眼型美、容貌美具有举足轻重的作用，也是眼部美容修饰的重要部位之一。

眉在颜面五官中起着重要的协调作用。眉是眼睛的框架，两者关系好似画框与画面的关系，好的画需要相宜的框架来衬托才会熠熠生辉。同样，粗细适中、浓淡相宜、线条优美的双眉对于顾盼神飞的双眸来说就像绿叶置于牡丹，衬托得双眸更加明媚迷人，使整个面部轮廓显得明晰而和谐，使容貌增添风采，变得更加美丽。相反，参差不齐的眉毛则会使美丽的“心灵之窗”光辉顿减。因此双眉对于人的容貌美起着“烘云托月”的作用。

文眉术的种类：自然文眉术、仿真文眉术、立体文眉术、配色文眉术、套色文眉术、种眉术、柔贴绣眉术、手工文眉术。

在实施文眉术之前，术者要首先直观检查受术者的眉部，追问病史，以及用美学的观点进行认真的审视，严格掌握文眉适应证。

1. 文眉术的适应证

①整个眉毛稀疏，散乱者。

②双侧眉毛淡者。

③眉毛残缺不全，如断眉、半截眉（有头无尾，有尾无头）者。

④原眉型不理想者。

⑤双侧眉型不对称者。

⑥外伤引起的眉毛缺损或眉中有瘢痕者。

⑦某些病症引起的眉毛发白或眉毛脱落者。

⑧职业需要及美容爱好者。

⑨不会化妆或没有时间化妆者。

2. 文眉术的禁忌证

①眉部皮肤有炎症、皮疹或过敏者。

②眉部有新近外伤者。

③患有传染性皮肤病者。

④瘢痕体质或过敏体质者。

⑤精神、情绪不正常（不配合或期望过高）者。

⑥患有糖尿病、高血压、心脏病者。

⑦面神经麻痹者。

⑧对文眉犹豫或亲属不同意者，也应列为暂时性的禁忌证。

（二）眼部的文饰技术

眼睛是重要的表情器官，在人类情感思想交流中具有特殊的重要作用，是人内心世界的显示器，能反映出一个人的喜、怒、哀、乐等各种内心活动和情绪，所以又被称为“心灵的窗口”。

1. 眼的美学位置

（1）眼的美学位置

双眼位于面部中间，双侧位置、形态、大小对称。其位置形态应与颜面各部位（如脸型、眉、鼻、耳等）协调一致。古人视“三庭五眼”为美。“三庭”是指人脸的长度分为三等分，双眼应位于中停上方。“五眼”是指人脸的宽度在眼水平线上可等分为五个眼裂宽度，即眼的睑裂宽度、内眦间距、外眦至耳距，均应大致相等。睑裂的宽度相当于鼻翼宽度。

（2）眼与眉、鼻的相互关系

①双眼分别位于双眉之下，鼻根两侧。内眦角位于眉头正下方，大多数人两眉头间距离与两眼内眦角间距离相近。

②从鼻翼经外眦角向上引延长线，则交于眉梢处。

③两眼平视前方，以鼻翼经瞳孔外缘连线的延长线与眉交点，恰为眉峰位置，即眉型弧度的最高点。

④两侧鼻翼宽度与内眦间距，睑裂宽度大致相同，鼻翼过宽从美学角度讲对眼形美也有一定影响。

⑤鼻梁高低对内眦间距及内眦赘皮形成有明显影响，鼻梁高者，内眦间距显窄，内眦赘皮多不显；反之鼻梁低，内眦间距显宽，多伴内眦赘形成，影响眼的美学外形。

2. 文眼线术的修饰意义

人的外貌很大程度上取决于眼睛的美丽，文眼线首先使睑缘清晰，突出眼睛的轮廓，加强眼睛明亮有神的效果；其二有增加睫毛密度的美感作用，起到锦上添花的效果；其三可使小眼睛者感到眼形扩大，对眼睑皮肤松弛下垂者有矫正眼形的作用。

眼睛上下睑缘睫毛处（实际是正常睑缘的前后两唇间）有一灰白色线，此线称为缘间线，俗称睑缘灰线。文饰的效果是使睫毛根部显出形态，使轮廓更清晰，更有层次立体感，故文眼线更确切地讲是叫“文睫毛线”。黑色眼线与白色巩膜形成颜色上的黑白对比，在彼此相互衬托下，使眼睛显得更加炯炯有神，同时解除女性天天描画眼线这一烦恼，以及避免眼袋过早地出现。

(1) 文眼线术的适应证

①睫毛稀少，睑缘苍白，眼睛暗淡无神者。

②双眼皮（大小眼睛均可）者。

③眼型不佳者。

④重睑术过宽，长期不能恢复者。

⑤眼袋术后，下睑过宽者。

⑥长期配戴隐形眼镜者。

⑦个人爱好与职业要求。

(2) 文眼线术的禁忌证

①患有眼部疾患者，如睑缘炎、麦粒肿、结膜炎等。

②单眼皮或上眼睑松垂者，不宜文上眼线，但可在行重睑术后施术。

③眼袋术后，下睑缘严重外翻者。

④过敏体质及瘢痕体质者。

⑤某些原因引起的眼球外突者。

⑥精神状态异常者。

(三) 唇部的文饰技术

口唇部是指上下唇与口裂周围的面部组织。上界为鼻底线，下界达颏唇沟，两侧以唇面沟为界，与颊部相邻。口唇分上唇、下唇，两唇之间的横行裂隙为口裂（俗称口），口裂两端为口角。

娇艳柔美的朱唇是女性风采的突出特征之一。对于众多追求完美的女性而言，她们往往通过化妆术来改善外形，以达到自身完美的效果。口唇过厚或过薄，唇红不完整，轮廓不清晰，均会影响面部的整体协调，从而影响容貌的美观。整形手术仅能使部分严重的病例得到改善；利用化妆手段来改善外形，维持时间短，且费时间；而文唇则可两者兼顾，能达到预期的效果。

1. 常见的唇型

理想型：口唇轮廓线清晰，下唇略厚于上唇，大小与鼻型、眼型、睑型相适宜，唇珠明显，口角微翘，整个口唇富有立体感。

厚唇型：口轮匝肌与疏松结缔组织发达，使上下肥厚，厚唇的唇峰高，如超过一定的厚度，唇形即有外翻倾向。

薄唇型：口唇的唇红部单薄。

口角上翘型：由上下唇的两端会合而形成的口角向上翘，可以产生微笑的感觉。

口角下垂型：突出特征是由上下唇会合形成的口裂两端呈弧线向下垂，给人以愁苦又不愉快的感觉。

尖突型：薄而尖突的口唇，特征是唇峰高，唇珠小而前突，唇轮廓线不圆润，尖突的口唇往往伴有狭小的鼻子而影响整个脸型。

瘪上唇型：正常情况下，上牙床位于下牙床之前，如上牙床位于下牙床之后时，就会形成上唇后退，下唇突出的形态，这种口唇一般都是上唇薄，下唇厚。

上唇轮廓模糊型：上唇的轮廓不清晰，没有唇峰、唇谷的形态。

两侧不对称型：两侧唇峰高低不对称，两侧上唇的唇弓缘曲线不一致。

2. 文唇的适应证与禁忌证

（1）适应证

①唇红线条不规则、不明显、不整齐者。

②唇型不理想者。

③唇色不佳者。

④唇部整形术后留有瘢痕者。

（2）禁忌证

①唇部有疾患者。

②皮肤病、过敏体质及瘢痕体质者。

③犹豫不定及精神不正常者。

五、文饰失败的修复技术

文饰技术的流行，的确给每天化妆的女士们节省了很多时间，同时给人以美的享受，真可谓一举两得，一劳永逸。但是，也有文饰失败的不幸者，如：眉毛——蓝色粗壮，僵硬死板；眼线——粗而靠外，洇成一片；唇线——轮廓粗黑，无限夸张。真可谓是弄巧成拙，美容不成反成毁容。由于文饰技术具有永久性的特点，所以一旦失败，会给受术者造成心理上的创伤和终身的遗憾。

（一）文饰技术失败的原因

1. 美容医师缺乏应有的审美观。
2. 对皮肤的局部结构缺乏了解。
3. 缺乏色彩常识。
4. 文刺操作的动作较粗暴。
5. 缺乏无菌观念。
6. 使用劣质色料。
7. 缺乏医患之间的相互沟通。

（二）并发症的处理及防治

1. 过敏

（1）色料过敏

表现为局部红肿，有血性渗出，局部皮肤瘙痒、发白、脱皮，病程长，经久不愈。

防治方法：用地塞米松 2mL 加生理盐水 5mL 制成的混合液体，用纱布浸湿后，敷在局部 20 分钟左右，1 ~ 2 次/日。口服抗过敏药。

（2）消毒剂过敏

文饰技术的常规消毒，一般使用1‰新洁尔灭，如新洁尔灭过敏，表现为局部潮红。

防治方法：应及时脱离过敏原，改用生理盐水棉球为皮肤消毒。

（3）文眉术后不理想

表现为眉型不佳，各种怪异眉型；眉的颜色不理想，发蓝、发黑或发红。

防治方法：首先是眉型设计要符合美学标准，其次是正确使用文眉色料，文刺不能过深。对不理想的眉型可用激光的方法去除。

2. 脱色

一般文眉术后 3 ~7 天，局部脱痂，文色变浅，这是正常的现象。如果脱色严重，则应正确掌握文刺的深度，注意受术者的皮肤性质，如为油性，则不易上色，易脱色，同时术后不能沾热水，以防脱色。

（三）文饰技术失败的修复方法

1. 遮盖法

又称再文饰，即使用文眉机蘸取自然肤色的色料进行文刺，如同利用粉底霜来遮盖皮肤，使某一部位的原文色变浅。

2. 激光去除文饰

详见本章第二节“激光与强光美容术”。

第二节　物理美容技术

物理美容治疗技术是利用各种物理（如电、光、温热、冷冻等）手段治疗某些损容性皮肤损害，以达到美化容貌的目的。与其他的物理疗法不同的是，物理美容治疗技术是针对人体的审美缺陷来进行美学要求的设计，使仪器设备在功能和操作技能上最大限度地满足美容就医者的审美需求。物理美容治疗技术的项目种类较多，目前较常用的有冷冻美容术、超声波美容术、激光与强光美容术等。

一、冷冻美容术

冷冻美容术，又称冷冻疗法、冷冻术，利用0℃以下的低温物质作用于机体组织，使其发生低温变性、坏死，破坏体表的病变靶组织，以达到治疗和美容的目的。

（一）冷冻美容术的作用机理

1. 低温冷冻引起细胞内外冰晶形成，使细胞受到机械性损伤而变性死亡。

2. 低温冷冻使组织中的水分结冰，造成细胞脱水，电解质紊乱，使细胞发生中毒死亡。

3. 低温冷冻可使细胞膜的主要成分类脂蛋白复合物发生变性，导致细胞膜破裂。

4. 低温冷冻引起的局部血液循环障碍，也是组织变性的促发因素。

（二）冷冻的组织反应

组织被低温冷冻后有 3 个反应过程：

1. 反应期

根据受冷冻的温度和时间，以及病变组织等因素的不同，其反应程度也不同。可有组织边缘霜白及苍白反应，数秒至数分钟发生霜白消失，变硬组织恢复，继而局部组织呈现轻重不等的水肿反应。

2. 坏死期

组织呈黄白色或黑色，也可有渗出、糜烂、溃疡。

3. 恢复期

病变开始恢复到痊愈的时期，根据病变组织、冷冻程度的不同，其恢复期也不同。

（三）与冷冻美容效果相关的因素

1. 制冷剂

常用的有：氟利昂、二氧化碳雪、液态氮等，其在标准温度和压力下的沸点分别为：-20.7～-40.8℃、-78.5～-186℃、-195.8℃，最常用的是液态氮。

2. 冷冻器械

包括冷冻剂储存器和冷冻治疗器（冷冻棉签、冷冻探头、冷冻喷枪）。

3. 冷冻方法

接触法（为较常用方法），喷洒法，灌注法，冻切法。

4. 冷冻量的控制

冷冻量的大小与冷冻时间、冻融周期、冷冻次数、间隔时间等有关。

（四）适应证

色素性病变、血管性病变、病毒性疣、良性皮肤肿瘤、感染性皮肤病、皮肤恶性肿瘤、皮肤附属器疾病等。

（五）禁忌证

1. 冷敏感或冷过敏者。
2. 局部循环障碍或营养障碍者。
3. 重要部位或冷敏感部位。
4. 严重疾病或敏感人群。

（六）冷冻反应及并发症

疼痛、水肿、水疱、出血、感染、慢性溃疡、骨坏死、神经受损、色素改变、瘢痕。

（七）优缺点

1. 优点

（1）冷冻美容术具有麻醉镇痛的作用，因而冷冻治疗无须麻醉。

（2）具有杀菌及防止术后感染的作用。

（3）治疗面部浅表病变术后的反应轻，色素沉着相对轻微。

（4）冷冻有恰当的组织再生作用，可促进组织再生与修复。

（5）设备价廉，治疗费用低，使用较安全，易于推广。

2. 缺点

（1）治疗的精确性较差，对治疗效果及深度的控制不精确。

（2）如水肿严重或大疱形成，则会增加术后护理的难度，愈合时间长，给患者带来不便。

（3）可能引起全身性反应，严重者可有休克表现。

二、激光与强光美容术

激光（Light Amplification by Stimulated Emission of Radiation，IASER），意为“受激辐射所产生的光放大”，其本质是电磁波。

普通光是“自发辐射”发光。激光是“受激辐射”发光，其具有一般光线所没有的特征：一是单色性好，光谱单一；二是相干性好，亮度高，其在谐振过程中，由于光波叠加而成为高能量的光；三是方向性强，由于这一特性，可以进行“细胞手术”。

（一）激光与组织的相互作用

激光照射皮肤后，首先是激光束对组织的作用和组织对激光束的反作用。这种作用与反作用的结果表现为光的反射、透射、散射和吸收。

1. 反射

激光束照射皮肤后，部分光以皮肤表面为镜面发生反射。皮肤对不同波长的激光，其反射率也不一样，这是因为体表部位不同，皮肤颜色的深浅不同，表面粗糙程度不同。反射与激光治疗无关，但在激光防护中具有意义。

2. 透射

激光束照射皮肤后，不被皮肤组织吸收，部分光按光路原方向射入组织内部。由于没有被组织吸收，故对组织不起任何作用。

3. 散射

部分射入组织的光，受组织特性（如组织中脂肪含量、含水量、血流状况、血红蛋白含量等生物学方面的差异）的影响发生折射，呈发散状射入组织。因此，散射是影响穿透的重要因素。

4. 吸收

吸收是激光生物效应的基础，只有能量被吸收才具有治疗作用。不同的组织对光的吸收能力具有明显的差异。皮肤中主要色基有黑素、氧合血红蛋白和水等，这使激光选择性治疗色素性、血管性疾病成为可能，如水能良好地吸收 CO_2 激光和 Er：YAG 激光，成为激光手术的治疗基础。

（二）激光的生物效应

激光对组织的生物学效应，构成了激光在医学上应用的基础。

1. 热效应

是指组织吸收激光的光能后，转化为热能，导致组织温度的上升，具有理疗、止血、汽化、融合、切割等作用。光线在皮肤中的穿透深度遵循一定的规律，在一定的波长范围内，波长与其穿透深度成正比。激光透入皮肤后可被一定的色基结构优先吸收，从而产生热效应。要取得选择性光热作用效应，必须具备有 3 个基本条件：

①激光的波长要适合，能使透入到皮肤的激光被理想的靶目标优先吸收，并能达到靶

病变所在位置。

②激光的照射时间必须短于或等于靶目标的热弛豫时间。

③引起靶目标达到损伤温度足够的能量密度。

当满足这3个基本条件后，便可获得对数以万计的显微靶目标的选择性损伤，而无须对每个细小目标进行逐一的激光照射。现代激光机的开发、应用与发展，得益于1983年Anderson和Parrish提出的选择性光热解作用（selective photothermolysis）原理。只要选择了合适的激光波长、能量密度和脉宽，光照就能精确地破坏靶组织，而不引起邻近组织的损伤。

2. 压强效应

包括光致压强（可忽略）、热致压强（气化压、超声压）、电磁场作用所致的伸缩压等。主要由脉冲激光产生。激光能量转换成声能，属机械能，产生高冲击力的冲击波。这种冲击力量可用来爆裂与粉碎组织。该效应通过调节峰值功率、脉宽、脉冲强度及激光的聚焦程度来实现预期的效果，即通过对机械声波扩散的限制，使机械性损伤局限在靶目标内，从而达到选择性破坏作用。

3. 光化学效应

当激光的能量被组织吸收并转化为化学能时，组织间的化学联结直接被激光光能破坏，或激光激发这些分子进入生物化学活跃状态，产生受激的原子、分子和自由基，引起相应的化学变化，包括光分解、光氧化、光聚合、光敏异构和光敏化间接作用（光动力学疗法）等，这就是激光的光化学效应。激光波长是此效应的决定性因素。通常激光波长<400nm时，才能直接破坏这种分子间的化学键，如准分子激光。

4. 电磁场效应

激光的本质是电磁波，有导致强磁场的作用，在细胞水平引起激励、振动、热和自由基效应，从而破坏组织。

5. 生物刺激效应

包括刺激引起兴奋反应，或刺激引起抑制反应（如激光治疗银屑病）。

6. 如弱激光照射局部具有消炎、止痛、扩张血管、提高非特异性免疫功能和促进伤口愈合等作用。

（三）影响激光生物效应的因素

激光的生物效应大小取决于被组织吸收的激光能量和速度。因此，影响激光生物效应的因素主要是激光参数和受照组织的生物学性质。激光参数主要包括激光波长、功率和能量等。波长是指光在一个振动周期内所传播的距离，常以纳米（nm）为单位。波长与组织的特性决定着可治疗的靶组织，同时也决定了光在组织中的穿透深度。

（四）适用范围

1. 激光手术主要包括激光切割术、汽化、凝固术。

2. 利用选择性光热作用原理可治疗皮肤色素性疾病、血管性疾病、脱毛、皮肤磨削及除皱等。

3. 光动力学疗法。

4. 组织修复治疗。

5. 治疗白癜风和银屑病，如应用308nm 氖氯激光治疗白癜风和银屑病。

6. 激光溶脂。

(五) 强光与强光技术

强光，也称强脉冲光（intense pulsed light，IPL）或脉冲强光，它属于非相干光，本质上仍属于普通光，而不是激光。

强光的产生原理非常简单，是以一种强度很高的光源（如氮灯等），经过聚焦和初步滤光后形成一束波长为400～1200 nm 的强光，再在其前方放置一种特制的滤光片，将低于或高于某种波长的光滤去，最后输出的光是一特殊波段的强脉冲光，具有高能量、波长相对集中、脉宽可调的特点。与激光类似，同样可达到选择性光热作用原理进行治疗，目前在临床上，强脉冲光源被认同为与激光相似的治疗技术得以大量应用和研究（表8－1）。

表8－1　强光（IPL）与激光的比较

项目	IPL	激光
单色性	宽光谱，可调节	波长固定
方向性	好	好
能量	高	高
脉宽	连续可调	一般不可调
脉冲个数	每次击发可选择1～3个脉冲	单个
光斑大小	大，多为35mm×8mm	直径一般为2～9mm
光谱疗效	多样性	功能单一
设备故障率	相对较低	相对较高

(六) 弱激光的美容效应

弱激光作用于生物体后，不引起生物组织的不可逆损伤，只引起一系列的生理和生物化学改变，从而调节机体功能以达到治疗效果（表8－2）。一般认为弱激光所引起的组织温度升高应在一个很小的范围内，不超过0.1～0.5℃，输出功率密度在1J/cm^{2}水平，输出功率＜50MW。

表8－2　临床常用的弱激光器

激光器	波长（nm）	激光器	波长（nm）
He－Ne	632.8	Ar^+	488/514
GaAlAs	820/830	N_2 分子	3 371
GaAs	904	He－Cd	4 417
Nd：YAG	1 064	红宝石	694
CO_2	10 600		

弱激光的生物作用主要有：

1. 具有明显的消炎、止痛作用。已有大量的临床实践证明，弱激光具有明显的消炎、止痛作用，可用于治疗感染性皮肤病。

2. 从细胞的角度，如果激光的能量刚好与靶基的分子能级间隔相匹配，激光与靶基就可以发生共振作用。弱激光照射可以引起细胞凋亡，但弱激光只能对病理状态下的细胞产生效应。此外，弱激光还有促进能量代谢的作用。

3. 加速溃疡和伤口的愈合。弱激光不但能促进成纤维细胞增殖，还能通过促进纤维细胞合成Ⅰ型及Ⅲ型胶原纤维，加快伤口纤维化；弱激光信号还能促进碱性成纤维细胞生长因子等细胞因子的表达。但有实验显示，术中使用的麻醉药物为氯胺酮等时，弱激光往往不能促进动物皮肤伤口的愈合，说明麻醉剂可影响弱激光治疗伤口愈合。

4. 促进瘢痕软化的作用。如低强度的 He－Ne 激光具有促进瘢痕软化的作用。

5. 内分泌调节。弱激光可以调节肾上腺功能、甲状腺功能和前列腺功能，对卵巢功能也有刺激作用。还可使内源性胰岛素水平升高，使糖尿病性血管病变、神经病变及心脏病患者的病情得以改善。此外，弱激光还具有抗缺氧和代谢激活效应，这两种功能既可以用于治病，也可以用于美容。

6. 调整自主神经功能的作用。弱激光可使神经递质、生物胺类及受体功能恢复，调节神经－内分泌系统，如激肽－缓激肽系统、肾素－血管紧张素－醛固酮系统、下丘脑－垂体－肾上腺轴、垂体－促性腺激素－睾丸轴等，从而使神经细胞代谢、传导功能正常化。

7. 调节机体的免疫功能。弱激光可增强机体的体液免疫、细胞免疫，提高血清中 IgG、IgM 的含量。弱激光辐射皮肤也可以使体内朗格汉斯细胞增多。

8. 促进皮瓣成活。植皮术后采用弱激光照射，可促进皮瓣的成活。

（七）光子嫩肤技术

光子嫩肤技术是一种新近开发的、以非相干的强光（IPL）进行非损伤性皮肤美容的新技术。特别是对皮肤慢性光损害的治疗具有独特优势，大大克服了传统换肤术存在不良反应多、疗程长、效果不稳定等缺点。

光子嫩肤仪脉冲光的脉宽短，脉冲能量密度低，还可根据治疗目的加以调整，加之光子嫩肤仪具有的同步冷却功能，从而最大限度地保证了正常组织仅受刺激，而不受损伤。

与传统的换肤术（如机械磨削、化学剥脱、激光治疗等）相比，光子嫩肤技术具有 4 大优势：

1. 非创伤性。

2. 在单一疗程中可同时改善多种皮肤问题，可最大限度地清除或减退各种色素斑和年龄斑；祛除面部毛细血管扩张和红斑性酒渣鼻；减轻细小皱纹；收缩粗大毛孔；明显改善面部皮肤粗糙状况；消除或减轻轻度的痤疮瘢痕；有效改善肌肤的质地与弹性，使面部皮肤变得光滑细腻，有弹性；还能去除面部多余毛发。

3. 突破过去仅做病灶治疗的局限性，使美容效果达到整个面部。

4. 治疗结束即可投入正常的工作和生活，不需休息。因此，有人认为 IPL 技术可作为现有激光系统或其他治疗技术的辅助手段。

第三节　化学与药物美容技术

化学换肤术或化学剥脱术的概念在几千年以前就已经有了。其目的是通过化学试剂可控地破坏一定深度的皮肤，启动相邻表皮和附属器结构的修复过程，形成新的表皮和真皮上部，还可以促进真皮胶原重组，用新生的皮肤代替原来不完美的皮肤，以此治疗多种皮肤疾病。

一、化学换肤的分类与应用

依据换肤的深度可分成 3 种：

1. 浅层换肤：最深可达到真皮乳头层。
2. 中层换肤：可达到真皮网状层。
3. 深层换肤：可达到真皮网状层中部。

化学换肤的原理就是破坏与重建，要有彻底的重建，就必须先有明显的破坏。因此，浅层换肤的安全性较高，恢复时间短，但是临床上能达到的改善也较为有限。越深层的换肤，并发症越大，恢复期越长，效果也越明显。

由于浅层换肤安全、方便，是目前临床上最常使用的换肤术，可有效治疗表浅性的色素斑及轻度的皱纹，尤其是光老化；至于较深的皱纹、瘢痕及较严重的皮肤老化，则需要用中层或深层换肤。但后两种换肤的深度不易控制，对皮肤的伤害较大，容易导致瘢痕。东方人在换肤术后容易留下色素沉着，所以很少采用中层和深层换肤。

二、常用的化学换肤配方

目前，有数目众多的换肤试剂可供医生选择，其中大部分的是弱酸至中等强度的酸。同一种成分还可以使用不同浓度或与其他成分配伍来实现不同深度的化学换肤，例如三氯醋酸，既可以用于浅层换肤，又可以用于中层换肤，完全取决于其浓度。单纯使用酚可以进行中层换肤，如果与巴豆油联合使用，就可以达到深层换肤的效果。

（一）浅层换肤配方

目前为止，浅层换肤的试剂是最多的，其成分包括多种弱酸，这些酸也是很多日常护肤品的组成成分，常用的成分包括果酸（最常用的是 30% ~70% 羟基乙酸）、0.25% ~5% 维甲酸（视黄酸）、10% ~35% 三氯醋酸（TCA）、20% ~50% 间苯二酚、Jessner 溶液（水杨酸、乳酸混合液）、30% 水杨酸、干冰等。下面就果酸在化学换肤中的应用进行阐述。

1. 果酸

果酸是从植物中提炼的一组化学结构相似的化合物，可分成 3 类：α 羟基酸、β 羟基酸、α 和 β 羟基酸。

果酸可使皮肤红润光泽，外用果酸制剂可使角质形成细胞的粘连性减弱，使堆积的角质层易于脱落；作用于真皮浅层可使肥大细胞发生脱颗粒作用，释放肥大细胞颗粒，使皮肤浅层的毛细血管扩张，可让皮肤变得亮丽有光泽，细小皱纹可以消退。外用果酸制剂可使真皮浅层透明质酸的含量增高，从而提高皮肤角质层及真皮层含水量。

果酸是一种化学剥脱剂，也是一种良好的保湿剂。果酸可以纠正光老化，是一种较为理想的赋形剂，既是外用药物，又是化妆品。

2. 果酸应用中的注意事项

果酸的副作用主要来自酸性，可以刺激皮肤，出现发红、烧灼等不适的感觉，严重时可以发生皮炎、皮肤潮红、水肿、渗出、鳞屑等。因此，对于敏感性皮肤最好不用果酸。

（二）中层换肤配方

干冰、果酸、Jessner溶液加低浓度三氯醋酸（TCA）的复合换肤剂，中浓度TCA或高浓度苯酚等，都是常见的中层换肤配方，其中TCA最常用。复合换肤剂的效果更好，是指把两种或两种以上的浅层换肤液混合使用，以达到深层换肤的效果，同时可减少出现中层、深层换肤所对应的各种并发症的风险。

最常用的复合换肤剂是35%或者更低浓度的三氯醋酸与另外一种浅层换肤液合用，以达到中层换肤的目的；加入浅层换肤液的作用是使表皮细胞松解，使三氯醋酸穿透得更深，分布得更均匀。相比于传统的中层换肤，该方式出现并发症的概率低。可以在使用35%三氯醋酸之前，使用干冰以促进表皮的破坏。

因深层换肤用得相对较少，故在此省略。

三、化学换肤的适应证

浅层换肤适用于位于表皮或真皮浅层的皮肤疾病，例如痤疮、脂溢性角化、日光性角化病、雀斑、毛孔粗大、轻度皮肤瘢痕及皮肤细纹等，浅层换肤也适合用于预防和延缓皮肤衰老。

中层换肤可以治疗较深在的色素斑、中度的皱纹及皮肤老化，对于严重的日光性角化病等癌前期病变，中层换肤能减少其恶变的概率。

深层换肤很少用，因为对皮肤损伤大，而且酚会破坏黑色素细胞，造成不可逆的色素减退，东方人很少使用。对于泛发性白癜风患者，可以采用深层换肤，使面部仅存的正常皮岛变白。

选择何种类型的化学换肤需要根据治疗目的决定。比如痤疮可选择浅层换肤术，目的是松解毛囊口，促进皮脂的排出。对于日光性角化病来讲，因为病变在表皮的浅表部位，表现为表皮细胞结构排列有些紊乱，角化不全等，因此选择浅层换肤就足够了。在治疗皱纹的时候，需要更深层的换肤，甚至要重复多次，因为皱纹是真皮结构的改变，这样可以促进真皮的胶原再生，使小细纹得到改善。

化学换肤可以和其他一些物理的剥脱术和磨削术联合应用，比如晶体磨削术和CO_2激光磨削术结合，可获得更强的效果。另外，还可以选择使用两种甚至两种以上的换肤剂一起使用，以获得协同效果，同时可以减少并发症。

四、化学换肤的并发症和禁忌证

1. 并发症

包括色素减退、持久性红斑、感染、粟丘疹和瘢痕。如果治疗前进行充分的评估，选择合适的换肤试剂，可避免这些并发症。

2. 禁忌证

(1) 对换肤试剂过敏者。

(2) 目前换肤部位有过敏性皮炎者。

(3) 目前面部有细菌或病毒感染性皮肤病（如单纯疱疹、寻常疣）。

(4) 有免疫缺陷性疾病者。

(5) 在6个月内口服过维A酸类药物。

(6) 正在口服抗凝药或吸烟者，因为其皮肤愈合速度慢，故不适合做化学换肤。

(7) 近期做过手术（有正在愈合的伤口）者。

(8) 近期接受过放射治疗者。

(9) 对光防护不够或有日照性皮炎者。

(10) 有肥厚性瘢痕或瘢痕疙瘩病史者。

(11) 在6个月内局部做过冷冻治疗者。

(12) 孕妇。

(13) 有炎症后色素沉着或色素减退的病史者。虽不是绝对禁忌证，但要慎重，需要使用低强度的换肤剂，换肤时间短，以避免炎症和由此带来的色素异常等风险。

第四节　皮肤美容外科技术

一、白癜风表皮移植术

白癜风是一种后天性皮肤和毛囊内黑色素细胞变性乃至消失所致的色素脱失性皮肤黏膜病。严重影响患者的容貌，近年来发病率呈上升趋势。但迄今白癜风的病因仍不清楚，尚无特效的治疗方法。应用药物疗法效果不佳者，可考虑采用外科治疗或内科、外科联合治疗。

1. 皮损切除术

即运用手术或激光技术等将皮损彻底切除。

(1) 皮损手术切除法

主要适合于小皮损，特别是晕痣的治疗。但活动期病例，尤其是有同形反应者不能实施。

(2) 激光汽化

适合于晕痣或直径<5cm左右的稳定期白癜风皮损，也可用于多种移植手术时对受皮区的处理。激光汽化治疗的目的在于去除已发生抗原改变的痣组织，并导致表皮的创面修复，刺激黑色素细胞随角质形成细胞增殖移动，以此修复黑素脱失的皮损。了解皮肤的组

织解剖，才能掌握好激光气化的层次，增加手术的成功率，提高美容效果。激光气化治疗后仍需继续使用药物和物理方法进行治疗，以促进黑素生成，并避免产生同形反应。

2. 磨削术

可用于非平整部位白癜风的治疗。单纯磨削术多用于直径 <5cm 左右的稳定期白癜风皮损。常需配合其他方法，如应用表皮移植或氟尿嘧啶外用疗法。

3. 组织移植术

人体皮肤的黑色素细胞存在于表皮、真皮基质和毛囊外根鞘之中。白癜风皮损的组织学改变主要为两个方面：先是表皮基底层黑色素细胞受损，然后是毛囊中黑色素细胞的排空。因此，组织移植和细胞移植是治疗白癜风的重要手段。供皮区通常选取大腿、臀部和腹部的皮肤。

4. 细胞移植术

细胞移植术有 3 种方法：培养的表皮片移植、表皮细胞悬液移植、黑色素细胞原代培养自体移植。

5. 文色法

将外源性有颜色的化学物质文入白斑处，对白斑外观有弥补和遮盖作用。

6. 染色法

对于正在进行药物或物理治疗的患者，以及不愿意或不适合手术者，可采用人工色素着色等办法来掩饰病灶，从而改善美容效果，提高患者的生活质量。

7. 脱色治疗

这种方法限用于仅存小片正常皮岛的泛发性白癜风者，或用于白斑边缘的脱色，且必须是在所有的治疗均已尝试无效，而患者要求获得均匀的肤色的情况下，才能进行脱色治疗。

二、腋臭手术

腋臭是指腋部大汗腺中分泌的有机物与局部的细菌发生作用，产生了不饱和脂肪酸及氨等物质，从而在腋部产生异常气味的一种病症。其病因大多与遗传有关。该病主要在青春期内分泌代谢旺盛时出现，可同时伴有色汗、油耳等症状。腋臭不但是一种病态，而且常因此使患者发生心理障碍，以致影响患者的生活、工作、社交。

腋臭的治疗方法有很多，如注意皮肤清洁，保持腋部干燥，局部外用 5% 明矾溶液、止汗露等，可以预防或减轻异味。用激光、微波、高频电、同位素锶 90 敷贴等方法可以治疗腋臭，但由于其易留瘢痕和复发等副作用，现已少用。目前多采用外科手术的方法治疗腋臭。

（一）治疗方法

手术治疗的方法有很多，每一种方法在皮肤外科临床实践中都有一定的改良和变化。主要的方法有梭形切除术、搔刮术、皮下修剪术、皮下汗腺层吸引搔刮术等。各种方法的手术复杂程度不一样，而疗效、术后并发症也不同。

1. 梭形切除术

将有毛区的腋下皮肤、皮下组织作梭形切除，切除中央区域顶泌汗腺较集中的部位。

梭形切除术方法简单，效果确切，但瘢痕明显，且易影响上肢活动。

2. 搔刮术

皮下搔刮术是在腋窝做一小切口，将腋毛区皮肤在皮下剥离成皮瓣，用刮匙进行皮下搔刮，以破坏腋毛分布区的汗腺及导管。其术后的复发率较高。

3. 皮下修剪术

皮下修剪术指在直视的情况下，对外翻的腋部皮瓣进行修剪，充分去除皮下的脂肪、顶泌汗腺和毛囊。皮下修剪术因是在直视下对毛囊及大汗腺进行锐性的去除，故手术较为彻底，术后的复发率较低。但修剪过多易损伤局部的真皮下血管网，造成术后腋部皮肤血供不良，易造成皮肤坏死。

4. 皮下汗腺层吸引搔刮术

本法是在腋窝做小切口达脂肪层，将腋毛区潜行分离后，用吸脂针进行负压抽吸，将大汗腺吸除以治疗腋臭的一种方法。其优点是操作简单，手术时间短，并发症少。缺点是有时抽吸不完全，易复发。

（二）腋臭治疗的疗效判定

腋臭治疗的疗效判定应从有可比性的一般状况、温度、距离等方面得出综合的结果。一般采用综合评分法。

1. 一般要求：患者就诊前一晚洗浴后，换上干净内衣，至检查前不再洗浴更衣。

2. 就诊前一日起不食用刺激性食物。

3. 避免高强度运动，并在就诊前静坐半小时以上。

4. 随访时间：治疗后6个月观察疗效比较合适。

5. 距离分值：患者裸露上身，双手置于脑后，观察者从超过50cm处接近病侧腋部，闻及臭味记录距离，距离腋部闻及>50cm为12分；40~50cm为10分；30~40cm为8分；10~20cm为4分；10cm内闻及为2分。

6. 气温分值：以室温10~25℃为标准观察气温，低于10℃加2分，高于25℃减2分。

7. 统计：记录治疗前及治疗后的总评分，计算积分下降指数。积分下降指数=（治疗前积分-治疗后积分）/治疗前积分。下降指数>0.75为痊愈；0.5~0.75为显效；0.25~0.5为有效；<0.25为无效。

三、毛发移植术

近年来毛发移植术已成为美容外科的新热点之一，毛发的美学意义与其生理意义一样重要。

（一）毛发移植的适应证

毛发移植的最佳适应证是雄性激素源性脱发（脂溢性脱发），其中男性患者多是进行发际线的重新设计和脱毛区的毛发加密；女性患者则多是进行脱发区域的毛发加密。除此以外，顽固性斑秃、瘢痕性脱发、白癜风植皮后都可以尝试毛发移植。从美学角度来说，还可以采用毛发移植弥补眉毛、睫毛、胡须、阴毛的稀少和缺如。

（二）毛发移植术后的并发症及处理

1. 感染

头皮血运丰富，只要严格执行操作规程，发生感染的概率很低。为预防起见，可于手术当天起连用抗生素 3 天，如口服阿奇霉素。

2. 肿胀

额枕部环形包扎弹力绷带可以有效减轻头部肿胀，一般包扎 3 天。如果发生水肿，可于早期实施冷湿敷，手术 5 天以后实施温热湿敷。

3. 瘢痕

严格控制枕部供发区的切割宽度，可预防瘢痕形成。缝合时对合整齐，以及帽状腱膜层缝合都有利于减少瘢痕的形成。

4. 感觉迟钝和麻木

由于手术过程中不可避免会损伤浅表神经，所以在神经愈合过程中出现感觉迟钝和麻木现象属于正常，通常数月到 1 年时间可以自愈。但是个别患者可能出现永久性局部感觉障碍。

四、除皱术

毫无疑问，皱纹让人看起来衰老，抗衰老的主要任务即与皱纹“斗争”。除皱术又称面部提升术、面部皱纹舒平术、老年面部矫正术、面部皮肤松弛矫治术等。

常规除皱术包括：

1. 额部除皱术

适合于额部皱纹多而深者，眉毛与上眼皮下垂者。

2. 颞部除皱术

颞部除皱是为消除或减轻鱼尾纹，以及修复上睑下垂的外眼角。

3. 面颈部除皱术

又称扩大下 1/2 除皱术，适合于面下部老化皱纹和松垂者，能消除或减轻鱼尾纹、面颊颈部皱纹、皱襞和松垂、较深的鼻唇沟等。

4. 肉毒素注射除皱术

只适用于动力性皱纹和一些较轻的松弛性皱纹。

5. 胶原蛋白或膨体聚四氟乙烯填充除皱术

只适用于单纯、局部较深的皱纹，或皱褶的年龄较轻者，不能矫治松垂、老化等。

6. 激光除皱术

激光除皱可治疗其他传统手术方法所作用不到的“死角”部位，如口唇周围，下眼睑皮肤上的细密皱纹及额颞部的细小皱纹。

7. 内镜除皱术

目前只限于做额部除皱术。

8. 小切口除皱术

只适用于前额眉间皱纹较轻、皮肤松弛轻或单纯提眉者。

五、重睑术

重睑即通常所说的双眼皮，重睑术（双眼皮成型术）就是通过手术方法，在上睑的适当位置，将上睑皮肤与上睑提肌的腱膜或睑板前组织缝合固定，使睑板前的皮肤与睑板粘连，当上睑提肌收缩时，睑板的运动带动与之相粘连的上睑皮肤，从而形成上睑皱褶（即双眼皮）。

重睑术按形状分为三型：开扇形、平行形和新月形。

影响重睑术效果的因素：除了医生的技术和审美的差异外，患者自身的眼部条件也是关键因素之一。

重睑术常见的并发症有：血肿、感染、切口瘢痕、重睑形态不佳、睁眼乏力、皮下结节、眼睑凹陷等。

双眼皮手术通常在术后 1 ~2 个月基本消肿时评价其效果，在此期间，双眼皮外形不自然，眼睛显得不精神。可从以下几个方面进行判断：

①重睑皱褶线的位置、长度、高度和外形协调一致。

②上睑重睑线上下的皮肤应平整无皱褶，无切迹，双侧重睑的外形基本对称。

③眼睑切口痕迹不明显，只有在闭眼时可看出。

④没有睑外翻及内翻倒睫。

⑤能正常睁闭眼，睁眼时没有乏力感。

⑥睁眼时睫毛略向上翘，没有扭曲。

⑦效果持久，能维持 2 年以上或更久。

六、眼袋整形术

眼袋在医学上称为下睑皮肤松弛症。眼袋形成的原因：因下睑皮肤、眼轮匝肌、眶隔膜退变，松弛下垂，眶脂肪向下移位脱垂等生理变化，导致下睑组织不同程度的臃肿、膨隆或下垂，使眼睑皮下形成臃肿的袋状结构。

眼袋的严重程度不同，所选择的治疗方式也有所不同。对于轻度眼袋，可以通过眼部护理等非手术疗法祛除。对较明显的中、重度眼袋，只能通过手术方法才可取得较好的疗效。临床上手术一般分为内入路法和外入路法两种，内入路法即“眼袋吸脂术”；外入路法为临床上最常用的手术方法。其手术效果维持的时间与个体的身体状况相关。

七、假体隆鼻术

假体隆鼻术是指在鼻骨上面垫入雕塑成型的支架物来增高鼻梁的手术。鼻部皮肤的松动性不仅制约了假体过高的充填，而且本身鼻梁的基本形态也决定了假体的高矮。

具有以下情况者不宜行隆鼻术：

①全身或局部有感染病灶者。

②全身有急慢性病变或各种药物过敏史者。

③属于瘢痕体质者，以及有外伤性贴骨瘢痕者。

④心理状态不平衡，对手术抱有过多的不安和疑虑者。

⑤精神状态不稳定，心理准备不充分者。

⑥对填充材料有疑虑者。

⑦不能完全同意医生的术式选择和手术设计者。

假体隆鼻术后可能的并发症有：穿孔、感染、鼻侧壁有阴影或鼻背肤色异常、假体移位或歪斜、排异反应、塑形不美观等。

为了保证手术成功，尽量减少并发症的产生，术后护理非常重要。应注意以下几个方面：

①在保证充填物不移位的前提下，进行良好的包扎和固定。

②术后尽量保持头高位，以减少眼睑、鼻部的充血和瘀血。

③术后早期应避免佩戴眼镜，以免充填物移位。

④根据手术操作情况，术后可适当选用抗生素以防感染。

⑤术后2个月内避免日光暴晒及暴力冲击。

第五节 皮肤美容养护技术

一、皮肤养护的注意事项

皮肤生物学是皮肤美容的基础，在运用任何一种美容方法之前，都应先认识皮肤的结构，遵循皮肤的生物学性质，否则将会事与愿违。从方法上来讲，美容护肤的基本要点有以下5个方面。

1. 皮肤的清洁

皮肤的清洁是维护皮肤健康的重要手段之一。皮肤清洁可概括为两类，即表层洁肤和深层洁肤。虽然不断有新的洁肤方法和新仪器问世，但水是最廉价且效果最好的。在清洁皮肤的时候，应注意水温的掌握和清洁剂的应用。

水温应以舒适为度，一般为35～36℃，以接近体温为佳。皮肤薄嫩者用微温的水，强油性皮肤者可用稍热的水，有助于洗除油脂；但用热水后，需用冷水漂洗。水温过高，会使皮肤血管过度扩张，血管持久扩张可导致色素沉着和皮肤老化。水温太低，又不易洗去皮肤油腻与污垢，达不到清洁皮肤的目的，过分使用冷水也会导致皮肤干燥及衰老。

水质以软水最好，硬水即含钙、镁离子多的水，不能原样用于清洗面部。

洁肤的次数，早晚各1次即可。但外出归来最好立即洁肤、护肤。且睡前一定要洁肤，睡前不洁肤，比枕巾不洁带来的危害更大。

清洁剂的选择，应根据皮肤的性质和季节变化来决定。近年来，使用洗面奶非常时髦。但过多使用洗面奶，会使皮肤表面变成碱性，变得干燥粗糙。洗面奶宜白天用，晚上不用。因为使用洗面奶后会在皮肤表面形成一层脂膜，影响皮肤的呼吸功能。对于油性皮肤，过度的洗涤并没有好处，彻底洗涤除去皮表的脂膜后，可刺激皮脂腺分泌更多皮脂，造成恶性循环。

2. 保湿

皮肤角质层的水合状态对皮肤保持光滑、柔软和润泽至关重要。皮肤含水量$<10\%$，就会出现干燥、粗糙。据国外报道，无论属于哪一类型皮肤的女性，90%都存在缺水的情

况。“春夏防晒，秋冬保湿”历来是日常护肤的老生常谈。其实，保湿和防晒都应是“四季工程”。

3. 防晒

防晒是指防止紫外线对皮肤所造成的损伤或光毒性作用，以及常常伴存的光敏感反应。紫外线和可见光对人体健康具有两面性，要充分利用紫外线对人体有益的一面，而避免其不利的一面。

最简单也是最有效的防护措施是穿有防护作用的衣服，如戴宽檐帽、穿长袖衣服、打伞、戴手套等。棉织品的防晒效果好，细密的要比粗织的好，深色的比浅色的好，干的比湿的好，宽松的比紧身的好。

在选用防晒化妆品时，首先要正确识别防晒霜的标签及其意义。标识“PA”（protection grade of UVA）是指对 UVA 防护程度的分级，而标识“SPF”（sun protection factor，日光防护因子）是指 UVB 的防护系数，二者没有互相参照的意义。单一指标并不表示能防护日光中的所有紫外线。其次，不能简单地理解和盲目地追求高指标的防晒品。高指标的产品，防晒剂的浓度高，添加成分也多，不安全的因素也增多。此外，防晒品的防晒效果与其实际涂抹剂量、耐水性能有密切关系。一般测试方法中规定的涂抹量是 $2mg/cm^2$，当防晒霜涂抹量减半时，其防护系数可下降 50% ~60%。通常一个人应尝试好几种类型的防晒品，以找出适合自己皮肤类型和敏感度水平的最佳产品。

在具体使用防晒品时，应根据紫外线的实际照射量加以选择。一般来说，室内工作为主的职业女性和家庭主妇，在一般外出时可选用 SPF 值 10 左右、PA + 的防晒霜；室外工作的职业和中午在室外活动及作业者，推荐使用 SPF 值 20 左右、PA + + 的防晒霜；需在烈日下活动及进行海水浴时，则应使用耐水性好、SPF 值 30 左右、PA + + + 的防晒霜。超高 SPF 值的防晒霜，对于有光过敏者是必要的；在服用有光敏性的药物，如灰黄霉素、异丙嗪时，可提高 SPF 值。盛夏外出时，不仅要使用 UVB 防护剂，还要使用 UVA 防护剂。

4. 抗衰老

一般将衰老分为生理性衰老和病理性衰老。生理性衰老即增龄性衰老，不可避免，但可延缓。从抗衰老的角度来说，女性以 24 岁为界，其皮肤的养护应按中年人处理。病理性衰老，也称外因性衰老，是可以避免的。

5. 防病

健康是美的前提，要保持美的肌肤，必须重视皮肤病和系统疾病的防治。

二、如何选用化妆品

当前我们国家对化妆品的法定定义，是指以涂搽、喷洒或其他类似的方法，散布于人体表面任何部位，以达到清洁、消除不良气味、护肤、美容和修饰目的的日用化学工业品。

什么样的化妆品最好？就其本身而言，其功能性、安全性和稳定性是化妆品质量优劣最本质的属性。从皮肤生物学的角度来分析，如能达到使用目的，适合皮肤性质，并在使用过程中没有不良反应的化妆品，即是理想的化妆品。因此，在选用化妆品时应掌握两个原则：

①选择产品质量优良的化妆品。

②根据年龄、性别、季节、皮肤的性质及皮肤酸碱度，选择相应剂型和功用的品种。

即使属于中性皮肤，也需要正确的护理。一般可使用弱酸性、油脂含量适中的护肤类化妆品。

对于干性皮肤的保护，应以含油脂较多的霜剂为宜，这样既能润泽皮肤，又能使皮肤水分不会挥发过快。

对于油性皮肤的护理，应以清水及中性、较缓和的肥皂清洗后，外用含油脂少的水剂或霜剂化妆品。同时，在化妆品的使用过程中，要警惕化妆品皮肤病的发生。必要时，可采取适当的防范措施。

在购买化妆品时，除考虑化妆品的品牌外，更应检查其品质，并尽量选择小包装。一般化妆品最好能在3个月左右用完，以减少污染、变质的机会。总之，在选购化妆品时，一定要多想、多看、多问、多闻。

三、常用的美容保养方法

（一）倒模面膜技术

倒模面膜技术是一种将物理治疗、药物治疗和手法按摩等结合起来，具有保养、清洁、美容和治疗皮肤疾患等作用的治疗技术。该方法适用于寻常痤疮、黄褐斑、脂溢性皮炎的治疗，以及皮肤增白和日常保健等。

先评估患者的皮肤性质（油性、中性或干性），选配合适的护肤用品，准备好所需仪器及各种物品，清洁好双手，然后实施倒模面膜术。其操作步骤为：包头—卸妆—消毒—洁面—喷雾蒸面—按摩—处理面部病变和进行其他治疗（如对痤疮皮损进行挑刺或挤压）—倒模—取模—爽肤嫩肤。

（二）蒸汽美容技术

蒸汽美容技术主要是利用蒸汽的各种生物效应，并辅以臭氧、紫外线及药物等特殊功效，来达到护肤、美容、养颜等保健的目的。

蒸汽美容具有多种功效，可适用于各类皮肤护理及美容。但面部皮肤有外伤、严重炎症及破溃者不宜使用；皮肤有色斑及毛细血管扩张者，不宜使用臭氧及紫外线照射。其临床作用有深层洁肤，促进血液循环，补充皮肤水分，增加氧离子的吸收与释放，促进药物的吸收等。

其基本操作过程为：向蒸汽机注入蒸馏水—预热—喷雾—机器的清洁与保养。

（三）美容蜡疗技术

美容蜡疗技术（石蜡疗法）是利用加温后的石蜡作为导热体，涂于面部等处以达到治疗和美容的目的，是传导热疗中最常用的一种方法，其主要作用为温热作用和机械压迫作用。

第六节　外用臭氧在皮肤亚健康中的运用

臭氧（分子式为 O_3）是氧气（O_2）的同素异形体，也称为活氧，是一种有特殊气味的气体。大自然中的臭氧主要分布在大气臭氧层，它可以吸收对人体有害的短波紫外辐射，给地球生物提供紫外线的防护屏蔽。同时，以空气为原料，采用物理方法也可生产制备臭氧。由于臭氧自身的一些特点，如强氧化性、优良的消毒杀菌效果、防腐保鲜作用、无残留污染等，使其在全球已形成了一种独立的产业——臭氧技术产业，广泛应用于食品加工、制药、农业、水处理等领域。

较高浓度下的臭氧对人体有害，但在安全浓度范围内使用不仅无害，还可起到治疗调护的作用。早在 1915 年，国外就有人用臭氧治疗外伤性感染。随着科学研究的深入，科学家发现臭氧除了具有杀菌消毒的作用外，还能增高氧代谢水平，提高免疫力，清除自由基，清除肿瘤细胞，缓解疼痛。臭氧在国外的临床应用已有 50 余年的历史。20 世纪 90 年代后，臭氧应用进入我国，主要用于腰椎间盘突出症、颈椎病、软组织疼痛、肝病、妇科疾病等的治疗。现代臭氧技术已日趋成熟，正在成为一种应用广泛、作用强大的新药物、新方法，并形成了臭氧疗法（ozone therapy）的概念。

相对于其他疾病，臭氧对皮肤的调护应用的历史并不长，但得到了全世界医学、药学等领域专家的广泛关注和深入研究。研究表明，臭氧在皮肤疾病的治疗和护理上高效且安全。在欧美等国家，臭氧对皮肤调护的应用已十分普遍，相关臭氧产品的种类也十分丰富。

臭氧疗法可采用臭氧的不同形态对不同病症进行治疗，包括臭氧气体、臭氧水和臭氧油。既可内用，例如注射、直肠灌注等；也可外用，如臭氧水浴、臭氧油涂敷、臭氧气袋疗法等。用于体内的臭氧疗法仅限于专业的医疗机构，对操作技能和器械设备的要求高，主要应用于皮肤科、疼痛科、心脑血管科、妇科、呼吸科等。而外用臭氧除在医疗机构使用外，还可在家庭或皮肤护理机构使用，主要用于皮肤护理和病情较轻的皮肤疾病的治疗，或者作为辅助疗法以治疗较重的皮肤疾病。

一、皮肤调护常用的臭氧形态

用于皮肤调护的外用臭氧包括臭氧气体、臭氧水、臭氧油三种形态。应根据调护需要、使用环境等因素来选择适当的臭氧形态。

1. 臭氧气体

气体是臭氧在常温下的原始形态，稳定性差，半衰期仅为 30～40 分钟，在常温下可自行分解为氧气。吸入微量的臭氧气体能刺激中枢神经，加速血液循环；而过量的臭氧具有强烈的刺激性，对眼睛及呼吸道等有侵蚀和损伤的危害。用于皮肤时，将所需护理的皮肤部分用可密封的器物将其密封，后通入臭氧气体，使其产生作用。由于湿度大的臭氧其杀菌消毒效果更好，所以臭氧气体一般经湿化或雾化后使用，保持湿度在 70% 以上。

2. 臭氧水

臭氧易溶于水，形成的臭氧水其杀菌效果强。臭氧水的稳定性受酸碱性、温度等因素的影响，在自来水中的半衰期一般约为20分钟，稳定性较差。与臭氧气体相同，臭氧水也需要现制现用。但由于臭氧的水溶性好，基本无释放，使用时可避免臭氧气体的吸入，大大增加了安全性，是较为常用的一种臭氧形态。用于皮肤时，常采用洗浴、浸泡等方式。

3. 臭氧油

臭氧油是以不饱和脂肪酸为基底油，经臭氧化后形成的特殊的甘油三分子臭氧化合物。臭氧气体和臭氧水的不稳定性，在一定程度上限制了臭氧在皮肤调护上的应用，而臭氧油却能长期保存。研究表明，臭氧油在常温常压下的半衰期约为3年；0℃以下，半衰期可延长至50年左右。用于皮肤时，一般可直接涂敷在患处。

在美国，臭氧油作为化妆品和医疗器械已得到美国食品药品监督管理局（FDA）的认可。在中国，臭氧也已作为外用消毒抑菌产品和医疗器械得到了有关部门的认可。

二、外用臭氧技术在皮肤调护中的应用

外用臭氧技术从“未病可防，已病可治，已瘥防复”的几个阶段深入调护皮肤的健康，对美容护肤、皮肤疾病的预防和治疗有着重要的作用。

（一）皮肤美容

臭氧具有强效杀菌效果，并可降解多数有机化合物。使用臭氧水清洗皮肤，可深层清洁毛孔，降解化妆品或者环境污染残留在毛孔中的化学物质，去除阻塞物和细菌，使皮肤毛孔通畅，也利于其他护肤营养物质的吸收。

一般的使用方法：用臭氧水洗浴，与常规的洗浴方式相同。

（二）抗衰老和修复皮肤结构

臭氧是一种能够保护和修复皮肤的特殊分子，其并非是遮盖皮肤瑕疵，而是从皮肤的生长机制着手进行深层次改善，促进皮肤的新生。研究表明，臭氧的渗透性强，可进入到皮下组织，通过改善细胞膜的性能，增加皮肤表面毛细血管的血氧含量，促进细胞的代谢。同时，臭氧可以清除自由基，延缓老化进程。臭氧还可以促进蛋白质，如胶原蛋白、弹性蛋白的合成，提升表皮层的再生能力。对于皮肤深层，臭氧可增加组织液的含量，修复皮肤的保水能力，从而达到去皱、抗衰老的目的。

在国外，常用注射臭氧的方法进行皮肤保养，起效较快。外用则可采用臭氧水洗浴、浸泡，臭氧油涂敷的方式。由于臭氧油可长期保存，并具有便携性，臭氧油相关护肤产品在欧洲使用已较为普遍，开发有油剂、膏剂、凝胶剂等不同的制剂类型，在其他国家也正在逐渐兴起。对于抗衰老的臭氧油产品，脂肪酸可采用榛果油、荷荷巴油等。

一般的使用方法：清洗皮肤并去除角质后，取2～3滴臭氧油均匀涂布于脸部，按摩5～10分钟。

（三）皮肤疾病的预防

臭氧对皮肤具有深层清洁的作用，可以预防汗液堵塞毛孔造成的痱子，或化学物质堵塞毛孔引起的闭口痤疮等。但多数皮肤疾病是由病菌感染导致的。臭氧对皮肤疾病的预防

和治疗作用主要体现在臭氧对致病病菌的强效杀灭效果上。除此之外，臭氧还可以在一定程度上提高皮肤的抵御能力，进一步加强皮肤防线。

（四）杀灭致病病菌

臭氧杀菌彻底，具有广谱性，可杀灭细菌繁殖体和芽孢、病毒、真菌等，并且不产生耐药性。例如，臭氧可杀灭糠秕孢子菌（导致花斑癣、糠秕孢子菌毛囊炎、脂溢性皮炎）、红色毛癣菌、须癣毛癣菌、絮状表皮癣菌（导致手足癣）等。这些病菌具有传染性，生活环境中较为常见。

同时，臭氧对寄生虫也有强效杀灭作用，如被褥、地毯中的寄生虫，甚至寄生在人体皮肤毛囊中的螨虫。近年的研究认为，螨虫与毛囊炎、脂溢性皮炎，特别是与痤疮、酒渣鼻的发生关系十分密切，还可能引起红色斑、丘疹、脓疱、瘙痒等现象。

对于生活的环境和物件，如衣被、毛巾、地毯等，采用臭氧水洗涤，或用臭氧气对其表面进行杀菌消毒，可以杀灭病菌、寄生虫等，对皮肤问题或疾病可起到预防的作用。对于皮肤上的病菌和寄生虫可采用臭氧水洗浴的方式进行杀灭。

（五）提高皮肤的抵御能力

臭氧分子可以通过皮肤汗腺和皮脂口进入皮下，充分给人体末端组织供氧；并刺激皮下神经末梢，引起相应的神经反射；同时，臭氧还能进入毛细血管，增加血氧含量，促进血液循环，从而提高皮肤对病菌、过敏原等的抵御能力。

三、臭氧对皮肤疾病的治疗

臭氧对皮肤疾病的治疗主要包括臭氧杀灭感染病菌，促进创口愈合，消除炎症和缓解疼痛等。

（一）臭氧治疗皮肤疾病的机理

1. 杀灭感染病菌

臭氧除了本身具有杀菌消毒的作用外，还能刺激机体的免疫系统，防御细菌病毒的感染，其作用主要有以下几个方面：

①增强粒细胞的吞噬功能，在刚开始进行臭氧治疗时，粒细胞数量略有下降，然后大量增长并超过原来的数目，可以增强机体的抗病毒能力。

②能刺激单核细胞的形成，从而可清除、捕获以及杀死细菌。

③激活 T 淋巴细胞，激发其他免疫细胞发挥作用，并能促进细胞产生干扰素，加快病毒和细菌感染的愈合。

2. 促进创面愈合

①臭氧可以增加红细胞中的 2,3－DPG 含量，降低红细胞对氧的亲和力，使细胞内代谢过程加快，促进氧的释放，使氧更容易从血液进入到周围的组织，增加损伤皮肤的供氧量。

②臭氧还可以增加红细胞的柔韧性，改善损伤局部的血液供应，有利于局部皮肤的再生。

③臭氧可诱导创伤组织中的血管内皮生长因子（VEGF）、转化生长因子-β（TGF-β）、血小板衍生生长因子（PDGF）的表达和分泌，促进肉芽组织及瘢痕的形成。

3. 消除炎症

①刺激产生拮抗炎症反应的细胞因子，中和白介素 IL-1，IL-2，IL-15 等；通过刺激免疫抑制细胞因子的释放，抑制超强免疫反应，从而减轻炎性反应。

②刺激血管内皮细胞释放一氧化氮和血小板衍生生长因子等，可引起血管扩张，改善局部微循环，减轻水肿，从而达到促进炎性反应吸收的作用。

③引起抗氧化酶的过度表达，中和炎症反应中形成的自由基。

④臭氧在局部分解成氧气，可提高局部氧浓度，保障局部组织的有氧代谢。

4. 缓解疼痛

①抑制病变部位前列腺素、缓激肽及致痛复合物的合成与释放。

②刺激机体释放内啡肽等物质。

③阻断有害信号传递至丘脑和皮质，从而达到镇痛的效果。

（二）臭氧在皮肤疾病中的治疗应用

皮肤疾病常体现为瘙痒、皮肤炎症、化脓、溃烂、创口难愈合等症状。根据文献报道，外用臭氧可作为单独治疗手段，或者作为常规治疗的联合治疗或辅助治疗手段，对多种皮肤疾病有较好的疗效。以下对几种常见皮肤疾病的治疗方法进行列举：

1. 真菌性皮肤病

真菌感染皮肤所致的真菌性皮肤病不仅是皮肤科的常见疾病，也是难治愈、易复发的疾病。臭氧对真菌性皮肤疾病有较好的治疗效果。

常见的真菌性皮肤病包括手足癣、甲癣等。对于手足癣患者，采用臭氧水浸泡，每3~4日一次，一次30分钟，7次为1个疗程。1个疗程后的治愈率为88%，12%有所好转。对于甲癣患者，同样每次用臭氧水浸泡30分钟，每日1次，1个疗程（30天）后治愈率为77%，23%有所好转。

此外，还可用臭氧油治疗。用热水浸泡清洗，去掉死皮后，擦干水，涂抹臭氧油，用保鲜膜密封30分钟。每日1~2次，亦有良好的治疗效果。

由于此类疾病具有传染性，治愈后也要注意卫生，可用臭氧气体对鞋袜、毛巾进行消毒，防止复发以及家庭内部的传染。也可将臭氧油滴在鞋内，在杀菌消毒的同时，还可去除臭味。

2. 痤疮

痤疮，俗称青春痘、粉刺，是一种发生在毛囊皮脂腺的慢性炎症。在口服异维A酸和红霉素药物的基础上，可用臭氧水面膜敷面部皮肤，使用2周，结果表明，其治愈率与总体有效率约为常规药物治疗组的2倍。

具体操作步骤：将臭氧气体，通入0.9%氯化钠溶液中，摇匀，制成36%（体积分数）浓度的臭氧液。将面膜纸浸泡臭氧液后，敷于面部。每隔5分钟蘸取臭氧液匀均涂布在面膜纸上。每日1次，每次20~25分钟，结束后用清水洗脸。国外也有采用臭氧油涂敷患处进行治疗的报道。

3. 创面炎症

皮肤在有创口的情况下，易产生炎症反应，如红肿、痛。采用臭氧水冲洗皮肤创口，可减轻痛苦，减少结痂和瘢痕的形成。

下图为24岁女性患者用激光除斑治疗后，使用浓度为1.8～3.2μg/mL的臭氧水冲洗皮肤创口的效果（图8－1）。

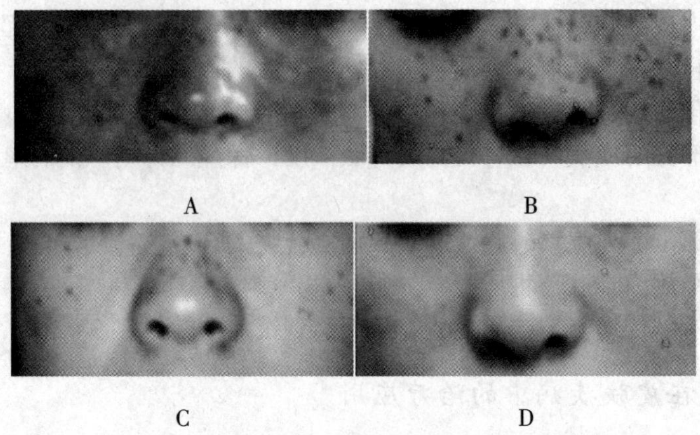

图8－1 臭氧水冲洗皮肤创口的效果

（注：A. 臭氧水冲洗后第1天；B. 冲洗后第2天；C. 冲洗后第4天；D. 冲洗后第6天）

4. 疱疹

带状疱疹是由水痘病毒引起的急性传染性疾病，临床上主要表现为皮肤疱疹和疼痛。临床上有臭氧水皮下注射联合治疗的案例。同样，也可采用外用臭氧对其进行辅助治疗。在常规治疗手段的基础上，用40μg/mL的臭氧气体对局部进行熏蒸，其痊愈率和总有效率都远高于常规治疗手段。

5. 压疮

压疮又称褥疮、席疮，多发于被动体位的患者，由于身体局部持续受压时间过长，引起血运障碍，导致局部皮肤、组织坏死，并造成不同程度的缺血压迫性溃疡。

在常规治疗的基础上，采用40μg/mL浓度的臭氧气体通入密闭的皮肤压疮部位进行气浴治疗，每天2次，每次15分钟。3周后，臭氧气浴疗法的治愈率可达到67%，远高于常规治疗的治愈率（33%），总有效率高达100%。由于臭氧气体在湿度高的条件下杀菌效果更好，应在换药后创面湿润时进行。

6. 糖尿病足

糖尿病足是指患者因高血糖所致的足部感染、溃疡及深层组织破坏。我国有12%～25%的糖尿病患者并发糖尿病足，严重影响患者的生活质量。糖尿病足的病因复杂，病程长，治疗非常困难。

在常规药物治疗的基础上，加行臭氧气浴疗法，在创面皮肤部位制密闭空腔，根据创面大小，通入不同量的臭氧气体（浓度为40～50μg/mL），每次30分钟，每日1次。20天后，臭氧治疗的治愈率与显效率约为常规治疗组的1倍。

7. 烧伤

烧伤创面的主要病理变化为局部毛细血管通透性的增加和广泛的烧伤区微血管内凝血，伴有组织损伤和炎症。臭氧可有效改善烧伤病症，促进创口愈合。

在常规治疗的基础上，采用臭氧气疗法辅助治疗，将治疗模具罩完全罩于治疗部位，密封，持续通入臭氧气体 20～30 分钟，每日 1 次。结果表明，臭氧辅助治疗，其创面平均愈合时间明显缩短，创面细菌感染概率明显降低，换药次数明显减少，愈合创面疗效较佳。

（三）外用臭氧技术在毛发调护中的应用

臭氧对毛发的调护原理与皮肤基本相同，主要是深层清洁和杀菌消毒。利用臭氧水洗头，可以清除头发毛细孔处的污垢和附在头发头皮上的洗发露、染发剂等有害残留物质，清除异味。近年的研究认为，头皮屑为头皮的轻症脂溢性皮炎，其形成与表皮细胞分裂加快、表皮层脱落加速有关，而糠秕孢子菌在头皮的过度增生是导致表皮细胞分裂加速的主要原因之一。臭氧能有效地杀死头皮上的因油脂分泌而产生的病菌，从而防止头皮屑和脱发现象。

除了用臭氧水对毛发、头皮进行洗浴，现国外也有相应的臭氧油产品可用于毛发护理。

四、臭氧的正确使用

由于臭氧对多数常见的皮肤疾病都有较好的治疗效果和预防效果，且不产生耐药性，在医院皮肤科和烧伤科的应用日益广泛。医用臭氧用于临床是一种比较安全的治疗手段。1980 年，德国医学界为此组织了 644 位专家对 5 579 238 例次医用臭氧治疗进行了回顾性分析，发现其中仅有 40 例出现过敏反应等副作用，发生率为十万分之七，未发现致残或死亡报道。然而，臭氧具有治疗和毒性的双重作用，正确的使用是保证臭氧疗法有效性与安全性的基础。

1. 臭氧的浓度

进行臭氧治疗时，过大的浓度和剂量会引发中毒反应。研究表明，机体的抗氧化能力在臭氧治疗过程中至关重要，臭氧治疗剂量不能超过机体的抗氧化能力。对于注射，一般认为医用臭氧在高浓度（50～80μg/mL）时可导致组织结构破坏，中等浓度（30～50μg/mL）时主要发挥调节作用，低浓度（10～30μg/mL）时主要发挥增加氧供的作用。在临床应用中常采用的浓度为 30～50μg/mL，一般外用的臭氧气体也在这个范围内。

对于臭氧水，研究报道，浓度 >4μg/mL 的臭氧水应用于创面消毒，预防创面细菌感染；浓度 >6μg/mL 的臭氧水可作为消毒剂，应用于因各类病毒、真菌、细菌而引起的皮肤病的治疗。高浓度的臭氧对周围组织的强氧化毒性随着接触时间的延长而逐渐增加，而浓度低于 26～33μg/mL 的臭氧水在 1 小时内对机体不会产生功能性神经的损伤。由于一般臭氧水的治疗浓度和作用时间远远低于产生毒性的界限，所以认为其临床应用是安全的。对于臭氧油产品，一般在生产过程中已控制在安全浓度范围内。

臭氧的浓度和使用频率应在专业人员的指导下，根据使用的需要或病程确定。例如，对于一般的皮肤炎症，臭氧油每天可使用 1～2 次。若皮肤炎症反应较严重，那么在开始治疗时，需要用普通的凡士林稀释臭氧油（稀释比例为 1∶1～1∶3），使用频率也应根据实际情况进行调整。

2. 臭氧的纯度

目前，臭氧相关产品或臭氧制备装置如雨后春笋出现在市场上，质量良莠不齐。用于皮肤调护或其他疾病治疗的臭氧都是来源于不含其他有害杂质的高纯度臭氧气体。这就要求臭氧气源是纯净的氧气源，并有良好的臭氧发生装置。一般的医用臭氧治疗仪能达到要求。但是，现在市场上出现很多廉价的臭氧解毒机等，宣称可用于果蔬消毒、净化空气、调护皮肤等。此类产品由于成本限制，一般采用空气源作为气源。空气中约有 78% 的氮气，经过臭氧发生器后会生成大量的氮氧化物。这是常见的空气污染物，可直接损害人体健康，与水结合后会产生剧毒致癌物质——亚硝酸盐。故治疗皮肤疾病时应选择医用臭氧治疗仪。

3. 臭氧的泄露

过量吸入臭氧对人体有害。一些过敏体质者，长时间暴露在臭氧含量超过 $0.18mg/m^3$ 的环境下，会出现皮肤刺痒，呼吸不畅，咳嗽及鼻炎等症状。如浓度再高，会给人体造成更大的伤害，当人体处于臭氧浓度为 $0.43mg/m^3$ 的环境中，会影响人体肺部气管的功能，使呼吸机能降低。因此，在选用臭氧设备时最好选择有废灭装置的，并且确保泄漏量低于医用臭氧消毒或治疗仪的泄露量标准。使用区域应设置通风设备，万一发生泄漏可及时排出臭氧。臭氧比空气重，通风机应安装在靠近地面处。

直接使用臭氧气体对皮肤进行调护时，应保证皮肤部位遮盖的密封性。制备臭氧水和臭氧油时，应防止多余气体溢出，或直接采用带有臭氧水气混合系统的发生装置。

总之，外用臭氧对皮肤的调护作用体现在臭氧对皮肤亚健康调护的几个阶段，包括未病可防、已病可治、已瘥防复。臭氧具有促进肌肤再生、改善皮肤状态等作用，可用于美容护肤；臭氧具有深度清洁、杀菌消毒、增强皮肤抵御能力等作用，可用于皮肤疾病的预防；臭氧具有促进创面愈合、抗炎镇痛等作用，可用于皮肤疾病的治疗，如真菌性感染的皮肤病、糖尿病足引起的皮肤溃烂等。

相对于常规的药物治疗，臭氧不产生耐药性，而且杀菌范围更广谱。其有效性和安全性已得到国内外相关研究的验证，并广泛应用于临床实践。然而，臭氧具有治疗和毒性的双重性质，不正确的使用会对人体有害。所以，外用臭氧的使用对于使用人员及设备具有较高的要求。

外用臭氧作为皮肤调护技术在国外应用已较为普遍，常用于皮肤美容、皮肤疾病的调理，在国内主要用于医院的皮肤科和烧伤科，作为皮肤疾病治疗的手段。随着臭氧知识的普及以及臭氧设备技术的提高，我国的外用臭氧技术也将在皮肤调护领域得到普及。

第九章　皮肤亚健康常用的中医药调理方法

第一节　中医药调理皮肤亚健康的原理

一、滋润五脏，补养气血

五脏是指心、肺、肝、脾、肾。它们组成整个人体的五个系统，人体所有器官都包括在这五个系统之中，尽管所属器官各有其特殊作用，但是它们之间是密切相关的，是一个不能截然分离的整体。《黄帝内经》提出：“五脏受气于其所生，传之于其所胜，气舍于其所生，死于其所不胜。”“五脏相通，移皆有次。”“饮入于胃，游溢精气，上输于脾，脾气散精，上归于肺，通调水道，下输膀胱。水津四布，五经并行。”这些论述都明确提出了人体各器官的相互关系，认为人体五脏相互关联，而不是孤立的一个整体。

气，是构成物质世界的最基本元素，其充满人的全身，运行不息，是人体生命的动力和根本，关系着人体的健康。气有温煦作用，可使皮肤润泽光滑；若气的温煦作用不足，就会出现颜面、耳、四肢冻疮及寒冷性荨麻疹等病变。气有推动作用，人体的生长发育、各脏腑经络的生理活动、血的循行、津液的输布，都要依靠气的激发和推动；若气的推动作用减弱，血液运行不畅，津液得不到输布，则会出现皮肤干涩青紫、头发枯槁不泽、目暗无神等。气有防御作用，可护卫肌表，防御外邪的入侵；若气的防御功能减弱，皮肤及五官会因感受外邪而患病。气有固摄作用，能固摄血液，循行于脉中，固摄津液，使其正常输布，确保皮肤、五官及肢体得到充足的营养和滋润；若气的固摄作用差，造成人体血、津液流失，可致面色苍白不红润、头发干枯色白、皮肤干燥起皱、眼睛干涩不明等早衰之征。

血，是构成人体和维持人体生命活动的基本物质，其生于脾，藏于肝，主于心，内至脏腑，外达皮毛，营养和滋润全身各组织器官。人的目之视、足之步、掌之握、指之摄、皮肤之感觉等都要依靠血的供应。若血虚，血液供应不足，则面色无华，唇色淡白，目暗无神；若血瘀，血液运行不畅则面目黧黑，皮肤、口唇青紫，干燥无泽。此外，中医学认为，血是神的物质基础，如《黄帝内经》云：“血者，神气也。”而神是人体身心健康的综合体现，若血液供给充足，则精力充沛，两目有神，增添人体美感；反之，则精神萎靡，目无神光，影响人体身心健康。

因此，人体是以五脏为中心，以气血等基本物质为活动基础，以经络为通道，与外部的皮肤、毛发、肌肉、五官、四肢、爪甲等联系，形成一个有机的整体。五脏六腑气血的盛衰直接关系到机体及皮毛肌表的健康。《四诊抉微》谓：“夫气由脏发，色随气华。”脏腑气血虚衰，经络不充，皮毛无以荣养，必然枯槁、暗淡，呈现一派衰老之象，从而影响美容。五脏功能正常，可通过经络将气血、津液输送和敷布于皮肤、五官和爪甲，使人体皮肤光泽红润，五官、形体健美。若五脏功能衰微，一是不能化生气血，滋养肌表等；二是不能及时将机体的有害的代谢物质排出，它们长期聚集在体内将有碍健康，譬如颜面生出黑斑等。可以说，五脏强盛是机体健康的保证。

气血，是指构成人体和维持生命活动的最基本物质之一。《素问·调经论》曰：“人之所有者，血与气耳。”“五脏之道，皆出于经隧，以行气血，血气不和，百病乃变化而生。”明确指出气和血对人体的重要性。气血对人体各脏腑组织起着温煦、防御、营养、滋润等作用，以维持各器官的正常生理功能。气血旺盛表现为面色红活，肌肉丰满，皮肤、毛发润泽等。因此，气血充盈是整体美容的物质基础。由此可知，脏腑气血的作用，通过滋润五脏，补益气血使身体健壮，肌表、皮毛健康。

二、疏通经络，活血化瘀

经络是经脉和络脉的总称，它遍布全身，沟通表里上下，联络脏腑器官，运行全身气血，把人体的五脏六腑、四肢百骸、五官九窍、皮肉脉筋骨等组织器官联结成一个有机统一的整体，并借以运行气血，调节阴阳，使人体各部的功能活动得以保持协调和相对的平衡，以进行正常的生命活动。所以经络是肌表、皮毛健康的重要枢纽，当经络通畅时，可将脏腑产生的气血津液等营养物质送至全身各个部位，使体表的皮肤、毛发、爪甲、五官、肌肉等组织得到充足营养，保持健康。

中医学认为，人体的一切形体与各种机能都与气血有关，正常情况下，气血不断通过经络系统运行全身，内与五脏六腑相通，外与皮肤肌肉、筋骨相连。脏腑的生化机能，全由气血运行周身而完成。病理情况下，可由各种原因（外伤、寒邪、热邪、气郁、痰湿、气虚、脾肾阳虚等）而造成气血停滞壅塞，壅结不散的“瘀血证”，致使脏腑功能失常，而造成各种皮肤病变。若气血不畅，血脉瘀滞，循行迟缓，就会很快影响到头面部乃至全身的肌表、皮毛。血瘀所致皮损多表现为面目黧黑、肌肤甲错、面色晦暗、瘀点瘀斑、青紫肿胀、色素沉着、苔藓样变、皮肤干燥等，由于血行迟缓，血液瘀滞导致的形体、毛发、皮肤的各种病变（如肥胖、脱发、早衰等）则会造成整体美的缺失。

造成气血瘀滞的原因有很多，“久病多瘀”“百病皆瘀”，凡气虚、气滞、寒凝、热结、痰凝、湿阻等都可导致不同程度的气血瘀滞，其病因、病机、病位各有不同，除血瘀证本身之外，还往往有寒、热、虚、实等不同表现，呈现出“瘀”与其他多种病理因素夹杂的情况。因此，活血化瘀是中医护理皮肤健康的重要指导思想与方法。早在《医林改错》中就载有王清任运用活血法来美容的记录，开创了活血法治疗皮肤病的先河。血瘀可由气滞、气虚、寒凝、血热等原因造成，故在中医美容临床上，活血法大多配合其他方法合用，常用的有行气活血、益气活血、清热活血、温经活血、祛风活血、利湿活血、补肾活血、解毒活血等。临证时应把握整体，根据伴随症状、舌脉，以及实验室检查来精选方药，适当配伍，正确选用活血方案，以通达气血，滋养百骸，濡润肌肤，达到护理皮肤及治疗皮肤疾患的目的。

经络广布人体，是运行全身气血，联络脏腑肢节，沟通上下内外的通路。人体所需的各种营养物质均由经络系统抽送到全身每个部位，若经络不通，气血运行不畅，肌肤皮毛得不到濡养，则可导致皮肤疾病的发生，如痤疮、雀斑、酒渣鼻、黄褐斑、瘢痕等都是与气血失和、瘀血停滞有关，故中医美容方法中，无论内服、外用，或针灸、按摩、气功等，均要遵循疏经通络，活血化瘀的原则，以求得到较好的皮肤护理效果。

三、祛风清热，凉血解毒

自然界中的风、寒、暑、湿、燥、火六气，在正常情况下不会危害人体，当气候异常变化或人体中气不足、抵抗力下降等情况时，六气即成为致病因素，侵犯人体而生病。此时的六气称为“六淫”，“六淫”是外感疾病的主要致病因素。皮毛颜面与外界接触最为密切，外邪入侵人体首先祸及皮毛。

中医学认为，外感邪气中对皮毛健康影响最大的是风邪和热邪，故《素问·风论》云：“故风者，百病之长也。”风为阳邪，其有升化、向上、向外的特点。风邪侵袭常伤及人体头面和肌表。《医方类聚》云：“头面者，诸阳之会，血气既衰，则风邪易伤，故头病则生恶疾，面上则有䵟、粉刺等。”风邪侵袭面部皮肤，使津液不行，无以润养肌肤，从而使皮肤粗糙、颜面部出现皱纹等。热邪，火热之邪为阳盛所生，故火热常常混称。而热邪最易与风邪依附而侵袭人体经络，影响人体的气血运行，同时热极容易化毒入血，使血分热炽，导致许多损容疾病的发生。因此，祛风清热、凉血解毒是中医护理肌表、皮毛的另一个主要治则。

四、消肿散结，燥湿止痒

某些皮肤疾病，如痤疮、酒渣鼻等多因风热湿毒所致，往往皮肤表现为又肿又痒，时重时轻，且缠绵不愈等症，特别是疾病晚期，因病久，风热之邪灼伤津液化为痰核，在皮肤就表现为结节、囊肿等。因此，在祛风清热、凉血解毒的同时还应当适当配入消肿散结、燥湿止痒之药，如蛇床子、夏枯草、贝母、地肤子等。

五、增白悦色，驻颜减皱

皮肤白皙，光润悦泽，莹洁红润，富有弹性，不仅是健康的标志，更是美的魅力所在。中医学认为，气血阻滞、肝气郁结等因素是使黄褐斑、黑斑等形成的原因，因此，中医通过服用或外用养血补血、活血行气、舒肝解郁的中草药来减少黑素的形成，达到美白的效果，同样针灸、推拿按摩等也应用活血化瘀等原则来进行美白。

中医理论认为，皮肤衰老的原因有肾精亏虚、脾胃虚弱、气血亏虚、肝郁气滞和瘀血内阻等。皮肤衰老以及整个机体衰老的直接原因是五脏虚损、气血失调、痰浊瘀阻。中药从内脏论治，侧重于通过滋补五脏，调理气血精神，疏通经络等措施来延缓皮肤的衰老，“藏居于内，形见于外”是中医延缓皮肤衰老的理论基础。

1. 中药美白、除皱

中药美白、除皱是通过中药内服或外用来进行美白、减皱的方法。我国古代很早就有记载，《神农本草经》所载360种药物中，有165种被认为有“养颜益容”之功效。现代研究证明，许多中药含有各种氨基酸、多糖、果胶、维生素、微量元素等成分，能够清除体内自由基，增强机体抗氧化能力，改善皮肤微循环，提高皮肤胶原纤维及胶原蛋白含量，从而具有除皱美白，延缓皮肤衰老的作用。

2. 针灸美白、除皱

针灸在除皱、美白养颜中的应用可谓历史悠久，源远流长，早在马王堆出土的汉代帛书《五十二病方》中对此就有记载。针刺除皱、美白养颜是以经络学说理论为指导，通过针灸的各种方法，刺激经络、腧穴以调动机体内在因素，调整各脏腑组织功能，促进气血运行，从而达到除皱、美白养颜、延缓衰老的一种方法。现代医学研究证实，针灸经络穴位可调节人体神经、体液及内分泌器官功能，提高机体免疫力，改善微循环，促进皮肤新陈代谢，增加面部皮肤营养，改善颜面皮肤色泽质地，增加肌肉弹性。

3. 推拿按摩美白、除皱

推拿按摩美白、除皱疗法是以中医脏腑、经络、气血等基本理论为依据，选用适当手法，按照特定的技巧动作，作用于体表、有效的穴位及相关的经络部位，以调整机体的生理病理状态，从而达到除皱美容和延缓衰老的一种手法。一方面是通过平衡阴阳，调整脏腑，疏通经脉，宣通气血，从而使机体内气血、津液得以正常运行，皮肤得以滋养，而达到除皱、美白养颜、延缓衰老的目的。另一方面是通过体表局部的物理效应，提高皮肤的生理机能，以达到美颜润肤、皮肤细腻的目的。

4. 药膳抗衰、除皱

药膳除皱抗衰老是在食物中加入中药，或利用食物本身的药性制成食品，通过日常饮膳达到对损容性疾病的辅助治疗作用和强身健体、抗衰延年、驻颜悦色的美容作用。只要平时注意饮食均衡，合理调整饮食结构，能够根据机体的生理需求，根据谷肉果蔬的四气五味，科学有序地安排食膳，就可以抗老防皱，使人的容颜靓丽。唐代孙思邈在《千金要方》中就设有专卷，记载了很多日常食物，其中很多具有美白、除皱作用，如："樱桃，味甘平……令人好颜色。""瓜子，味甘平，令人光泽，好颜色……久服轻身耐老。"

第二节　皮肤亚健康常用的中医药调理方法

一、情志调养

《素问·阴阳应象大论》云："人有五脏，化五气，以生喜怒悲忧恐。"这是正常的情志活动，是人们对客观事物喜恶态度的客观反映，属于正常的心理现象。经常保持良好的心境，善调七情，志闲少欲，恬淡虚无，对于养身防衰，驻颜保春有很大的益处，故《中庸》说："喜怒哀乐之未发，谓之中；发而皆中节，谓之和。"这种适度、平和的情志变动，不但不会成为致病的原因，而且还能起到调节生理活动的作用。例如，喜为心之志，在正常情况下，它能使气血调和，营卫通利，心情舒畅；怒为肝之志，在某种情况下，有发泄之意，尚有助于机体气机的疏通条达。

其他各种情志活动，只要能保持适度有节，一般都有抒发自己感情的作用。但如果七情过极，内伤脏腑，则会损害机体和皮毛的健康。如《素问·举痛论》所云："怒则气上，喜则气缓，悲则气消，恐则气下……惊则气乱……思则气结。"使脏腑气机失调，可致亚健康状态，加速皮毛衰老的进程；甚至可见色斑、面色晦暗、毛发脱落、痤疮、痈疖、皮肤粗糙等。《灵枢·本神》中更形象地指出，“肺喜乐无极则伤魄”引起“皮革焦”；“肾盛怒而不止则伤志”引起“腰脊不可以俯仰屈伸”等，均可致“毛悴色夭”的表现。

而且由于情志失调，肝郁气滞，气滞血瘀；或肝气不舒，急躁易怒，相火妄动，消灼肾精等，“皆令气血不调，不能荣于皮肤”，易诱发妇女面部色素沉着等改变，而出现黄褐斑、黑眼圈、痤疮等。而肝失疏泄，肝气郁结则横逆于脾，使脾失运化，聚而生痰湿浊脂，又会形成肥胖等改变。故心态平和，保持情绪稳定，及时调节情志的偏颇，对于多种皮肤病的预防和转归均有积极作用。例如，《灵枢·上膈》针对痈肿提出：“伍以参禁，以除其内，恬淡无为，乃能行气。”《素问·上古天真论》云：“恬淡虚无，真气从之，精神内守，病安从来?”《素问·至真要大论》云：“清静则生化治，动则苛疾起。”这些论述皆充分说明，只要情绪平和稳定，心神保持宁静，则气机通畅，营卫通利，脏腑经络功能正常，正气充盛，能有效抵御外邪的入侵，即使邪已入肌表，正气也能迅速鼓邪外出，更不会有因气滞而产生的痰饮、瘀血等有形之邪阻碍肌肤气血的运行，从而保障了肌肤的健康。因此，通过情志调护能够达到对皮肤、毛发疾病预防和转归的效果。以下是中医古籍中记载的常见的情志调护方法：

1. 情志相胜法

情志相胜法是根据五脏主五志应五行的理论，以及五行生克制化的规律，以一种情志抑制另一种情志，从而达到淡化，消除不良情绪，保持良好的精神状态的一种方法。《素问·阴阳应象大论》曰：“怒伤肝，悲胜怒……喜伤心，恐胜喜……思伤脾，怒胜思……忧伤肺，喜胜忧……恐伤肾，思胜恐。”情志相胜法运用时须注意：一是要掌握刺激的强度，即所采用的情志刺激强度既不可过强，亦不可过弱，若强度过大则可能引发新的疾病；若强度过弱不能胜于致病的情志因素，则达不到治疗目的。二是要采用有针对性的刺激，应根据疾病发展过程中五脏的不同功能失常的表现，选择有针对性的情志刺激。总之，情志相胜法不能简单地按五行相克规律机械照搬，而是要以病理生理特点及患者的实际情况作为基础，灵活巧妙地加以运用。

2. 移精变气法

移精变气法又称移情易性法，是指采用一定的方法和措施转移或改变患者的情绪和注意力，以达到纠正患者气血紊乱的状态，从而调畅气机，疏通气血，调整脏腑功能，促进机体健康的恢复。移精，即转移患者的精神、意志、思想和注意力；变气，即通过注意力的转移，以调畅气机，通利气血，对脏腑阴阳进行自我调整。《素问·移精变气论》曰：“余闻古之治病，惟其移精变气，可祝由而已。”祝由是指通过祝说发病缘由，以转移患者的注意力，从而调整气机，使病得愈，是古时常用的移精变气法。移精变气的具体方法颇多，包括琴棋书画、看书解闷、听曲消愁等，在临床应用时应根据患者的病情、情绪状态、兴趣爱好、文化修养等，以采取适宜措施，以达到最佳效果。

3. 暗示法

暗示法是指在患者清醒状态下，采用语言、表情、手势、药物等作为暗示手段，含蓄、间接地对患者的心理和行为施加积极影响，使其产生具有积极倾向性的意念，或改变其情绪和行为，促进机体处于平衡状态。《素问·调经论》曰：“帝曰：刺微奈何？岐伯曰：按摩勿释，出针视之，曰我将深之，适人必革，精气自伏，邪气散乱，无所休息，气泄腠理，真气乃相得。”原意为医生在实施针刺的过程中，对针刺部位多加按摩，同时示针以患者，详告深刺，从而使患者注意力集中，达到提高针刺效果的目的，这是针灸治疗中运用暗示法的最早记载。使用暗示法时，医护人员应在语言、行为、表情、环境上给患者以温馨舒适的感觉，以获取患者的信任，为实施暗示法并达到最佳效果而创造良好的条件。同时应有针对性地对患者因势利导、循循善诱，以调节其情绪，排除心理障碍，促进机体康复。

4. 劝说开导法

劝说开导法是指通过解释、鼓励、安慰、保证、暗示等法，动之以情，晓之以理，喻之以例，明之以法，从而起到改善患者的精神状态，促进身心健康。《灵枢·师传》中对此作了精辟论述：“人之情莫不恶死而乐生，告之以其败，语之以其善，道之以其所便，开之以其所苦。虽有无道之人，恶有不听者乎？”此句话包含了四层含义：一是要告诉患者疾病产生的原因、性质、轻重程度，促使患者采取正确的态度应对疾病；二是要耐心地告诉患者应及时治疗，积极乐观地配合治疗，以增强战胜疾病的信心；三是要引导和指导患者进行调养，促进病体复原；四是要帮助患者解除紧张、恐惧、消极等不良心理情绪。

劝说开导法的核心是以认识与行为相结合，通过言语开导，使患者端正态度，积极配合，解除顾虑，增强信心，改变行为。从以上四个方面劝导患者，促使患者情绪得以正确疏导，树立和提高战胜疾病、争取康复的信心。使用本法时，护理人员应耐心细致诚恳，真诚关爱患者，与患者进行平等友善的沟通与交流，以获得良好效果。

5. 顺情从欲法

顺情从欲法是指顺从患者意念，消除其思想顾虑，满足其要求，以改善其不良的情绪状态，形成良好心境，促使疾病治愈。《素问·移精变气论》云：“闭户塞牖，系之病者，数问其情，以从其意。”《灵枢·师传》篇亦指出：“顺者，非独阴阳脉论气之逆顺也，百姓人民，皆欲顺其志也。”该法适用范围广，不仅可用于心因性疾病的治疗，也可用于非心因性形体病变的治疗，多用于满足患者某些合理的意愿。在运用此法时，医护人员应具有敏锐的判断力，通过察言观色，洞悉患者的各种意愿，并正确分析其合理性、利与弊、客观条件是否允许等，对于患者某些不合理的要求，或者客观条件尚不允许而难以实现的意愿、要求等，则要进行疏导说服工作，尽量创造尊重、接纳、温暖的情景，以满足患者的需求，促使疾病得愈。

6. 修心养性法

私欲太多往往导致心胸狭窄、心神扰乱、情绪不稳，使人经常处于精神紧张的状态中，而清心寡欲、怡情养性是达到情绪稳定的重要措施。《素问·上古天真论》云：“恬淡虚无，真气从之，精神内守，病安从来？”《素问·生气通天论》云：“清静则肉腠闭拒，虽有大风苛毒，弗之能害。”《素问·痹论》云：“静则神藏，躁则消亡。”《素问·至真要大论篇》云：“清静则生化治，动则苛疾起。”可见，修心养性，保持心神宁静，心无杂念，思想清静，可维护健康，避免疾病发生。因此，医护人员应鼓励患者做到排除杂念，专心致志，心胸豁达，神清气和，乐观愉快，以利于身体健康。

二、起居调养

起居生活之调养就是调养诸法在现实生活中的恰当运用，勿多勿少，勿过勿不及，环环相扣，节节相连，以成日常生活之规律。《素问·宣明五气》曰："久视伤血，久卧伤气，久坐伤肉，久立伤骨，久行伤筋。"说明无论生活中还是工作或学习中，都应避免过度劳累，应根据自身的健康状况把握合适的度，做到"形劳而不倦"。《素问·生气通天论》载："故阳气者，一日而主外，平旦人气生，日中而阳气隆，日西而阳气已虚，气门乃闭。是故暮而收拒，无扰筋骨，无见雾露。反此三时，形乃困薄。"即提示人们要随着自然界阳气的消长节律而动，日出阳气渐生，可起床进行一天的工作生活；日落阳气渐衰，就应减少活动，做到"日出而作，日落而息"，以顺应天时。

智慧的调养方法，必然要法于天地阴阳四时之规律，树立良好精神之境界，讲求饮食、住所环境之清心淡雅、安全卫生，适当运动导引以调节身体，使人体阴阳相济，刚柔相并。而如此诸多调养法则，最终都要通过人们的日常生活起居得以实施，并具体体现在起居生活养生的各个方面。其中，顺时调养之法为诸法之总则，施调养之道务求应天顺时，方可有调养之根本保障；精神调养之法促人勤奋上进，以有知天地之智，之后行而不逾天地四时之矩；导引吐纳，运动躯体，以旷心胸，实体魄，疏通经络气血；饮食、休息、安居闲庭，为调养提供物质保障。因此，规律的起居对机体的调养至关重要。如果长期生活不规律，就会导致疾病的发生。对于皮肤病患者来说，规律生活更为重要。比如带状疱疹患者的免疫功能较低，需静卧休息，避免劳累；紫癜患者应减少步行，避免毛细血管破裂而增加出血；神经性皮炎、斑秃、脱发、痤疮患者宜生活规律，尽量减少熬夜等，以改善神经功能和内分泌紊乱状况。

华佗对起居调养之法的描述则更为细致，正如《太上老君养生诀·养生真诀》中所说："且夫善摄生者，要当先除六害……所以保其真者，当须少思、少念、少笑、少言、少喜、少怒、少乐、少愁、少好、少恶、少事、少机。夫多……斯乃伐人之生，甚于斤斧；蚀人之性，猛于豺狼。无久坐、久行、久视、久听。不得强食，不饥而食即脾劳；不得强饮，不渴而饮则胃伤。体欲常劳，食欲半饱，劳勿过极，饱勿过半。冬即朝莫空心，夏即夜勿饱食。早起勿在鸡鸣前，晚起不在日出后……常以宽泰自居，恬寞自守，即形神安静……养生之理尽在于斯矣。"这种对生活调养之法揭示出华佗重视起居、生活调养的思想。

三、饮食调养

饮食调养是指在中医理论指导下，以食物或食药两用的天然动植物，来美化仪容、保持健美、延缓衰老的方法。食物是维持人体生命和健康不可缺少的，其可以长期食用而不产生毒副作用，其中许多日常食品都具有较好的美容功效。

现代饮食理念提倡全面膳食，合理搭配。若饮食偏颇，则容易内生疾病。《素问·生气通天论》云："高粱（膏粱）之变，足生大丁（大疔）。"《素问·五脏生成》云："多食甘，则骨痛而发落。"《素问·奇病论》云："此人必数食甘美而多肥也，肥者令人内热，甘者令人中满"。这些论述均提示过食肥甘厚味易生内热，且高糖、高脂之品易助长湿邪，湿热互结，蕴于肌肤，阻碍气血运行，则会引发或加重痤疮、脂溢性皮炎、脂溢性脱发等皮肤病。

皮肤科医生在疾病调护方面强调患者应注意“饮食禁忌”，通常包括牛羊肉、鱼虾海鲜、酒及辛辣物等，即所谓“发物”。《现代汉语词典（第6版）》解释“发物”为富于营养或有刺激性，容易使疮疖或某些病状发生变化的食物。中医学认为，海鱼、虾、蟹、贝、鸡肉、鹅肉等皆属于动风、动火、动病之物，容易助热动火、升阳散气、走窜邪毒等，能诱发或加重皮肤病的症状，故大部分皮肤病，尤其是过敏性、瘙痒性皮肤病，如荨麻疹、丹毒、湿疹、疮疖患者应禁忌。

又如小儿湿疹，多是脾虚湿热内生，复感风邪，内外相合，发溢于肌肤所致，除食物引起的过敏反应外，婴儿皮肤薄嫩，毛细血管网丰富，而且内皮含水及氯化物比较多，对各种刺激因素较敏感。因此，注重日常饮食等方面的调理，减少过敏因素的刺激，在小儿皮肤病防治及治疗中具有重要作用。

脾胃是人体运化水谷、吸收精微的重要脏器，食物是供给人体营养、维持生命活动的源泉。因此，既要调理饮食，又要顾护脾胃。如果饮食不当，就会损伤脾胃，导致疾病的发生。而健康的饮食调养应做到以下几点：

1. 饮食有节

“节”有节制、节律的意思。所以饮食有节，一是饮食要节制，不可过饱过饥，即饮食定量；二是饮食有节律，按时进餐，即饮食定时。

《灵枢·五味》曰：“故谷不入，半日则气衰，一日则气少矣。”《素问·痹论》曰：“饮食自倍，肠胃乃伤。”即饮食定量，适度饮食，既不可过饥，又不可过饱，尤其不要过饱，以免损伤脾胃。近则可保脾胃运化功能正常，使精微化生旺盛，远则无营养缺乏或过剩之忧。如《素问·生气通天论》指出：“因而饱食，筋脉横解，肠澼为痔。”“高梁（膏粱）之变，足生大丁（疮疡肿毒）。”

《尚书》指出：“食哉惟时。”即饮食的摄取宜定时进行。我国传统的习惯是一日三餐。按照固定的时间有规律地进食，可保证消化、吸收功能有节律地进行。而脾胃协调配合，有张有弛，饮食在体内才能有条不紊地被消化和吸收，并输布于全身。

饮食定量、定时是保护消化功能的保健方法，也是饮食调养的重要原则之一。《老老恒言》曾说：“《黄帝内经》曰：日中而阳气隆，日西而阳气虚，故早饭可饱，午后即宜食少，至晚更必空虚。”晚饭宜少，不仅有利于胃肠的消化功能，而且也可避免“胃不和则卧不安”，而使睡眠安定。所以，自古以来就有“早饭宜好，中饭宜饱，晚饭宜少”的养生保健箴言。

2. 寒温适度

寒温适度是指饮食的寒热应该适合人体的温度。寒温适度，既无太热，亦无过凉，才能为脾胃纳运水谷提供必要的条件。《灵枢·师传》指出：“食饮者，热无灼灼，寒无沧沧，寒温中适，故气将持，乃不至邪僻也。”饮食调养之所以要强调寒温适度，是因为寒温不当易损伤脾胃阴阳，而影响脾胃运化和气血生成，还可能伤害其他脏腑。如《寿亲养老新书》云：“饮食太冷热，皆伤（脾胃）阴阳之和。”《灵枢·邪气脏腑病形》云：“形寒寒饮则伤肺。”《济生方》云：“多食炙煿，过饮热酒，致胸壅滞，热毒之气，不得宣泄，咽喉为之病焉。”临床观察，饮食过冷，极易损伤脾胃，造成胃肠血管收缩，消化腺分泌减少，久之引起胃肠功能紊乱，营养不良，体质下降，这在儿童喜食冷饮者中最为普遍。而饮食过热，像甘肃河西地区有食用热面条的习惯，由于饮食过热，加之进食过快，极易损伤食道，提高了食道癌的发病率。

3. 合理搭配

食物的种类多种多样，所含营养成分也各不相同，因此只有做到食物合理搭配，才能使人体得到各种不同的营养，以满足生命活动的需求。所以，食物的多样化与合理全面搭配，是保证人体生长发育和健康长寿的必要条件。《素问·脏气法时论》云："五谷为养，五果为助，五畜为益，五菜为充，气味合而服之，以补益精气。"该经文已明确指出，粮食、蔬菜、肉类、果品等为食物的主要组成部分，其中又以粮食为主食，肉类为副食，蔬菜、果品为补充。从现代科学的观点来说，粮食含有淀粉、糖及一定量的蛋白质，肉类含有蛋白质和脂肪，蔬菜、果品含有维生素和矿物质，这些食物的搭配是十分重要的，是人体不可缺少的营养物质。

4. 谨和五味

五味是指酸、苦、甘、辛、咸五味。这五种类型的食物，不仅是人类饮食的重要调味品，而且也是人体不可缺少的营养物质。五味调和，食欲旺盛，脾胃纳运功能正常，营养丰富，则健康无病，亦能获得应有的寿命。

因为每种食物都有其自身的性味，因此，不同的人需根据自己的体质来选择，通过食物的性味来调和自身阴阳的偏颇，对于患病之人，机体阴阳已失于平衡，选择食物则更需谨慎。若病中选择相宜性味之物，则有助于疾病的恢复；若进食不当，则会影响人体健康，诱发或加重疾病。《素问·热论》云："病热少愈，食肉则复，多食则遗，此其禁也。"指出热病中或病后若进食肉类或饮食过多，均会导致中焦生热，而引动余邪，导致热病的复发和迁延。

若体健之人不注意调节五味而偏食，久之就会导致五脏之间的功能活动失调，进而引起多种疾病的发生。如《素问·生气通天论》云："是故味过于酸，肝气以津，脾气乃绝。味过于咸，大骨气劳，短肌，心气抑。味过于甘，心气喘满，色黑，肾气不衡。味过于苦，脾气不濡，胃气乃厚。味过于辛，筋脉沮弛，精神乃央。"《素问·五脏生成》云："是故多食咸，则脉凝泣而变色；多食苦，则皮槁而毛拔；多食辛，则筋急而爪枯……多食甘，则骨痛而发落，此五味之所伤也。"由此可知，五味对人体的五脏有其特定的亲和性，五味调和才能对五脏起到全面的滋养作用，从而使五脏之间的功能保持平衡协调。

5. 三因制宜

三因制宜即因时、因地、因人制宜，本是治病的原则，但同时也是饮食调养所必须遵循的原则。由于一年有四季寒热的不同，地理环境也各有差异，个体更有年龄、性别、体质等区别，因此，饮食养生就必须根据季节、地理环境与个体差异的特点来确定适宜的饮食。

因时制宜是指根据季节等时间的特点及其与内在脏腑、气血阴阳的密切关系来选用适宜的食物。如《素问·四气调神大论》提出"春夏养阳，秋冬养阴"的观点。春温夏热，腠理开泄，易于耗散阳气。冬季天寒地冻，人类活动量减少，腠理闭固，阳气外泄较少，潜伏于体内，致使阳气相对过盛，造成内热较盛，阴虚明显。另外，元代丘处机在《颐生集》中对四季饮食提出了看法，如："（春之时）饮食之味，宜减酸增甘以养脾气；（夏之时）饮食之味，宜减苦增辛以养肺气；（秋之时）饮食之味，宜减辛增酸以养肝气；

（冬之时）饮食之味，宜减咸增苦以养心气。”而唐代孙思邈在《孙真人摄养论》中对每月的饮食也都提出了宜忌，如：“正月：宜减咸酸增辛，助肾补气，安养胃气。忌食生葱，损人津液；勿食生蓼，必为癥痼，面起游风；勿食蛰藏之物，减折人寿。二月：宜减酸增辛，助肾补肝。食黄花菜、陈醋，羽发痼疾；食大小蒜，令人气壅，关膈不通；食葵及鸡子，滞人血气损精，均忌。”

因地制宜是指根据不同地理环境的特点来选用适宜的食物。《素问·五常政大论》云：“天不足西北，左（北方）寒而右（西方）凉，地不满东南，右（南方）热而左（东方）温。”说明地理环境不同，其气候、寒热温凉是有区别的，而饮食保健方面就要因地制宜，西北地势高，阳热之气不足，气候寒冷，饮食宜辛辣温热；东南地势低，阴寒之气缺乏，气候温热，饮食宜甘淡寒凉。《素问·异法方宜论》专门论述了由于居住地区不同，人们生活环境和生活习惯各异，因而治疗疾病包括养生防病，必须因地制宜。譬如南方地势低下多潮湿，易于湿困脾虚，饮食菜肴中宜多用辛辣之品，像四川地区的人们就喜食辛辣食物；北方地势高多风燥，易于风燥伤肺，宜多食新鲜蔬菜，像青海地区的人们就喜食蔬菜。

因人制宜是指根据人的性别、年龄、体质等来选用适宜的食物。男女的生理特点各异，老少的生理状况和气血阴阳盛衰不同，因此要因人选择合适的饮食。体质决定着对某些疾病的易感性，而体质可以通过外界环境、发育条件、日常生活等的影响而发生改变。所以对于不良体质，可通过改变环境、改善生活条件，以及饮食调养、健身运动等积极的调养措施，纠正其偏差，提高机体对疾病的抵抗能力，从而达到防病延年的目的。如阴虚质的人，阴虚生内热，宜选择清淡的食物，并少食辛辣燥烈之品；阳虚质的人，阳虚生外寒，宜选择温热的食物，根据“春夏养阳”的原则，于夏日三伏亦可食用狗肉或羊肉。体胖之人，多有痰湿，宜多食蔬菜、瓜果等清淡食物，少食油腻黏滞之品；体瘦之人，多有虚火，宜多食粥、汤、牛奶等食物，少食辛辣温燥之品，烹调时也要少放调料。

四、药膳调养

药膳是指对人体既有保健功能和营养价值，又具有医疗效果以达到预防和治疗疾病的药用食品。现代医家鲁明源将药膳定义为：“以食物和中药材为主要原料加工而成的，兼具药物防病治病和食品营养保健双重作用的食品，其配伍、组方和运用均是在中医药基础理论和防治原则指导下进行的，其加工制作过程则需要以烹饪理论为依据。”

中医药膳学是在中医理论指导下，应用食物或其他天然营养物质，来保健强身，预防和治疗疾病，或促进机体康复，以及延缓衰老的一门学科。

中医药膳源于“药食同源”，其真谛在于“三分药七分养”“药补不如食补”。药膳调养主要具有以下作用：

1. 养正御邪

药膳可养护正气，抵御外邪，提高机体的抗病能力。合理安排药膳、饮食，可保证机体脏腑功能的旺盛，正如《灵枢·五味》所言：“天地之精气，其大数常出三入一，故谷不入，半日则气衰，一日则气少矣。”只有“正气存内”，才能“邪不可干”。而药膳发挥了食物的特异性作用，可达到预防疾病的目的，未病先防遵循“治未病”的理念，药膳中的食材多取于天然动植物，针对食物的四气五味等特性，对脏腑、气血、阴阳的选择作用来调整脏腑的偏盛偏衰、气血失调及阴阳失衡，使得未病脏腑的机能提高，以及抵御外邪的能力增强。

早在一千多年以前，就有用枸杞猪肝汤预防夜盲症，海带鲫鱼汤预防甲状腺肿大，番薯玉米羹预防脚气病等记载。据《神农本草经》记载，藻类植物具有清热、软坚、散结等功效，用于治疗瘿瘤、痰核，如肝脾肿大、甲状腺肿等疾病；此外，藻类植物还具有改善微循环和调节免疫功能的作用。

2. 既病防变

疾病的发展都有其规律可循，药膳作为重要的辅助治疗，根据其传变规律，辨证施膳，可防止其传变。根据叶天士“务在先安未受邪之地”的预防性治疗思想，药膳食疗可使已病脏腑的机能增强，防止疾病的进一步发展。如患者在感受温热病邪时，服用养阴生津之品，如二参粥、沙参玉竹粥、梨汁粥、橄榄茶、牛奶滋补粥等，可防止进一步耗伤阴液，避免发生肺肾阴虚或肝肾阴虚之变。所以药膳对控制疾病的发展和传变有着重要意义。

3. 瘥后防复

近年来随着疾病谱的改变，慢性病的比例不断增加，复发率亦随之增高。如瘥后再加以药膳调养，可巩固疗效及防止复发。如丹参粥、首乌大枣汤、桑椹茶等，可以防止诸如高血压、心绞痛、脑中风的复发；当归生姜羊肉汤可防止产后恶露不净、腹中绞痛等。

由此可见，药膳调养对疾病的恢复及预防、强身健体、延年抗衰老有着重要的作用。在经济蓬勃发展的今天，人们对健康尤为注重，对药膳的需求愈加强烈，希望通过药膳，有病治病，无病健身。但在使用药膳时还有三大原则：

1. 辨证施膳

中医学认为，尽管是同一种疾病，但其发展阶段不同，证候就有所变化，不同的证候就要用不同的药膳。如外感疾病，由于感受外邪性质和患者体质的不同，可表现为风寒表证，也可表现为风热表证。风寒表证选用姜糖饮，风热表证宜用双花饮。若辨证不清，两者反用，则不但发挥不了药膳的治病作用，反而会加重病情。

药膳是中药和食物的结合，两者具有协同作用。食物和中药一样，是禀受天地阴阳之气而生，两者均具有性、味、升降浮沉、归经，也称为药性和食性。因药性、食性不同，作用也就各异。在施膳前应根据食用者的病症、体质，结合所处的地理环境、生活习惯以及季节的不同，正确地辨证、选药组方或选食配膳，做到“组药有方，方必依法，定法有理，理必有据”。只有这样才能达到预期的目的。不同病症用不同的药膳，如老年人多为肾虚、脾虚，可选用女贞子、鳖鱼汤或黄芪炖鸡。

2. 辨病施膳

对于某些疾病或当疾病发展到某个阶段，药膳可以作为主要方法来治疗疾病。有些药膳对某些疾病有专效，如治糖尿病的荞麦人参面、南瓜山药粥等；治哮喘的四仁鸡子粥。又如《金匮要略》中的当归生姜羊肉汤，具有温经散寒、止痛之功效，是主治妇人腹中寒痛、产后虚寒疼痛的主方；甘麦大枣汤是治疗妇人脏燥的主方。此外，《温病条辨》中的五汁饮，具有清肺泻火、养阴生津的作用，是治疗热病烦渴的主方。

3. 三因制宜，科学施膳

人位于天之下，地之上，人与天地相参，人体阴阳升降与四时阴阳消长相应。因此，药膳亦应遵循天人相应、形神一体、动态时空的原则而加以调节。“注重整体，辨证施膳”是正确使用药膳的基本原则。如《金匮要略》所言：“所食之味，有与病相宜，有与身为害，若得宜则益体，害则成疾。”中医药膳更注重于中医学的辨证论治，强调一人一膳。

（1）因时制宜

人与日月相应，脏腑气血的运行和自然界的气候变化密切相关。《饮膳正要》载：“春气温，宜食麦以凉之；夏气热，宜食菽以寒之；秋气燥，宜食麻以润其燥；冬气寒，宜食黍以热性治其寒。”因此，四时饮食是不同的。

春宜升补：早春仍有冬日余寒，要顺应春升之气，多吃些温补阳气的食物，如韭菜、大蒜、洋葱、魔芋、大头菜、香菜、生姜、葱等。晚春暴热袭人，易引起体内郁热而生肝火，或致体内津液外泄，当搭配清解里热、滋养肝脏、润肝明目的食物，如荞麦、荠菜、菠菜、芹菜、莴笋、茄子、黄瓜、蘑菇等。

夏宜清补，长夏宜淡补：夏季应以清淡爽口又能刺激食欲的食物为主，具有清热祛暑功效的食物有茄子、鲜藕、绿豆芽、丝瓜、黄瓜、冬瓜、西瓜、番茄等。老年人夏季应少吃油腻食物，体弱者应避免食用冷饮及生冷瓜果，以免引起消化功能障碍。

秋宜平补：中老年胃弱者在秋季宜早餐食粥，可和中、益胃、生津。《医学入门》记载：“盖晨起食粥，推陈出新，利膈养胃，生津液，令人一日清爽，所补不小。”建议根据自身实际以选择不同的粥食用，如百合红枣糯米粥能滋阴养胃，扁豆粥能健脾和中，生姜粥能御寒止呕，胡桃粥能润肺防燥，菊花粥能明目养神，山楂粥能化痰消食，山药粥能健脾固肠，甘菊枸杞粥能滋补肝肾等。

冬宜温补：阳气虚弱者、年老体衰者、易患冬季疾病者、须防春病夏病者，冬季要多吃温热性质的食物，以提高机体的耐寒力。狗肉、羊肉是老年人冬季的滋补佳品。桂圆莲子汤具有养心、宁神、健脾、补肾的功效，最适合于中老年人或长期失眠者服用。

（2）因人制宜

应根据不同的年龄、体质以选择不同的药膳，达到与自然界五运六气的协调而延年益寿。小儿脏腑娇嫩，不宜大寒大热；青年体壮，宜荤素搭配；壮年以后以清淡为主，避免油腻、烈酒、辛辣，以免损伤脾胃；老年人多肝肾不足，不宜温燥，更不可过食肥甘咸味，宜温、熟、软的食物；孕妇恐动胎气，不宜活血滑利之品。肥胖者多痰湿，忌食甜味油腻，宜食蔬果粗粮；瘦人多火，忌食辛辣助阳之品，宜食清淡润燥之品。阳亢体质者宜食清热泻火之品，如绿豆、水芹、马兰等，忌食姜、蒜、动物内脏、酒及辛辣之品；阴虚者宜食甘凉生津之品，如枸杞子、百合、麦冬、芹菜、豆腐、荠菜等，忌食韭菜、芥菜、羊肉等；血虚者宜多食大枣、花生等；气虚者宜食温性食物，如牛肉、羊肉、虾、龙眼肉等，忌食生冷瓜果、冷饮等；气郁者宜食理气之品，如金橘、萝卜、黄花菜等，忌食壅气的土豆、甘薯、白扁豆等；血瘀者宜食活血软坚之品，如海带、甲鱼、槟榔等，忌咖啡、酒、洋葱等。久病体质虚弱者，宜食富有营养的鸡、鱼、蛋等血肉有情之品，以脏补脏，而猪头肉、海鲜等发物，易动风生痰助火之品，容易诱发旧病加重，应忌食。

(3) 因地制宜

我国地域广阔，不同的气候条件、生活习惯，使人的生理活动和病理变化亦有不同，因此药膳亦应有差异。“南甜北咸，东辣西酸”，就是不同地区的居民为了适应自然环境的一种生存需求而形成的饮食习惯。南方湿多热甚，宜食甘凉、甘寒、辛凉等降火清化之品，忌辛辣、助阳、助火食物；北方地高气寒之地，饮食多热而滋腻，宜辛温、补阳、助火食物，如狗肉、花椒、辣椒、羊肉等，忌寒凉食品，如苦瓜、燕麦等。

五、花茶调养

花茶调养是指通过食用或外用花卉、茶叶及其产品来防治肌表、毛发疾病的一种调养方法。

1. 花卉调养

据史料记载，花卉入菜与饮品，在我国两千多年前就已兴起，那时的人们就已经在保健、医疗、美容等各方面使用花卉，如：月季花可以消肿疗疮，止皮肤瘙痒；玫瑰花可清热解渴，理气活血，疏肝健脾；菊花能解暑，明目，养颜；槐角可使人耳目聪明，乌发养颜等。现代研究表明，食用花卉中含有多种氨基酸、微量元素等，能从不同方面对人体产生预防保健的功效。

花卉在预防保健中效果明显，但在应用过程中应注意以下几个方面：

其一，现代花卉培养时应用大量农药，从而导致花卉上的残留农药超标，具有一定的潜在中毒危险，须清洗干净。

其二，部分花卉其花粉、气味等可能含有对人体有害的物质，如在不熟悉花卉药理特性的前提下使用，往往会造成不良效果。

其三，不同的花卉其功效也不同，其防治、保健的方向也就不同，因此，盲目地食用花卉，可能产生副作用并有损健康。

所以，在运用花卉调养时尽可能在营养保健师或专业医师的指导下，有针对性地根据自身身体状况或实际需要来应用花卉，从而达到安全、有效、健康的目的。

2. 茶叶调养

我国是茶叶的发源地，饮茶及茶文化已有数千年的历史，茶叶自古以来就一直作为药用植物被人们广为利用。《茶经》对茶叶的功效描述十分详细，“茶之为用，味至寒，为饮最宜，精行俭德之人。若热渴、凝闷、脑疼、目涩、四肢烦、百节不舒，聊四五啜，与醍醐、甘露抗衡也。”《本草纲目》对茶叶的医药功效描述更为深刻，“茶苦而寒……最能降火。火为百病，火降则上清矣。”“又兼治解酒食之毒，使之神思阅爽，不昏不睡，此茶之功也。”“味苦甘，微寒无毒，主治瘘疮，利小便，去痰热，止渴，令人少眠，有力悦志，下气消食。”

现代营养学研究证实，茶叶不仅具有提神清心、清热解暑、消食化痰、解毒醒酒、生津止渴、降火明目等药理作用，还对现代疾病如高血压、高血脂、癌症等有一定的药理功效。茶叶在皮肤保健方面也有较好的效果，如：能够吸收紫外线，抗皮肤光老化，还能延缓皮肤衰老等。

目前茶叶根据制作不同分为绿茶、红茶、乌龙茶、白茶、黄茶和黑茶六大类，同一种类的茶品其功效基本相同，但在性味上又有偏差，想要达到饮茶调养的最佳效果，最好依据四季气候变化和人体生理代谢的适应性来合理饮用。

（1）春季饮茶

根据“春夏养阳，秋冬养阴”的原则，春天应保养体内的阳气。中医学认为，按自然属性，春属木，与肝相应，春天肝功能旺盛，此时应注意养肝。

春季饮茶宜用花茶。花茶亦称熏花茶、香片，集茶味和花香于一体。人们饮用花茶能够缓解春困带来的不良影响。花茶甘凉兼芳香辛散之气，有利于散发冬季积聚在体内的寒邪，促进体内阳气生发，令人神清气爽。

（2）夏季饮茶

夏日天气酷热，人体出汗多，损耗大量体液，同时也容易消耗各种营养物质，因此容易感到身体乏力和口渴，还可影响到脾胃功能，引起食欲减退和消化功能的下降。

夏季饮茶宜饮绿茶。绿茶性寒，最能去火，生津止渴，消食化痰。同时饮用绿茶能有助于保护消化道，防止贫血、龋齿，还有助于保持皮肤的光洁白嫩，延缓面部皱纹的出现和减少皱纹的产生。

（3）秋季饮茶

秋季气候干燥，此时气候处于“阳消阴长”的过渡阶段，体内阴阳双方也随之改变。秋季气候变化无常，人体难以适应，外邪容易乘虚而入，使人致病。秋季应注重调养肺气，以保障身体健康。

秋季饮茶宜饮乌龙茶，又称青茶，属于半发酵茶，其性不寒不热，有润肤、益肺、生津、润喉的功效，还可有效消除体内余热，恢复津液，使人体生理活动更好地顺应外界自然环境的变化。青茶还具有美容美肤效果，可提高皮肤角质层保持水分的能力。

（4）冬季饮茶

冬季气温较低，寒邪袭人，机体生理活动处于抑制状态。因此，机体应顺应外界变化，收藏阴精，使精气内聚，以润五脏。冬季要特别注重补益肾脏。

冬季饮茶以红茶和黑茶为最佳。红茶性甘温，可养人体阳气，同时红茶含有丰富的蛋白质，可补益身体，增强人体抗寒能力，还可助消化、去油腻。黑茶能助消化，调整糖代谢、脂肪代谢和水代谢，黑茶还含有多种酶，能益肾降浊，对肾病有良好功效。

六、洗护调养

洗护调养就是指通过洗护方式对机体、肌肤皮毛进行预防保健的一种调养方法。通过清洗、护理皮肤，可以达到对皮肤的保湿、防晒、去油等，从而更好地保护皮肤的健康。

1. 保湿、润肤

日常保湿对恢复皮肤屏障功能具有重要的作用。干燥的皮肤其屏障功能容易被紫外线破坏，产生色斑等；同时，也容易对外界刺激敏感而产生轻微的炎症反应，最终导致炎症后色素沉着。一旦这些皮肤屏障功能下降就会导致皮肤的保湿能力下降，而皮肤保湿能力下降又会导致皮肤屏障受损，从而造成恶性循环。同样，日常保湿不足还会造成皮肤干燥、脱屑，进而引起瘙痒等症，日久则皮肤失去弹性，暗淡无光，甚至引发皮肤疾病，如湿疹、皮肤瘙痒症等。通过中药外用洗护可以达到对皮肤疾病的防治作用。

2. 防晒、美白

紫外线能使人体皮肤老化、变黑，其机制有：一是胶原、弹性纤维及成纤维细胞被紫外线 UVA 破坏，造成皮肤老化，产生细纹，而且激发色素沉淀使皮肤变黑；二是紫外线引起的应激反应使活性黑色素细胞数量增加，并激活酪氨酸酶活性，促进黑素的形成，皮肤由此变黑，局部黑素又经由细胞代谢的层层移动，到了肌肤表皮层会形成雀斑、晒斑、黑斑等。研究发现，多种中药具有良好的紫外线吸收效果，如芦荟、红景天等；并且成功研发了多种中药护肤品，广受欢迎。

3. 去油

人体头面部、背部经常分泌油脂，过多的油脂不利于皮肤健康。细菌、螨虫等能够把油脂当作食物，不及时清洁皮肤将滋生大量细菌、螨虫，而其代谢产物也会刺激皮肤，导致皮肤角化、炎症等，严重者可引发皮肤疾病，如玫瑰痤疮等。同时，油脂分泌过多，排出不畅，容易堵塞毛孔，引发炎症的发生，如痤疮、表皮囊肿、毛囊炎、脂溢性皮炎等；而且，油脂分泌太多还会影响毛发生长，造成脱发，如脂溢性脱发。因此，适当清洁皮肤油脂是必要的。选择合适的去油产品及方式非常重要，因为，不恰当的去油产品和方式可能使皮肤去油过度，导致皮肤干燥、起皮、产生炎症等。基于这些因素，皮肤去油应选用具有镇静、消炎和不含油脂的产品；清洗方法应是一天至多清洗两次脸，用温水清洗，面部清洁后，必须搽上保养霜。

七、针灸调护

针灸调护是指采用针刺、艾灸等方法疏经活络、消肿散结、调理气血，从而达到治疗或预防疾病的目的。经脉在人体具有“行气血而营阴阳，濡筋骨利关节”的作用。所以养生保健，都必须要求经气流通。腧穴是脏腑、经络之气输注于体表的部位，也是针灸施术的部位。针灸的治法，即以腧穴为直接操作对象，运用适当的方法来调理机体的机能，增强人体的抗病能力，以达到防治疾病的目的。

疾病的发生，从根本上来讲是人体的阴阳失去相对平衡。所以调整阴阳是针灸临床治疗的根本原则。针灸保健和防治疾病，要根据因时制宜、因地制宜、因人制宜的原则来制定适宜的治疗方法。循经选穴也是针灸的基本方法，它是按“经脉所通，主治所及”的理论而进行的，又是以脏腑经络学说为指导原则。在运用时，有本经选穴、异经选穴和多经选穴等方法。根据疾病发生的部位，辨证论治，合理配穴，按补、泻之法调整阴阳，平衡五脏，以达到治疗或预防疾病的效果。

针灸调护主要有以下两种：

1. 针刺调护

即用中医特制的芒针或其他能起到针刺作用的器械，刺激经络上特定的敏感点（即腧穴），以疏通经络，调理气血，达到调护的一种方法。

2. 灸治调护

根据中医辨证论治的理论，用点燃的特制艾条，在选定穴位上熏烤，借温热刺激穴位，通过经络腧穴的作用，行气活血，滋润肌肤，达到养颜驻容的目的。

针灸调护法对酒渣鼻、面斑、面部皱纹、急性面瘫、斑秃等有较理想的治疗效果。以下是一些常见疾病的选穴方法：

1. 颜面皮肤衰老

指颜面部皮肤纹理加深、加粗，皮肤弹性改变，以及皮下瘢痕出现，尤以额部、眼梢部、眼睑部表现得更为明显。

主穴：

额部皱纹：取阳白、鱼腰、头临泣。

鱼尾纹：取瞳子髎、丝竹空、太阳。

眉间皱纹：取印堂、攒竹。

目下皱纹：球后、四白、巨髎。

面颊皱纹：颧髎、颊车、听会。

口周皱纹：口禾髎、地仓、侠承浆。

配穴：

青年者：配以阳辅、中渚、合谷。

老年者：太溪、足三里、养老（美容的针灸选穴及操作）。

2. 面斑

常见面斑有雀斑、色素痣、寿斑（老年斑）和黄褐斑。

主穴：曲池、合谷、脾俞、肝俞、肾俞。

配穴：雀斑配阿是穴；寿斑配三阴交、关元、阿是穴；黄褐斑配三阴交、血海、足三里。

八、推拿按摩

推拿按摩，是皮肤、毛发调养常用的外治法之一。尤其在头面部，因其皮肉浅薄，多用推、抹、运、揉等较轻柔的手法，作用于皮部，刺激经络腧穴。一方面通过经络系统调节脏腑功能，促其旺盛，从而提高机体的抗病能力；另一方面通过在肌表产生的物理效应，以疏通经络气血，调节肌肤气血平衡，达到祛斑、润肤、防皱等皮肤护理效果。此外，通过推拿还可激发人体正气，促进气血的运行和化生，使整个身体处于“阴平阳秘，精神乃治”和“正气内存，邪不可干”的健康状态。

现代研究认为，推拿按摩可以使皮肤组胺的分泌增加，使血液循环加速，同时促进淋巴循环，使皮肤吸收营养物质和水分的功能增强，且能有效减轻组织水肿，消除肿胀和皮肤松弛现象，有助于恢复皮肤弹性；还可促进皮脂腺、汗腺的分泌，加速皮肤细胞的新陈代谢。如在头面部皱纹所在的眼周、口周等处运用抹、揉、运、点等手法，可达到防皱、去皱的作用。

推拿的基本手法有：㨰法、一指禅推法、四指推法、揉法、击法、弹法、拍法、掐法、按法、摩法、擦法、推法、搓法、抹法、抖法、振法、捏法、拿法、点法、压法、背法、摇法、拔伸法、扳法、踩法。

推拿的特殊手法有：扫散法、拿五经法、干洗头法、四指扫提法、鸣天鼓法、双揪铃铛法、叩顶法、推桥弓法、双点肩脚法、合掌刁颈法、勾揉风池法、推摩法、梳胁开胸顺气法、推脾运胃法、双龙托底法、腹部推托法、提抖腹壁法、提拿夹脊法、抓脊法、侧牵摇晃屈膝归合法、滚叠法、压牵法、横搓命门法、怀中抱月法、劈指缝法、喜鹊搭桥法、揉拿手三阳法、揉拿手三阴法、金蛙游水法、提拿足三阳法、提拿足三阴法、掌根击环跳法、阴阳抱膝法、击足底法、足跟捻压法。

推拿按摩根据腧穴、经络、手法的不同，其功效、作用也千变万化；在选用推拿按摩进行预防保健时，应根据自身年龄、体质等差异选取合适的推拿按摩方法，以下是常见的15类推拿按摩方法：

1. 固肾益精法有　搓涌泉穴、摩肾府腧穴、揉命门穴、摩关元穴、擦小腹、缩二阴、振双耳。

2. 健脾益胃法有　摩脘腹、荡胃腑、分阴阳、按足三里穴、揉天枢穴、按中脘穴、揉血海穴。

3. 疏肝利胆法有　疏胁间、揉膻中穴、擦胁肋、拨阳陵泉穴、掐太冲穴、擦小腹、点章门穴、揉期门穴、拿腰肌、运双目。

4. 宣肺通气法有　推膻中穴、畅气机、振胸膺、揉中府穴、勾天突穴、理三焦、疏肺经、掐合谷穴、擦迎香穴。

5. 宁心安神法有　振心脉、摩胸膛、勾极泉穴、捏中冲穴、揉血海穴、拿心经、揉神门穴、挤内关穴、鸣天鼓、搅沧海。

6. 镇静催眠法有　调呼吸、按足三里穴、揉三阴交穴、擦涌泉穴、拿内关穴、揉神门穴、擦腰骶、推胫骨、抚眼球、摩脘腹。

7. 消除疲劳法有　按风池穴、运百会穴、推头面、振双耳、叩顶、畅气机、叩腰脊、勾委中穴、挤昆仑穴、搓足底、展腰胸。

8. 振奋精神法有　摇颈项、挤风池穴、梳头皮、揉太阳穴、推前额、振百会穴、揉腰眼、推上肢、拿下肢。

9. 调和阴阳法有　按揉眼角、揉按睛明穴、搓涌泉穴。

10. 温润护发法有　并指推头顶、拢指推发鬓、掌心擦热温头发。

11. 养血荣目法有　提拿印堂穴、指揉攒竹穴、指揉睛明穴、擦四白穴、擦承泣穴、揉鱼腰穴、按瞳子髎穴、指揉太阳、指抹眼胞、温熨眼脉。

12. 开窍益聪法有　摩耳轮、掐拉耳垂、打躬击鼓、掐揉耳穴。

13. 疏通鼻窍法有　推素髎穴、摩印堂穴、擦鼻翼、提鼻根。

14. 利舌生津法有　搅沧海、抖舌体、漱津液、揉颌底、顶上颚。

15. 润喉开音法有　颤喉头、拿气管、按天突穴、摩气管。

九、气功调护

气功是中华民族传统文化中的瑰宝，是我们祖先发明的身心兼修的养生健身方法。气功在我国古代，广泛地存在于道家、医家、武术、儒家、释家各派之中，至今已具有几千年的发展史。其中，医家气功是传统中医学的重要组成部分，在我国历代中医文献中，均含有气功养生部分。除养生之外，医家气功还包括医者为他人“布气”治病的方法。由于篇幅所限，本书只能介绍一些基础性的气功知识，以及针对皮肤亚健康行之有效的简便安全的气功养生方法。

由于自学气功出现练功偏差的概率很大，故学练气功应在专业气功老师的指导下进行。

（一）气功疗法的概念

气功是通过调身、调息、调心的方式来进行自我身心修炼的一种养生方法，具有培育真气、疏通经络、调和气血、平衡阴阳和调节脏腑的作用，从而对人体的精、气、神进行全面锻炼，以达到养生祛病和延年的目的。气功疗法，就是应用气功锻炼的方式来防治疾病的方法。

（二）气功的分类

气功按练功姿势，分为站功、坐功、卧功、行功；按形体动静，分为静功、动功；按气功渊源，分为道家功、医家功、武术气功、佛家功、儒家功；按练功对人体的作用，分为养生功、强壮功、医疗功。

（三）气功的主要作用

气功对养生保健、调理亚健康和治疗疾病的作用，是通过培育真气、疏通经络、调和气血、平衡阴阳和调节脏腑来实现的。

1. 培育真气

练气功具有培育真气（元气）的作用，如练功时小腹丹田（脐下关元穴处）可出现“热感”“气感”等“内气”活动，表现为一种生机勃勃的活泼状态。练功后可消除疲劳，周身感到舒适，心明眼亮，精力则明显充沛。

2. 疏通经络

对于经络不通者来说，在练功过程中，可感到四肢体表具有慢慢“通开”的感觉，这就是疏通经络的作用。

3. 调和气血

对于气血失调并出现临床症状者，在练功过程中，随着经络真气的逐渐充足，各种气血不调的关系便会随之变得调和起来，症状会出现好转。如气血不足、血瘀、局部发凉等症状都会得到不同程度的改善和好转。

4. 平衡阴阳

对于阴阳失调并出现临床症状者，如失眠、头昏、头胀、寒冷、自汗、口干等。经过一段时间练功后，上述各种症状都会慢慢好起来，直至消失。

5. 调节脏腑

对于脏腑功能失调并出现不同症状者，如心悸、胃胀、稀便、咳嗽等。经过一段时间练功后，可使各种症状逐渐好转，甚至完全消失。

（四）练功三要素

练功三要素是指对于练功姿势、呼吸和意念的要求，又分别称为调身、调息和调心，简称为“三调”。三调是否做得好，直接关系到练功效果，也是避免练功偏差的关键。

不同的功法对于三调的要求不同，各有侧重。一般而言，吐纳功侧重于呼吸，静功侧重于意念，站桩功侧重于姿势。

1. 调身

调身是对于练功姿势的要求，又称调姿或调形。不同的功法对于姿势具有不同的要求，要做到自然是其共同要求。调身的原则是姿势正确，紧而不僵，松而不懈。

2. 调息

调息是对于练功中呼吸的要求，又称之为调息、练气、调气等。不同流派的功法对于呼吸的要求不同。例如，有的要求“吸气—停—呼气”，有的要求只注意呼气，有的要求自然呼吸，还有练胎息等。

3. 调心

调心是指练功中调整意念的方法，核心是一个“静”字。调整意念，就是把注意力集中到身体上来，或者集中于某些部位或某一事物，以便于有效地排除杂念，达到入静。对初学静功者而言，大多主张意守下丹田，即脐下关元穴部位。

但也有不主张意守者，如《庄子》中的“坐忘”就不讲意守，佛家里的“坐禅”也不讲意守，有些站桩功法也不提倡意守。

（五）练功要领

练功要领是练习各种功法都必须遵守的基本要求。掌握练功要领，有利于提高练功质量，可较快学会并掌握气功功法，从而收到良好的练功效果。如果违背练功要领，不仅收效慢，而且容易出现不良反应和气功偏差。

1. 松静自然

松静自然，是指练功过程中，强调在身体放松和情绪安静的条件下进行。

松，就是要求练功者的精神和全身肌肉保持一种放松和舒适的状态。放松不是松懈无度，而是“松而不懈，紧而不僵”，即松紧适度。静，是指练功过程中，大脑处于安静而无杂念的状态。一般而言，松有助于静，静又有助于松，二者互相促进。

自然，是指练功时要自然而然，不可强求，不可执着。松静做好了，有利于自然，而做到自然了，又反过来有利于松静。松、静、自然是相互联系和相互促进的。

2. 动静结合

动静结合具有两方面的含义。一方面是强调练功者要将动功与静功两种功法结合练习；另一方面是强调练功时要做到动中有静、静中有动，以便收到更好的练功效果。

3. 练养相兼

练与养是练功中两种不同的练功方法。“练”是指练功时有意识地调整姿势，放松身体，调整呼吸，集中注意，排除杂念的过程。“养”是指经过上述一系列有意识的锻炼之后，进入身体轻松舒适，呼吸柔和绵绵，注意力集中的静养状态，也称“入静”。入静状态是人体最佳的功能状态。在一次练功中，练与养往往是交替进行的，二者是互相促进的。练中有养，养中有练，从而提高练功质量。

4. 意气相依

“意”是指练功中的意识运用。“意气相依”，是说意与气要相互依存，不能只强调一方而忽视另一方。

练功中意识与呼吸的关系，以采用自然呼吸为佳，顺其自然。练功中意守丹田时，不要死守，做到“似守非守”即可，即拿出三分之一的注意力去守就行了。

练功中可体会内气的运行，但不要把注意力全部集中在气感上，以免出现偏差。

5. 循序渐进

练气功是一个缓慢进行的过程。在短期内学会一些基本知识，掌握一些基本练法是可能的，但要练得很好，则有一个循序渐进的过程。不要急于求成，也不能松懈散漫。要按照练功的要求，一步一个脚印地进行练功，才能收到良好的效果。

6. 因人施功

不同的练功方法，其练功效果也是不同的。有些功法并不适合每一个人练习，要根据自己的体质、病情选择适合自己情况的功法。若感到练功后不舒适，就不要再坚持练下去了，要向专业气功老师请教，选择更加适合自己情况的练功方法。力求做到“因人因病而异，辨证练功”。

（六）练功偏差的预防和纠治

气功偏差俗称“走火入魔”，是指练功过程中出现的生理或心理功能紊乱，以及思维、情绪、行为举止异常，甚至影响正常的工作和生活，且不能自行缓解的身心异常状态。“走火”是指火候不当（意念、呼吸强度）所导致的气机逆乱；“入魔”是对入静后出现的幻觉信以为真，并坚信不疑。按现代医学知识，前者属于生理功能紊乱，后者属于精神、心理障碍。由于二者常同时出现，并互相影响，故常将“走火入魔”并称。

一旦出现练功偏差，应立即停止练功，对因进行纠正。对于自我纠治效果不明显者，可请求专业气功老师帮助解决。

（七）气功对于皮肤亚健康的作用

在日常生活中，由于六淫外感因素的侵袭或情志不畅等因素，往往易导致经络不通，气血不和，阴阳失衡，脏腑失调，甚至真气不足等病理性变化，并出现相关的临床症状，也会因为这些病理性变化而导致皮肤出现亚健康状态。例如，皮肤出现过敏，甚至长出黄褐斑、老年斑等；或出现皮肤弹性过早减退而松弛的现象。这些现象均表明皮肤已处于亚健康状态。

练气功通过培育真气、疏通经络、调和气血、平衡阴阳和调节脏腑等生理作用，对于皮肤的气血通畅可起到良好的促进作用，有利于促进皮肤的新陈代谢，增加皮肤抵抗疾病的能力。而对于已出现皮肤亚健康状态者，还有良好的逆转作用。气功收功时双手浴面（搓脸）又加强了面部皮肤气血的改善。这样一来，可促使全身皮肤和面部皮肤的气血充盈，组织代谢呈现旺盛状态。所以，练功既能防止皮肤过敏，保持皮肤弹性，又能预防黄褐斑和老年斑的发生。

一些坚持经常练功的人，往往面色红润，精神焕发，两目炯炯有神，显得格外年轻。某些小说中描写的那些常练气功的修道者往往仙风道骨、童颜鹤发。“鹤发”表明头发已白和年龄已老，是老年人的象征；“童颜”则表示颜面较为年轻，如同儿童一样的面目。由此可知，常练气功除具有保持心态愉悦、身体健康的作用外，还能使面色皮肤红润光滑，可保持皮肤弹性而不松弛，少生或不生老年斑。此外，对于已长老年斑的人来说，通过练功还能达到祛除老年斑的作用。

（八）皮肤亚健康的练功方法

由于气功具有培育真气、疏通经络、调和气血、平衡阴阳和调节脏腑的作用，所以，常练功者可保持全身经络通畅、五脏六腑功能正常。这样一来，就自然会促使皮肤处于一种无病的正常代谢状态，从而避免皮肤出现亚健康现象，可减少黄褐斑、老年斑的产生。下面介绍几种常用的练功方法：

1. 静功

这里介绍一种简便易学的静坐练功法。常用的坐姿，有自然盘腿、单盘腿和双盘腿三种姿势。每个人可根据自己的情况选择应用，以自己感到舒适为度。

(1) *静功练习方法*

自然端坐在椅子的前1/2或前1/3处，这样坐有助于脊柱能够直立起来，腰背部松紧适度。要求头正身直，两目微闭，留一缕光线可见。两脚平行，约与肩宽，两大腿与小腿之间的夹角大于90°，两大腿平行于地面，或前部略低。两手放于膝关节略上方，其中手掌搭在膝盖上，手指放在膝盖上方3寸处的梁丘、血海穴处。松肩坠肘，两臂松弛无力，全身均处于放松状态。做到松而不懈，紧而不僵。整个面部肌肉放松，表情恬静安然，略带微笑。这样做意在放松面部肌肉，也利于大脑的放松。呼吸与平素呼吸一样，要求自然。舌尖轻抵上牙龈与牙齿之间。

意守丹田：心想自己正处于一个十分安静的环境之中，此时心情舒畅，轻松愉快，全身放松，没有一丝紧张，如同春天冰雪融化一样。保持这种姿势和心境，开始意守丹田（脐下3寸关元穴处），就是将注意力部分地集中在丹田部位，去体会感受丹田部位的感觉变化。意守丹田要在呼气时进行，而在吸气时则不须意守，此时大脑一片寂静，空空荡荡，一念皆无。切记不要意守太重，因为意守太重易导致练功偏差，做到似守非守即可，似有意又无意，似无意又有意。

要点：全身放松，松静自然，心情舒适愉快，呼吸自然通畅，意守时似守非守。

收功：根据自身情况，练功一定时间后，即可收功。

收功方法：用一手掌心的劳宫穴放在丹田部位，另一手心放在该手背上面。围绕丹田沿腹壁做顺时针旋转8周，一周比一周大，最后一周以上至肋骨，下至耻骨为界。转完8周后再往回转8周，一周比一周小，即沿着原来的路线重新回到丹田处。然后慢慢睁开眼睛。

接着两手掌对搓几下，干洗脸3～5次，捏擦两耳数下，拽一拽耳垂；然后两手指从前头部发际处向后梳头3～5次，直至枕部；用手抓拿几下颈部；搓腰，揉几下膝关节；结束。

(2) *效果*

练功后感到头脑特别清醒，脑疲劳得以消除，如同刚睡醒一觉一样，心情舒畅，精力倍增。

练静功具有培育真气、疏通经络、调和气血、平衡阴阳、调节脏腑等作用，对于皮肤亚健康状态有改善作用。

2. 站桩功

站桩功是传统的站式练功法，是指练功时像树桩一样保持不动的一类练功方法。此功法以调身为主，呼吸自然，对于意念没有太多的要求。

站桩功的练法分为高位桩、中位桩和低位桩三种形式，练功者可根据自身体力情况进行选择练习。高位站桩，头部约比正常站姿高度低一拳（自己的拳头）左右，适合于体弱者练功。中位站桩，较高位站桩姿势再低一拳左右，适合于体质中等的人练功。低位站桩，较中位站桩姿势再低一拳左右，适合于无病的健康人练功。

练功时间：每次练功 10～30 分钟，练功时间越长，效果相对越好，但不宜超过 40 分钟。

（1）站桩功练习方法

预备式：即自然站立式。两脚平行，与肩等宽，两膝略为弯曲。头正身直，两目微闭留一线光线。两肩及臂松弛，两臂自然垂于体侧，面部及全身均处于放松安静的状态，如此自然站立 3～5 分钟即可。

采用胸前环抱式。两腿下蹲，身体高度根据自身情况而定。两手心相对，缓缓抬至胸前膻中穴的高度。两臂及两手呈半圆形，如抱球状，两手距胸前 15～30cm。两肩放松，腰部及全身放松。两目闭合，视而不见，听而不闻，逐渐进入“脑静”而无杂念的境界。

收式：两臂慢慢放下，恢复至自然站立式。

（2）站桩功的注意事项

站桩功是一种静力运动，也是一种外静内动的气功。练站桩功若出现机体不自主地晃动现象时，为避免出现“外动不止”的失控性偏差，要及时采取自我暗示的方法加以制止，即暗示自己“停”“停下来”“不要动”等意念，就可有效地制止住，达到不动。如果经常出现“外动”现象，应停练此功。

（3）站桩功的主要作用

站桩功具有预防和纠正皮肤亚健康的作用。由于站桩对于人体的消耗明显高于静功，故对于人体内脏的代谢具有明显的促进作用，对于中枢神经系统具有明显的调节作用。对于皮肤亚健康状态，不仅具有预防作用，而且具有积极的治疗作用。

3. 针对皮肤亚健康的自我按摩法

预防或治疗面部皮肤的亚健康状态，可对局部穴位进行点按，然后将两手搓热后，干洗脸若干次。对于身体上易出现斑的皮肤，也可采取同样方法，先进行穴位点按，再对局部皮肤进行按摩搓擦等手法。这样做可促进局部血液循环，有助于皮肤的新陈代谢。

十、足浴调理

足浴是中医学的重要组成部分，距今两千多年前的经典医著《黄帝内经》中就详细介绍了全身的经络和腧穴，其中有许多是足部的穴位，还详细介绍了经络、穴位与五脏六腑的关系，并指出脏腑有病可以通过经络反映到体表穴位，根据不同穴位的症状可以推断相关脏腑的疾病。

（一）足疗机理

足部穴位可反映及治疗全身多种疾病，通过对足部进行按摩、针灸等治疗，相应的内脏功能紊乱可以得到纠正，使人体恢复健康，减少疾病的发生，起到保健延年的作用。《黄帝内经》中多处提到了按摩治病的原理，并提出“不通则痛，通则不痛”的疏通经络气血的治病机制。

1. 循环学说

循环学说是指由于心脏有节律地搏动，血液不停地在全身循环流动，成为机体内外物质运输和交换的重要通道。当人体某个器官机能异常或发生病变时，就会产生一些对人体有害的代谢产物沉积在循环通道上。由于足部是处于远离心脏的部位，加之地心引力的影响，这些有害物质就很容易在足部沉积下来，造成局部皮肤组织变异的现象，如皮肤变色、皮下颗粒、条索状硬结等。通过采用足部按摩，可促进局部循环，使血流通畅，最终通过肾脏等排泄器官将这些沉积物排出体外，以恢复脏腑器官的正常功能。

2. 反射学说

人体各个系统能彼此保持密切的联系、合作与协调，是依靠复杂的体液、神经等调节系统来完成的。人体的体表和内脏到处都有丰富的感受器，当感受器接收到外界或体内环境的变化就会引起神经冲动，沿传入神经到中枢神经，中枢神经进行分析综合产生新的冲动，再沿传出神经传至器官、腺体或肌肉，使之做出相应的反应。这就是神经反射的过程。足部分布着由许多神经末梢构成的触觉、压觉和痛觉等感受器，处于人体最远离中枢神经的部位，其信息传递的途径是足部—脊髓—大脑，而脊髓与各个脏腑器官连接。因此，足部存在着人体各个部位和脏器的信息，同样足部受到的刺激也可以传递到全身，是一个反应最敏感的反射地带，所以当人体各部位脏腑器官发生异常时，足部就会反映出某些相关的信息。

3. 经络学说

经络学说是中医学的主要理论组成部分，是中医学的重要内容。当代科学已经证明人体经络是存在的，其结构是经络线，角质层较薄，所以低阻抗；经络循行线非常敏感，周围有非常丰富的神经末梢和神经束；经络循行线上有丰富的毛细血管，而且特别密集，代谢血流旺盛，所以是高红外线辐射；经络周围的肥大细胞成锁链状密集排列，所以是高冷光的；经络全程是一条非常细的结缔组织束状态的“通道”，此通道具有高振动音的特性。

经络是一个“通道”，若通道受阻，人就会感到不舒服。经络循行线是由人体各部位的穴位点连接起来的，我们的双足上有很多反射区，当我们按摩足部反射区时，就会刺激这些穴位，同血液循环和反射原理一样，沿经络循行线进行传导。这种传导方式就像“多米诺骨牌”，从而起到疏通经络的作用。中医学认为，“不通则痛，通则不痛”，就是这个道理，所以按摩足部反射区可以起到疏通经络的作用。

4. 全息胚学说

“全息”，原是物理学中的概念，运用激光拍摄下照片，其底片的一个部分仍可以复制出整体的影像。即每一个局部都包含着整体的信息，只不过局部越小，包含的整体的信息越少，复制出的整体形象越模糊而已。任何多细胞的生物体都是由一个受精卵或起始细胞通过细胞的有丝分裂而来的。因此，生物体上任何一个相对独立的部分，都包含着整体的信息，把这样相对独立的部分称为“全息胚”。例如植物的枝叶，人体的手、足、耳等，这些全息胚上存在着与整体各个器官相对应的位点，而位点的排列则遵循人体解剖图谱。

因人的双足与其他全息胚相比，面积大，包含的信息也丰富，复制的整体形象也较清楚，容易辨认和掌握，而且操作简单，故足部按摩作为防病、治疗、保健的一种方法，具有一定的优越性。

（二）足浴的功效

足浴保健疗法是足疗诸法中的一种，它是通过水的温热作用、机械作用、化学作用及借助药物蒸汽和药液熏洗的治疗作用，起到疏通腠理，散风降温，透达筋骨，理气和血等作用，从而达到增强心脑血管机能、改善睡眠、消除疲劳、消除亚健康状态、增强人体抵抗力等一系列保健功效。

足浴保健疗法又分为普通热水足浴疗法和足药浴疗法。普通热水足浴疗法是指通过水的温热和机械作用，刺激足部各穴位，促进气血运行，畅通经络，改善新陈代谢，进而起到防病及自我保健的效果。足药浴疗法是指选择适当的药物，水煎后兑入温水，然后进行足药浴，让药液离子在水的温热作用和机械作用下，通过黏膜吸收和皮肤渗透进入到人体血液循环，进而输布到人体的全身脏腑，以达到防病、治病的目的。

足浴的保健作用和治疗作用：

1. 改善血液循环

足浴可以改善足部的血液循环。水的温热作用，可扩张足部血管，增高皮肤温度，从而促进足部和全身血液循环。有人做过测试，一个健康的人用 40～45℃的温水浸泡双足 30～40 分钟，其全身血液的流量即可增加，其中女性为 10～13 倍，男性为 13～18 倍。可见，足浴可使血液循环顺畅和改善。

足浴可以促进新陈代谢。由于足浴可促进足部及全身的血液循环，使血液流量增加，从而可调节各内分泌的机能，促使各内分泌腺体分泌各种激素，如甲状腺分泌的甲状腺激素，肾上腺分泌的肾上腺素，这些激素均能促进新陈代谢。

2. 消除疲劳

足浴的最大作用就是消除疲劳。古人从生活实践中早已总结出热水足浴可以消除疲劳。

3. 改善睡眠

足浴通过促进足部及全身的血液循环，加速血流，驱散足底沉积物，消除疲劳，从而改善睡眠。

4. 调节血压

足浴可扩张足部及全身细小动脉、静脉和毛细血管，使自主神经功能恢复到正常状态，改善睡眠，消除疲劳，从而可降低血压，缓解高血压的自觉症状。

另外，足浴还具有养生美容、养脑护脑、活血通络等一系列保健作用。人体踝部以下有 60 个穴位，热水足浴如同用艾条灸这些穴位，加上气流、按摩的作用，可起到促进气血运行，温煦脏腑，增加人体抵抗力。

十一、运动导引

“导”指“导气”，导气令和；“引”指“引体”，引体令柔。导引是我国古代的呼吸运动（导）与肢体运动（引）相结合的一种养生术，也是气功中的动功之一，与现代的保健体操相类似。运动导引作为重要的传统健身方法，主要通过呼吸俯仰、屈伸手足，从而调营卫、消水谷、除风邪、益血气、疗百病，可起到延年益寿、美容保健的功效。其中肢体导引为外导引，内气运行为内导引，常与服气、存思、咽津、自我按摩等相配合进行。

运动与人的整体美有着密不可分的关系。“生命在于运动”，古人认识到运动对健康的作用，古代导引美容养生之风盛行，古人发明了许多注重动静结合、身心俱练的运动导引术，如太极拳、八段锦、五禽戏、马王堆导引术等。《吕氏春秋·仲夏纪·古乐》记载：“昔陶唐氏之始，阴多滞伏而湛积，水道壅塞，不行其原，民气郁阏而滞著，筋骨瑟缩不达，故作为舞以宣导之。”这是我国有关运动养生的最早记载。《吕氏春秋·季春纪·尽数》还提出：“流水不腐，户枢不蠹，动也。形气亦然，形不动则精不流，精不流则气郁。”认为静止不动会造成气郁致病，而运动能使人的气血流通，五脏六腑调和，从而却老全形、驻颜美容。

东汉著名医学家华佗积极坚持运动锻炼，他提出：“人体欲得劳动，但不当使极耳，动摇则谷气得消，血脉流通，病不得生，譬犹户枢，终不朽也。”并在继承古代导引的基础上，发明了“五禽戏”，对中医抗衰美容的发展做出了重要贡献。《三国志·华佗传》曰：“华佗晓养性之术，时人以为年且百岁，而貌有壮容。”华佗的弟子吴普常年习五禽戏，“年九十余，耳目聪明，齿牙完坚”。可见“五禽戏”有延年益寿助颜之功效。魏晋时期的思想家、文学家嵇康，也是有名的养生家，他通过练气功养生，以致“美音气，好容色”。《魏书·释老志》记载，寇谦被传授了“服气、导引、口诀之法”，习之后，“气盛体轻，颜色殊丽”。可见运动导引养生，确有驻颜之效。以下是中医古籍中记载的常见运动导引方法：

1. 太极拳

太极拳流传甚广，是一种老少、男女皆宜的活动，讲求轻灵圆活、松柔慢匀、开合有序、刚柔相济。其强调头脑与身体联系，自然且高雅，可在体会音乐韵律的同时，磨炼心性，启发思路，达到诗意的境界。它的一招一式中都包含着全身心和谐、平衡的起承转合，也被称为“移动的冥想”。太极拳有多种类型，通常结合了舒缓的动作、呼吸模式、精神集中与放松练习。运动有走、站、坐多种形态。具有益气养神，壮腰固肾，通脉健脾，强筋壮骨，滑利关节，驻颜防衰，健身美体，益寿延年的功效。美国国立卫生研究院曾发文郑重向美国民众推荐太极拳运动。

2. 五禽戏

五禽戏是指模仿虎、鹿、熊、猿、鸟五种禽兽的动作来延年益寿、健身美体、防衰驻颜的一套传统运动方法。为华佗所发明。虎戏能益肾强腰，壮骨生髓，健身美体，益肺驻颜；鹿戏能疏通经络，畅通气血，调和阴阳，美颜防衰；熊戏能疏肝健脾，益气生血，养神醒脑，健身养颜；猿戏能固肾益脑，舒筋活络，健形美体，驻颜固齿；鸟戏能通畅气血，疏通经络，滑利关节，美体轻身。常习五禽戏，不仅能调养脏腑，强筋壮骨，而且能健身美体，驻颜防衰，固齿聪耳，益寿延年。

3. 八段锦

八段锦的命名源于该功法有八段动作，且运动美如画锦。其歌诀易记，术式简单，练习者不受年龄的限制。古人认为，常习八段锦，能强筋壮骨，滑利关节，调养脏腑，益气通脉，通利三焦，健身美体，防衰驻颜。

前四段的主要作用是治病。

一式，两手托天理三焦。作用：通畅三焦。

二式，左右开弓似射雕。作用：调节经脉之气。

三式，调理脾胃须单举。作用：调理脾胃。

四式，五劳七伤往后瞧。作用：任督通，病不生，头旋转，手下按，打通任督二脉。

后四段的主要作用是强身。

五式，摇头摆尾去心火。作用：健肾。

六式，两手攀足固肾腰。作用：健肾。

七式，攒拳怒目增气力。作用：练内气。

八式，背后七颠百病消。作用：血脉通畅，气血充足。

八段锦要求每天早、晚各练一遍，每段动作的练习次数可根据自己的体质而定，一般以练到出汗为度。

4. 马王堆导引术

马王堆导引术是中国有记载的最悠久的健身方法，源于湖南长沙马王堆汉墓出土的《导引图》(1974 年在湖南长沙马王堆三号汉墓出土)，以循经导引、行意相随为主要特点，包含呼吸运动、肢体运动、器械运动和疾病治疗，围绕肢体开合提落、旋转屈伸、抻筋拔骨进行动作设计，是一套古朴优美、内外兼修的功法，集修身、养性、娱乐、观赏于一体，动作优美，衔接流畅，简单易学，安全可靠，适合于不同人群习练，具有祛病强身、延年益寿的功效。

十二、精油调护

（一）精油的基本知识

1. 精油的概念

精油是从植物的花、叶、茎、根或果实中，通过水蒸气蒸馏法、挤压法、冷浸法或溶剂提取法提炼萃取的挥发性芳香物质。精油的香味可直接刺激脑下垂体的分泌，促进酵素及激素分泌等，平衡体内机能。植物精油具有高浓缩、高挥发、高渗透性。因为植物精油的挥发性很高，所以在处理或使用时要非常小心，其挥发速度也因不同植物而各异。

2. 精油的皮肤测试

精油的使用非常广泛，但是并非适合每一个人。通过皮肤测试，以确定患者是否过敏，可以避免不必要的危险。

皮肤测试材料：需要测试的精油、基础油（葡萄籽油或玉兰油）、小型容器、牛奶、香皂、水。

（1）把小量基础油（葡萄籽油或玉兰油）倒入容器中，用量不超过半勺，然后再加入一滴需要测试的精油，混合均匀。

（2）蘸取部分混合油擦在手腕内侧皮肤上，连续几次即可。

（3）最好穿长袖，避免触碰皮肤测试区域。

（4）如果出现灼伤、瘙痒，或局部皮肤变红，说明患者对该精油过敏，不能使用。在精油皮试区域倒些牛奶，用肥皂水洗掉，可缓解不适。牛奶中的脂肪有助于清洗掉精油。

3. 精油的使用方法

（1）香薰法

可将选用精油混入水中，滴入香薰炉内，带着香薰的蒸气便徐徐散出，然后吸入这些香薰蒸气。

（2）香薰泡浴法

放整缸温水，温度以皮肤可接受为佳，加入10～12滴单方精油，或者是自己选择喜爱的单方调配。泡浴时，鼻子呼吸空气中弥漫着的芳香精华，皮肤毛孔张开，让其芳香精华渗入皮肤深处。注意泡浴时要多喝开水，过饱过饥都不可以泡浴。

（3）精油最简单的使用方法是，将一滴精油滴在手心，双手轻搓，罩住口鼻，深呼吸，缓缓吸入。

4. 精油的使用误区

精油使用非常广泛，但是在具体使用过程中多存在以下误区：

（1）精油按摩适合所有人。

精油按摩并不适用于所有人。已经发生痤疮者不适合接触精油。精油具有很强的渗透性，在生理期、怀孕期或哺乳期的女性要避免精油按摩。

（2）所有人都可以用一种精油按摩。

由于个人的体质不同，使用时应根据自己的具体问题以选择合适的精油，以免使治疗效果适得其反。

（3）精油可以替代药物治疗。

精油只具备保健与辅助治疗作用，并不能代替正规药物的治疗与医生的专业治疗。

（4）香薰用的精油不接触皮肤，可以使用廉价精油。

精油的香气对于调节情绪的功效与精油进入人体作用于器官的功效是同等重要的。所以千万不要误认为室内香薰用的精油只要香气袭人就行，而选择那些价格低廉的劣质品。价格低廉的精油往往是由化学合成的，这种化工成分模拟的“香味”会刺激神经系统，造成头晕、胸闷，甚至恶心、呕吐等不良后果，不但对身心无益，还会造成对人体的伤害。

（二）基础油

小麦胚芽油、酪梨油、荷荷巴油、葡萄籽油、甜杏仁油等。

（三）单方精油

1. 佛手柑精油

可改善油性皮肤，对痤疮、湿疹、干癣、疥疮、溃疡、静脉曲张、疱疹等有较好疗效。其有光敏作用，使用后避免长时间暴露在日光下。

2. 迷迭香精油

可减轻皮肤充血、浮肿、肿胀，收敛皮肤，改善头皮屑。

3. 薰衣草精油

可治疗灼伤、晒伤，促进细胞再生，平衡皮脂分泌，改善痤疮、脓肿、湿疹，防止秃顶，杀菌驱虫。

4. 罗勒精油

可收紧和清洁毛孔，控制痤疮；但敏感皮肤宜少量使用。

5. 香茅精油

可软化皮肤，驱虫。

6. 百里香精油

可防脱发，改善伤口、湿疹。

7. 甜橙精油

对皮肤有保湿效果，能平衡皮肤的酸碱值，促进胶原形成，对于身体组织的生长与修复具有良好的功效。其有光敏作用，使用后肌肤勿暴露在日光下。

8. 茶树精油

可净化皮肤，消除水痘，缓解灼伤、晒伤。

9. 鼠尾草精油

可改善头发暗淡无光，改善毛孔、暗疮印、湿疹、溃疡。

10. 尤加利精油

可清洁皮肤，杀菌。

11. 葡萄柚精油

可增加皮肤弹性，美白，保湿，改善肤色。其有光敏作用，使用后避免长时间暴露在日光下。

12. 天竺葵精油

可平衡皮脂分泌，清洁毛孔，改善冻疮，使苍白皮肤红润有活力。

13. 薄荷精油

能镇静肌肤，平衡油脂分泌。

14. 伊兰精油

可平衡皮脂分泌，防老化，防皱，护理头发，使头发有光泽。但炎症和湿疹患者禁用。

15. 柠檬精油

可改善油性皮肤，亮肤，美白净化皮肤，祛除老死细胞，促进血液循环，减轻静脉曲张。其有光敏作用，使用后避免长时间暴露在日光下。

16. 茉莉精油

适用于各种皮肤，特别是干燥、敏感、老化、瘢痕及妊娠纹等皮肤问题，可保持皮肤的水分和弹性。

17. 极品茉莉精油

可调理任何皮肤，特别是干燥、敏感、老化、瘢痕及妊娠纹等皮肤问题，可保持皮肤的水分和弹性。

18. 玫瑰精油

适合所有皮肤，可防老化，促细胞再生。

19. 洋甘菊精油

可改善干燥皮肤，增加弹性，消除浮肿。

20. 茴香精油

可改善蜂窝织炎的症状，是良好的减肥精油。

21. 檀香精油

可平衡皮脂分泌，改善痤疮和缺水皮肤。

22. 橙花精油

可增加肌肤弹性，对于瘢痕及妊娠纹也很有帮助。

23. 杜松子精油

可清洁毛孔，改善皮炎、湿疹、脓肿。

24. 丝柏精油

可收敛及舒缓肌肤，调节油脂分泌，紧缩毛孔，是保湿的最佳选择。

25. 乳香精油

预防皱纹，紧实肌肤，消除黑眼圈，淡化肤色，对于黑斑、瘢痕、妊娠纹都有淡化的效果，并可预防晒伤。

26. 胡萝卜籽精油

改善肤色，淡化老年斑，预防皱纹，消除黑眼圈、妊娠纹及瘢痕。

27. 雪松精油

改善痤疮、秃顶、头皮屑。

28. 莱姆精油

具有净化油腻肤质，收敛、调理与清新的功能。莱姆精油会引起光敏感，使用后肌肤勿直接晒太阳。

（四）复方精油

复方精油 = 单方精油 + 基础油。

单方精油不能单独使用，要与基础油调和成复方精油后方可使用。基础油是稀释单方精油的一种植物油，也可以直接使用。

（五）保养精油的选择

1. 敏感性皮肤

（1）症状

皮肤角质较薄，毛孔较细，见红血丝，易受外界环境（如热、冷、空气污染、使用化妆品不当等）的刺激，引起过敏症状，如红肿热痛等。

（2）适合的精油

首选洋甘菊、橙花、茉莉、丝柏、薰衣草等精油。

1）红肿热痛

可用洋甘菊花水冷藏后，直接敷面，然后将洋甘菊精油稀释后，按摩吸收。配合冷喷，其治疗效果更佳。

2）毛细血管充血、扩张

可用洋甘菊精油、丝柏精油稀释，按摩吸收。

3）补水保湿

可用洋甘菊、花梨木、薰衣草、橙花、茉莉等精油。

2. 干性皮肤

(1) 症状

皮肤角质层较薄，毛孔较细，肤色暗淡，无光泽，有斑点，皮肤松弛，偶见红血丝。

(2) 适合的精油

首选橙花、洋甘菊、玫瑰、伊兰、天竺葵、茉莉、甜橙等温和精油。

1) 肤色暗淡

首选胡萝卜籽、天竺葵、橙花、茉莉等精油。

2) 斑点、偏敏感皮肤

可用橙花、甜橙、洋甘菊、茉莉等精油。

3) 斑点、湿气较重

可用柠檬、胡萝卜籽、橙花、天竺葵等精油。

4) 皮肤松弛、皱纹

可用橙花、伊兰、乳香、薰衣草、天竺葵等精油。

5) 补水保湿

可用玫瑰、花梨木、洋甘菊、茉莉、橙花、薰衣草等精油。

3. 油性、混合性皮肤

(1) 症状

皮肤角质层较厚，毛孔粗大，易生痤疮，面泛油光。

(2) 适合的精油

首选天竺葵、伊兰、茶树、尤加利、佛手柑、迷迭香、回青橙（玳玳花）、柠檬等精油。

1) 油脂分泌旺盛

首选天竺葵、伊兰、回青橙、迷迭香等精油，稀释后按摩吸收。

2) 毛孔严重堵塞、毛孔粗大

首选杜松子、回青橙、迷迭香、丝柏等精油，可用茶树精油直接擦于暗疮处。

3) 炎症后期恢复

首选尤加利、薰衣草、广藿香等精油，稀释后按摩吸收。

十三、刮痧拔罐

皮肤是人体最大的组织器官，位于人体最表层，含有丰富的毛细血管、淋巴管、末梢神经，具有防御、调节体温、排泄毒素的功能。在日常生活中，辐射、环境污染、生活压力、不良习惯等都会影响皮肤的健康。所谓皮肤亚健康状态，正是处于正常皮肤和皮肤疾病的中间地带，主要表现为肤色暗黄、肤质粗糙、干皱、油腻，甚至出现色斑、痘疹等。这些问题不仅仅是皮肤表面问题，更重要的是反映了内部脏腑的气血失调。因此，传统的刮痧、拔罐、砭石方法有助于疏通经络，调理气血，促进代谢，改善皮肤的亚健康状态。

（一）刮痧

1. 刮痧的概念

刮痧是以中医经络腧穴理论为指导，通过特制的刮痧器具和相应的手法，蘸取一定的介质，在体表进行反复刮动、摩擦，使皮肤局部出现红色粟粒状，或暗红色出血点等“出痧”变化，从而达到活血透痧的作用。刮痧具有调气行血、活血化瘀、舒筋通络、祛邪排毒等功效，已广泛应用于内、外、妇、儿等科的多种病症及美容、保健领域。

2. 刮痧调理皮肤亚健康的作用机理

当机体健康时，体内的自我调节能力会将代谢产物和少量的内毒素及时排出。清洁的体内环境为细胞提供足够的营养物质，因而面部皮肤红润光泽。而当精神紧张，身体劳累，自身排毒解毒能力下降时，内毒素积聚逐渐增多，则会导致微循环障碍，阻滞了皮肤细胞获取营养的通路，致使皮肤缺乏营养，面色苍白或萎黄，缺少光泽，干燥，出现皱纹；或因代谢产物不能及时排出，导致面色晦暗，出现色斑、痤疮等损容美性皮肤疾患。

研究表明，面部刮痧可以行气活血，疏通经络，促进肌肤的新陈代谢，排出多余的水分和代谢产物，使毛孔自然收缩，肌肤自然收紧，升提，并淡化色斑，滋润肌肤，减少皱纹，延缓皮肤衰老。例如，消除或预防额纹，刮痧可取穴：上星、印堂、阳白、头维、足三里、血海；消除或预防鱼尾纹，可取瞳子髎、丝竹空、太阳、足三里、血海；而消除或预防口周纹，可取地仓、迎香、承浆、足三里、血海。

又如对睛明、攒竹、瞳子髎等穴，以刮动、平推、转动、叩动、滑动等刮痧操作，可促进眼部的气血循环，疏通眼部经络，活血散瘀，并使刮痧介质的有效成分，在刮拭后产生的温热效应下渗入皮肤，共奏疏通经络气血之功，可对疲劳、外伤、静脉曲张等因素引起的黑眼圈起到较理想的疗效。

3. 刮痧调理皮肤亚健康的方法

（1）刮痧器具（刮痧板）

目前主要有水牛角制品和玉制品两种。水牛角味辛、咸、寒，辛可以发散行气、活血润养，咸能软坚润下，寒能清热解毒。因此水牛角具有发散行气，清热解毒，活血化瘀作用。玉性味甘平，入肺经，润心肺，清肺热。用玉制品刮痧，通过局部按摩和对其中微量元素的缓慢吸收，可养神宁志，健身祛病。

（2）刮痧油

刮痧油是用没有毒副作用的活血化瘀中药，以及渗透作用性强、润滑性好的植物油加工而成。具有清热解毒、疏通经络、宣通气血、活血化瘀、消炎镇痛、保护皮肤等功效。

（3）方法

用刮痧板边缘在面部按肌肉走向朝一个方向刮拭，每天一次，手法宜轻柔，刮到皮肤轻微发热或稍有红晕即可，忌大力刮拭出痧。如面部皮肤干涩，可用温水洗面后，保持面部湿润，再用刮板刮拭，如使用刮痧油则更能增强美容效果。

（4）禁忌

孕妇的腹部、腰骶部禁刮；女性的乳头处禁刮；皮肤高度过敏、破损溃疡、疮头、未愈合的伤口、外伤骨折等处禁刮；患有重度心脏、肾脏及肝脏疾病者禁刮；全身重度浮肿者禁刮；眼睛、耳孔、鼻孔、舌、口唇等五官处禁刮；前后二阴、肚脐（神阙穴）处禁刮；醉酒、过饥、过饱、过渴、过度疲劳者禁刮，以免出现晕刮现象。

大血管显现处禁用重刮，可用棱角避开血管，以点按轻手法刮拭。下肢静脉曲张、下肢浮肿的患者，其刮拭方向应用轻手法从下向上刮。有出血倾向的疾病，如白血病、血小板减少等慎刮；年老久病、极度虚弱、消瘦者需慎刮。

（二）拔罐

1. 拔罐的概念

“拔火罐”是我国民间流传很久的一种独特的治病方法，古代多用于外科痈肿。关于拔火罐治疗疾病最早的文字记载见于晋代葛洪所著的《肘后备急方》。在现代医学中，拔罐法在神经系统疾病、运动系统疾病、皮肤疾病、胃肠道疾病、呼吸系统疾病及预防保健方面均有广泛的临床应用。

2. 拔罐调理皮肤亚健康的机理

传统中医学认为，拔罐疗法是一种温热的物理刺激，通过罐的边缘吸吮，刮熨皮肤，牵拉挤压浅层肌肉，刺激经络腧穴，循经感传，从而起到疏通经络、行气活血、调和营卫的作用，达到调整脏腑功能、扶正祛邪、平衡阴阳的目的。

现代医学则认为，拔罐具有机械刺激和温热治疗的作用，罐内形成的负压可使毛细血管充血或破裂出血，少量的血液进入组织间隙，从而产生瘀血。红细胞溶解后产生一种类组织胺物质，进入血液后，可增强组织器官的活力，提高机体免疫力。温热作用能使血管扩张，增强新陈代谢，改善局部组织的营养状态，增强血管壁的通透性，提高白细胞和网状细胞的吞噬能力，从而增强了局部的抵抗力。同时，物理性的机械刺激和温热刺激通过皮肤感受器和血管感受器的传入纤维传到中枢神经系统后，后者调节兴奋与抑制过程，使之趋于平衡，可加强大脑对身体各个部分的调节，使患部皮肤相应组织的代谢旺盛，提高吞噬作用，促进机体恢复原有功能，使疾病痊愈。而且研究还发现，拔罐疗法可以促进排毒作用，加快新陈代谢。

探讨拔罐疗法对于皮肤亚健康的作用机理，主要在于拔罐可使皮肤血管扩张，血流量增加，改善皮肤的血液供应和营养供给，增强皮肤深层细胞的活力，增强血管壁的通透性，增强细胞的吞噬能力。

另外，拔罐疗法所产生的负压可使汗腺和皮脂腺的功能加强，同时也可使皮肤表层衰老细胞脱落，具有促进新陈代谢和解毒的作用，可令皮肤健康红润，并具有祛斑祛痘之功效。

3. 拔罐调理皮肤亚健康的方法

有研究报道，采取刺络拔罐及耳穴疗法治疗黄褐斑，可取得较明显的效果。在颈椎至腰椎两侧膀胱经刺络拔罐，每周 1 次；在耳穴如肾上腺、内分泌、肝、肾、脾等处点刺放血，隔日 1 次，治疗 7 次后间隔 6 天后再进行，同时配合面部按摩、中药内服等综合治疗，可提高疗效。

取大椎穴，用三棱针点刺拔罐；取两侧曲池穴，针刺拔罐；每次 15 分钟，隔日 1 次，10 次为 1 个疗程，可以有效祛痘。而用拔罐祛黑眼圈和眼袋，取穴可选：脾俞、肝俞、肾俞、三阴交；配穴：关元、曲池、血海、足三里。

值得注意的是，现代医学认为，拔罐疗法凡有下列情况之一者，应当禁用：中度或重度心脏病、心力衰竭、全身性水肿者禁用；有出血倾向（如血友病、紫癜等）者禁用；失血证（如咯血、呕血、吐血、便血等）者禁用；白血病、恶性肿瘤者禁用；高热、全身剧烈抽搐或痉挛者禁用；重度神经质、活动性肺结核、狂证不能合作者禁用；施术部位溃疡、全身高度水肿、受术局部有疝气史者禁用；某些妇科病、外伤骨折等禁用。

极度衰弱、醉酒、过度疲劳、过饥、过饱、过渴、皮肤失去弹性及皮肤高度过敏的患者当慎用。凡大血管通过之处、乳头、心尖搏动处、鼻部、耳部、前后阴、静脉曲张处、浅显动脉分布处（如腹股沟动脉搏动处、足背动脉搏动处、颈前上端两侧的颈动脉搏动处等）、孕妇腹部及腰骶部，应当慎用。

十四、砭石疗法

1. 砭石的概念

砭石是石器时代产生的一种治疗工具，又称“药石”“魏石”“针石”“佳石”。远古时代，人类发现用石头磨制的器具，尤其是一种特殊的石材，在身体上击、刺、敲、按，竟然能解除身体的病痛，于是“砭术”这种医疗方式就此发展开来，而这种用来治病的特殊石头叫“砭石”。

2. 古砭石和新砭石

《素问·异法方宜论》里明确记载我国上古时代的医疗方式包括“砭、针、灸、药、导引按跷”五大独立体系，无疑古砭石在古代防病治病中起着重要作用。《素问·异法方宜论》载：“黄帝问曰：医之治病也，一病而治各不同，皆愈，何也？岐伯对日：地势使然也。故东方之域，天地之所始生也，鱼盐之地，海滨傍水，其民食鱼而嗜成，皆安其处，美其食，鱼者使人热中，盐者胜血，故其民皆黑色疏理，其病皆为痈疡，其治宜砭石，故砭石者，亦从东方来。北方者，天地所闭藏之域也，其地高，陵居，风寒冰冽，其民乐野处而乳食，脏寒生满病，其治宜灸焫，故灸焫者，亦从北方来。”这里明确指出了砭石用于实证和不通，灸用于虚寒。

最早关于“砭石”的医案记录，如《史记·扁鹊仓公列传》曰：“臣闻上古之时，医有俞跗，治病不以汤液醴酒，镵石挢引，案扤毒熨，一拨见病之应，因五脏之输。”明确指出上古名医俞跗治病时不用汤药，也不用药酒，仅用砭石一拨，激发出线状感知，可达到五脏之腧穴，即可治愈各种疾病。唐高宗李治病“头眩不能视”，御医张文仲等认为是“风上逆”所致，用砭石刺其头部而愈。

《圣济总录》云：“大抵砭石之用，其法必泻。”在古砭石的应用中，具有刺、割、点、按、压、摩、拨、推、熨等不同的使用方式，其作用特点是由外往内，具有排脓放血、温助阳气、理筋解结、疏通经络、逐寒祛湿、消痹止痛等功效，其临床多应用于痈、疽、厥（冷）、痛、痒、筋结等病症。因此，砭石的作用在古法中，主要作用是泻，但砭灸、砭熨也可以用于虚证。

然而，在东汉以后的医学典籍中就很少有对砭石的记载，从《后汉书》中对华佗的记载可知，华佗精于外科麻醉手术、方药、针灸，但唯独不见“砭术”。因此，推测砭石的消失应在东汉时期。唐代颜师古曾说：“古者攻病则有砭，今其术绝矣。”至于砭术失传的原因，目前认为主要原因是“佳石难得”。所谓砭石，也就是佳石，《山海经》云：“高氏之山，有石如玉，可以为针，则砭石也。”明确指出砭石的来源和质地不同于一般的石头。现代学者在研究砭石后认为，砭石应具备的条件为：一是在成分上应当含有对本体有益而无害的元素；二是在结构方面应属细晶岩或粉晶岩类，以保障其质地细腻，与人体摩擦令人感到舒服；三是对人体有独特的生物物理效应。

所幸在20世纪80年代中，有研究者发现了失传已久的稀有的泗滨浮磬，研究结果表明，泗滨浮石具有微晶结构，含有一些特殊的微量元素、稀土元素，具有基本的力学参数，其摩擦人体产生的超声波脉冲数远高于其他石材，其接触人体会引起局部增温，其具有极宽的远红外波谱，因而提出新砭石一词。

目前研制的新砭具主要有砭块、砭梳、砭板、砭棒、砭锥、砭轮、砭球、砭滚、砭罐、砭杯、磁砭、电热砭、砭扣、砭豆等。推出的砭术有感法、压法、滚法、擦法、刺法、划法、叩法、刮法、扭法、旋法、振法、拔法、温法、凉法。

新砭石疗法的特点可以归纳为5个方面：即温阳助气，养筋荣脉；宣导气血，疏通经络；逐寒祛湿，消痹止痛；祛瘀活血，清热消肿；潜阳安神，止悸定惊。

从新砭具的制作、使用方法和功效上看，新砭具已经摈弃了古砭石的割、破刺等应用，发扬了古砭石的点、按、摩、刮、熨、推、拨等方法，并且突出了砭石的吸收、渗透、发射、温助等作用。因此，新砭石更有利于改善亚健康状态。

3. 砭石调理皮肤亚健康的作用机理

现代研究表明，应用砭石压、擦、划、点、刺面部皮肤、经络及相关穴位，可以调整皮肤亚健康状态。作用于患者的真皮组织、表皮组织、胶原组织，可有效治疗皮肤细纹及皮肤毛孔粗大，改善良性血管性病变、雀斑、色素沉着、日光损伤等面部亚健康问题。这是因为砭石含有大量的微量元素，在刮拭过程中，大量的超声波脉冲穿入皮下，同时还发出波长15μm以上的远红外线照射皮肤，可疏通经络气血，改善微循环，增加细胞营养，并能激活、促进和修复受损皮肤细胞的功能。同时，面部用砭石刮痧能准确发现其瘀滞部位，可改善肌肤的微循环，改善面色，变晦暗为红润，使肌肤代谢产物迅速排除，有效消除或淡化色斑，确保充足的营养供应，使肌肤紧致。

4. 砭石调理皮肤亚健康的方法

有学者介绍，砭石刮痧用于养颜美容，可以达到祛斑，改善萎黄晦暗肤色的效果。具体方法为：沿面部肌肉纹理走向，自上而下，从内而外，按额头区、眼周区、面颊区、口唇区、鼻区、下颌区的顺序，手法要求缓慢刮拭，并对阳性反应点进行重点按揉刺激。

另有研究认为，将砭石刮痧结合推拿手法，可明显改善色斑、皱纹、毛孔粗大。手法主要作用于面部前额、眼睛、口周、背部等。具体操作如下：

（1）在患者前额部放置砭板，以印堂穴至神庭穴连接的中点处为起点，借助砭板外弧形板刃交替向左右两方刮拭，以患者皮肤微潮红，有温热感为宜。

（2）从睛明沿上眼眶经鱼腰向外眼角处的瞳子髎刮拭，再沿下眼眶经承泣向瞳子髎刮拭。

（3）脸颊：借助板刃刮鼻梁及鼻两侧（自上而下），并向两侧耳前方刮拭。

（4）口周：从任脉承浆、督脉人中（水沟）分别向两侧地仓刮拭，从胃经大迎分别刮至两侧颊车（斜向外上方向）。

（5）分刮背部：暴露患者后背，俯卧位，沿膀胱从颈部往下刮，刮拭过程中，适当应用感法、划法、刮法、擦法，以患者后背温热、皮肤微红为宜。

十五、膏方调养

（一）体质调养

1. 平和质调养方法

【体质特征】

平和质是指阴平阳秘，脏腑气血功能正常，属先天禀赋良好，后天调理得当之人。体质特征多为体形匀称健壮，面色、肤色润泽，头发稠密有光泽，目光有神，鼻色明润，嗅觉通利，气味觉正常，唇色红润，精力充沛，不易疲劳，耐受寒热，睡眠安和，胃纳良好，二便正常，舌色淡红，苔薄白，脉和有神。对四时寒暑及地理环境适应能力强，患病少。

【辨体施膏】

方名：平和膏。

组成：党参100g、黄芪100g、炒白术100g、炒白芍100g、茯苓100g、怀山药100g、生地黄150g、熟地黄150g、山茱萸100g、生薏苡仁300g、丹参120g、炒陈皮100g、柏子仁100g、怀牛膝100g、制何首乌100g、枸杞子100g、杭白芍100g、石斛100g、淮小麦200g、炙甘草30g、龟板胶150g、阿胶200g、冰糖200g、黄酒250g。

功用：健脾益气，养血调神。

适用范围：亚健康、更年期人群或老年五脏逐渐虚衰者。

制法：上药除龟板胶、阿胶、冰糖、黄酒外，其余药物加水煎煮3次，滤汁去渣，合并滤液，加热浓缩为清膏，再将阿胶、龟板胶用黄酒浸泡半小时后，隔水炖烊，将冰糖熔化后，一起冲入清膏和匀，收膏即成。

贮存：用瓷罐或玻璃瓶等容器收贮备用。夏季注意放冰箱内存放。

服法：每次10～20g，每日2次，在两餐之间，用温开水冲服。1个月为1个疗程。

注意事项：青壮年平和质者不必服用。

2. 气虚质调养方法

【体质特征】

气虚质者多为元气虚弱。主要成因在于先天不足、后天失养或病后气亏。其体质特征为体型偏虚胖或胖瘦均有，平素气短懒言，语音低怯，精神不振，肢体容易疲乏，易出汗，舌淡红，胖嫩，边有齿痕，脉象虚缓。或面色萎黄或淡白，目光少神，口淡，唇色少华，毛发不泽，头晕，健忘，大便正常，或大便不成形，便后仍觉未尽，小便正常或偏多。气虚质者常自汗，易感寒，易哮喘，多兼有过敏体质。

【辨体施膏】

方名：益气膏。

组成：生黄芪200g、生晒参30g、西洋参30g、炒白术100g、茯苓100g、当归100g、陈皮100g、炒白芍100g、炙桂枝100g、麦冬100g、五味子100g、防风100g、干姜10g、炒薏苡仁300g、大枣100g、炒谷芽100g、炒麦芽100g、冬虫夏草10g、阿胶150g、龟板胶150g、鹿角胶100g、冰糖300g、黄酒250g。

功用：益气健脾，补肺益肾。

适用范围：平素语音低弱，气短懒言，容易疲乏，精神不振，易出汗，舌淡红，舌边有齿痕，脉弱者。

制法：上药除阿胶、龟板胶、鹿角胶、冬虫夏草、冰糖、黄酒外，其余药物加水煎煮3次，滤汁去渣，合并滤液，加热浓缩为清膏；再将冬虫夏草打粉，阿胶、龟板胶、鹿角胶用黄酒浸泡半小时后，隔水炖烊，将冰糖熔化后，一起冲入清膏和匀，收膏即成。

贮存：用瓷罐或玻璃瓶等容器收贮备用。夏季注意放冰箱内存放。

服法：每次10~20g，每日2次，在两餐之间，用温开水冲服。1个月为1个疗程，或服用至症状消失。

注意事项：服药期间忌食萝卜。

3. 阳虚质调养方法

【体质特征】

阳虚质者多为元阳不足。多因先天禀赋不足，如属父母年老体衰晚年得子；或由于母体妊娠调养失当，元气不充；或因后天失调，喂养不当，营养缺乏；或中年以后劳倦内伤，房事不节，渐到年老阳衰，诸虚及肾等。其体质特征常以形体肥胖，平素畏冷，手足不温，喜热饮食，精神不振，睡眠偏多，舌淡胖嫩，边有齿痕，苔润，脉象沉迟。或为面色㿠白，目胞晦暗，口唇色淡，毛发易落，易出汗，大便溏薄，小便清长。阳虚质者易患痰饮、肿胀、泄泻、阳痿、惊悸等病。

【辨体施膏】

方名：温阳膏。

组成：熟地黄120g、肉桂60g、山茱萸100g、怀山药300g、白茯苓100g、炒白术100g、红参20g、炒薏苡仁150g、当归100g、炒白芍100g、补骨脂100g、菟丝子100g、淫羊藿100g、巴戟天100g、枸杞子100g、麦冬100g、防风100g、陈皮100g、炙甘草30g、鹿角胶300g、阿胶200g、冰糖300g、黄酒250g。

功用：温阳健脾，益气补肾。

适用范围：平素畏冷，手足不温，喜热饮食，精神不振，舌淡胖嫩，脉沉迟。

制法：上药除鹿角胶、阿胶、冰糖、黄酒外，其余药物加水煎煮3次，滤汁去渣，合并滤液，加热浓缩为清膏；再将鹿角胶、阿胶用黄酒浸泡半小时后，隔水炖烊，将冰糖熔化后，一起冲入清膏和匀，收膏即成。

贮存：用瓷罐或玻璃瓶等容器收贮备用。夏季注意放冰箱内存放。

服用方法：每次10~20g，每日2次，在两餐之间，用温开水冲服。1个月为1个疗程，或服用至症状消失。

注意事项：阴虚火旺者忌用；服药期间忌食萝卜。

4. 阴虚质调养方法

【体质特征】

阴虚质者多为真阴不足。其成因与先天本弱、后天久病、失血、积劳伤阴等有关。体质特征多见体型瘦长，面色潮红，咽干口燥，手足心热，不耐热，性格多急躁易怒，常失眠多梦。由于“阴”包括精、血、津液，因此真阴不足，易为阴亏燥热，并可涉及精、血、津液虚亏之象，多手足心热，平素易口燥咽干，鼻微干，口渴喜冷饮，大便干燥，舌红少津少苔。或面色潮红，有烘热感，两目干涩，视物模糊，唇红微干，皮肤偏干，易生皱纹，眩晕耳鸣，睡眠差，小便短，脉象细弦或数。

【辨体施膏】

方名：滋阴膏。

组成：枸杞子100g、杭菊100g、赤芍100g、生地黄150g、山药250g、熟地黄100g、山茱萸100g、牡丹皮50g、茯苓200g、泽泻100g、石斛100g、佛手100g、地骨皮100g、怀牛膝100g、制黄精120g、制何首乌120g、麦冬200g、南沙参120g、北沙参120g、制玉竹100g、陈皮100g、甘草60g、龟板胶150g、阿胶150g、冰糖200g、黄酒250g。

功用：滋阴清热，调补肝肾。

适用范围：手足心热，口燥咽干，鼻微干，喜冷饮，大便干燥，舌红少津，脉细数。

制法：上药除龟板胶、阿胶、冰糖、黄酒外，其余药物加水煎煮3次，滤汁去渣，合并滤液，加热浓缩为清膏；再将龟板胶、阿胶用黄酒浸泡半小时后，隔水炖烊，将冰糖熔化后，一起冲入清膏和匀，收膏即成。

贮存：用瓷罐或玻璃瓶等容器收贮备用。夏季注意放冰箱内存放。

服用方法：每次10～20g，每日2次，在两餐之间，用温开水冲服。1个月为1个疗程，或服用至症状消失。

注意事项：脾虚泄泻者慎用。

5. 痰湿质调养方法

【体质特征】

痰湿质者多为脾虚失司，水谷精微运化障碍，以致湿浊留滞。多因先天遗传，或后天过食肥甘，以及病后水湿停聚所致。体质特征为形体肥胖或素瘦今肥，面部皮肤油脂较多，或面色淡黄而暗，多脂，口黏痰多，眼胞微浮，容易困倦，胸闷身重，肢体不爽，苔多滑腻等。痰湿质者易患消渴、中风、眩晕、胸痹、咳喘、痛风、痰饮等病。

【辨体施膏】

方名：化痰膏。

组成：苍术100g、白术100g、厚朴60g、陈皮60g、姜半夏60g、茯苓皮30g、生薏苡仁300g、炒薏苡仁150g、炒扁豆100g、瓜蒌皮60g、桔梗60g、胆南星20g、大腹皮60g、枳壳50g、竹茹100g、绞股蓝100g、太子参100g、泽泻100g、广木香50g、浙贝母60g、干姜10g、龟板胶150g、阿胶150g、冰糖200g、黄酒250g。

功用：健脾理气，化痰利湿。

适用范围：面部皮肤油脂较多，多汗且黏，胸闷，痰多，口黏腻或甜，喜食肥甘甜黏，苔腻，脉滑。

制法：上药除龟板胶、阿胶、冰糖、黄酒外，其余药物加水煎煮3次，滤汁去渣，合并滤液，加热浓缩为清膏；再将龟板胶、阿胶用黄酒浸泡半小时后，隔水炖烊，将冰糖熔化后，一起冲入清膏和匀，收膏即成。

贮存：用瓷罐或玻璃瓶等容器收贮备用。夏季注意放冰箱内存放。

服用方法：每次10～20g，每日2次，在两餐之间，用温开水冲服。1个月为1个疗程，或服用至症状消失。

注意事项：津伤较重及阴虚者不宜使用；服药期间忌食萝卜。

6. 湿热质调养方法

【体质特征】

湿热质者多为湿热蕴结不解。与先天禀赋或久居湿地有关。其体质特征为面垢油光，易生痤疮，常口干、口苦、口臭，便干、尿赤，性格多急躁易怒，常心烦懈怠，眼筋红赤，大便燥结，或黏滞，小便短赤，男性易阴囊潮湿，女性易带下量多，脉象多见滑数。湿热质者易患疮疖、黄疸、热淋、衄血、带下等病。

【辨体施膏】

方名：利湿膏。

组成：龙胆草60g、焦山栀100g、黄芩100g、黄柏60g、知母100g、怀牛膝100g、天竺黄60g、合欢花60g、生薏苡仁200g、紫草100g、茜草100g、地肤子100g、苦参60g、火麻仁150g、郁李仁150g、枳壳60g、玄参150g、陈皮60g、竹沥半夏60g、茯苓300g、生竹茹30g、泽泻100g、车前子60g（包）、七叶一枝花60g、生甘草30g、龟板胶150g、阿胶150g、冰糖350g。

功用：清利湿热，分消湿浊。

适用范围：面垢油光，易生痤疮，口苦口干，身重困倦，大便黏滞不畅或燥结，小便短黄，男性易阴囊潮湿，女性易带下增多，舌质偏红，苔黄腻，脉滑数。

制法：上药除龟板胶、阿胶、冰糖、黄酒外，其余药物加水煎煮3次，滤汁去渣，合并滤液，加热浓缩为清膏；再将龟板胶、阿胶用黄酒浸泡半小时后，隔水炖烊，将冰糖熔化后，冲入清膏和匀，收膏即成。

贮存：用瓷罐或玻璃瓶等容器收贮备用。夏季注意放冰箱内存放。

服用方法：每次10～20g，每日2次，在两餐之间，用温开水冲服。1个月为1个疗程，或服用至症状消失。

注意事项：脾胃虚弱者慎服。

7. 血瘀质调养方法

【体质特征】

血瘀质者多为血脉瘀滞不畅。多因先天遗传，后天损伤，起居失度，久病血瘀等所致。体质特征以瘦人居多，鼻色常暗，发易脱落，红丝攀睛，肌肤甲错或瘀斑，心烦心悸，健忘时作，舌质多暗，平素面色晦暗，皮肤偏暗或色素沉着，容易出现瘀斑，易患疼痛，口唇暗淡或紫，舌质暗有瘀点，或片状瘀斑，舌下静脉曲张，脉象细涩或结代。女性多见痛经、闭经、崩漏，或经色紫黑有块。血瘀质者易患眩晕、胸痹、中风、癥瘕等病，常有出血倾向。

【辨体施膏】

方名：化瘀膏。

组成：桃仁100g、红花30g、生地黄150g、当归100g、川芎100g、枳壳60g、全瓜蒌100g、桔梗60g、赤芍100g、白芍100g、川楝子60g、白蒺藜100g、延胡索100g、生龙骨150g、生牡蛎150g、南沙参100g、柏子仁100g、虎杖60g、麦冬150g、广地龙100g、茜草100g、炒枣仁60g、玫瑰花60g、绿梅花60g、陈皮60g、炒白术100g、怀山药150g、生甘草30g、龟板胶150g、阿胶150g、冰糖300g、黄酒250g。

功用：理气化瘀，疏经通络。

适用范围：肤色晦暗，色素沉着，容易出现瘀斑，口唇暗淡，舌暗或有瘀点，舌下络脉紫暗或增粗，脉涩。

制法：上药除龟板胶、阿胶、冰糖、黄酒外，其余药物加水煎煮3次，滤汁去渣，合并滤液，加热浓缩为清膏；再将龟板胶、阿胶用黄酒浸泡半小时后，隔水炖烊，将冰糖熔化后，一起冲入清膏和匀，收膏即成。

贮存：用瓷罐或玻璃瓶等容器收贮备用。夏季注意放冰箱内存放。

服用方法：每次10~20g，每日2次，在两餐之间，用温开水冲服。1个月为1个疗程，或服用至症状消失。

注意事项：孕妇忌用。

8. 气郁质调养方法

【体质特征】

气郁质者多为气机郁滞。其形成与先天遗传及后天情志所伤有关。体质特征常见形体瘦弱，性格内向脆弱，对精神骤变应激能力差，常忧郁不乐，易惊悸，失眠多梦，食欲不振，喜太息，或咽中异物感，或胁胀窜痛。由于气郁则血瘀，故多伴甲紫舌暗；气有余便是火，所以又时时烦躁易怒，坐卧不安，健忘，痰多，大便偏干，小便正常，舌淡红，苔薄白，脉象弦细。气郁质者易患郁证、脏躁、百合病、梅核气、不寐、癫证等。

【辨体施膏】

方名：解郁膏。

组成：淮小麦300g、炙甘草50g、大枣200g、柴胡60g、枳壳60g、陈皮60g、青皮60g、制香附100g、玫瑰花60g、绿梅花60g、合欢花60g、炒枣仁60g、柏子仁100g、砂仁30g（后下）、炒白芍120g、炒白术120g、广地龙60g、佛手60g、玄参100g、连翘100g、莲子200g、百合150g、桔梗60g、制延胡索60g、川楝子60g、当归100g、葛根150g、龟板胶150g、阿胶150g、冰糖300g、黄酒250g。

功用：疏肝解郁，调畅气机。

适用范围：神情抑郁，情感脆弱，烦闷不乐，舌淡红，苔薄白，脉弦。

制法：上药除龟板胶、阿胶、冰糖、黄酒外，其余药物加水煎煮3次，滤汁去渣，合并滤液，加热浓缩为清膏；再将龟板胶、阿胶用黄酒浸泡半小时后，隔水炖烊，将冰糖熔化后，一起冲入清膏和匀，收膏即成。

贮存：用瓷罐或玻璃瓶等容器收贮备用。夏季注意放冰箱内存放。

服用方法：每次10~20g，每日2次，在两餐之间，用温开水冲服。1个月为1个疗程，或服用至症状消失。

注意事项：津伤较重及阴虚者不宜使用。

9. 特禀质调养方法

【体质特征】

特禀质者是由于先天性或遗传因素所形成的一种特殊体质状态。如先天性或遗传性的生理缺陷，先天性或遗传性疾病，变态反应，原发性免疫缺陷等。本节主要论述过敏体质。该体质对季节气候的适应能力差，易患花粉症，易引发宿疾，易药物过敏。过敏者主要是肺气不足，卫表不固，则易致外邪内侵，形成风团、瘾疹、咳喘等。

【辨体施膏】

方名：防敏膏。

组成：生地黄 150g、当归 150g、紫草 120g、茜草 120g、荆芥 60g、防风 60g、蝉蜕 60g、苦参 60g、白芷 100g、茯苓 200g、苍耳子 100g、知母 100g、蔓荆子 100g、通草 20g、泽泻 200g、地肤子 100g、白鲜皮 100g、旱莲草 150g、生薏苡仁 300g、生甘草 30g、龟板胶 150g、阿胶 150g、冰糖 300g、黄酒 250g。

功用：祛风止痒，养血润燥。

适用范围：易患风疹、荨麻疹、过敏性皮炎的过敏体质者。

制法：上药除龟板胶、阿胶、冰糖、黄酒外，其余药物加水煎煮 3 次，滤汁去渣，合并滤液，加热浓缩为清膏；再将龟板胶、阿胶用黄酒浸泡半小时后，隔水炖烊，将冰糖熔化后，一起冲入清膏和匀，收膏即成。

贮存：用瓷罐或玻璃瓶等容器收贮备用。夏季注意放冰箱内存放。

服用方法：每次 10～20g，每日 2 次，在两餐之间，用温开水冲服。1 个月为 1 个疗程，或服用至症状消失。

注意事项：服药期间，不宜食辛辣、鱼腥、烟酒、浓茶等，以免影响疗效。

（二）专病调养

1. 黄褐斑调养方法

【疾病特征】

黄褐斑是指在颜面皮肤上出现局限性淡褐色或深褐色色素改变的一种皮肤病，也称肝斑。好发于颧及颊部，分布对称，无自觉症状，男女均可发生，但以女性多见，该病属于中医“黧黑斑”“面尘”之范畴。黄褐斑的发病原因尚不清楚，一般认为与内分泌有关，常见于妇女妊娠期、口服避孕药及慢性疾患者，而日常某些化妆品、药物及日光照射对黄褐斑的发生和加剧也有一定的影响。

【辨病施膏】

方名：祛斑膏。

组成：柴胡 90g、香附 100g、薄荷 30g（后下）、山栀 100g、陈皮 90g、黄芩 100g、赤芍 150g、赤小豆 300g、丹参 150g、牡丹皮 100g、葛根 200g、茵陈 50g、川芎 50g、夏枯草 150g、六月雪 100g、丝瓜络 50g、白茯苓 200g、女贞子 200g、旱莲草 50g、枸杞子 200g、金银花 150g、甘草 50g、阿胶 200g、饴糖 200g、藏红花 50g、黄酒 200g。

功用：理气除湿，化瘀祛斑。

适用范围：气滞血瘀型。

加减：心情急躁、易怒者，去茵陈，加郁金 100g、茯神 100g；素有胃疾或体虚瘦弱者，去薄荷、茵陈、金银花，加炒白术 150g 或大枣 200g；斑色深重，时间较久者，加珍珠母 200g，并定期检查肝肾功能。

制法：上药除阿胶、藏红花、饴糖、黄酒外，其余药物加水煎煮 3 次，滤汁去渣，合并滤液，加热浓缩为清膏；再将阿胶用黄酒浸泡半小时后，隔水炖烊熔化后，与饴糖、藏红花一起冲入清膏和匀，收膏即成。

贮存：用瓷罐或玻璃瓶等容器收贮备用。夏季注意放冰箱内存放。

服用方法：每次 15 ~20g，每日 2 次，在两餐之间，用温开水冲服。1 个月为 1 个疗程，或服用至症状消失。

注意事项：实热体质、妊娠期妇女忌服。

黄褐斑是一种常见的慢性损容性皮肤病。其严重影响人们的美容，给患者带来精神生活方面的烦恼和痛苦，由于病因还不十分清楚，发病的病机十分复杂，发生的变证也较为广泛，而在治疗上尚无快捷的方法和特效的药物。因此需长期治疗，同时在日常生活中还应注意以下几点：

①保证充足的睡眠和良好的心理状态。

②慎用化妆品，在选择化妆品时应尽量选择化学成分简单、色淡、味轻、质量有保证的产品，同时面部不宜滥涂外用药物。

③合理膳食：宜选择富含维生素 C 的食物，如西红柿、青辣椒、山楂、猕猴桃，以及新鲜的绿叶蔬菜、柑橘类等；应少食富含酪氨酸的食品，如动物肝脏、木耳、海带、黑豆、黑芝麻、核桃等，因酪氨酸酶可使色素加深。应慎食辛辣、油炸食品，以免加重病情。

④阳光照射也是黄褐斑的诱发因素之一，当阳光特别强烈时，尽量不要外出，外出时应使用防晒物品，如撑伞、戴帽子、戴墨镜、涂防晒霜等。

2. 白癜风调养方法

【疾病特征】

白癜风是一种原发性、局限性或泛发性的皮肤色素脱失证。其特征为：皮损为大小不等、形态各异的局限性白斑，边缘清楚，周边皮肤较正常皮肤色素稍加深。在中医文献中称之为“白癜”“白驳”“白驳风”“斑驳”等。

白癜风的病因迄今未明，多数学者认为，本病的发生主要与遗传因素、免疫因素、神经精神因素、黑色素细胞自身破坏因素、微量元素与自由基的变化等因素有关。

【辨病施膏】

方名：消白膏。

组成：当归 120g、赤芍 120g、川芎 120g、桃仁 120g、熟地黄 150g、丹参 120g、柴胡 120g、郁金 120g、香附 120g、白芍 120g、刺蒺藜 120g、鬼箭羽 120g、虎杖 120g、青皮 120g、枳壳 120g、厚朴 120g、苍耳子 120g、檀香 120g、蜂蜜 300g。

功用：疏肝理气。

适用范围：肝郁气滞型白癜风，其临床表现为：白癜风无固定好发部位，色泽时暗时明，常随病情波动而变化，常伴胸闷、嗳气、两胁胀痛、性情急躁、女性月经不调、乳房结块等，舌淡红，苔薄白，脉弦细。

制法：上药除蜂蜜外，其余药物加清水煎煮 3 次，滤汁去渣，合并药液，加热浓缩为清膏，再加蜂蜜收膏而成。

贮存：用瓷器或玻璃容器收贮备用，夏季宜放在冰箱内。

服用方法：每次 15 ~20g，每日 2 次，在两餐之间，用温开水冲服。1 个月为 1 个疗程，或服用至症状消失。

注意事项：阳虚及气血亏虚者禁用。

①根据白癜风的病理特点，在服用膏方治疗时可配合外用药物及其他疗法。

②在服用膏方的同时，因为维生素 C 可以破坏黑色素的生成，不宜服用含维生素 C 丰富的食物，如鲜橘、柚子、鲜枣、山楂、樱桃、猕猴桃、草莓等，不利于本病的治疗；可以食用含酪氨酸和酪氨酸酶丰富的食物，如瘦肉、牛奶、新鲜蔬菜、豆类、花生、黑芝麻、葡萄干、硬壳果实、贝壳类等，因为黑色素的合成离不开酪氨酸和酪氨酸酶。

③服用膏方后，适当进行日光照射，以增加黑色素的合成，但应注意避免暴晒，以免灼伤肌肤，引发新的皮损。

④保持良好的心理状态，克服急躁、精神紧张的状态，战胜自卑心理，树立信心。

3. 银屑病调养方法

【疾病特征】

银屑病俗称“牛皮癣”，是一种常见的皮肤病，其病程缠绵而容易复发，由于银屑病的皮肤损害为红色丘疹或斑块，上覆多层银白色鳞屑，故而得名。中医将本病称为“白疕”“松皮癣”“干癣”“白癣”等。

银屑病的发病可能与遗传、感染、内分泌紊乱、微循环障碍、免疫功能异常、精神因素等有关；其他如外伤、饮酒、环境、气候、季节、某些食品和药物等因素亦可诱发本病。近年来，由于环境的恶化、生活节奏的加快等原因，银屑病的发病率逐渐增高。

【辨病施膏】

方名：养血润燥膏。

组成：黄芪 300g、西洋参 100g、当归 120g、生地黄 300g、熟地黄 150g、桃仁 120g、丹参 300g、鸡血藤 300g、玉竹 150g、乌梢蛇 200g、玄参 300g、火麻仁 150g、甘草 120g、连翘 180g、土茯苓 300g、白花蛇舌草 300g、白蒺藜 300g、白芍 300g、赤芍 150g、天冬 150g、麦冬 150g、蜂蜜适量。

功用：养血滋阴，润燥祛风。

适用范围：血虚风燥型银屑病，其临床表现可见皮损色淡，原有皮损部分减退，舌质淡，苔少，脉缓或沉细。

制法：上药除蜂蜜外，其余药物加水煎煮 3 次，滤液去渣，合并药液，加热浓缩为清膏，再加蜂蜜，收膏即成。

服用方法：每次 15~20g，每日 2 次，在两餐之间，用温开水冲服。1 个月为 1 个疗程，或服用至症状消失。

注意事项：实热体质者忌服。

银屑病是一种慢性反复发作且顽固难治的疾病，患者往往需要长期服药以控制病情，而长期服用西药的副作用较大，患者难以忍受，且伤害人体的内脏而出现危证。中药汤剂量大、口味苦、长期服用也“苦不堪言”。膏方口感好，无毒副作用，且能标本兼治，异病同治，适合患者长期服用。治疗的同时还应注意以下几点：

①保持稳定的心理状态。

②注意饮食调整，慎食辛辣、膏粱厚味之品。

③注意气候的变化，随时增添衣物，避免伤风感冒，避免感染、外伤、过度劳累。

④避免盲目就医、滥用药物和间断治疗；避免医源性伤害。

4. 痤疮调养方法

【疾病特征】

痤疮，又称“粉刺”“痤疮”“暗疮”，是一种常见的炎症性皮肤病，青春期青年更常见。发育期的青年男女其内分泌与儿童期不同，雄性激素过分活跃，雄性激素会促使皮脂腺肥大，使皮脂分泌增多，过多的皮脂会堵塞毛孔，体内分泌的油脂因为无法排出体外而积聚在毛囊口，同时雄性激素会促使皮脂腺导管角化，诱发痤疮。中医学认为，痤疮多由肺经风热熏蒸于肌肤，搏结不散而成，或过食膏粱厚味、辛辣之品，脾胃蕴湿积热，上熏于肺，外犯肌肤所致。

【辨病施膏】

方名：消痤膏

组成：炙枇杷叶300g、桑白皮300g、炒黄芩200g、当归300g、川芎200g、赤芍200g、金银花200g、蒲公英300g、泽泻300g、知母200g、黄柏200g、生大黄粉20g、青黛20g、玄参200g、生地黄200g、牡丹皮200g、生甘草50g、蜂蜜300g、鳖甲胶200g。

功用：清肺热，泻肾火。

制法：上药除蜂蜜、鳖甲胶外，其余药物加清水煎煮3次，滤汁去渣，合并滤液，加热浓缩为清膏，再将鳖甲胶用黄酒浸泡半小时后，隔水炖烊，一起冲入清膏和匀，加蜂蜜收膏即成。

贮存：用瓷器或玻璃瓶收贮备用，夏季宜存放在冰箱内。

服用方法：每日2次，每次15~20g，在两餐之间，用温开水冲服。

注意事项：实证、热证者不宜使用本方。

5. 荨麻疹调养方法

【疾病特征】

荨麻疹俗称风疹块，其临床表现为皮肤出现红色或白色水肿性风团，突然发作，发无定处，时隐时现，来去迅速，瘙痒剧烈，消退后不留痕迹。临床上根据病程的长短，一般把病程在6周以内称之为急性荨麻疹，病程超过6周称之为慢性荨麻疹。中医学根据其临床特点称之为“瘾疹”等。

荨麻疹的发病成因较多，常见有食物、药物、感染、物理刺激、昆虫叮咬、动物皮屑、植物花粉、精神因素，以及某些内脏和全身疾病均可诱发本病。

【辨病施膏】

方名一：益气固卫膏。

组成：黄芪200g、党参200g、白术200g、茯苓200g、甘草120g、红景天200g、桂枝50g、白芍120g、五味子50g、徐长卿200g、白蒺藜200g、乌梅150g、蝉蜕60g、生姜60g、大枣60枚、蜂蜜200g。

功用：益气固表，御风止痒。

适用范围：阳气不足，卫外不固之荨麻疹。其临床表现为：恶风自汗，汗后着风则出现荨麻疹，遇热则减，反复发作，舌质淡，舌苔薄白，脉沉细。

制法：上药除蜂蜜外，其余药物加清水煎煮3次，滤汁去渣，合并滤液，加热浓缩为清膏，再加蜂蜜收膏即成。

贮存：用瓷器或玻璃瓶收贮备用，夏季宜存放在冰箱内。

服用方法：每日2次，每次15~20g，在两餐之间，用温开水冲服。

注意事项：实证、热证者不宜使用本方。

方名二：滋阴息风膏。

组成：山茱萸150g、山药300g、牡丹皮200g、丹参200g、生地黄300g、熟地黄150g、乌梅100g、乌梢蛇100g、阿胶100g、龟板胶100g、当归100g、益母草150g、白芍150g、赤芍150g、柏子仁100g、酸枣仁100g、火麻仁100g、蜂蜜200g。

功用：养阴清热，凉血息风。

适用范围：阴血不足，虚热内生之荨麻疹，其临床表现为：皮损色红不鲜，多于午后或夜间发作，遇热明显，伴心烦、心悸、口干、盗汗，舌质红少苔，脉细。

制法：上药除阿胶、龟板胶、蜂蜜外，其余药物加清水浸泡，水煎3次，合并滤液，加热浓缩为清膏，再加入烊化好的阿胶、龟板胶和蜂蜜后，收膏即成。

贮存：用瓷器或玻玻璃瓶收贮备用，夏季宜存放在冰箱内。

服用方法：每日2次，每次15~20g，在两餐之间，用温开水冲服。

注意事项：实证、阳气不足者禁用本方。

6. 花粉症调养方法

【疾病特征】

花粉症是指由花粉过敏引起的呼吸道、消化道、皮肤及眼部的过敏表现，也是特异性个体对花粉的一种过敏反应。属中医“热伤风”“鼻鼽”“瘾疹”范畴。花粉症患者的临床表现因人而异，轻者会出现流鼻涕、流眼泪、打喷嚏、鼻痒、鼻塞、眼及外耳道奇痒、皮疹或皮肤瘙痒、腹痛、腹泻等；严重者还会诱发支气管炎、鼻窦炎、支气管哮喘、肺源性心脏病、结膜炎等“变证”。

【辨病施膏】

方名：祛风养阴膏。

组成：荆芥250g、防风200g、生石膏300g、连翘150g、白鲜皮300g、地肤子200g、车前子200g（包）、生地黄250g、玄参200g、知母200g、牛蒡子100g、蝉蜕100g、僵蚕80g、何首乌150g、当归200g、甘草50g、鳖甲胶150g、蜂蜜250g。

功用：养阴清热，凉血息风。

加减：老年性皮肤瘙痒者，上方去生石膏、白鲜皮，加炙全蝎粉30g、皂角刺150g、刺蒺藜150g、苦参150g、槐花150g、赤小豆200g。

适用范围：风热型花粉过敏症。

制法：上药除鳖甲胶、蜂蜜外，其余药物加清水浸泡，水煎3次，合并滤液，加热浓缩为清膏，再加入烊化好的鳖甲胶和蜂蜜后，收膏即成。

贮存：用瓷器或玻璃瓶收贮备用，夏季宜存放在冰箱内。

服用方法：每日2次，每次15~20g，在两餐之间，用温开水冲服。

注意事项：尽量避免接触鲜花，忌食荤腥发物。

第三节　皮肤亚健康常用外用调理产品的剂型与制作

在皮肤亚健康状态下，各种亚健康皮肤状态不同，选取的外用制剂侧重点也相应有所不同。比如：干燥皮肤可选用封闭剂、吸湿剂、润肤剂等保湿类制剂；油性皮肤应选用补充水分的制剂；敏感皮肤由于对环境耐受性低，则应选择温和无刺激、含皮肤屏障修复成分的制剂；晦暗皮肤应选具有酪氨酸酶活性的抑制剂、多巴色素互变酶抑制剂、黑色素运输阻断剂、黑色素细胞毒剂等；衰老皮肤应根据气候和个体皮肤类型选用合适的抗衰老、抗氧化、保湿制剂；发质干枯者应选用护理性能高、滋养柔化头发的洗发护发产品。中医外治药物在剂型及方剂等方面都有了很大的发展，不仅疗效好，而且用法简便，使用时色泽、气味更易于接受，不影响美观。现将常用外用剂型及制作介绍如下：

一、溶液

概念：以水为溶剂制备的药液，可用于湿敷、涂擦、浸浴、洗涤。分为水煎和水浸两类。水煎是指将药物置于水中加热煎煮，使药物本身可溶成分溶于水中，所得液体即为溶液。水浸是指水浸泡药物，使药物本身或其中可溶成分溶于水中，所得液体即为溶液。常用制剂如下：

1. 止痒消炎水

功用：消炎止痒。

组成：苦参 20g、白鲜皮 15g、蛇床子 9g、浮萍 9g。

制法：煮沸 20 分钟，滤过冷却后备用。

主治：夏季皮炎、痱子等有皮肤瘙痒症状者。

来源：贾跃进经验方。

2. 脂溢洗方

功用：收敛止痒。

组成：苍耳子 30g、苦参 15g、王不留行 30g、明矾 9g。

制法：水煎外洗。

主治：头部脂溢性皮炎。

来源：《朱仁康临床经验集》。

3. 干葛洗方

功用：祛湿收敛止汗。

组成：葛根 30g、明矾 15g、苦参 20g、水 1000mL。

制法：煮沸 20 分钟，滤过冷却后备用。

主治：手足、腋下及腹股沟等处多汗。

来源：《中医外科常用外用方选》。

4. 马齿苋煎剂

功用：清热解毒，收敛祛湿，消肿止痒。

组成：马齿苋 60g、水 1000mL。

制法：煮沸 20 分钟，滤过冷却后备用。

主治：急性湿疹、皮炎等渗出性皮肤病变。

来源：张作舟经验方。

5. 三黄洗剂

功用：清热燥湿，收涩止痒。

组成：大黄、黄柏、黄芩、苦参各等份。

制法：研细末，用 10～15g，加入蒸馏水 100mL，医用石炭酸 1mL，收瓶备用。

主治：急性皮炎、疖病等有红肿渗液者。

来源：《中医外科学》。

6. 苍肤水洗剂

功用：燥湿润肤，杀虫止痒。

组成：苍耳子、地肤子、威灵仙、艾叶、吴茱萸、百部各 15g，枯矾（煅白矾）6g，水 3000mL。

制法：浓煎取汁，滤过冷却后外洗或湿敷患处。

主治：掌跖脓疱病、细菌性湿疹及各种感染性皮肤病。

来源：《赵炳南临床经验集》。

7. 芫花水洗剂

功用：解毒消肿，杀虫止痒。

组成：芫花 15g、川椒 15g、黄柏 30g、水 3000mL。

制法：煮沸 20 分钟，滤过冷却后敷患处。

主治：多发性疖肿、毛囊炎、脂溢性皮炎。

来源：《医宗金鉴·外科心法要诀》。

注意事项：芫花有毒，勿入口目。

8. 柏叶洗方

功用：清热，润肤，止痒。

组成：侧柏叶 120g、苏叶 120g、蒺藜秧 240g。

制法：研粗末，装纱布袋，用 3000mL 水煮沸 30 分钟。

主治：牛皮癣（白疕）、鱼鳞癣及其他干燥脱屑类皮肤病。

来源：《赵炳南临床经验集》。

9. 紫草洗方

功用：行气活血，化瘀消斑。

组成：紫草 30g，茜草、白芷、赤芍、苏木、南红花、厚朴、丝瓜络、木通各 15g。

制法：加水 2500mL，煮沸 20 分钟。

主治：黄褐斑、中毒性黑皮病、面部继发性色素沉着。

来源：《赵炳南临床经验集》。

10. 透骨草方

功用：除湿止痒。

组成：透骨草 120g、侧柏叶 120g、皂角刺 60g、白矾 9g。

制法：加水适量，煎煮后待温用。

主治：脂溢性脱发。

来源：《赵炳南临床经验集》。

二、酊剂

概念：酊剂是用酒浸泡药物所制成的制剂。古人常采用白酒浸泡药物，俗称药酒。而现在多指用白酒或75%乙醇（酒精）浸泡药物，使药物的有效成分溶于酒精溶媒中，再经过滤制成，均匀地涂擦在皮肤上，待酒精挥发后，药物即可覆于皮肤上仍发挥治疗的作用。

酊剂是含非挥发性药物的溶液。酊剂作用的深入性较水剂强，使用方便，无明显刺激性，有止痒、杀虫、活血、通络、消肿、止疼的效果。常用制剂如下：

1. 百部酊

功用：解毒杀虫，疏风止痒。

组成：百部180g、75%乙醇（或白酒）400mL。

制法：将百部碾碎，置于75%乙醇（或白酒）内浸泡7天，过滤去渣以备用。

主治：荨麻疹、神经性皮炎、阴虱等瘙痒性皮肤病。

来源：《医宗金鉴·外科心法要诀》。

2. 补骨脂酊

功用：调和气血，活血通络。

组成：补骨脂180g、75%乙醇（或白酒）400mL。

制法：将补骨脂碾碎，置于75%乙醇（或白酒）内浸泡7天，过滤去渣以备用。

主治：白癜风、扁平疣等。

来源：《赵炳南临床经验集》。

3. 白驳酊

功用：滋补肝肾，调和气血。

组成：补骨脂15～20g、菟丝子20g、细辛3～5g、75%乙醇（或白酒）200mL。

制法：将诸药碾碎，置于75%乙醇（或白酒）内浸泡7日，过滤去渣以备用。

主治：白癜风。

来源：《皮肤病中医外治法及外用药的配制》。

4. 脂溢酊

功用：清热利湿，祛风解毒，凉血润燥。

组成：大黄30g，白鲜皮30g，荆芥25g，防风25g，花椒、白芷、苦参、连翘各15g，75%乙醇450mL。

制法：上述药物制成粗粉，装入空瓶中，加入75%乙醇浸泡1周后备用。

主治：脂溢性皮炎。

来源：王富宽、王金川、王富有．自制中药酊剂涂擦治疗头皮脂溢性皮炎84例．中医外治杂志，2007，16（6）：27.

5. 复方芙蓉叶酊

功用：消肿排脓，清热解毒，凉血泻火，燥湿化痰。

组成：大黄12g、木芙蓉叶10g、重楼12g、海藻15g、白芷10g、白及3g、冰片6g。

制法：上述药物制成粗粉，装入空瓶中，加入75%乙醇浸泡1周后备用。

主治：寻常痤疮。

来源：《皮肤病中医外治法及外用药的配制》。

6. 复方卡力孜然酊

功用：活血化瘀，舒经活络，温肤散寒，祛风燥湿，促进皮肤中的黑色素合成。

组成：驱虫斑鸠菊 10g、补骨脂 10g、何首乌 30g、当归 15g、防风 10g、蛇床子 10g、白鲜皮 12g、乌梅 10g、白芥子 10g、丁香 5g。

制法：上述药物制成粗粉，装入空瓶中，加入 75% 乙醇浸泡 1 周后备用。

主治：白癜风。

7. 苦参疱疹酊

功用：清热解毒，凉血止痛。

组成：苦参 10g、牡丹皮 12g、蜂胶 15g、灯盏细辛 3 个。

制法：上述药物制成粗粉，装入空瓶中，加入 75% 乙醇浸泡 1 周后备用。

主治：肝经湿热所致带状疱疹、带状疱疹后遗神经痛。

来源：《皮肤病中医外治法及外用药的配制》。

8. 油风搽剂

功用：活血生发。

组成：斑蝥、狼毒、川乌、草乌、麻黄、百部各 10g，当归、红花、丁香各 10g，白鲜皮、黄柏、吴茱萸各 15g。

制法：前 6 味药浸泡于 1000mL 的 95% 乙醇中，10 天后取出澄清液。后 6 味药加水用文火煎至约 500mL，过滤，再将两种药液在瓶中摇匀，以擦患处，每日 2 次。

主治：斑秃。

来源：张爱英经验方（《湖南中医杂志》1988 年第 6 期）。

9. 复方土荆皮酊

功用：杀菌止痒。

组成：水杨酸 60g、苯甲酸 120g、土荆皮酊 400mL（取土荆皮粗粉 200g，加 75% 乙醇 1000mL，浸渍 1 周后，过滤，再用 75% 乙醇冲药渣至浸液到 1000mL 全量）。

制法：取水杨酸、苯甲酸、土荆皮酊混匀溶解后，再用 75% 乙醇加至 1000mL。

主治：真菌所致的各种皮肤病。

来源：《皮肤科外用制剂选编》。

10. 重楼解毒酊

功用：清热解毒，散瘀止痛。

组成：重楼 12g、草乌 15g、艾叶 10g、石菖蒲 8g、大蒜 6g、天然冰片 3g。

制法：上述药物制成粗粉，装入空瓶中，加入 75% 乙醇浸泡 1 周后备用。

主治：带状疱疹、皮肤瘙痒、虫咬皮炎、流行性腮腺炎。

来源：《皮肤病中医外治法及外用药的配制》。

11. 康肤酊

功用：润肤止痒，杀虫去臭。

组成：百部 10g、辣蓼 20g、薄荷脑 10g。

制法：上述药物制成粗粉，装入空瓶中，加入75%乙醇浸泡1周后备用。

主治：皮肤瘙痒、湿疹、神经性皮炎等有皮肤瘙痒症者。

来源：《皮肤病中医外治法及外用药的配制》

12. 止痒酊

功用：清热燥湿，解毒止痒。

组成：大黄15g，土荆皮、苦参、白鲜皮各12g，百部10g，花椒6g，明矾5g，雄黄5g，冰片4g，75%乙醇500mL。

制法：以上药物共研粉末，浸入75%乙醇中，密封保存，7天后即可使用。每日外用1次，7天为1个疗程。

主治：神经性皮炎。

来源：佟雪梅，许金华．综合外治疗法治疗神经性皮炎120例．中医外治杂志，2009，18（2）：52.

三、粉剂

概念：又称散剂，是指研磨成极细的干燥药物粉末，直接撒布在疮面上或掺在膏药上的一种常用外用药制剂。局部扑粉可用作爽身粉，涂擦药膏加扑粉剂可加强药物的吸收和附着。因粉剂作用表浅，易与分泌物结成痂皮，故不用于深在性或渗出性多的皮肤病。常用制剂如下：

1. 痱子粉

功用：清热敛汗，解毒止痒。

组成：冰片3g、薄荷脑3g、炉甘石粉15g、滑石粉30g、黄柏6g。

主治：痱子、尿布皮炎。

制法：诸药混合研磨成细末，过100目筛，直接扑撒。

来源：《赵炳南临床经验集》。

2. 玉容粉

功用：褪黑祛斑。

组成：白牵牛、团粉（淀粉）、白细辛、甘松、白鸽粪、白及、白莲蕊、白芷、白术、白僵蚕、白茯苓、白附子、鹰条白、白扁豆、白丁香各30g，荆芥、独活、羌活、防风各15g。

主治：黄褐斑、雀斑、黑变病、继发性色素沉着。

制法：共研细末。

来源：《医宗金鉴》。

3. 玉盘散

功用：调气退斑。

组成：白牵牛、甘松、香附、天花粉各30g，藁本、白蔹、白芷、白附子、宫粉、白及、大黄各15g。

主治：雀斑、痤疮等。

制法：共研细末。

来源：《疡医大全》。

4. 祛湿散

功用：清热解毒，除湿止痒。

组成：黄柏 10g、黄芩 10g、寒水石 20g、青黛 5g。

制法：诸药混合研磨成细末，过 100 目筛。

主治：湿疹、接触性皮炎。

来源：《皮肤病中医外治法及外用药的配制》。

5. 金黄散

功用：清热除湿，散瘀化痰，止痛消肿。

组成：大黄、黄柏、姜黄、白芷各 160g，生天南星、陈皮、苍术、厚朴、甘草各 64g，天花粉 320g。

制法：诸药混合研磨成细末，过 80～100 目筛，凡士林调和。

主治：丹毒、疖。

来源：《皮肤病中医外治法及外用药的配制》。

6. 湿疹散

功用：安抚止痒，解毒除湿，干燥收敛。

组成：黄芩、煅石膏各 50g，寒水石 250g，五倍子 125g。

制法：诸药混合研磨成极细末备用。

主治：急性湿疹、皮炎、感染性皮肤病。

来源：《皮肤病中医外治法及外用药的配制》。

7. 鸡眼膏（粉）

功用：腐蚀角质赘生的皮损。

组成：水杨酸 10g，盐酸普鲁卡因 5g，樟丹、乌梅肉各 5g，蔗糖 50g。

制法：先将乌梅肉剪成细碎渣备用，另取普鲁卡因粉、樟丹在乳钵中研细，再加水杨酸、乌梅渣，共同研匀，尽量将乌梅研细，再加蔗糖，并滴入少量乙醇，用力研细，成黏稠物。

主治：鸡眼、胼胝。

来源：《皮肤病中医外治法及外用药的配制》。

8. 牛角散

功用：软坚散结。

组成：牛角尖、水龙骨、松香、轻粉各等量。

制法：共研细末，用凡士林按 25% 浓度调成软膏。

主治：胼胝等。

来源：《外科大成》。

9. 青吹口散

功用：清热解毒止痛。

组成：煅石膏 9g、煅人中白 9g、青黛 3g、薄荷 1.5g、黄柏 2g、黄连 1.5g、煅月石 18g、冰片 3g。

制法：将煅石膏、煅人中白、青黛各研细末和匀，再用水飞三四次，研至无声为度，晒干，再研细后，再将其余 5 味各研细后和匀，瓶装封固，勿令泄气。洗漱净口腔，用药少许，吹敷患处。

主治：口舌生疮。

来源：《中医外科学讲义》。

10. 五香散

功用：芳香避臭，杀虫解毒。

组成：沉香、檀香、木香、零陵香、麝香各等份。

制法：研细末，外扑或水调外搽患处。

主治：体气、花斑癣。

来源：《外科正宗》。

注意事项：孕妇忌用。

11. 雄黄解毒散

功用：清热燥湿，解毒止痒。

组成：雄黄30g、寒水石30g、生白矾120g、百部酊适量。

制法：共碾粗末，取30g，浸入百部酊中摇匀后使用。

主治：神经性皮炎。

来源：《简明中医皮肤病学》。

12. 四黄散

功用：清热燥湿，拔毒止痛。

组成：大黄、黄柏、黄芩、槟榔、松香、厚朴各50g，寒水石60g，黄连15g，熟石膏90g。

制法：研为细末，香油调搽。

主治：坐板疮已化脓者。

来源：《疡科心得集·家用膏丹丸散方》。

13. 三妙散

功用：渗湿止痒。

组成：槟榔、生苍术、黄柏各等份。

制法：研为细末，干撒患处。

主治：脓疱疮渗出明显者。

来源：《医宗金鉴》。

14. 青黛散

功用：收湿止痒，清热解毒。

组成：青黛60g、石膏120g、滑石120g、黄柏60g。

制法：上药研为细末，和匀，干掺，或麻油调敷患处。

主治：一般湿疹，伴焮肿痒痛出水者。

来源：《中医外科学讲义》。

15. 珠黄散

功用：解毒生肌。

组成：珍珠、牛黄各等份。

制法：研极细粉末，贮存瓶中。

主治：黏膜溃疡等。

来源：《太平惠民和剂局方》。

四、洗剂

概念：又称水粉剂，在水中加入30% ~50%不溶性粉剂而配置成的外用药剂，用时须震荡均匀，所以亦称为震荡剂。制剂中常加入少量甘油，可减缓液体蒸发速度，起到悬浮和滋润保湿的作用。此剂型具有干燥、清凉、止痒、保护皮肤的作用，常用作急性或亚急性表浅无渗出的皮肤病，适用于大面积涂擦。常见制剂如下：

1. 炉甘石洗剂

功用：安抚止痒。

组成：炉甘石15g、氧化锌5g、甘油5~10g。

制法：将炉甘石、氧化锌研磨成极细末，加入甘油及水至100mL。

主治：亚急性湿疹无明显渗出者。

来源：《皮肤病中医外治法及外用药的配制》。

2. 葛根泡手剂

功用：清热收湿，止汗止痒。

组成：葛根、百部、明矾各20g。

制法：上药水煎20分钟。

主治：手足多汗症及汗疱疹。

来源：《赵炳南临床经验集》。

3. 除湿止痒洗液

功用：清热除湿，祛风止痒，杀虫止痒。

组成：蛇床子15g、黄连9g、黄柏12g、白鲜皮12g、苦参15g、虎杖10g、紫花地丁15g、地肤子15g、萹蓄10g、茵陈15g、苍术15g、冰片6g。

制法：将固体药物研极细末，加入甘油及蒸馏水至1000mL。

主治：急性或亚急性湿疹、脓疱疮、丘疹性荨麻疹。

4. 三石水

功用：收湿止痒。

组成：炉甘石90g、滑石90g、赤石脂90g、冰片9g、甘油150mL。

制法：将固体药物共研细末，加入蒸馏水10000mL，最后加入甘油150mL即可。

主治：丘疹性湿疹、风瘙痒、脂溢性皮炎等。

来源：《朱仁康临床经验集》。

5. 复方硫黄洗剂

功用：抑制皮脂分泌，杀虫止痒。

组成：升华硫100g、硫酸钾100g、硫酸锌40g、甘油150mL。

制法：先将硫酸锌及硫酸钾分别加水溶解混合，另取升华硫加甘油研磨成糊状，两液混合。

主治：皮脂溢出、痤疮、酒渣鼻、疥疮等。

来源：《皮肤病中医外治法及外用药的配制》。

6. 九华粉洗剂

功用：收湿止痒。

组成：朱砂、川贝母各18g，龙骨120g，月石90g，滑石620g，冰片18g。

制法：将诸药共研细末，取药粉30g，加甘油30g、蒸馏水1000mL即可。

主治：脂溢性皮炎、丘疹性湿疹。

来源：《朱仁康临床经验集》。

7. 疣洗方

功用：去疣。

组成：马齿苋60g，苍术、苦参、陈皮各15g，蜂房、细辛、蛇床子、白芷各9g。

制法：水煎。

主治：扁平疣。

来源：《朱仁康临床经验集》。

五、油剂

概念：又称油调剂，是用植物油（不饱和脂肪酸甘油酯）调配适量的药粉制成。因植物油性缓，无刺激性，比矿物油具有更好的渗透性，故适用于急性皮炎、湿疹、脓疱疮等炎性皮损，有渗出者更为适用。油剂具有收干、止痒、清洁皮肤和润燥的作用。常用制剂有如下：

1. 甘草油

功用：解毒润肤。

组成：甘草30g、麻油2500g。

制法：将甘草浸入油内24小时，以文火将其炸至焦黄。

主治：用于清洁创面或作为赋形剂。

来源：《赵炳南临床经验集》。

2. 青黛油

功用：清热解毒，收湿止痒。

组成：青黛、黄柏各60g，石膏、海浮石各120g。

制法：将诸药共研细末，加适量植物油调成糊状以备用。

主治：漆疮、黄水疮。

来源：《中医外科学》。

3. 祛湿药油

功用：除湿润肤。

组成：防风60g，薄荷、白芷、鹤虱草、大黄、苍术各90g，苦参、荆芥穗、威灵仙各120g，白鲜皮150g、五倍子150g（碎），连翘120g，大枫子300g（碎），香油10kg。

制法：将群药放香油内一昼夜后，文火炸至黄焦，过滤，每500g油加青黛面1.5g。

主治：急性湿疹、接触性皮炎。

来源：《赵炳南临床经验集》。

4. 紫草茸油

功用：活血化瘀，软坚散结。

组成：紫草 500g、植物油 2500g。

制法：将紫草置于铜锅内，以芝麻油浸泡一昼夜，用文火煎至焦枯，离火过滤去渣，取油储于瓷皿内备用。

主治：下肢红斑结节类疾患及皮肤紫红斑块。

来源：《赵炳南临床经验集》。

六、乳剂

概念：油和水乳化而成的剂型。乳剂可分为油包水型（W/O）和水包油型（O/W）。油包水俗称为“冷霜”或“脂”，油为连续相，水为分散相，即油包在水分子之外，水分子分散在油中。主要用于干燥皮肤或在寒冷季节护肤。水包油俗称为“霜剂”，油为分散相，水为连续相，即水包在油层之外，油分散在水之中。主要用于油性皮肤。乳剂具有保护、润泽、止痒等作用。常用制剂如下：

1. 芦荟乳剂

功用：清热解毒，安抚润肤。

组成：鲜芦荟 45g、桉叶油 4.5g、阿拉伯胶 10g。

制法：先将鲜芦荟洗净榨汁，边搅边兑入阿拉伯胶，待呈乳白色后再加入桉叶油搅匀备用，外涂或摊在纱布上敷贴。

主治：日照性皮炎、放射性皮炎。

来源：《皮肤病效验秘方》。

2. 止痒润肤霜（水包油乳剂）

功用：活血通络，润肤止痒。

组成：紫草 15g、红花 10g、丹参 15g。

制法：按水包油处方，油相：硬脂酸、凡士林、羊毛脂、十六或十八醇各 50g，单硬脂酸甘油酯 30g。水相：十二烷基硫酸钠 10g、甘油 50mL、尼泊金乙酯（羟苯乙酯）1g、水 710mL。取凡士林 60g，先将紫草、红花用凡士林炸焦，用纱布过滤，丹参用蒸馏水煎煮 2 次过滤，按水包油乳剂配制方法制成乳膏。

主治：皮肤瘙痒症。

来源：《皮肤病中医外治法及外用药的配制》。

3. 止痒润肤脂（油包水乳剂）

功用：润燥祛风，活血止痒。

组成：紫草、丹参、苦参各 15g，油包水基质 1000g。

制法：将紫草用液体石蜡炸枯去渣，过滤，然后将丹参、苦参水煎 2 次，过滤去渣，浓缩至 240mL，按照油包水乳剂配置方法制成乳剂药膏。

主治：各种皮肤干燥症、冬季皮肤瘙痒症、鱼鳞病等。

来源：《皮肤病中医外治法及外用药的配制》。

4. 红香膏

功用：解毒杀虫。

组成：红升丹、薄荷脑各3.6g，冰片3.4g，水包油基质70g。

制法：先将红升丹研细粉，再加薄荷脑共研细后，加入少量含水基质研匀，另取冰片加少量含水基质研匀，两者混合，逐渐加入剩余的含水基质，研匀即得。

主治：神经性皮炎、脂溢性皮炎、痤疮等。

来源：《皮肤病中医外治法及外用药的配制》。

注意事项：本品含有汞剂，有汞剂过敏的可能。

5. 复方樟脑乳膏

功用：杀虫止痒，消炎。

组成：每克含樟脑40mg，薄荷脑30mg，水杨酸甲酯20mg，苯海拉明10mg，葡萄糖酸氯己定2mg，甘草次酸3mg。辅料为丙二醇、轻质液体石蜡、白凡士林、三乙醇胺、十八醇、硬脂酸、对羟基苯甲酸甲酯、纯化水、脂肪醇聚氧乙烯（25）醚、脂肪酸聚氧乙烯（10）酯、单硬脂酸甘油酯、聚氧乙烯（40）氢化蓖麻油。

制法：先将樟脑、薄荷脑研成细粉，加入水杨酸甲酯、苯海拉明及葡萄糖酸氯己定混合均匀，逐渐加入剩余的含水基质，研匀即得。

主治：虫咬性皮炎、湿疹、瘙痒症、神经性皮炎、过敏性皮炎、丘疹性荨麻疹等，也可用于肩胛酸痛、肌肉痛及烫伤后的皮肤疼痛。

6. 丁香罗勒油乳膏

功用：杀虫止痒。

组成：每克含丁香酚25mg。辅料为硬脂酸、十六醇、液体石蜡、丙二醇、尿素、亚硫酸钠、十二烷基硫酸钠、防腐剂（羟苯乙酯）。

制法：用现代技术双重乳化加工制成。

主治：疥疮、皮肤瘙痒、慢性湿疹、脂溢性皮炎、干性手足癣、股癣等皮肤疾病。

7. 羌月乳膏

功用：除湿消肿，祛风止痒。

组成：月见草、羌活中提取的挥发油。辅料：维生素E、硬脂酸、凡士林、羊毛脂、甘油、三乙醇胺。

制法：用现代技术双重乳化加工制成。

主治：亚急性湿疹、慢性湿疹、慢性单纯性苔藓（神经性皮炎）、摩擦性苔藓样疹、面部脂溢性皮炎、小儿丘疹性荨麻疹、神经性皮炎等。

8. 鱼石脂乳膏

功用：消炎止痛，化腐生肌。

组成：鱼石脂、羊毛脂各100g，95%乙醇100mL，凡士林800g。

制法：取鱼石脂与乙醇调成稀薄黏液，加入羊毛脂调和，再分次加入凡士林，调匀即得。

主治：疖肿、毛囊炎。

来源：《皮肤病中药外用制剂》。

七、软膏

概念：以含脂类或油脂类物质（如凡士林、猪油、羊毛脂）为基质的半固体药物制剂。基质均匀、细腻，涂于皮肤或黏膜上无刺激性。软膏剂基质可分为油脂性基质和水溶性基质。油脂性基质常用的有凡士林、石蜡、液体石蜡、硅油、蜂蜡、硬脂酸、羊毛脂等，水溶性基质主要有聚乙二醇。常用制剂如下：

1. 玉黄膏

功用：润肤止痒。

组成：当归、甘草各 30g，白芷 9g，姜黄 90g，轻粉、冰片各 6g，蜂白蜡 90g，麻油 500mL。

制法：先将前 4 种药浸泡于麻油内 3 天，然后用火熬至枯黄，离火去渣，加入轻粉、冰片（预先研末），最后加入蜂白蜡熔化，搅匀成膏。

主治：皮肤皲裂、银屑病。

来源：《皮肤病中医外治法及外用药的配制》。

2. 芙蓉膏

功用：清热解毒，活血消肿。

组成：黄柏、黄芩、黄连、芙蓉叶、泽兰叶、大黄各 10g。

制法：将上药共研细末，过重罗，用凡士林调成 20% 浓度的软膏（取药末 20g，凡士林加到 100g）。

主治：丹毒、蜂窝织炎、疖、痈、乳腺炎初起等。

来源：《赵炳南临床经验集》。

3. 黄连软膏

功用：清热解毒，消肿止痛。

组成：黄连面 30g、凡士林 270g。

制法：上药混匀成膏。

主治：脓疱疮、单纯疱疹、带状疱疹、毛囊炎、疖、痈、丹毒、皮肤烫伤等。

来源：《赵炳南临床经验集》。

4. 清凉膏

功用：清热解毒，凉血止痛。

组成：大黄面 4.5g、紫草 6g、当归 30g、黄蜡 120g（或 180g）、香油 480g。

制法：以香油浸泡当归、紫草，2 ~3 日后，用微火熬制焦黄，离火，将油滤净去渣，再加入蜂蜡加火熔匀，待冷后加大黄面搅匀成膏。

主治：红斑狼疮、多形红斑、牛皮癣、烫伤、烧伤等。

来源：《赵炳南临床经验集》。

5. 雄黄膏

功用：消肿止痛，解毒杀虫。

组成：雄黄 500g、如意金黄散 330g、蟾酥 6g、生白矾 330g、冰片 6.5g、凡士林 6000g。

制法：诸药研磨成细末，调匀成膏，外敷患处。

主治：带状疱疹、急性淋巴管炎。

来源：《赵炳南临床经验集》。

6. 水晶膏

功用：软化浸润，腐蚀角质。

组成：石灰末 15g、糯米 50 粒、浓碱水适量。

制法：用石灰末加浓碱水浸泡糯米 1～2 天，然后取出糯米捣成糊状备用。

主治：鸡眼、胼胝、寻常疣等角质增生性疾病。

来源：《赵炳南临床经验集》。

7. 黑布药膏

功用：活血软坚，解毒止痛。

组成：冰片 3g、金头蜈蚣 10 条（研末）、蜂蜜 180g、五倍子 840g、老黑醋 2500mL。

制法：将老黑醋置于砂锅内煮沸 30 分钟，再加蜂蜜煎沸，然后用铁筛将五倍子慢慢匀入，边撒边按同一方向搅拌，撒完后改用文火煎成膏状，离火，最后兑入蜈蚣末和冰片粉搅拌均匀即可，存储在搪瓷罐或玻璃罐中备用。

主治：瘢痕疙瘩、乳头状皮炎、疖、痈、毛囊炎及其他增生性皮肤病。

来源：《赵炳南临床经验集》。

8. 除湿止痒软膏

功用：清热除湿，祛风止痒。

组成：蛇床子 12g、黄连 9g、黄柏 10g、白鲜皮 12g、苦参 15g、虎杖 15g、紫花地丁 10g、地肤子 15g、萹蓄 15g、茵陈 15g、苍术 10g、花椒 3g、冰片 3g。

制法：诸药研磨成细末，调匀成膏，外涂患处。

主治：急性或亚急性湿疹。

9. 积雪苷霜软膏

功用：抗瘢痕，促进伤口愈合，清热解毒。

组成：积雪草。

制法：用现代工艺提取积雪草总苷制成。

主治：外伤、手术创伤、烧伤、瘢痕疙瘩、硬皮病。

10. 冻疮膏

功用：温经散寒，活血通络。

组成：苍耳子、威灵仙各 10g，樟脑 5g，凡士林 85g。

制法：先将凡士林熔化，药浸 3～5 天，小火熬枯，去渣，离火，兑入樟脑，边搅拌边冷却成膏。

主治：一期或二期冻疮。

来源：《皮肤病中医外治法及外用药的配制》。

11. 龙珠软膏

功用：清热解毒，消肿止痛，祛腐生肌。

组成：麝香 9g，冰片、冰糖各 30g，松香 60g，黄蜡、凡士林各 480g，香油 1440g，铅粉 1920g。

制法：诸药研磨成细末，放入香油内浸一昼夜，再以文火将药炸焦去渣，兑入蜂蜡融化，冷却成膏。

主治：疮疖、红肿热痛、轻度烫伤、淋巴结核已破溃者。

12. 紫草软膏

功用：润肤止痒，活血生肌。

组成：紫草15g、丹参15g、凡士林70g、蜂蜡15g、羊毛脂15g。

制法：先将凡士林入锅内加热，再加入紫草、丹参炸至枯黄后过滤，然后加入蜂蜡、羊毛脂调匀成膏。

主治：皮肤枯燥皲裂、溃疡疮面。

来源：《皮肤病中医外治法及外用药的配制》。

13. 烫伤膏

功用：解毒止痛，润肤收敛。

组成：生地榆面18g、乳香粉12g、凡士林120g。

制法：调匀成膏。

主治：Ⅰ度、Ⅱ度烧伤。

来源：《皮肤病中药外用制剂》

14. 癣药膏1号

功用：活血祛毒，杀虫止痒。

组成：大黄、枯矾各18g，黄柏、蛇床子、密陀僧各180g，东丹、铜绿各45g，升麻15g。

制法：取上药各研细末，芝麻油500mL，调成膏药备用。

主治：浅部真菌病。

来源：《中医外科学》。

15. 癣药膏2号

功用：活血祛毒，杀虫止痒。

组成：土荆皮、氧化锌各10g，雄黄5g，青黛1g，凡士林100g。

制法：各药研细粉，用凡士林调匀即成。

主治：浅部真菌病。

来源：《中医外科学》。

16. 消炎生肌油膏

功用：清热凉血，祛腐生新。

组成：藤黄、冰片、轻粉各10g，血竭、儿茶、白芷、升麻各30g，黄芩、黄连、黄柏、当归、生地黄、白芍、乳香、没药各40g，生大黄、紫花地丁、紫草根各50g，地黄瓜500g，生石膏100g，芝麻油3500mL。

制法：上药除轻粉、冰片外，均加工成粗粉，浸入芝麻油中10天，倒入砂锅内文火煎熬，熬至黑褐色时，再加入轻粉末，烈火熬3分钟，再加入冰片，充分搅拌，随即停火。

主治：皮肤慢性溃疡。

来源：《皮肤病外用中药制剂》。

17. 五妙水仙膏（混悬液）

功用：祛腐生新，清热解毒。

组成：黄柏、紫草、五倍子各6g，碳酸钠15g，生石灰50g。

制法：制成混悬液膏剂，置于耐碱容器内，密封保存。

主治：毛囊炎、结节性痒疹、寻常疣、神经性皮炎等。

18. 肤舒止痒膏

功用：清热燥湿，养血止痒。

组成：苦参 15g、土茯苓 30g、淫羊藿 15g、人参 10g、天冬 15g、玉竹 15g、麦冬 15g、黑芝麻 10g、冰片 3g。

制法：各药研细粉，用凡士林调匀即成。

主治：血热风燥所致的皮肤瘙痒。

八、糊剂

概念：又称泥剂或泥膏，是在油脂性软膏基质中加入 25% ~50% 的不溶性固体粉末混合而成的一种泥状多孔性膏剂。其具有一定的吸水和收敛作用，故常用于有轻度渗出的亚急性皮炎湿疹等疾病。常用制剂如下：

1. 湿疹糊剂

功用：收敛除湿，杀虫止痒。

组成：樟丹 2. 5g，黄蜡 4g，甘草、煅石膏粉、滑石粉各 10g，芝麻油 40g。

制法：将黄蜡加热溶化后，加入芝麻油搅拌均匀，然后加入诸药，边加边搅拌，搅拌均匀即可。

主治：亚急性湿疹、皮炎。

来源：《皮肤病中医外治法及外用药的配制》。

2. 止痒糊剂

功用：收敛，祛风止痒。

组成：蛤粉、冰片各 6g，煅石膏、枯矾、煅龙骨各 30g，五倍子 60g。

制法：诸药研磨成末，用麻油按 30% 浓度调成糊剂。

主治：神经性皮炎、顽固性湿疹。

来源：《皮肤病中医外治法及外用药的配制》。

3. 黑豆馏油糊剂

功用：收敛止痒，消炎。

组成：冰片 30g，黑豆馏油 25 ~100g，氧化锌、淀粉各 125g，凡士林 430 ~500g，液体石蜡 30mL，醋酸铝溶液 167mL。

制法：将凡士林加水加热熔化至 70 ~80℃，另取醋酸铝溶液加热至 70 ~80℃，再倒入黑豆馏油内，边倒边搅，待温度降至 50 ~60℃时，加入氧化锌、淀粉，边加边搅，再取冰片放入乳钵内，加入少量的液体石蜡研成糊状后，兑入糊膏内，共同搅拌待冷却成糊膏备用。

主治：银屑病、神经性皮炎、角化性或慢性皮炎、湿疹等疾病。

来源：《精选皮肤科外用制剂手册》。

4. 半夏糊

功用：燥湿，散结去疣。

组成：生半夏适量。

制法：生半夏研磨成末，加白糖少许，用冷开水调成糊，涂于疣顶上，3 天上药 1 次。

主治：寻常疣。

来源：《朱仁康临床经验集》。

5. 复方氧化锌糊剂

功用：收敛消炎，收湿止痒。

组成：氧化锌 30g、花生油 30mL、黄连素 10g、凡士林 39g。

制法：将凡士林、花生油置于容器内，加热融化，另取氧化锌、黄连素细粉混合，待油温降至 60℃时缓慢加入，随加随搅拌至冷凝。

主治：湿疹。

来源：《精选皮肤科外用制剂手册》。

九、硬膏

概念：是用脂肪酸盐、橡胶、树脂等组成的半固体基质贴附于裱褙材料上（如布料、纸料后有孔塑料薄膜）。硬膏可牢固地黏着于皮肤表面，作用持久，具有阻止水分散失、软化皮肤和增强药物渗透性的作用。常用制剂如下：

1. 拔膏棍

功用：除湿止痒，通经止痛，破瘀软坚。

组成：鲜羊蹄根梗叶（土大黄）、大枫子、百部、皂角刺各 60g，鲜凤仙花、羊踯躅花、透骨草、马钱子、苦杏仁、银杏、蜂房、苦参子各 30g，穿山甲（炒）、川乌、草乌、全蝎、斑蝥、金头蜈蚣各 15g，白及面 30g，藤黄面、轻粉各 15g，硇砂面 10g。

制法：将麻油 4000g、生桐油 1000g 倒入铁锅内，浸泡诸药后，文火炸成黄色，离火后过滤；再将药油放于武火中（温度约 240℃）熬炼成滴水成珠，然后下丹。将制成的膏药棍加温，外加敷料贴敷于患处；或用热滴法将加热的膏药油涂于患处。

分类：黑色拔膏棍：每 500g 药油加樟丹 300g、药粉 90g、松香 60g。
脱色拔膏棍：每 500g 药油加樟丹、药粉、松香各 60g，官粉 420g。
稀释拔膏棍：每 500g 药油加樟丹、药面各 30g，松香 60g，官粉 210g。

主治：多发性毛囊炎、结节性痒疹、寻常疣、甲癣、瘢痕疙瘩、局限性神经性皮炎、睑黄疣、带状疱疹后遗神经痛。

来源：《皮肤病中医外治法及外用药的配制》。

2. 独角莲硬膏

功用：提脓拔毒，消肿软坚。

组成：独角莲、白芷、皂角刺、防己、连翘、生穿山甲、金银花、当归、海桐皮、大麻仁、生南星、苏木、海带、刺猬皮、豨莶草各 45g，干蟾 3 个，乳香（去油）、没药（去油）各 35g，血余 45g。

制法：将诸药倒入装有 6000mL 麻油的大铁锅内，熬枯去渣；再用武火炼至滴水成珠，离火，投入樟丹（冬天约 2500g，夏天约 3000g），用铁棒急调，油渐变成黑色，将冷凝时加入诸药，调和成膏，以备用。

主治：疖肿、毛囊炎、瘢痕疙瘩、神经性皮炎。

来源：《朱仁康临床经验集》。

3. 康肤硬膏

功用：散风止痒，软坚散结。

组成：大枫子、制马钱子、苦杏仁各30g，川乌、草乌、全蝎、斑蝥、硇砂各15g，麻油750g。

制法：诸药放入麻油中炸枯去渣，武火炼至滴水成珠，兑入樟丹适量收膏，取出浸入冷水中去火毒，摊在纸上备用。

主治：结节性痒疹、局限性慢性湿疹、神经性皮炎。

来源：《中医皮肤科诊疗学》。

十、涂膜剂

概念：是指饮片经适宜的溶剂和方法提取或溶解，与高分子成膜材料制成的能形成薄膜的液体制剂，可供外用涂抹。将药物和成膜材料（如羧甲基纤维素钠、羧丙基纤维素钠等）溶于挥发性溶剂（如丙酮、乙醚、乙醇等）中制成。外用后溶剂迅速蒸发，在皮肤上形成一均匀薄膜。常用于治疗慢性皮炎和职业病防护。常用制剂如下：

1. 痤疮涂膜剂

功用：清热燥湿，凉血解毒，化瘀散结。

组成：石膏、大黄、黄芪、连翘、牡丹皮、赤芍、白茅根、夏枯草、苍术、白术、薏苡仁、苦参、玫瑰花、鸡冠花各等份。

制法：研磨细粉后，采用现代工艺添加乙醇、聚乙烯醇、甘油、羧甲基纤维素钠、香精、氮酮等辅料制成。

主治：湿热蕴结型或血热瘀滞型寻常痤疮。

2. 疏痛安涂膜剂

功用：舒筋活血，消肿止痛。

组成：透骨草143g、伸筋草143g、红花48g、薄荷脑6.7g。

制法：研磨细粉后，用现代工艺添加甘油、乙醇、聚乙烯醇制成。

主治：急慢性软组织损伤、面神经麻痹、头面部神经痛及其他部位神经痛。

3. 金果榄涂膜剂

功用：清热解毒、消肿止痛。

组成：金果榄9g、冰片6g。

制法：研磨细粉后，用现代工艺添加甘油、乙醇、聚乙烯醇制成。

主治：热毒蕴结所致的疖肿初起。

十一、凝胶

概念：是以有机高分子化合物和有机溶剂（如丙二醇、聚乙二醇）为基质配成的外用药物。凝胶外用后可形成一薄层，凉爽润滑，无刺激性。中药凝胶剂是一种新型的中药外用制剂，具有涂展性好，无油腻感，易于清洗，透皮吸收好等特点。具有抗炎镇痛、抗菌抗病毒、局部止血等作用，可用于急慢性皮炎。

中药凝胶根据基质材料的不同，可分为水性凝胶基质和油性凝胶基质。水性凝胶基质的构成一般为水、甘油、丙二醇、纤维素衍生物、卡波姆、海藻酸盐、明胶、淀粉等。油性凝胶基质则由液体石蜡与聚氧乙烯，或脂肪油与胶体硅或铝皂、锌皂构成。必要时可加入保湿剂、防腐剂、抗氧剂、透皮促进剂等附加剂。常用制剂有丹参酮凝胶剂、复方土荆皮凝胶。

1. 丹参酮凝胶剂

功用：抗炎镇痛，预防椎板切除术后瘢痕粘连形成。

组成：丹参 2g、卡波姆 934（1g）、丙二醇 10g、甘油 10g、三乙醇胺 1.5g，加水至 100g。

制法：提取丹参，制备丹参稠膏，真空干燥，粉碎得丹参浸膏粉。取卡波姆 934，加少量水溶胀过夜，再加水溶解，依次加入丙二醇和甘油混匀后，滴加三乙醇胺，边加边搅拌，再加入丹参浸膏粉研匀，最后加纯化水至 100g，搅匀，即得棕红色半透明凝胶剂，100℃流通蒸汽灭菌 30 分钟。

主治：痤疮、荨麻疹、硬皮病、增生性瘢痕。

来源：徐群英，陈蓟，常翠等．植入型丹参凝胶的制备与质量控制．中国药房，2004，15（8）：475－476.

2. 复方土荆皮凝胶

功用：杀菌止痒。

组成：10% 土荆皮酊、苯甲酸、水杨酸。

制法：用现代工艺制成凝胶剂。

主治：手足癣、体癣等表皮浅部真菌感染。

十二、气雾剂

概念：又称为喷雾剂，由药物与高分子成膜材料（如聚乙烯醇缩丁醛）和液化气体（如氟利昂）混合制成。喷涂后药物均匀分布于皮肤表面。

中药气雾剂指能喷射成雾状微粒的中药制剂。是将中药和抛射剂包装在配备有阀门的耐压容器中，当打开阀门时，由于抛射剂气化产生的压力，使药物溶液喷洒成微细的雾状粒子，以供吸入或者在创伤表面形成薄膜，有的还可形成泡沫供特殊治疗之用。是中药制剂中迅速发挥疗效的新剂型之一，如宽胸气雾剂、复方麝香气雾剂、复方细辛气雾剂等。但用于皮肤疾病治疗的气雾剂较少，常用制剂有湿疡气雾剂。

湿疡气雾剂

功用：清热燥湿，解毒止痒。

组成：黄连、黄柏、当归各等份。

制法：用现代工艺制成气雾剂。

主治：急性湿疹。

第十章　美容本草与美容良方

第一节　美容中药

一、白芷——消斑、美白、保湿

白芷味香色白，为古老的美容中药之一，《本草纲目》谓白芷："长肌肤，润泽颜色，可作面脂。"白芷是美容古方中应用最多的药，历代供皇帝、妃嫔以及达官贵人与其亲属使用的美容药物中，一般都少不了白芷，而白芷的美容功效也是最为人称道的。

现代药理研究证明，白芷除了具有解热、镇痛、抗炎等作用，还能改善局部血液循环，消除色素在组织中过度堆积，促进皮肤细胞新陈代谢，进而达到美容的作用。白芷对美白祛斑有显著的作用，并可改善微循环，促进皮肤的新陈代谢，延缓皮肤衰老，使肌肤润泽光滑，还能淡化斑点。

1. 控油祛痘面膜

材料：绿豆粉2茶匙、白芷粉1茶匙、蜂蜜（牛奶）适量。

制法：将绿豆粉与白芷粉混合，再混入牛奶或蜂蜜适量，用纯净水拌匀，敷于面上约15分钟后，清水洗净便可。每周2~3次。

功效：有消炎抗菌及深度清洁的功效。适合油脂分泌过多的皮肤或暗疮肌肤。

2. 美白祛斑面膜

材料：薏苡仁粉2茶匙、白芷粉1茶匙、蜂蜜（牛奶）适量。

制法：将薏苡仁粉与白芷粉混合，再混入牛奶或蜂蜜适量，用纯净水拌匀。敷于面上约15分钟后，清水洗净便可。每周2~3次。

功效：美白祛斑。适合脸色偏暗、毛孔粗大、面部有色斑、痘印者。

3. 消炎祛痘面膜

材料：绿豆粉、白芷、珍珠粉、甘草各等量，蜂蜜、牛奶适量。

制法：取以上材料各适量，加入蜂蜜、牛奶和蛋清。敷20分钟然后洗去，每周1~2次。

功效：消炎祛痘，美白肌肤。

二、白及——美白、消印、润泽

白及自古就是美容良药，被誉为“美白仙子”，可治疗痤疮、体癣、瘢痕等皮肤病。《药性论》云：“治面上疮，令人肌滑。”《本草纲目》云：“洗面黑，祛斑。”白及中含有丰富的淀粉、葡萄糖、挥发油及黏液质等成分，具有美白祛斑、收敛止血、消肿生肌的功效，可改善皮肤粗糙、皱纹增多。外用涂擦，可消除脸上痤疮留下的痕迹，并可滋润、美白肌肤，令肌肤光滑如玉。

1. 三白面膜

材料：白芷粉 1 茶匙、白茯苓 2 茶匙、白及粉 1 茶匙、芦荟鲜汁、蜂蜜或牛奶适量。

制法：将以上 3 种粉混合，冬天加蜂蜜适量调和，如果感觉黏就加几滴牛奶。夏天或油性皮肤只加牛奶适量调和。每次 20 ~ 30 分钟。

功效：柔嫩肌肤，美白润泽。

2. 绿豆三白面膜

材料：绿豆粉 2 茶匙、白芷粉 1 茶匙、白茯苓 2 茶匙、白及粉 1 茶匙、蜂蜜或牛奶适量。

制法：将绿豆粉、白芷粉、白茯苓、白及粉混合，冬天加蜂蜜适量调和，如果感觉黏就加几滴牛奶。夏天或是油性皮肤只加牛奶适量调和。每次 20 ~ 30 分钟，每周 2 ~ 3 次。

功效：祛痘，去印。

3. 白及单方面膜

材料：白及粉 10g、酿造白醋适量。

制法：将白及粉用白醋调后敷于患处。

功效：润泽皮肤，美白，祛痘。

三、白茯苓——美白、乌发、消斑

《本草品汇精要》曰：“白茯苓为末，合蜜和，敷面上疗面疮及产妇黑疱如雀卵。”白茯苓既能去黑白面，又能牢牙乌发，延年益寿。

白茯苓能增强机体免疫功能，所含茯苓多糖有明显的抗肿瘤作用；白茯苓具有利尿作用，能增加尿中钾、钠、氯等电解质的排出；白茯苓还具有镇静、保护肝脏、抑制溃疡的发生、降血糖、抗放射等作用。茯苓还可制成茯苓饼、茯苓酥和茯苓酒等。有的国家将茯苓作为海军常用药物及滋补品的原料。在温度较大的地区和场所，茯苓可作为重要的食疗品种，经常食用可健脾去湿，助消化，壮体质。白茯苓的美容功效为祛斑增白，润泽皮肤，还可以增强免疫功能，扩张血管。

1. 茯苓蜂蜜面膜

材料：白茯苓粉 15g、白蜂蜜 30g。

制法：将白蜂蜜与白茯苓粉调成糊状即成。晚上睡前敷脸，翌晨用清水洗去即可。

功效：具有营养肌肤、消除老年斑黄褐斑的功效。

2. 栗子茯苓粥

材料：茯苓 15g、栗子 10 枚、糯米 30g。

制法：将茯苓洗净入锅，加冷水，用小火煎半小时，弃渣留汤，加入栗子肉、糯米，再煮成粥食用。

功效：健脾益肾，利湿止泻。适宜于小便不利、慢性肾炎者。

四、白术——美白、祛斑、嫩肤

《药性论》记载白术："主面光悦，驻颜祛斑。"用白术粉蘸酒（或醋）如研墨之状，均匀涂抹脸上，可治雀斑和黑斑，李时珍曾说此方治雀斑"极致"。《医学启源》云："白术除湿益燥，和中益气，温中，去脾胃中湿，除胃热，强脾胃，进饮食，和胃，生津液，主肌热，四肢困倦，目不欲开，怠惰嗜卧，不思饮食，止渴，安胎。"白术的功效为美白祛斑，补脾，益胃，去燥湿，安胎。

1. 白术甘草茶

材料：白术15g、甘草3g、水600mL、绿茶3g。

制法：将白术、甘草加水，煮沸10分钟，加入绿茶即可。分3次温饮，再泡再服，日服1剂。

功效：健脾补肾，益气生血。

2. 白术祛雀斑面膜

材料：白术粉10g，水、酿造白醋适量。

制法：将白术粉用适量水、白醋调匀，均匀涂抹在脸上，15～30分钟洗去即可。

功效：可治疗雀斑和黑斑。

3. 白术嫩肤粉

材料：白术粉适量。

制法：每晚洗面后取白术粉搽于手、面部，次日清晨洗去。

功效：滋润肌肤。

五、薏苡仁——消肿、瘦身、控油

《本草纲目》谓薏苡仁："健脾益胃，补肺清热，祛风胜湿，养颜驻容，轻身延年。"薏苡仁的营养价值很高，因此被誉为"世界禾本科植物之王"和"生命健康之禾"。最近又被日本列为防癌食品，因此身价倍增。

薏苡仁具有容易消化吸收的特点，是常用的中药，又是普遍常吃的食物。无论是用于滋补，还是用于医疗，作用都很缓和。薏苡仁性味甘淡，微寒，具有利水消肿、健脾祛湿、舒筋除痹、清热排脓等功效，为常用的利水渗湿药。同时，薏苡仁又是一种美容食品，常食可以保持人体皮肤光泽细腻，可消除痤疮、雀斑、老年斑、妊娠斑、蝴蝶斑等，对脱屑、皲裂、皮肤粗糙等也有良好的疗效。

薏苡仁能美白肌肤，使肌肤更润滑。其所含矿物质、B族维生素、薏苡素、薏苡仁酯均有益于美白肌肤。矿物质：舒缓、镇定晒后肌肤。B族维生素：抗炎，控油，保湿锁水。薏苡素：防止晒黑，改善肌肤干燥状况。薏苡仁酯：促进新陈代谢，让凹凸不平的粗错肌肤变平滑。

1. 清脂美白薏仁汤

材料：薏苡仁粉20g、绿茶粉5g、杏仁粉适量、牛奶或酸奶1瓶。

制法：将所有材料混合后，搅拌均匀即可食用。

2. 薏仁养颜绿茶

材料：绿茶、薏苡仁粉各适量。

制法：将绿茶放到碗里，然后加入烘焙好的薏苡仁粉，搅和均匀，用热开水冲泡即可。

功效：本品含有丰富的水溶性膳食纤维，可以增强免疫力及降血脂。

3. 牛奶薏仁汤

材料：薏苡仁粉、鲜奶各适量。

制法：将鲜奶煮沸后加入薏苡仁粉5~10g，搅拌均匀即可。

功效：淡化黑斑，美白肌肤。

4. 薏仁粉美白小秘方

材料：白芷、牛奶、薏苡仁粉各适量。

制法：将材料调和敷脸15~20分钟。

功效：能有效美白肌肤，淡化色斑，改善油性。

5. 瘦脸面膜

材料：少许荷叶粉、薏苡仁粉2茶匙、水100mL。

制法：首先将荷叶浸于水中，用细火煎煮约2分钟，煲至水剩下小量；然后滤掉荷叶，取汁液约3茶匙，加入薏苡仁粉拌匀后敷面，约15分钟后用冷水洗净。每周可敷2~3次。

功效：消脂减肥。

六、金盏花——控油、舒缓、修复

金盏花又名常春花。这种橘红色或金黄色的花朵在印度被尊为“圣花”。金盏花茶是欧洲最普遍的花草茶，具有安眠、解毒、安抚的作用。

金盏花性甘，能清湿热，清凉降火，具有止痛、促进伤口合愈合的功效，有助于治疗胃痛及胃溃疡，消炎，杀菌，促进血液循环，解经痛。在重感冒时饮用可利尿，退烧。其富含矿物质和维生素C，可治疗失眠，缓解焦虑和神经衰弱。金盏花还能养肝明目，养颜美容，解毒消炎。其外用是很好的杀菌剂，以治疗皮肤疾病及创伤为主，具有消炎、杀菌抗霉、收敛、防溃烂的效果，并可减轻晒伤、烧烫伤等。平时用来蒸脸、泡浴或手足浴，可促进肌肤的清洁柔软。

控油祛痘紧肤面膜

材料：金盏花粉、野菊花、金银花、桑叶粉各适量。

制法：取以上材料各适量，加入矿泉水适量调成糊状敷脸，20分钟后用清水洗干净即可。

功效：祛痘，美白。

七、何首乌——乌发、生血、美颜

何首乌为蓼科植物何首乌的块根，本品不寒不燥，也不滋腻，是一味平补肝肾，养益精血的药物。《本草纲目》评价何首乌说：“养血益肝，固精益肾，健筋骨，乌髭发，为滋补良药，不寒不燥，功在地黄、天冬诸药之上。”

据现代药理研究，何首乌含有大黄酚、大黄素、大黄酸、大黄素甲醚、脂肪油、淀粉、糖类、土大黄苷、卵磷脂等成分，不仅具有滋补强壮的作用，还能降低血清胆固醇，防止和减轻动脉粥样硬化，有明显的强心作用，亦有促进肠管蠕动、缓泻的作用。据近年来有关专家对何首乌的抗衰老功能的实验研究发现，何首乌有减少脂褐质生成的作用，而脂褐质是生物体内自发产生的物质，其含量随生物年龄的增长而上升，是重要的衰老指标之一。

1. 首乌酒剂

材料：制何首乌30g、熟地黄30g、当归15g。

制法：浸于1000mL白酒中，10～15天后饮用，每日15～30mL。

功效：治疗白发。

2. 何首乌粥

材料：制何首乌30～60g、粳米100g、大枣3～5g。

制法：将制何首乌浓煎去渣，入粳米、大枣，慢火熬粥，熟时入冰糖适量，每周食1～2次。

功效：治疗头发枯燥、发黄。

3. 首乌鸡蛋汤

材料：制何首乌120g、鸡蛋1个。

制法：先以2碗水煮制何首乌，煮至约30mL，取浓汤煮鸡蛋。每日1次，吃蛋喝汤。

功效：养血荣发，适用于血虚所致的脱发。

八、红枣——养颜、活肤、美白

红枣，又名大枣。其特点是维生素含量非常高，有"天然维生素丸"的美誉，具有滋阴补阳之功效。红枣味甘性温，归脾胃经，具有补中益气、养血安神、缓和药性的功能。而现代的药理学则发现，红枣含有蛋白质、脂肪、糖类、有机酸、维生素A、维生素C、微量钙等多种成分，能使血中含氧量增加，滋养全身细胞，是一种药效缓和的强壮剂。

红枣具有养颜补血的作用，如果经常用红枣煮粥或者煲汤的话，能够促进人体造血，可以有效地预防贫血，使肌肤越来越红润。红枣中含有非常丰富的维生素C和环磷酸腺苷，能够促进肌肤细胞的代谢，防止黑色素沉着，具有美白肌肤、祛斑等美容护肤功效。

红枣能养血安神，滋补脾胃，如果年老体弱的人群经常食用红枣的话，能够增强体质，延缓衰老；如果是上班族食用红枣的话，能够增加食欲，缓解紧张的情绪；如果晚上饮一杯红枣茶，可以改善失眠。

1. 大枣黄豆粥

材料：黄豆50g、大枣10枚、粳米200g。

制法：黄豆洗净泡发一宿，大枣温水泡15分钟后洗净，粳米冲洗一下，放入锅中，加水烧开，放入黄豆小火熬40分钟，再加入大枣熬40分钟。食用时，可根据自己的口味加糖或盐拌匀即可。

功效：补气活血，滋润肌肤。

2. 大枣花生炖猪蹄

材料：大枣 100g，花生米（带红衣）100g，猪蹄 4 只，料酒 25mL，酱油 60mL，砂糖 30g，葱段 30g，鲜姜 15g，八角、花椒、小茴、味精、精盐各适量。

制法：大枣和花生米用清水洗净后放入碗中，加清水浸泡备用。将猪蹄上的毛去净，洗净放入锅中，加水适量，煮四成熟捞出，加入酱油拌匀。锅内入油适量，旺火烧七成热，将猪蹄倒入，炸至金黄色捞出，放入砂锅内，加入清水，将猪蹄淹没，烧沸后，加入大枣、花生米及调料，继续用小火烧至猪蹄烂熟即可。

用法：每天吃猪蹄 1 个，并同时吃适量大枣和花生米，可经常食用。

功效：养颜美容，防止和减少面部皱纹，维护皮肤弹性，养血安神，补中益气。适用于面部皱纹者，对贫血、血小板减少、白细胞减少及身体虚弱者有一定疗效。

3. 大枣生姜美容茶

材料：大枣 250g，生姜 500g，沉香、丁香各 25g，茴香 200g，盐 30g，甘草 150g。

制法：所有材料共捣为末，和匀备用。每次 15～25g，清晨煎服或泡水代茶饮。

功效：补脾养血，安神解郁，消除皱纹。

九、枸杞子——乌发、养目、防皱

枸杞子全身是宝，《本草纲目》记载："春采枸杞叶，名天精草；夏采花，名长生草；秋采子，名枸杞子；冬采根，名地骨皮。"枸杞子的叶、花、根也是上等的美食补品。现代医学研究表明，枸杞子含有胡萝卜素、甜菜碱、维生素 A、维生素 B_1、维生素 B_2、维生素 C、钙、磷、铁等，可增加白细胞活性，促进肝细胞新生，还可降血压、降血糖、降血脂。

枸杞子一年四季皆可服用，以下午泡饮为佳，可以改善体质，有利于睡眠。但要注意的是，枸杞子泡茶不宜与绿茶搭配，适合与贡菊、金银花、胖大海和冰糖一起泡服，用眼过度的电脑族尤其适合。在冬季，枸杞子宜煮粥，可以和各种粥品搭配。

枸杞子自古就是滋补养生的上品，有延衰抗老的功效，所以又名"却老子"。枸杞子中的维生素 C 含量比橙子高，β－胡萝卜素含量比胡萝卜高，铁含量比牛排还高。对于女性而言，常吃枸杞子还可以起到美白养颜的功效。

菊花杞子茶

材料：红茶包一个、枸杞子一小撮、菊花 3～5 朵。

制法：将以上材料放入已经预热的杯中，加入沸水泡 10 分钟即可饮用。茶包浸泡可随个人喜好而提早取出，也可不加茶包。

功效：补血，抗衰老，防皱纹，固精气。适合于工作繁重、长期面对电脑工作的人群。

十、当归——补血、活血、调经、润肤

《本草纲目》谓当归："治一切风，一切血，补一切劳，破恶血，养新血……润肠胃筋骨皮肤。"中医有句名言："十方九归。"说明当归在临床上使用频率之高。当归美容功效亦很突出，尤其女性更为适宜。当归内服、外用均可。内服适用于面部长斑，色暗，伴经血色暗有血块者；或痛经，月经周期后滞者；或面色苍白，无血色，皮肤干燥、脱屑，

月经量少，色淡者；或怕冷、易生冻疮者。外用可祛斑、补血、养血，改善气血，令面色红润富有光泽。

现代药理研究，当归能增加心脏的血液供应，降低心肌耗氧量，保护心肌细胞，扩张血管，改善微循环；并具有保肝利胆，抗菌抗炎止痛，增加机体免疫力，抗肿瘤等作用。当归的水溶液有极强的抑制酪氨酸酶活性的作用，可治疗黄褐斑、雀斑，能使皮肤细嫩有光泽。当归既可用于食疗，又可用于制作面膜，或加入面霜中使用。

1. 当归生姜羊肉汤

材料：当归 60g（布包）、生姜片 30g（布包）、新鲜羊肉 500g（切片）、食盐少许、葱花少许。

制法：羊肉剔去筋膜，放入开水锅中略烫，除去血水后捞出，切片备用。将备好的羊肉放入砂锅中，加清水、料酒、食盐、生姜，旺火烧沸后撇去浮沫，再改用小火，炖至羊肉九成熟时，加入当归，至羊肉熟烂，撒葱花即成。分 2～3 次食用。

功效：温阳补血。适合虚寒怕冷，面色苍白无血色，四肢冷，易生冻疮者。

2. 当归鸡汤

材料：当归、生地黄、牡丹皮、红花、穿山甲各 10g，乌骨鸡 1 只，姜、盐各少许。

制法：乌骨鸡宰杀后，去毛及内脏，切成块；当归、生地黄、牡丹皮、红花、穿山甲用干净纱布包好。将鸡块、药包一同放入锅中，加入姜、盐及清水适量，炖至鸡肉烂熟即成。

功效：养血，活血，养颜，可减轻皮肤上的色斑沉着。

3. 当归荸荠薏米粥

材料：当归 10g、荸荠 20g、薏苡仁 30g、大米 50g、蜂蜜少许。

制法：将当归切成末，入锅煮 30 分钟，去渣后加入荸荠、薏苡仁、大米，煮成粥，再加蜂蜜调味即可食用。

功效：养血，清热，除湿。适合于易长痘者。

4. 美颜补血粥

材料：当归 10g、川芎 3g、黄芪 10g、红花 5g、鸡汤 1000g、粳米 100g、黄酒适量。

制法：先将前 4 味用黄酒洗后，切成薄片，诸药入布袋，加入鸡汤和清水，煎成药汁，去布袋后入粳米，用旺火烧开后转用文火熬煮成稀粥。

功效：补气，补血，理气，祛斑。适用于气血不足所致面色苍白者，并对皮肤色斑与黑眼圈有一定的消退作用。

5. 当归党参面膜

材料：当归粉、党参粉各半大匙，鲜奶 1 大匙。

制法：将当归粉和党参粉放入碗中，加鲜奶调成糊状即可。然后用面膜刷将面膜均匀地涂于脸上，避开眼睛和嘴唇周围，15～20 分钟后洗净，每周 1 次。

功效：当归有补血、养血之功；党参有补气的功效，两药合用能改善气血，令面色红润富有光泽。

注意事项：由于当归有感光性，使用这款面膜后不要立刻晒太阳。

6. 当归醒肤保湿面膜

材料：当归 9g、甘草 3g、白芷 9g、蛋清 1 个、姜黄 3g、蒸馏水 10mL。

制法：将药材分别磨为细末，混合均匀，加蛋清，如浓稠则加适量蒸馏水调匀，敷于脸部20～30分钟，待敷料八分干时洗净。油性皮肤每周2次，干性皮肤每周1次。

功效：活血醒肤，润肤保湿。

十一、人参——补气、生津、安神、增智

人参自古被誉为“百草之王”，是“滋阴补气，扶正固本”之极品。由于根部肥大，形若纺锤，常有分叉，全貌颇似人的头、手、足和四肢，故而称为人参。《神农本草经》记载：“人参，味甘微寒，主补五脏，安精神，定魂魄，止惊悸，除邪气，明目，开心益智。久服，轻身延年。”《本草纲目》记载人参：“治男妇一切虚证。”自古就是宫廷御用的美容极品，但实证、热证忌服。

现代药理研究表明，人参富含多种人参皂苷、氨基酸、维生素及矿物质，极易被吸收；故人参具有补益与抗衰老的作用，其所含活性物质可以抑制黑色素的生成，使皮肤洁白光滑。人参还具有明显的抗氧化作用，可以促进新陈代谢，清除自由基，使肌肤保持光洁细腻。人参含有人参皂苷，能促进血液循环，防止肌肤老化与皱纹产生，并能增加肌肤的营养供应。此外，人参还能提高机体免疫功能，防止肌肤受到外界环境的有害刺激，并可加速人体的新陈代谢，深层滋润肌肤，防止皮肤干燥和老化，使肌肤细腻光滑。人参无论内服，还是外用，都能起到美容护肤的作用。

1. 人参珍珠粉去皱面膜

材料：人参2g、珍珠粉3g、少许牛奶。

制法：将人参研磨至粉状，加入珍珠粉混匀后，再加入牛奶调成糊状，然后用面膜刷将面膜均匀地涂于脸上，避开眼睛和嘴唇周围，15～20分钟后洗净。每周1次。

功效：滋养肌肤，嫩滑肌肤，美白淡斑。

2．人参山药汤

材料：人参6g、山药30g、红枣10枚、瘦猪肉50g、精盐少许。

制法：人参入砂锅内，加适量清水煎熬，大火烧开后，换小火炖40分钟，去渣取汁；瘦肉片、山药、红枣一同入锅，加适量水煮烂，再兑入人参汁稍煮即成。可于清晨空腹服食，每日1次。

功效：益气养血，悦色丰肌。适用于脾虚血弱、元气不足所致的面色枯萎、皮肤干皱等症状。

3．人参蜂蜜粥

材料：人参3g、蜂蜜50g、生姜汁5mL、韭菜汁5mL、粳米100g。

制法：将人参切片，置水中浸泡一夜，连同泡参水与洗净的粳米放入砂锅中，文火煨粥。粥将熟时放入蜂蜜、生姜汁、韭菜汁调匀，再煮片刻即成。每日1剂，分次食用。

功效：有益气、健脾、温阳之效。适用于因气虚所致的面色苍白无华者。

十二、川芎——活血、行气、祛风、止痛

川芎为常用活血化瘀药，具有活血行气、祛风止痛之功效，善治血瘀气滞诸证。川芎能上行巅顶，下走血海，为治疗各种头痛、妇女月经不调之要药。《本草纲目》记载川芎：“长肉排脓，消瘀血。”可用于面斑、痤疮等属血瘀、气滞、风邪者。川芎还是常用

的美容美发中药。

现代药理证明，川芎能改善皮肤血液循环，活化皮肤细胞，故有延缓皮肤衰老之功效。川芎制成外用化妆品，能起到驻颜悦色，使皮肤润滑光泽的作用。川芎能扩大头部毛细血管，促进血液循环，增加头发营养，并使头发有良好的柔韧性，不易变脆，且能延缓白发生长，保持头发润滑光泽。川芎对各种致病菌和病毒有抑制作用，可治疗维生素 E 缺乏症。对于体外培养的黑色素细胞，川芎嗪具有抑制黑色素细胞增殖、黑素合成、酪氨酸酶活性等作用，故有美白作用。

1. 四物炖鸡汤

材料：母鸡 1 只、当归 10g、川芎 6g、白芍 10g、熟地黄 10g、生姜 15g。

制法：将鸡宰杀后，去毛、脚、内脏，入沸水中烫洗，再入清水中冲洗。将当归、川芎、白芍、熟地黄洗净，分别切成薄片，放入布袋中。将鸡与药一起投入砂锅中，加水约 1000mL，大火煮沸后，捞去浮末，再加入姜片，转至小火，炖至鸡肉和骨骼软烂，捞去药包、姜片，调味即成。

功效：润肠通便，补血养颜。

2. 桃仁川芎黑豆汤

材料：桃仁 10g、川芎 10g、黑豆 20g。

制法：先将桃仁打碎，放置一边，然后用纱布将川芎包裹起来。随后在锅内加入适量的水，将水煮沸后，将黑豆、桃仁、川芎一并放入锅内，再加入适量的冰糖，待黑豆煮烂后即可服用。可饮汤食豆，每日服 1 ~2 次。

功效：活血行气，滋补肝肾。可用于肝肾不足、气血亏虚之脱发。

3. 滋养美白面膜

材料：当归 30g、川芎 30g、白芷 130g、益母草 30g、乌梅 15g。

制法：将上药研成极细粉末，混合均匀后，装瓶备用。每晚取适量用牛奶调成糊状敷面，至八分干时洗净，连用 15 ~20 天。

功效：美白，养颜，祛斑。

十三、珍珠——镇心、定惊、清肝、收敛、生肌

本品为珍珠贝科动物合浦珠母贝、蚌科动物三角帆蚌、褶纹冠蚌等双壳类动物受刺激所形成的珍珠。用时研末水飞，或与豆腐同煮，然后取出研末。

自古珍珠一直被视为延缓衰老、养颜美容之佳品。《本草纲目》中记载：“珍珠味咸甘寒无毒，镇心点目；珍珠涂面，令人润泽好颜色。涂手足，去皮肤逆胪；坠痰，除面斑……解痘疔毒……令光泽洁白。”

近年来研究发现，珍珠含有多种氨基酸、生物钙和微量元素等成分，这些成分亦是其发挥药理作用的主要有效成分。现代药理研究表明，珍珠具有明显的延缓衰老、免疫促进、疏通微循环、保护神经元细胞、抗炎等作用。珍珠粉对人体有延缓衰老、清除自由基的作用。自由基是衰老的重要引发因素，随着年龄的增长，新陈代谢逐渐减缓，自身抵抗自由基的能力会因此而降低，皮肤及身体器官就会出现提早老化的现象。用珍珠粉涂面，可促进人体肌肤超氧化物歧化酶（SOD）的活性，抑制黑色素的合成，保持皮肤白皙。此外，由于 SOD 具有清除自由基的作用，故用珍珠粉涂面可防止皮肤衰老、起皱。

1. 牛奶珍珠粉面膜

材料：珍珠粉2匙、牛奶少许。

制法：牛奶与珍珠粉混合后，涂于压缩纸膜，敷在脸上，期间如果干了，还可以再涂。15分钟后去掉洗净。

功效：美白作用。

2. 珍珠粉芦荟面膜

材料：芦荟少许、面粉2匙、珍珠粉1匙。

制法：芦荟榨汁，然后用芦荟汁将面粉、珍珠粉搅拌成糊状，涂于面部，稍干后再涂第二层，在面部保留30分钟左右，洗净即可。

功效：紧缩皮肤，消炎，去痘。

3. 珍珠粉水果面膜

材料：苹果、黄瓜、梨各适量，面粉1匙，珍珠粉1匙。

制法：将苹果、黄瓜、梨等在擦板上擦成果泥，加入面粉、水和珍珠粉，调拌均匀，若干，可加入少许蒸馏水，涂于面部，待10～20分钟后洗净即可。

功效：具有清凉镇静的作用，炎夏使用效果更佳。

4. 蛋清蜂蜜珍珠粉面膜

材料：蛋清半颗、蜂蜜两小勺、珍珠粉1匙。

制法：蛋清、蜂蜜、珍珠粉混匀，涂于面部，待10～20分钟后洗净即可。

功效：控油，收敛毛孔。适合于油性肌肤且毛孔粗大者。

十四、冬虫夏草——补肺、益肾、止血、化痰

冬虫夏草又名虫草，是一种名贵滋补药材。冬虫夏草入肺、肾二经，既能补肺阴，又能补肾阳，是一种能同时平衡和调节阴阳的中药。冬虫夏草具有滋阴补肾的功效，能延缓衰老，改善早衰所致的皮肤粗糙、皱纹增多等症状，可驻颜悦色。

冬虫夏草是一种天然的抗氧化剂，可提高超氧化物歧化酶（SOD）的含量，SOD能够清除自由基，抗氧化，促进新陈代谢，从而避免细胞受到氧化、老化或破坏，可起到延缓衰老、健康长寿的作用。自由基对人体的损伤和毒害是引起人体衰老和死亡的重要原因之一。虫草素能扩张血管，增加皮肤表层的血液循环，可起到美容、护肤作用。长期服用冬虫夏草可以美容养颜，延缓衰老。

1. 虫草老龟汤

材料：老龟1只、冬虫夏草10g、盐少许。

制法：先将老龟放入锅内用大火煮沸后，放入冬虫夏草，长时间温火煲汤，时间为2～3小时，加少许盐后，即可食用。

功效：有健脾、安神、美白皮肤的功效。

2. 虫草苁蓉炖羊肉

材料：冬虫夏草5～10g，肉苁蓉10g，羊肉100g，生姜、葱各适量。

制法：将冬虫夏草、肉苁蓉、生姜与葱分别用清水洗净，将羊肉放入锅中煮5分钟，取出洗净，去除羊肉的膻味，随后将洗净的全部用料放入炖盅，加水适量，盖好，炖3小时，下盐调味食用。

功效：滋补养颜。

十五、天山雪莲——除寒、壮阳、调经、止血

天山雪莲是产于新疆天山的一种珍奇植物，被世人誉为“药中珍品”，生长在海拔3000米的冰碛土缝中。自古以来，天山雪莲禀天地之灵气，承日月之精华，在极其洁净而寒冷的生态环境中，沐浴在强烈的阳光和紫外线下，在冰川矿泉水的滋润下茁壮成长。暴风雪、严寒、缺氧、强烈的紫外线，天山雪莲在如此恶劣的环境中生长，赋予了其较高的医疗养生价值。天山雪莲具有除寒壮阳、强筋舒络、调经止血、祛湿解毒等功效，是强身壮体之珍品，被誉为“药中极品”和“圣人草”。《穆天子传》记载：“皇帝向王母求长生不老药，王母取天山雪莲赠之。”

从现代药理分析，天山雪莲含有大量的黄酮类化合物，以及多糖和雪莲内酯等成分，这些物质在进入人体以后不但能为皮肤代谢提供大量的营养，更能增加人体皮肤对紫外线的抵抗能力，保护皮肤不受紫外线的侵害，可改善皮肤色素沉着，同时也能起到除皱和增加皮肤弹性的功效。很多防晒化妆品中都含有天山雪莲。此外，天山雪莲还有良好的杀菌、抑菌作用，对痤疮、湿疹、真菌等均有一定的治疗作用。

1. 雪莲乌鸡煲

材料：天山雪莲20g，乌鸡1只（1斤左右），葱、姜、盐、糖、味精、食用油各适量。

制法：食用油加热，加葱、姜炒出香味，加盐、糖，再加乌鸡、天山雪莲，加水用大火烧滚后，改文火炖约45分钟，肉烂后停火，起煲调味，吃肉喝汤。

功效：补肾壮阳，调经补血，延缓衰老。

2. 雪莲枸杞红花饮

材料：天山雪莲5g、枸杞子4g、红花2g。

制法：开水泡茶或沸水煎服，日服2次。

功效：活血祛斑。适用于面部长斑、妇女月经不调、痛经等。

3. 雪莲美容敷面膏

材料：天山雪莲粉25g、芦荟鲜汁20mL、黄瓜汁30mL、生鸡蛋1只、面粉10g、砂糖5g、香精少许。

制法：以上诸味调匀，置于冰箱中，可延长使用期。用此膏敷面，经40～45分钟，敷面膏就会干燥、结膜，这时以清水轻轻地将膏体洗掉，每周1次。

功效：可加速皮肤的新陈代谢，减少皱纹，使皮肤保持光泽、丰满，延缓衰老，并有一定的祛斑作用。

4. 雪莲绿豆粉膜

材料：天山雪莲粉30g、绿豆粉15g、蛋清少许。

制法：用蛋清将天山雪莲粉、绿豆粉调匀，涂于面部。

功效：有一定的淡化色斑作用。

十六、红花——活血、通经、散瘀、止痛

红花有活血化瘀之功效，是妇科和伤科良药。《药品化义》云：“红花，善通利经脉，

为血中气药，能泻而又能补，各有妙义。”有活血通经、散瘀止痛之功，用于经闭、痛经、恶露不行、癥瘕痞块、跌打损伤等。红花具有活血化瘀的功效，可起到美容祛斑作用。

现代药理研究证明，红花具有抗血栓、抗氧化、抗衰老、抗凋亡、抗动脉粥样硬化、保护心脑血管等作用，并可抗炎、抗肿瘤。红花可消除因内分泌失调引发的色斑，还可通过改善血液微循环，使皮肤自然、光泽、红润。

1. 红花糯米粥

材料：红花 10g、当归 10g、丹参 15g、糯米 100g。

制法：糯米洗净用清水浸泡，药材用清水迅速冲净；在锅中加入清水和所需中药材，用大火煮开转小火煮上 20 分钟，去渣取汁；在留下的汤汁中加入浸好的糯米，用大火烧开转小火煮至米熟。

功效：养血调经。适用于血虚、血瘀所致颜面枯燥少泽者。

2. 桃仁红花当归粥

材料：桃仁 15g、红花 10g、当归 10g、粳米 100g、红糖少许。

制法：先将桃仁捣烂成泥，与红花一起煎煮，大火煮开转小火煮上 20 分钟，去渣取汁，再同粳米煮为稀粥，加红糖调味。

功效：活血通经，祛瘀止痛。适用于气滞血瘀所致经闭、月经不调者，以及易长斑的女性患者。

3. 轻身悦颜红绿茶

材料：红花 5g、绿茶 5g、泽泻 10g、茯苓 10g、丹参 10g。

制法：先将绿茶置于茶杯之中，将红花等 4 味中药水煎，先用旺火，煮沸时改文火。用滚沸的药汁冲泡绿茶。代茶饮，每日 1 剂。

功效：活血化瘀，利湿排毒，降脂轻身，润肤悦颜。适用于面色暗、长斑、肥胖、月经不调者。

4. 红花玫瑰饮

材料：红花 15g、玫瑰花 20g。

制法：混匀放入瓷杯中，开水冲泡饮用。

功效：治疗闭经，痛经，或易生气、长斑者。

5. 红花面膜

材料：桃花（阴干）、红花、白芷粉各半匙，蜂蜜少许。

制法：将上述三种药粉均匀混合后，用少许蜂蜜调匀，敷面，每周 1 ~ 2 次。

功效：活血化瘀，养颜祛斑。

6. 红花艾叶泡脚汤

材料：艾叶 25g、红花 10g。

制法：混合均匀后，用纱布包裹，加水大火煮开后，换小火煮 30 分钟，用于泡脚。

功效：可防干裂，让足部光滑，并对脚上老茧、冻疮、脚癣等有一定效果。

十七、甘草——益气、润肺、解毒、止痛、调和诸药

甘草属中药的补益药类，主要有益气健脾、润肺止咳、清热解毒、缓急止痛、缓和药

性等作用。《本草图经》云："甘草能解百毒，为众药之要。"虽然甘草看起来丝毫不引人注目，却是一种很好的传统美容佳品。

甘草对皮肤、毛发有营养保湿作用，并对损伤的皮肤、毛发有修复作用，其抗氧化能力与维生素 E 比较接近。甘草还有免疫调节作用，外用可以防晒、增白、消斑，防止皮肤粗糙，并可预防皮肤色素沉着，从而起到美白肌肤和抗衰老的作用。此外，甘草还有相当不错的杀菌消炎功效，可预防和治疗感染。甘草一直以来都被作为护肤品的原料，不少美白类护肤品中都含有甘草提取液。

1. 三白汤（《医学入门》）

材料：白芍、白术、白茯苓各 5g，甘草 2. 5g。

制法：水煎，温服。还可自制袋泡茶，取白术粉、白芍粉、白茯苓粉各 150g，甘草粉 75g，混合均匀，装入 30 个小包中，每天取 1 包用沸水冲泡，代茶饮，茶末可用于敷脸。内服外敷。

功效：调中健脾，除湿祛斑。适于气血虚寒导致的皮肤粗糙、萎黄、黄褐斑、色素沉着等。

2. 白术甘草茶

材料：白术 15g、甘草 3g、水 600mL、绿茶 3g。

制法：将白术、甘草加水，煮沸 10 分钟，加入绿茶即可。分 3 次温饮，再泡再服，日服 1 剂。

功效：健脾补肾，益气生血，美白去斑。

3. 甘橙美容饮

材料：柳橙 3 颗，冰糖、甘草粉少许。

制法：将每颗柳橙都切成 4 ~ 6 等份，加 3 碗水煮，沸腾后 5 分钟，加入些许冰糖与甘草粉，当饮料喝。

功效：美容养颜，有助减肥。

4. 美白粉膜

材料：甘草粉、白芷粉、白术粉、白及粉各半茶匙。

制法：上述各药粉混匀后，加水调匀制成面膜，洗脸后，均匀地涂在脸上，20 ~ 30 分钟后洗去。

功效：美白，祛斑。

十八、苦参——清热、燥湿、杀虫、利尿

本品味苦性寒，既能清热燥湿，善清下焦湿热，使湿热从小便排出；又能祛风杀虫，燥湿止痒。多用于带下、阴肿、阴痒、湿疮、皮肤瘙痒等多种疾病的治疗，内服、外用皆宜。本品有小毒，内服用量不宜过大，一般为 3 ~ 10g，外用适量。脾胃虚寒者忌服。不宜与藜芦同用。

现代药理研究证明，苦参能够平衡油脂分泌，疏通并收敛毛孔，清除皮肤内毒素，促进受损血管、神经、细胞的生长和修复，恢复皮下毛细血管细胞活力，使肌肤紧致、细滑，起到美容护肤的作用。苦参对瘙痒性皮肤病及细菌、真菌（如毛癣菌、黄癣菌、红色表皮癣菌、糠秕孢子菌）、昆虫、原虫（如贾第虫病）所致的皮肤病疗效显著，并可杀

灭阴道滴虫。苦参乙醇提取物具明显的酪氨酸酶抑制活性，可抑制黑色素的生成，因此具有美白作用。苦参对增生性瘢痕成纤维细胞增殖有抑制作用，对皮肤损伤后出现的增生性瘢痕的治疗有一定效果。由于其重要的药用价值和广泛的药理作用，苦参越来越引起人们的关注，苦参提取物也被广泛运用于化妆品，用于防治痤疮等。

1. 苦参除脂洗液

材料：苍耳子 30g、王不留行 30g、苦参 15g、白矾 9g、马齿苋 30g、白鲜皮 20g。

制法：上 6 味用冷水浸泡 30 分钟后，水煎外洗头面部，每日 1 剂，每日 2 次。

功效：收敛止痒。对脂溢性皮炎有一定效果。

2. 苦参芒硝洗方

材料：苦参 30g，芒硝 10g，大黄、蛇床子、乌梅、连翘各 30g，甘草 20g。

制法：上 7 味用冷水浸泡 30 分钟后，水煎外洗、浸泡手足。

功效：对手癣、足癣有一定的防治作用。

十九、黄柏——疗渣消痤

黄柏具有美容治疗作用，常用于湿热熏蒸或湿热下注所致的损容性疾病。《医学入门》谓黄柏："治眼赤、鼻皶、喉痹及痈疽发背，乳痈脐疮亦用。"

现代药理研究证明，黄柏外用调涂患处，对痤疮丙酸杆菌、金黄色葡萄球菌、化脓性链球菌等阳性球菌具有较强的抑菌作用，并且能够抑制免疫反应，减轻炎症损伤，故常用于治疗痤疮、酒渣鼻及下肢湿疹等。外用洗面可祛除皮肤油脂，延缓皮肤角质化，令皮肤光泽。

1. 复方黄柏霜

材料：黄柏、黄芩、当归、生首乌、玉竹、知母各适量。

制法：将前 4 味药与后 2 味药按 2∶1 配比药量，用 95% 乙醇浸泡，提取有效成分，浓缩后制成水包油霜剂。

用法：先洗净患处，然后搽抹霜剂，稍作按摩，每日 3 次。

功效：具有抗菌消炎作用。适用于湿热蕴结所致痤疮。

2. 黄柏地榆外敷法

材料：黄柏、地榆各适量。

制法：

①散剂：取黄柏 2 份、地榆 1 份，研为细末，制成散剂。

②煎剂：取黄柏 100g、地榆 60g，加水 1500g，熬成 400mL 药液，制成煎剂。

③膏剂：取黄柏、地榆各等份，研为细末，加麻油，调成 30% 浓度的膏剂。

用法：急性湿疹，以药液凉敷配合散剂外敷；亚急性及慢性湿疹，则以药液凉敷配合油膏外敷，每日 2 次。

功效：具有抑菌、抑制免疫反应、减轻炎症损伤的作用。适用于急慢性湿疹。

3. 孙仙少女方

材料：黄柏皮 9g、土瓜根 9g、大枣 7 个。

制法：上药同研细为膏。

用法：每日晨起将药膏化汤洗面。

功效：具有营养滋润肌肤、延缓皮肤衰老、防治皮肤病的作用。本方不仅可以洗面，保持容颜不老，还可以用来洗澡，有减肥护肤的效果。

二十、白僵蚕——增白悦色、通窍润肤、灭瘢除痕

白僵蚕为家蚕的幼虫在未吐丝前，因感染白僵菌而发病致死的僵化虫体。外用其药，可治面黑等症，也常被用作祛疤剂。《神农本草经》谓白僵蚕："灭黑䵟，令人面色好。"《名医别录》谓白僵蚕："灭诸疮瘢痕。"

现代药理研究证明，白僵蚕含有氨基酸、维生素 E 及活性丝光素，有营养皮肤和美容的作用。白僵蚕所含氨基酸可刺激肾上腺皮质，调节性激素分泌，故对女性性激素分泌失调导致的黄褐斑有一定的疗效。其所含的活性丝光素能促使皮肤细胞新生，调节皮脂，改善皮肤微循环，因此白僵蚕可增白防晒，消除色素沉着，保持皮肤弹性。因其富含维生素 E，故可通过清除自由基，治疗脂质氧化形成的老年斑。白僵菌可分泌蛋白酶、壳质酶及脂酶等水解酶，故具有消化角质、除瘢痕、分解色素、祛痤疮的作用。

1. 八白散

材料：白丁香、白蒺藜、白僵蚕、白及、白牵牛、白芷各 90g，白附子、白茯苓各 15g，皂角刺 3 个，绿豆少许。

制法：上药为末，取八白散 15g，用蛋清或黄瓜汁调成糊状。

用法：外敷于面，15 分钟后洗净即可，每周使用 3～5 次。

功效：防治雀斑、黑斑、痤疮及皮肤瘙痒等，可祛斑增白，润泽肌肤，抗菌止痒。

2. 白僵蚕膏

材料：白僵蚕 15g、白鱼 10 枚、白石脂 0.3g、白附子 0.3g、鹰屎 0.3g、腊月猪脂 60g。

制法：上 6 味，除腊月猪脂外，捣罗为细末，以腊月猪脂和匀。

用法：睡前涂面，次晨洗去。

功效：可除面上瘢痕，润泽肌肤。

二十一、百合——润泽肌肤、悦色驻颜

百合是一种药食兼用的花卉，其花、鳞状茎均可入药。百合能宁心安神，驻颜养血，以内养外，增强皮肤弹性。常吃百合的人皮肤不干燥，脸上皱纹少，面色红润，唇红齿白，皮肤细嫩。

现代药理研究证明，百合鲜品富含黏液质及维生素，对皮肤细胞新陈代谢有益。常食可改善肤色暗沉，祛黑淡斑，美白滋润，防止细纹，助眠驻颜。

1. 百合面膜

材料：百合粉 20g，蜂蜜、鲜牛奶、水适量。

制法：取百合粉加蜂蜜、牛奶和少量水，调匀成糊状。

用法：洁面后敷于面部，20 分钟后洗净即可，每日早晚各 1 次。

功效：可美白淡斑，同时对肌肤细胞有保湿作用，使肌肤水润有光泽，可减少面部细纹。

2. 薏仁百合粥

材料：薏苡仁50g、百合5g、水适量。

制法：薏苡仁、百合淘洗后，温水浸泡20分钟，再加足量水煮至薏苡仁开花，汤稠即成。

功效：有美白淡斑、润泽养颜的美容效果，亦可作为扁平疣、痤疮、雀斑的辅助疗法。

二十二、山药——美白淡斑、润肤减肥

山药为药食两用之品，为美容保健之良品。经常服用，能滋养皮肤，悦泽容颜，固齿黑发，驻颜防衰。《医学入门》谓山药："补肺津，润皮毛干燥。久服益颜色，长肌肉。"

现代药理研究证明，山药含有18种氨基酸和多种微量元素，有一定的抗衰老物质基础。山药能供给人体所需的大量黏液蛋白，能增加黏膜与皮肤的润滑度，减少皮下脂肪蓄积，避免出现肥胖。山药中含有的薯蓣皂苷，有助于体内合成各种激素，能增进皮肤表皮细胞的新陈代谢，提升皮肤的保湿功能。

1. 美白淡斑面膜

材料：新鲜山药40g、奶粉20g。

制法：将新鲜山药洗净后削皮，磨成泥状，加入奶粉调成糊状。

用法：洁面后敷于面部，20分钟后洗净即可。

功效：美白淡斑。

2. 山药赤豆粥

材料：山药50g、赤小豆30g。

制法：将赤小豆淘干净，煮至半熟，山药洗净，去皮切片，放入锅中，煮至粥熟，亦可加50g白米同煮。

功效：益气，利湿，减肥。

二十三、天冬——润肤驻颜、乌发固齿

天冬性温和，擅长养肺阴，秋冬季节宜及时进补天冬，可对抗肌肤干燥，保持肌肤滋润，有良好的美肤养颜作用。此外，天冬尚可乌发固齿，用于须发早白，牙齿松动。《药性论》谓天冬："煮食之令人肌体滑泽……令人白净，头不白。"《滇南本草》亦言天冬："补肺，润皮毛，悦颜色……久服乌须黑发，面似童色。"以上均记载了天冬的美容功效。

现代药理研究证明，天冬所含天冬氨酸及谷甾醇有明显的抗炎性和抗氧化性，天冬提取物与维生素类营养物质合用，可制成营养面露，具有延缓或治疗皮肤的角质化，以及保持皮肤的柔滑和湿润等作用。由于天冬有效成分易被头发吸附，故将其制成营养头油，可提高头发的抗静电性和易梳理性。

1. 天冬酒

材料：白酒500mL、天冬50g。

制法：将天冬洗净，去心，切碎，放入酒瓶中，倒入白酒，密封浸泡半月左右即可。

用法：每天饮用50mL。

功效：常饮用天冬酒，能祛疤美白，润泽肌肤，驻颜防衰老。

2. 天冬黑豆粥

材料：天冬、黑豆、黑芝麻各30g，糯米60g，冰糖适量。

制法：将天冬、黑豆、黑芝麻及糯米洗干净，放入砂锅，加水适量，同煮成粥。待粥将熟时，加入冰糖，再煮1~2沸即可。

用法：每日2次，5~7日为1个疗程。也可随意食用，温热服。

功效：固齿乌发，延年益寿。

二十四、麦冬——悦颜润肤、延年益寿

麦冬具有良好的益胃润肺作用，以其柔润多液与甘凉清润之性，可养肺胃之阴，润肌肤之燥，为防治皮肤干燥的常用之品。经常服用，能令肌肤红润光泽。《神农本草经》谓麦冬："久服轻身，不老不饥。"《本草新编》谓麦冬："美颜色，悦肌肤。"

现代药理研究证明，麦冬含多种甾体皂苷，在化妆品制作中可作为乳化剂、清洁剂使用。麦冬多糖有良好的持水性，为天然保湿成分之一，对皮肤的黏着性强，伸展性强，可用于制作唇膏、口红、粉饼，也是配制润肤霜的理想药物。

1. 玫瑰麦冬茶

材料：玫瑰花15~20g、麦冬20g。

制法：将玫瑰花和麦冬一起用开水冲泡，泡开后将"头遍茶"倒掉，再加水冲泡，代茶饮。

功效：可润肤淡斑，春季饮用更佳。

2. 麦冬沙参玉竹煲鸭汤

材料：西洋鸭500g，麦冬、沙参、玉竹各6g，食盐适量。

制法：将西洋鸭洗净，斩成数块，加入麦冬、沙参、玉竹，煲至西洋鸭骨肉分离，加入食盐调味即成。

功效：可滋阴生津，护肤润燥。适用于咽干口燥、皮肤干燥者。

注意事项：麦冬性寒滋腻，故胃寒便溏之人不宜食用。

二十五、黑芝麻——润肤乌发、延年益寿

黑芝麻具有补益肝肾精血、乌须发、润皮肤、驻颜色之功效，是古人最常用的滋补抗衰老食品，也是极佳的美容健肤乌发之品。因本品药力平和，香美可口且不伤脾胃，常单用作食疗药久服，能使肌肤滋润，预防或改善白发增多。《神农本草经》谓黑芝麻："补五内，益气力，长肌肉，填脑髓。久服轻身不老。"《食鉴本草》谓黑芝麻："行风气，通血脉，润肌肤。"《本草新编》则言："凡黑须髭之药，缺乌芝麻则不成功……但功力甚薄，非久服多服，益之以补精之味，未易奏功。"

现代药理研究证明，黑芝麻中含有丰富的脂肪油，可抗衰劳，降低血中脂褐素，滋养皮肤细胞，促进机体蛋白质的合成，促进血液循环和毛发生长。其中所含维生素E居植物类食品之首，具有良好的抗氧化作用，有延缓皮肤衰老之功效；维生素E能促进人体对维生素A的利用，可与维生素C起协同作用，从而保护皮肤的健康，减少皮肤发生感染。黑芝麻对皮肤中的胶原纤维和弹性纤维有"滋润"作用，从而改善和维护皮肤的弹性。

1. 养颜芝麻黑豆浆

材料：花生10g、黑豆80g、黑芝麻20g。

制法：将花生和黑豆浸泡后，再与黑芝麻一起打成浆，煮开即可。

功效：具有乌发养发、润肤美颜、滋补肝肾、养血通乳的作用。非常适合女性饮用。

2. 百合芝麻猪心汤

材料：黑芝麻80g、百合40g、大枣40g、猪心1个、生姜3g、盐3g。

制法：猪心剖开边，切去筋膜，洗净，切片；黑芝麻炒香；百合、红枣、生姜分别洗净，红枣去核，生姜去皮，切片。将全部材料放入沸水中，用中火煲约2小时后，加入盐调味，即可食用。

功效：使人头发乌黑靓丽，减少脱发，促进毛发生长。

二十六、益母草——润肤祛皱、淡斑除痘

益母草是历代医家用来治疗妇科疾病的药材，同时也是一味著名的美容药。《外台秘要》中所记载的“武则天留颜方”，即由单味益母草制成，并言：“太后每朝晚用药涂面，初时觉面手滑润，颜色光泽，经十日许，面光净，月余生血色，红鲜光泽异于寻常，终年久用之，朝暮不绝，年五十余，如十五岁女子，太后大喜，重赏献药之人。”《本草拾遗》谓益母草：“入面药，令人光泽，治粉刺。”可见，益母草既可养颜润肤，同时亦可祛斑消痤，故对于粉刺（痤疮）、色斑等损容性疾病有一定的治疗作用。

现代药理研究证明，益母草中所含生物碱及微量元素，可以清除体内氧自由基，提高免疫细胞的活力，防止细胞衰老。另外，益母草对皮肤在空气中沾染的真菌也具有抑制作用，并能促进肌肤微血管的血液循环，提高血液携氧能力，因而具有活化细胞组织、促进新陈代谢、增白防晒等作用。

1. 治痤疮粥

材料：益母草50g，苏木、桃仁各9g，黑豆100g，粳米、红糖、水各适量。

制法：先将前3味药切碎，加水适量，煎30分钟，去渣取汁，再将药汁与黑豆加水煮熟后，放入粳米和水煮粥，粥烂时，加入红糖少许调服。

用法：痤疮期间，可长期服用，直至痤疮消退。

功效：可活血消痤，尤适用于血瘀所致的痤疮。

2. 敷面润肌剂

材料：新鲜益母草1株，面粉、滑石粉、胭脂粉各适量。

制法：将益母草用清水洗净，沥干水分，切细，晒干，研为粉末，加入适量水和面粉调和，揉成汤圆大的团状，然后用火煨一昼夜，待凉后，再研成粉末。每300g粉末中，加入滑石粉30g、胭脂粉3g，一起拌匀，放入1个瓷瓶中，密闭一段时间即可。

用法：每晚洗面后，将药粉调成糊状，敷面20分钟后取下，洗净。

功效：润肤祛斑，使肌肤细腻，斑点淡化。

二十七、芦荟——紧肤保湿、除皱祛痘、促进愈合

芦荟用作美容剂有着悠久的历史，中国古代就有芦荟作为美容品的记载，如《岭南杂记》中记载：“好人涂掌以泽发代油，有效。”如今，芦荟已成为个人护理、保健产品

中广泛应用的天然植物之一，常被添加于护肤霜、防晒霜、面膜、护发素、发胶、防冻防裂膏、止汗霜等各类化妆品中。

现代药理研究证明，芦荟凝胶的皮肤渗透性很强，可以直达皮肤深层，其中含有的多糖和维生素对人体的皮肤有良好的营养、滋润、增白作用；芦荟大黄素等属蒽醌苷物质，能使头发柔软而有光泽，轻松舒爽，且具有预防脱发、祛除头屑的作用；芦荟中的天然蒽醌苷或蒽的衍生物，能吸收紫外线，防止皮肤红斑或褐斑的产生。此外，芦荟还有抗菌、消炎、除痘的功效，用芦荟叶液制成的凝胶可治疗皮肤及其他组织的创伤、烧伤，促进伤口愈合。

1. 自制芦荟润肌膏

材料：芦荟叶250g，黄瓜1根，鸡蛋1枚，面粉、砂糖适量。

制法：将芦荟叶、黄瓜洗净，分别捣碎，用纱布取汁，将鸡蛋打入碗内，再放入1小匙芦荟汁、3小匙黄瓜汁、2小匙砂糖，并充分搅拌混合，加入5小匙面粉或燕麦粉，调成膏状即可。

用法：将润肤膏均匀敷在整个脸上，眼、嘴闭合，面部肌肉保持不动，40～50分钟后，温水洗脸。每周1～2次。

功效：滋养皮肤，有收敛效果。

2. 芦荟润唇膏

材料：新鲜芦荟、蜂蜜各适量。

制法：可将生芦荟叶捣烂，用纱布绞出汁液，然后与蜂蜜混合调成膏。将制好的芦荟唇膏装入小瓶子里，可随身携带。

功效：可滋润唇部，防止和治愈嘴唇的粗糙、干裂，男女老少均适合使用。

3. 芦荟护发液

材料：新鲜芦荟50～100g。

制法：将芦荟鲜叶洗净，去刺，捣碎或榨汁。

用法：将头发洗净后，用芦荟汁液均匀地涂抹头发，并用双手揉搓10～15分钟后，用清水洗净。

功效：能使头发光华亮泽，富有弹性。适用于经常烫发、染发而导致枯黄的发质。

注意事项：

（1）皮肤敏感者，可将芦荟鲜叶汁用冷开水稀释后应用。过敏严重者忌用。

（2）体质虚弱、脾胃虚寒者慎用；妊娠妇女忌用。

第二节　美容花卉

一、玫瑰花——润肤养颜、降脂减肥

《食物本草》称其："主利肺脾，益肝胆，辟邪恶之气，食之芳香甘美，令人神爽。"而《本草正义》则进一步总结其特点：味甘、微苦、温，无毒，"香气最浓，清而不浊，和而不猛，柔肝醒脾，流气活血，宣通滞窒，而绝无辛温刚燥之弊，断推气分药中，最有

捷效而最为驯良者，芳香诸品，殆无其匹。”对玫瑰的疗效推崇备至。

玫瑰花蕾用于美容，早在隋唐时期就倍受宫廷贵人的青睐。例如当时的杨贵妃一直能保持住肌肤柔嫩光泽的最大秘诀，就是在她沐浴的华清池内长年浸泡着鲜嫩的玫瑰花蕾。

用于美容的玫瑰，应为玫瑰初放的花朵。玫瑰的芬芳来自它所含的约万分之三的挥发性成分，其丰富鲜艳的色彩来自所含的红色素、黄色素和β－胡萝卜素等天然色素。此外，尚含槲皮苷、脂肪油、有机酸等有益美容的物质。

在每年的5～6月期间，当玫瑰花即将开时，分批摘取它的鲜嫩花蕾，再经严格的消毒、灭菌、风干，几乎完全保留了玫瑰花的色、香、味。将特殊加工过的玫瑰花蕾3～5g，用沸水冲泡5分钟，可加糖或蜂蜜，或掺进自己喜欢的任何一种茶叶，一起冲泡，芳香怡人，有理气和血、舒肝解郁、降脂减肥、润肤养颜等作用，对雀斑有明显的消除作用，同时还有养颜、消炎、润喉等功效。

1. 玫瑰面膜

制法：将玫瑰花瓣25～50g浸入100mL水中，2小时后捣成糊状。睡前敷于面部，干后用温水洗去。

功效：滋润肌肤，促进血液循环，改善肤色。

2. 红颜玫瑰花茶

制法：将大枣4枚、玫瑰花3朵、枸杞子20g洗净，放入杯中，加入开水300mL，浸泡5分钟即可饮用。可根据口味调入冰糖或蜂蜜。代茶随意饮用。

功效：使肌肤细腻、水嫩、红润。

3. 玫瑰洋参茶

制法：取玫瑰花15g、大枣3～5枚、西洋参9g，冲泡代茶饮。

功效：理气活血，调养脾胃。对面部有黄褐斑的女性尤为适宜。

二、薰衣草——舒缓疲劳、安神促眠

薰衣草香气清新优雅，性质温和。被公认为最具有镇静、舒缓、催眠作用的植物。薰衣草可以净化心境，缓解头疼与紧张的情绪，可以饮用，也可以沐浴时使用。可舒缓劳累、肌肉痛，助睡眠，具有美白、祛斑、治疗暗疮和内分泌紊乱等功效。

薰衣草也常被用来作为美容及消炎用品，促进细胞再生，平衡油脂分泌，有益于改善烫伤、晒伤、湿疹、干癣、脓疮等皮肤，改善瘢痕，抑制细菌生长，帮助头发生长。如将新鲜的薰衣草浸入热水用于蒸脸，有清洁皮肤、抗炎及均衡油脂分泌的功效；或煎出汁来敷抹刀伤、裂伤等，可预防感染及发炎；若加以磨糊，敷在皮肤遭蜂叮咬处，可以发挥轻微麻醉作用以消肿痛。制作成香包可代替樟脑丸，放在橱柜内熏香兼驱虫。沐浴时在热水中放入干燥的薰衣草，能使身体温暖并帮助睡眠（做成香枕也有同样的效果）。

用薰衣草提炼成的薰衣草精油具有杀菌、止痛镇静等功效，现在已经被用作原料药。对女性患者来讲，薰衣草不仅能提神醒脑、缓解神经、怡情养性、安神促眠，还有很好的美容功效。薰衣草精油可以清热解毒，清洁皮肤，控制油分，祛斑美白，祛皱嫩肤，祛除眼袋黑眼圈，还可促进受损组织再生恢复。

薰衣草修复面膜

材料：纯奶酪1杯、薰衣草精油适量。

制法：将适量奶酪及2滴薰衣草精油调匀，直接敷于面部，待30分钟后用温水清洗。

功效：薰衣草有安抚、稳定及消炎祛痘等功效，而奶酪则有滋润美白的作用。

三、桃花——理气和血、润肤养颜

姹紫嫣红的桃花，不仅可供观赏，而且也是一味良药。其实，在古代，桃花就被女性用来美容嫩面。《古今秘苑》载："三月三日收桃花，七月七日收鸡血，二味和沫面，至三日脱下，则颜色光华。"《神农本草经》称桃花"令人好色"。在《本草纲目》中记载："桃花，味苦，性平，无毒。以茶饮之可使人面色润泽。"

现代医学研究表明，在桃花中含有山柰酚、胡萝卜素、维生素 B_1、维生素 B_2、烟酸、维生素C、维生素E、优质蛋白质、挥发油、脂肪、纤维素、钾、铁、磷、锌等成分，而山奈酚、维生素C、维生素E和B族维生素都是优秀的抗氧化剂，优质的蛋白质和呈游离状态的氨基酸，容易被皮肤吸收，对预防皮肤干燥、粗糙及皱纹等有益。

1. 桃花面膜

材料：桃花100g，红花30g，冬瓜子、白芷各100g。

制法：将桃花与红花焙干研成细粉备用，将冬瓜子和白芷捣碎，再用牛奶将所有原料调成糊状，每日1次，涂抹脸部。

功效：使皮肤光洁明亮，对雀斑和黄褐斑也有疗效。

2. 桃花酒

材料：取桃花、白酒各适量。

制法：将桃花倒入酒坛中，加入白酒，以酒没过桃花为宜，加盖密封，浸泡30天后，去桃花，每次取药酒5～10mL饮用，早晚各1次。

功效：有防病、美容、悦色的功效。

注意事项：月经量多者忌服。

3. 桃花粥

材料：桃花（干品）2g、粳米100g、红糖30g。如用新鲜桃花瓣作用十分好，鲜品每日可用4g。

制法：将桃花置于砂锅中，用水浸泡30分钟，加入粳米，文火煨粥，粥成时加红糖，拌匀。每日1剂，趁温热食用，每5剂为1个疗程，5天后可服用下一疗程。

功效：有美容作用，又能够活血化瘀。适用于血瘀（如气色暗黑，例假中有血块，舌有紫斑，大便干结）者。

注意事项：此粥不宜久服，且例假时应暂停服用，例假量过多者忌服。

四、菊花——美容明目、清热解毒

菊花，辛、甘、苦、微寒。入肝、肺经。菊花中含有丰富的香精油和菊色素，能够有效地抑制皮肤黑色素的产生，并能柔化表皮细胞，因而能去除皮肤的皱纹，使面部皮肤白嫩。

菊花内含菊苷、氨基酸、黄酮类及多种维生素和微量元素，具有止痢、消炎、明目、降压、降脂、强身的作用。可用于治疗湿热黄疸、胃痛食少、水肿尿少等症。菊花是清肝明目的佳品，口味清香，其作用平缓，适合容易上火的人群。长期饮用对预防因上火引起的皮肤发干、眼睛肿胀、便秘等有较好的效果。

痤疮初起时，可用菊花、黄芩、枇杷叶、桑白皮煮水喝，用野菊花或白菊花效果更好。油性皮肤者可以用菊花煎水洗面或调入面膜粉里敷面。

1. 菊花茶

材料：黄菊花或白菊花5g。

制法：作为香茗，放在盖杯中，用沸水冲泡即可。

功效：菊花茶香气浓郁，能美容明目，清热解毒。

2. 菊花粥

材料：菊花10g、粳米100g。

制法：先将粳米用小火煮成稠粥，加入洗净的菊花，再续煮5分钟即成。

功效：菊花粥为美容佳肴。《老老恒言》云："菊花粥养肝血，悦颜色。"

3. 菊花延龄饮

材料：菊花30g。

制法：加滚开水沏泡片刻后，加入少量蜂蜜，温服，当天饮完。

功效：具有益寿、美容、明目的功效。

4. 银耳菊花糯米粥

材料：银耳10g、菊花5朵、糯米50g。

制法：将菊花洗净，银耳用水泡发，同糯米煮粥，粥熟后调入蜂蜜服用，每日2次。

功效：具有补气血、嫩皮肤、美容颜等功效。适用于颜面苍老、皮肤粗糙干皱者。常服可使人肌肉丰满，皮肤嫩白光润。

5. 菊花牛奶面膜

材料：牛奶1杯、菊花50g。

制法：①菊花洗净，放入煮水锅，倒入清水，煎15分钟成菊花汁。②将菊花汁与牛奶混合，倒入面膜碗中，待冷却后倒入冰块模具，放入冰箱冷冻成冰块即可。

用法：彻底清洁脸部后，用消毒纱布包裹菊花牛奶冰块后，轻抹脸部，涂抹10分钟左右即可，每天2次。

功效：保持肌肤水油平衡，有效清洁皮肤，美白，抗痘。长期坚持可防止痤疮复发。

注意事项：气虚胃寒、食少泄泻者不宜服用。

五、茉莉花——清肝明目、镇静安神

茉莉花是自古以来人们常用的美容花，人们用其花浸液做成香水，芬芳清新。茉莉花含苯甲醇、芳樟醇酯、茉莉花素等有机物，有一定的美容作用。《本草纲目》载，以其"蒸油取液，做面脂头则泽"，可"长发润燥香肌"。另有一种素馨花，称大号茉莉，也是美容花。宋、元、明、清时，江南的妇女摘其花做花环，"以绕云鬓"，或"蒸油取液"，做面脂发油，香气袭人，具"长发润肌"之功效，用素馨花美容之风曾一度盛行江南。

《中药大辞典》中记载茉莉花有"理气开郁，辟秽和中"的功效，并对痢疾、腹痛、结膜炎及疮毒等具有很好的消炎解毒的作用。常饮茉莉花，有清肝明目、生津止渴、祛痰治痢、通便利水、祛风解表、疗瘘、坚齿、益气力、降血压、强心、防龋防辐射损伤、抗癌、抗衰老之功效，使人延年益寿，身心健康。

茉莉花茶具有提神醒脑、镇静、防龋齿、抗衰老、防辐射损伤等功效。茉莉花茶可安定情绪，去除口臭，还有明目之功效。茉莉花茶还含有大量芳香油、香叶醇、橙花椒醇、丁香酯等20多种化合物。根据茶叶独特的吸附性能和茉莉花的吐香特性，经过一系列工艺流程加工窨制而成的茉莉花茶，既保持了绿茶浓郁爽口的天然茶味，又饱含茉莉花的鲜灵芳香，是天然保健饮品。

1. 茉莉花鸡片

材料：生鸡脯肉12g、茉莉花24朵、鸡蛋2个。

制法：鸡蛋去黄留清；鸡脯肉剔去筋，洗净，切成薄片，放入凉水内泡一下，捞起用干布压净，放盐、湿淀粉、鸡蛋清，调匀，拌鸡片；茉莉花择去蒂，洗净；火烧开，锅离火，把鸡片逐片下锅，再上火略氽，捞出；烧开鸡清汤，用盐、味精、胡椒粉、料酒调好味，盛热汤把鸡片烫一下，捞入汤碗内，放入茉莉花，注入鸡清汤即成。

功效：健脾养胃，美颜悦色。

2. 茉莉玫瑰粥

材料：茉莉花10g、玫瑰花5朵、粳米100g、冰糖适量。

制法：将茉莉花、玫瑰花、粳米分别去杂质洗净，粳米放入盛有适量水的锅内，煮沸后加入茉莉花、玫瑰花、冰糖，改为文火煮成粥。

功效：活血祛斑，美颜悦色。

3. 茉莉花糖饮

材料：茉莉花5g、白砂糖适量。

制法：将茉莉花、白砂糖加水1500mL煎好，去渣饮用。

功效：安神宁心，美颜悦色。

4. 茉莉银耳

材料：银耳25g、茉莉花24朵。

制法：将银耳放碗内用温水泡发，择洗干净，泡入凉水中；茉莉花蕾去蒂，洗净；锅中加清水、精盐、味精烧开，撇去浮沫，倒入汤碗中，撒上茉莉花即成。

功效：滋阴清热，美颜悦色。

六、洛神花——清热生津、健脾活血

洛神花又称玫瑰茄，用其泡成的洛神花茶富含人体所需氨基酸、蛋白质、有机酸、维生素C、大量天然色素、多种矿物质、木槿酸等，其中木槿酸被认为对治疗心脏病、高血压、动脉硬化等有一定疗效。

（一）洛神花的美容功效

1. 祛火清热，消除疲劳，止渴生津

洛神花适合在酷热的夏天饮用，其具有消暑、清热、解疲劳、止渴生津的功效。

2. 健胃消食，排毒利尿

洛神花茶的功效与作用有很多，除了健胃消食、排毒利尿的功效外，饮用洛神花茶还能促进肠胃的蠕动能力，从而促进人体消化、排毒和增加排尿量。

3. 活血补血

洛神花茶具有活血补血的功效。饮用洛神花茶能促进血液的循环，加快血液的新陈代谢能力和造血能力，从而起到活血补血的作用。

4. 消斑美容

洛神花茶具有消斑美容的功效。茶中所含的蛋白质、维生素 A、维生素 C、苹果酸等物质，能帮助消除体内黑色素的沉淀，并能将黑色素排出。

（二）洛神花茶的制作及使用方法

材料：洛神花干品 10g、冰糖或蜂蜜适量。

制作方法：将适量洛神花放入锅中，加入清水并以中火煮开，3 分钟后熄火，利用余温浸泡 5 分钟。过滤掉茶渣后，将茶水倒入杯中，等洛神花茶微冷后，加入冰糖或蜂蜜即可饮用（高温会破坏蜂蜜的营养）。

如采用直接冲泡法，热开水约 180mL 即可，但需以杯盖盖住闷泡 5～8 分钟，以让洛神花出味。不喜欢喝热茶的话，还可以等冲泡好后放入适量的冰块。另外洛神花茶可与绿茶搭配冲饮，效果更佳。

注意事项：洛神花茶宜在饭后饮用，可帮助肠胃消化。但肠胃虚冷者则不宜多喝。

七、牡丹花——调经活血、散郁祛瘀

牡丹花素有“国色天香”“花中之王”的美称。牡丹花除了观赏价值之外，它的花和皮还有药用价值。牡丹花性凉爽，畏炎热，喜燥忌湿，原产我国西北，栽培历史久远。

牡丹花有调经活血的功效，对于月经不调、经行腹痛等症，可用牡丹花、红花煎水服用，经行腹痛属血瘀者也可用。另外，用牡丹花、零陵香、甘松，比例为 10∶1∶1，共研细末，装入纱布袋，储于布兜内，具有熏气香身的作用。而把牡丹花酿制成酒，则为高级滋补饮料，久服有明目醒脑的作用。其实，牡丹入药主要还是根皮，即“牡丹皮”，其具有清热凉血等作用，可用于清虚热，以及作为高血压的辅助治疗。

牡丹花能养血和肝，散郁祛瘀，适用于面部黄褐斑、皮肤衰老，常饮可使气血充沛，容颜红润，精神饱满。其能减轻生理疼痛，降低血压，可改善贫血及养颜美容，还可镇痛，止咳，止泄，促进血液循环，防止高血压等。

八、桂花——辟秽化浊、舒缓提神

桂花茶是由精制绿茶与鲜桂花窨制而成的一种名贵花茶，香味馥郁持久，茶色绿而明亮，深受人们的喜爱。桂花花蕊采用传统工艺烤制后呈金黄色，如粟米般大小，香味持久。桂花含有丰富的芳香物质，如 γ－癸酸内酯、α－紫罗兰酮、β－紫罗兰酮、反－芳樟醇氧化物、顺－芳樟醇氧化物、芳樟醇等。

（一）桂花的美容功效

1. 清新口气

中医学认为，口臭多由胃火、湿浊及痰气所致，而茶叶最能降火利湿，化痰消滞腻，又有抗菌消炎的作用。桂花芳香之性，众所周知，其作为药用，具有生津化浊、避臭化痰之效，并为辟秽、破除口臭之佳品。《国药的药理学》论桂花之功能：“治口臭及视觉不明。”桂花除口臭，与其所含成分有关。

2. 美白塑身

而桂花茶即可美白肌肤，又可以清除体内毒素及通宿便，可达到减肥塑身的效果。

3. 舒缓提神

散发浓郁迷人花香的桂花，能舒缓紧张情绪。经常饮用，可净化身心，平衡神经系统，达到提神的作用。忙碌的间隙闻着桂花茶的清香，可舒缓心情。

4. 改善肤色

桂花能够促进血液循环，改善组织，使皮肤保持活力，可用于皮肤按摩。桂花油具有细肤美颜、保湿滋润的功效，可以加速皮肤血液循环，改善脸色苍白。

（二）桂花茶饮

主料：干燥桂花 10g、绿茶 10g。

辅料：蜂蜜适量。

制作方法：准备干桂花和绿茶，将桂花、茶叶放进茶壶或者杯中，用热水冲泡 3 分钟，过滤茶渣，加蜂蜜后即可饮用。

功效：舒缓疲劳。

九、勿忘我——美白肌肤、抗衰减肥

勿忘我又称勿忘草、星辰花等，属于紫草科植物，主要生长于欧洲、中东、印度等地，之后引入我国西北、华北、西南、东北等地种植。勿忘我不仅被作为观赏植物，而且采集植物的花瓣晒干并加工后，还能作为一种花茶。根据中医药理研究表明，这种花茶具有丰富的营养和维生素，具有美白肌肤、减肥、防止衰老等多种功效。

（一）勿忘我的美容功效

1. 能增强人体血管的韧性，还能健齿。
2. 勿忘我富含维生素 C，可减缓皱纹及黑斑的产生。
3. 美白皮肤，清肝明目，滋阴补肾，并能促进肌体新陈代谢，延缓细胞衰老，提高免疫力。
4. 美容增白，清火明目，特别是对雀斑、痤疮有一定的消除作用。

（二）勿忘我花茶的冲泡方法

1. 将勿忘我花与绿茶置于杯内，以热开水冲泡。
2. 约等 3 分钟，让勿忘我花入味后，再加入蜂蜜即可。

十、金银花——清热解毒、排毒降脂

金银花被称为“清热解毒第一花”，因其自身形美芳香，还能使人容颜焕发，更因其能清热解毒。秋季用金银花泡茶喝，或者加上杭白菊、枸杞子等，既能清暑降火，又能清热解毒。但是金银花生性寒凉，孕妇、婴儿以及脾胃虚弱者不宜长期食用，以免造成脾胃虚弱和腹泻。

（一）金银花的美容功效

1. 抗炎、解热

据《神农本草经》记载，金银花性寒味甘，具有清热解毒、凉血化瘀之功效，主治外感风热、瘟病初起、疮疡疔毒、红肿热痛、便脓血。现代医学认为，金银花的功效主要包括抗菌、抗病毒、增强免疫力、抗炎、解热，具有“中药抗生素”“绿色抗菌素”之称。

2. 抗衰老

提高人体耐缺氧自由基，增强记忆，延缓衰老，改善微循环，清除过氧化脂肪沉积，促进新陈代谢，润肤祛斑，对身体所起到的巨大保护和修复作用是十分显著的。

3. 排毒降脂

金银花具有解暑、醒酒、清脑、解渴、清除体内有毒物质、降脂、减肥、美容洁肤、预防衰老、延年益寿的功效。

（二）药膳茶饮

1. 金银花粥

制法：煮粥时加入少量金银花蕾。

功效：提高免疫力。

2. 金银花茶

制法：金银花 20g，煎水代茶或泡茶饮。

功效：治疗痤疮。

3. 金银花枸杞汤

材料：金银花 40g、枸杞子 10g、冰糖 30g、清水 2000mL。

制法：将金银花、枸杞子冲洗干净，加足清水，大火煮开后，转文火继续煮 20 分钟，加入枸杞子、冰糖再煮 10 分钟即成。

功效：祛斑润颜。

（三）注意事项

金银花只适合于体质平和或内热体质者服用，而不适合于脾胃虚寒（经常腹痛、腹泻、腹部发凉、手脚发凉）者，过量饮用金银花露或虚寒体质者服用会有副作用，长期服用容易引起脾胃虚寒、食欲下降，甚至引起腹痛、腹泻等。所以在正常服用的情况下，成人一般 1 天服用 400mL 以内为宜，儿童 1 天服用不超过 180mL，连续服用不宜超过 1 周。另外，金银花冲泡 2 ~ 3 次即可，隔夜后不宜饮用。

第三节　美容水果

一、菠萝——红润、嫩肤、瘦身

【性质】平。

【五味】甘。

【归经】脾经、胃经。

【热量】42.00 大卡/100 克。

【功效】具有益气养血、瘦身排毒、美白嫩肤、去角质、淡化色斑等功效。

菠萝除了生吃鲜食外，还能制罐头、果汁、蜜饯、脱水食品、盐渍食物等，其株茎还可以当作饲料，或抽取成分制成保肝药。菠萝的芳香和酸味能促进食欲和消除疲劳，舍弃的菠萝皮当作除臭剂放在冰箱中，能够消除异味，效果相当不错。

但菠萝酸味强劲，具有凉身的作用，因此并非人人适宜。患低血压、内脏下垂者应尽量少吃菠萝，以免加重病情；怕冷、体弱的女性患者最好控制在半个以内；太瘦或想增肥者也不宜多吃。菠萝中含草酸比较多，过量食用对肠胃有害。

（一）美容功效

1. 瘦身

菠萝几乎含有人体所需的所有维生素及 16 种天然矿物质，并能有效促进人体消化吸收。菠萝减肥的秘密在于其丰富的果汁，能有效地酸解脂肪。但切忌过量或食用未经处理的生菠萝，一是容易降低味觉，刺激口腔黏膜；二是容易产生菠萝蛋白酶，对这种蛋白酶过敏的人，会出现皮肤发痒等症状。

2. 排毒

菠萝所含菠萝蛋白酶能有效分解食物中的蛋白质，增加肠胃蠕动。菠萝还含有丰富的维生素 B，能有效地滋养肌肤，防止皮肤干裂，滋润头发，同时也可以消除身体的紧张感和增强肌体的免疫力。

3. 益气养血

菠萝能促进血液循环，降低血压，稀释血脂，预防脂肪沉积。

（二）美容方法

1. 菠萝面膜

材料：菠萝 1 个。

制法：菠萝去皮，榨出菠萝汁；海藻粉里加入矿泉水搅拌后，再放入菠萝汁和甘油。

功效：能去除毛孔中的皮脂和陈旧角质。

2. 苹果菠萝牛奶汁

材料：苹果 1 个、菠萝半个、牛奶 200g、蜂蜜 1 匙。

制法：将苹果、菠萝洗净，去皮，和牛奶一起放入果汁机内榨汁，再加入蜂蜜拌匀即可。

功效：苹果、菠萝中所含的果胶能健胃润肠，防止皮肤粗糙，常饮用可促进新陈代谢，消除疲劳。

3. 蜜盐菠萝饮

材料：菠萝 1 个、盐 5g、蜂蜜 10g。

制法：将菠萝去皮，菠萝肉切成大块，加入盐、蜂蜜搅拌均匀，腌渍出菠萝汁即成。可饮用菠萝汁，吃菠萝肉。

功效：菠萝配以益气补中、润燥解毒的蜂蜜，有养肌润肤的功效，可保持血管与皮肤的弹性，使皮肤更加鲜嫩，具有活力。

二、橙子——清洁、保湿、紧肤

【性质】凉。

【五味】甘、酸。

【归经】肺经、胃经。

【热量】47.00 大卡/100 克。

【功效】具有深层清洁、美白保湿、紧致肌肤、去角质、护发美容等功效。

通常一个中等大小的橙子可以提供一个人一天所需要的维生素 C，而维生素 C 正是美白产品经常使用的成分。甜橙的美白功效，主要是其中的维生素 C，其抗氧化功效可让皮肤保持白皙。橙子含有大量的维生素和果胶，具有补充水分、美白、增强弹性、缓解衰老的功效。

须注意的是，橙汁榨好后要立即饮用，否则遇空气氧化后，会使其维生素 C 的含量迅速降低。橙子中含较多鞣质，能与铁结合，妨碍人体对铁的吸收和利用，因此贫血患者不宜多吃。吃完橙子应及时刷牙漱口，以免对口腔牙齿产生危害。使用橙汁洁肤后要尽量避免阳光曝晒。

（一）美容功效

1. 保湿嫩肤

橙汁含有丰富的果糖，运动后饮用能迅速补充体力，而其高达 85% 的水分更能解渴提神，从而使肌肤补充足够水分。

2. 深层洁肤

用洗面巾浸透橙汁擦拭面部皮肤，充分吸收 5 分钟后用清水洗净，既能卸妆，又可彻底清洁面部污垢和油脂，发挥深层洁肤的功效。即使敏感的肌肤也可放心使用。

3. 紧致肌肤

将 2 茶匙橙籽用搅拌机打成粉末，混合蒸馏水制成糊状面膜。每周敷 1～2 次，能提高皮肤毛细血管的抵抗力，可达到紧致肌肤的目的。皮肤敏感者可先做皮肤测试，将自制面膜涂于耳后，5～10 分钟后洗净，若没感到不适便可放心使用。

4. 补充眼部水分

将橙瓣切成薄片当眼膜使用，用手指轻轻地按压以助吸收，能促进血液循环，有效补充眼部水分，可发挥长时间滋润的功效。

5. 去角质

用橙皮能磨去死皮，同时橙皮含有丰富的类黄酮和维生素 C，还能促进皮肤新陈代谢，提高皮肤毛细血管的抵抗力。将鲜橙带皮切片，装入纱布，直接在手肘、膝盖、脚跟等粗糙的部位摩擦，可磨去死皮。

6. 清新提神

用平纹细布包裹橙皮制成香包，放在枕头旁，不仅有催眠功效，还能驱蚊。放入卫生间、厨房或冰箱，则能除掉异味，保持空气清新。

7. 护发美容

橙子皮还有护发美容的功效，用橙子皮泡开的水洗头，头发会光滑柔顺。而且橙子皮洗脸也会使肌肤美白光滑。

（二）美容方法

1. 橙奶蜜

（1）准备 1 汤匙蜂蜜和 4 汤匙鲜牛奶，将橙子去皮后放入榨汁机内榨取汁液，与蜂蜜、牛奶搅拌均匀备用，将面膜纸放入拌好的混合物中浸泡。

（2）用温水洗脸后，在一个小脸盆内倒入开水，将脸凑在雾气上，有助于毛孔打开，吸收营养。

（3）4 ~5 分钟后，将泡好的面膜纸贴在脸上，20 分钟后取下轻拍面部，可使脸部皮肤变得水润、光滑。

2. 橙奶面膜

（1）酸奶 1 匙、橙子 1 个、麦片 1 匙，橙子洗净后放入榨汁机中榨汁备用。

（2）将酸奶、麦片和橙汁一同放入器皿中，用搅拌棒或用筷子搅拌，将其调成糊状备用。

（3）将保湿膜均匀涂抹在脸上，5 分钟过后轻轻搓揉脸部，使面膜脱落。

（4）最后用温水将面部清洗干净。

三、哈密瓜——清洁、活肤、瘦身

【性质】凉。

【五味】甘。

【归经】心经、胃经。

【热量】34.00 大卡/100 克。

【功效】具有清暑热、解烦渴、利小便、补血生血、防晒、抗衰老、瘦身等功效。

哈密瓜不但风味佳，而且富有营养。据分析，哈密瓜的营养物质中，含有 4.6% ~15.8% 的糖分，纤维素 2.6% ~6.7%，还有苹果酸、果胶物质、维生素 A、维生素 B、维生素 C、烟酸，以及钙、磷、铁等元素。其铁的含量比鸡肉高 2 ~3 倍，比牛奶高 17 倍。哈密瓜籽可用于制作精油，其色泽金黄，滋味清香，充分保留了哈密瓜籽中独有的药用、美容、保健营养成分，具有超强的抗氧化能力，实属上等纯天然药用、美容、保健、营养食品。

（一）美容功效

1. 补血

食用哈密瓜对人体造血机能有显著的促进作用，可以用来作为贫血的食疗之品。

2. 防晒抗衰老

哈密瓜中含有丰富的抗氧化剂，而这种抗氧化剂能够有效增强细胞抗防晒的能力，减少皮肤黑色素的形成。

3. 瘦身

每天吃半个哈密瓜可以补充水溶性维生素 C 和 B 族维生素，能确保机体保持正常的新陈代谢。维生素含量高，有利于人体心脏、肝脏及肠道系统的功能活动，可促进内分泌和造血机能，加强消化过程。

（二）美容方法

1. 双层哈密瓜酸奶

材料：哈密瓜 100g、酸奶 250g、矿泉水少许。

制法：将哈密瓜切小块，加少许矿泉水和少许酸奶，倒进搅拌机中搅拌 30 秒。杯里先倒入半杯酸奶，再倒入搅拌好的哈密瓜汁，然后在最上面一层再加少许酸奶，即可饮用。

功效：清理肠胃，瘦身排毒，具有养颜作用。

2. 哈密瓜豆浆

材料：白豆浆 500mL、哈密瓜果粉 9g、白砂糖 12g。

制法：将哈密瓜果粉用少量热白豆浆充分溶解为哈密瓜果浆待用，再将白豆浆、哈密瓜果浆、白糖加入小奶锅中煮开，豆浆和哈密瓜果粉煮开后撇去浮沫即成。

功效：具有哈密瓜特有的清香味，含多种维生素，具有美容作用。

3. 哈密瓜苹果肉汤

材料：哈密瓜 500g、苹果 1 个、瘦猪肉 100g、生姜 2 片。

制法：将哈密瓜去皮核切块，苹果削皮去籽并切片，瘦猪肉切片，加生姜 2 片，一起用文火炖汤。

功效：润肺生津，解渴除烦，益脾和胃。

四、梨——洁肤、控油、抗辐射

【性质】凉。

【五味】甘、酸。

【归经】肺经、胃经。

【热量】44.00 大卡/100 克。

【功效】具有清洁保湿、修复美白、抗辐射、瘦身养颜等功效。

梨素有“百果之宗”的美誉。梨树全身是宝，梨皮、梨叶、梨花、梨根均可入药，有润肺、消痰、清热、解毒等功效。梨鲜嫩多汁，酸甜适口，所以又有“天然矿泉水”之称。有研究发现，常吃梨的人其患感冒的概率比不吃或少吃梨的人要低，所以有科学家和医师把梨称为“全方位的健康水果”或称为“全科医生”。

但我们吃梨时也需要注意：

（1）梨含果酸较多，胃酸多者，不可多食。

（2）梨有利尿作用，夜尿频者，睡前少吃梨。

（3）血虚、畏寒、腹泻、手脚发凉的患者不可多吃梨，最好煮熟再吃，以防湿寒症状加重。

（4）梨的含糖量高，糖尿病者当慎食。

（5）梨含果酸多，不宜与碱性药同用，如氨茶碱、小苏打等，不应与螃蟹同吃，以防引起腹泻。

（一）美容功效

1. 保湿修复

梨含有蛋白质、脂肪、糖、粗纤维、钙、磷、铁、多种维生素，梨里的维生素 C 有温和的清洁与解毒功效，并对皮肤有保湿和修复作用，尤其适合易过敏皮肤及晒伤皮肤。

2. 瘦身消脂

梨中富含的膳食纤维，可降低胆固醇含量，有助减肥。美国营养学家研究发现，每个梨都含有 10g 降低胆固醇的膳食纤维，可满足人体每日对膳食纤维需求量的 40%。通过对马里兰州的一些成年人的调查后发现，那些摄入膳食纤维最多的人其体内总胆固醇和低密度脂蛋白的含量最低；同时这些人的体重最轻，身高体重指数最低，腰围也最小。

3. 防辐射

美国生物科学家幔德斯·劳步斯的研究成果表明，未成熟或半熟的梨，具有防辐射的作用，梨的成熟需要大量的日射，能有效吸收阳光中的射线，美国硅谷办公室已将梨作为防辐射的主要物品，他们认为梨的防辐射作用远远大于仙人掌和芦荟，而且比起刺手的仙人掌要更美观。

（二）美容方法

1. 梨皮美白汁

材料：梨皮 20g、西瓜皮 30g、冰糖适量。

制法：将梨皮和西瓜皮分别洗净，无需刨去老皮，切碎后放入锅内水煎，煎好后去渣，加入冰糖代茶饮。每天 1 剂，连续服用 5 ~ 7 天。

功效：美白肌肤。

2. 梨子汁面膜

制法及功效：将捣碎的梨配合酸奶做成面膜，敷在脸上 15 ~ 20 分钟后洗净。对油性皮肤、暗疮、痤疮有消炎功效，还可以收缩毛孔。

3. 苹果梨美容良方

制法及功效：在榨汁机里放入苹果和梨，将脱脂棉浸入打好的果汁中，把脱脂棉铺在脸上（在头下放一条毛巾接滴下来的果汁），10 分钟后，用清水洗净，敷上薄薄的一层保湿霜。每周做 2 ~ 3 次，对皮肤增白保湿有良效。

五、木瓜——控油、保湿、嫩肤、丰胸

【性质】温。

【五味】酸。

【归经】肝经、脾经。

【热量】27.00 大卡/100 克。

【功效】具有嫩肤提亮、丰胸、排毒养颜、抗衰老、瘦身等功效。

木瓜被称为“万寿果”，其味道鲜美，兼具食疗，尤其对女性更具美容功效。木瓜所含的木瓜酵素能促进肌肤代谢，可溶解毛孔中堆积的皮脂及老化角质。木瓜含有钙、铁、磷、钠、钾、镁、β－胡萝卜素、维生素 C 等，营养非常丰富，多吃木瓜能让肌肤显得更明亮、清新，所以有“木瓜美人”一说。

（一）美容功效

1. 抗衰养颜

木瓜含有丰富的木瓜酶、维生素 C、维生素 B、钙、磷，还含有大量的胡萝卜素、蛋白质、钙盐、蛋白酶、柠檬酶等，可防治便秘，助消化，同时促进人体新陈代谢，具有美容护肤养颜和延缓衰老的功效。

2. 促进消化

木瓜所含的蛋白质分解酵素，可以补偿胰脏和肠道的分泌，补充胃液的不足，有助于分解蛋白质和淀粉，促进消化。

3. 提高免疫力

木瓜含有胡萝卜素和丰富的维生素 C，它们均有很强的抗氧化能力，可帮助机体修复组织，消除有毒物质，增强人体免疫力。

4. 丰胸

青木瓜自古就是丰胸佳果，木瓜中丰富的木瓜酶对乳腺发育有益。而木瓜酵素中含丰富的丰胸激素及维生素 A，能刺激女性的激素分泌，并刺激卵巢分泌雌激素，使乳腺畅通，可达到丰胸目的。

5. 瘦身

木瓜含有木瓜酵素，青木瓜所含的木瓜酵素是成熟木瓜的 2 倍左右。木瓜酵素不仅可以分解蛋白质、糖类，还可以分解脂肪，去除赘肉，促进新陈代谢，可将多余脂肪排出体外。

6. 提亮嫩肤

木瓜中维生素 C 的含量是苹果的 48 倍，加上木瓜酶有助消化能力，能够尽快排出体内毒素，可由内到外清爽肌肤。木瓜所含的木瓜酵素能促进肌肤代谢，可溶解毛孔中堆积的皮脂及老化角质，让肌肤显得更明亮、清新。

（二）美容方法

1. 木瓜牛奶露

材料：木瓜 150g、牛奶 200mL（约 1 大杯）、碎冰块适量、糖 1 小勺（可加可不加）。

制法：木瓜去皮切块，放入果汁机中，加入鲜奶、糖，用中速搅拌几分钟即可。

功效：美白嫩肤，丰胸。

2. 清炖冰糖木瓜

材料：木瓜、冰糖、水各适量。

制法：将木瓜去皮、去籽、切块，把所有材料一起放入锅内炖 20 分钟即可。

功效：有保湿，瘦身养颜的功效。

3. 银耳炖木瓜

材料：银耳 25g、木瓜 1 个、冰糖适量。

制法：银耳用清水泡 2 个小时，木瓜去皮、去籽、切块，连同银耳一起放入炖锅内，加适量冰糖和水，炖 1 小时后入味即可。

功效：有助于增加胶原蛋白，抗衰老。

4. 清蒸木瓜

材料：木瓜 1 个，水发银耳、莲子、百合、龙眼肉、枸杞子各少许。

制法：将木瓜一刀分为两块，挖去黑籽，将各材料（洗净并滤去水分）分别放入两块木瓜内，上笼旺火蒸制 15 分钟即可。

功效：丰胸，美白，抗衰老。

5. 木瓜美容霜

材料：新鲜成熟的木瓜、鲜牛奶各适量。

制法：将木瓜切细，加水适量，与砂糖一同煮至木瓜烂熟，再将鲜牛奶兑入煮沸，即可服用。

功效：有美容护肤、乌发之功效，常饮可使皮肤光洁、柔嫩、细腻，可使皱纹减少，面色红润。

六、猕猴桃——淡斑、提色、抗衰老

【性质】寒。

【五味】甘、酸。

【归经】胃经、脾经。

【热量】56.00 大卡/100 克。

【功效】具有淡化色斑、改善气血、调节心情、抗衰老、瘦身等功效。

有人称猕猴桃是一款“美容水果”，从营养学的角度来看，它是当之无愧的美容奇果。猕猴桃具有祛除黄褐斑、排毒、美容、抗衰老等作用。

猕猴桃性寒，因此不宜多食，尤其是脾胃虚寒者应慎食，腹泻时不宜食用。另外，由于猕猴桃中的维生素 C 含量较高，易与奶制品中的蛋白质凝结成块，不但影响消化吸收，还会使人出现腹胀、腹痛、腹泻，因而食用猕猴桃后不要马上喝牛奶或吃其他乳制品。

（一）美容功效

1. 抗衰老

猕猴桃含有优良的膳食纤维和丰富的抗氧化物质，能够起到清热降火、润燥通便的作用，具有排毒养颜之功效。多食猕猴桃，还可阻止体内产生过多的过氧化物，防止老年斑的形成，可延缓人体衰老。

2. 淡化色斑

猕猴桃中含有大量的果酸，果酸能够抑制角质细胞内聚力及黑色素沉淀，可有效去除或淡化黑斑，对于改善干性或油性皮肤也有显著的功效。

3. 改善气血

猕猴桃富含精氨酸，能有效地改善血液循环，改善气血，使肌肤红润。

4. 调节心情

猕猴桃含有大量的天然糖醇类物质——肌醇，能有效地调节糖代谢，调节细胞内的激素和神经的传导效应，可调节心情，对抑郁症有独特疗效。

5. 瘦身

猕猴桃含有维生素 C、维生素 E、维生素 K 等多种维生素，属营养和膳食纤维丰富的低脂肪食品，对减肥健美、美容有独特的功效。猕猴桃营养丰富但热量极低，其特有的膳食纤维不但能够促进消化吸收，还可以令人产生饱腹感。

（二）美容方法

1. 猕猴桃冻饮

材料：猕猴桃 2 个、小香蕉 1 根、柳橙汁半杯、酸奶半杯、冰块适量。

制法：先将猕猴桃去皮切片，放入果汁机，加入香蕉、柳橙汁和酸奶，果汁机开始搅拌，直到看不见颗粒，加入两小杯冰块，继续搅拌成冰沙状即可。

功效：促消化，提高免疫力。

2. 猕猴桃薄荷汁

材料：猕猴桃 3 个、苹果 1 个、薄荷叶 2 ~ 3 片。

制法：材料洗净，猕猴桃削皮，切成 4 块，苹果不必削皮，去核切块，薄荷叶放入果汁机中打碎，再加入猕猴桃、苹果一起打成汁；搅拌均匀后，室温下饮用，或依个人喜好冷藏后饮用。

功效：美白抗皱。

3. 猕猴桃蜂蜜蛋黄面膜

材料：猕猴桃 1 个、蛋黄 1 个、蜂蜜少许。

制法：用洗面奶将脸部清洗干净，再用一小盆清水滴入几滴新鲜柠檬汁，再清洗几下使脸更柔滑；如果脸部皮肤比较干燥，可以将切成片的猕猴桃片放入清水中，或将汁水挤入水中，多次清洗，可改善肌肤；将猕猴桃、蛋黄、蜂蜜均匀调成糊状后，用调膜棒将面膜均匀涂于面部，15 分钟后用清水洗净即可。

功效：美白，补水，恢复皮肤弹性。

4. 猕猴桃蜂蜜保湿面膜

材料：猕猴桃半个、蜂蜜 1 勺。

制法：将猕猴桃直接拿勺弄碎，加入蜂蜜，放入冰箱，冷藏 20 分钟后，直接敷面，15 ~ 20 分钟后清洗。

功效：预防黑色素的生成，抑制晒后斑点形成。

5. 猕猴桃海藻去斑面膜

材料：猕猴桃半个、海藻粉适量。

制法：将猕猴桃粉碎后，加入适量海藻粉后搅拌均匀，再将制作好的面膜涂抹到面部，10 分钟后洗净。

功效：补水美白，去除皮肤暗斑、色斑。

七、柠檬——美白、瘦身、护发

【性质】大寒。

【五味】甘、酸。

【归经】胃经、肝经。

【热量】24.00 大卡/100 克。

【功效】具有洁肤增白、紧肤光润、美甲护发、润唇亮齿、瘦身等功效。

柠檬是美容圣品，柠檬中含有柠檬烯、苦素、枸橼酸、维生素 A、维生素 B、维生素 C、维生素 D、维生素 E 等物质，具有消除疲劳、降低肌肉疲劳、活化皮肤表皮细胞等多种保健功效。柠檬酸不但能消除色素在皮肤内的沉着，而且能软化皮肤的角质层，令肌肤变得白净有光泽。

柠檬还含有丰富的有机酸、柠檬酸，具有很强的抗氧化作用，对促进肌肤的新陈代谢、延缓衰老及抑制色素沉着等都十分有效。但须注意以下几点：

（1）柠檬具有吸光作用，敷过柠檬汁后一遇阳光，皮肤就会容易变黑，甚至出现斑点。所以，用柠檬护肤后，不要立即晒太阳。

（2）柠檬护肤适合于油性皮肤，敏感性或干性皮肤者不宜多用。

（3）由于柠檬的 pH 值为 2.5，因此胃酸过多者和胃溃疡者不宜饮用柠檬水。

（一）美容功效

1. 洁肤增白

将 1 只鲜柠檬洗净去皮切片，放入一只广口瓶内，加入白酒浸没柠檬，浸泡 1 夜。次日用消毒脱脂棉蘸浸泡液涂面，15 分钟后用温水洗净，1 ~2 周后可见面容光滑洁白。

2. 紧肤光润

取 1 汤匙鲜柠檬汁，放入杯中，加入鲜鸡蛋黄 1 个，混合搅拌均匀。再加入 2 汤匙燕麦粉、2 汤匙橄榄油或花生油，一起搅拌均匀成糊状。每晚洗脸后敷面形成面膜，20 分钟后取下，再用温水洗净。每晚 1 次，连续 1 周后，可使干性、松弛、多皱的面容变得红润光泽。

3. 润肤沐浴

将鲜柠檬 2 个，切碎用消毒纱布包扎成袋，放入浴盆中浸泡 20 分钟；也可以用半汤匙柠檬油代替，再放入温水至 38 ~40℃，进行沐浴，大约洗 10 分钟，有助于清除汗液、异味、油脂，润泽全身肌肤。脚掌心有厚皮者可用柠檬皮搓揉，使之软化，逐渐脱落。油性皮肤者，沐浴后在润肤霜中滴入少许鲜柠檬汁涂擦全身，施行按摩，可以祛除过多油脂，使肌肤光泽红润而有弹性。

4. 排毒瘦身

柠檬汁可舒张和软化血管，加速血液循环，还可以增进胃肠消化功能。可以消除体内积滞多余的皮下脂肪，达到减肥目的。

取鲜柠檬汁1汤匙，蜂蜜1汤匙，加入白兰地酒适量，晚间饮用，既可帮助入睡，提高睡眠质量，也有益于养颜、减肥。饮用量可自行酌定，但不宜经常饮用。

5. 清洁和收缩毛孔

柠檬在美容上有独特的作用，柠檬汁能清洁和收缩皮肤毛孔，使皮肤平滑光亮。

6. 护发

美发洗发时，在养发油内滴入几滴柠檬汁，包裹头发，20～30分钟后用温水清洗干净。每月洗1次，可使头发光洁柔软。

7. 润唇亮齿

常含柠檬，可使嘴唇自然红润，血液流畅。而且柠檬清香，有提神功效。柠檬含丰富的维生素C和果酸，有助淡化黑斑，从而达到美白的效果。

如果牙齿偏黄，刷牙后，用纱布或棉布蘸柠檬汁，仔细地摩擦牙齿，可令牙齿洁白，还能清除口臭。但柠檬带有酸性，不宜常用，每周1次即可。

8. 护手消毒

柠檬护手：用柠檬肉摩擦手部，有助于消退皮肤中不健康的颜色；用柠檬皮擦手，其所含的柠檬油可使皮肤细腻、光滑。

柠檬消毒：在水中放一两片柠檬，将手浸洗一下，可洁手消毒。

（二）美容方法

1. 柠檬手足去死皮磨砂膏

材料：柠檬1个、白砂糖适量、杏仁油或橄榄油2匙、薰衣草精油或薄荷精油3滴。

制法：先将柠檬洗净，榨汁，然后将上面的其他材料混合，搅拌均匀后，立即涂敷于手足皮肤粗糙的部位。根据个人情况掌握涂敷的时间，然后用热水洗掉，最后再抹上保湿乳液进行后续护理。

功效：可有效去除手足部位的死皮。

2. 柠檬祛痘面膜

材料：柠檬汁4匙、酸奶3匙、蜂蜜2匙、鸡蛋1个。

制法：首先将鸡蛋的蛋清分离出来待用，然后将所有材料混合在一起搅拌均匀。将面部肌肤清洁干净后，将上述做好的面膜液取约1/8的量涂抹于面部，静敷约15分钟后，用温水冲洗干净，然后轻轻拍干即可。其余7/8的量可放冰箱保存，待下次再用，保存期约1周左右。

功效：美白，排毒，祛痘。

3. 柠檬蜜

材料：蜂蜜、柠檬各适量。

制法：将放柠檬蜜的瓶子清洗干净，用滚水冲洗，倒放着自然晾干，或者清洗干净之后放入烤箱，用100℃高温烘烤干。柠檬放入盐水中浸洗，用刷子将其表面的一层蜡刷干净，再用厨房纸巾擦干，切成薄片。玻璃瓶底部码一层柠檬片，淋一层蜂蜜，直至瓶中装满，盖上盖子后，放入冰箱中冷藏2～3天即可食用。喝的时候用干净的筷子取一片放入杯中，再倒少许浸泡柠檬的蜂蜜水，用温开水冲泡。冲调柠檬蜜时不要用开水，否则蜂蜜中的营养成分会被破坏。

功效：美容养颜，排毒瘦身。

八、苹果——嫩肤、美白、瘦身

【性质】平。

【五味】甘、酸。

【归经】肺经、脾经。

【热量】52.00大卡/100克。

【功效】具有美肤亮白、亮齿、排毒养颜、防止肥胖、抗衰老等功效。

苹果果实硕大，品种繁多，口味多种多样，有“果中西施”之称。苹果与人们的生活有密切的关系，人们对苹果的保健价值也比较重视。欧洲有民谚云：“日食一苹果，医生远离我。”《千金食治》说苹果“益气”。《随息居饮食谱》则说苹果能“润肺悦心，生津开胃，醒酒”。

（一）美容功效

1. 防止肥胖

和其他水果相比，苹果可提供的脂肪可忽略不计，它几乎不含蛋白质，提供的卡路里很少，平均100克只有52.00大卡。而且苹果含有丰富的苹果酸，能使积蓄在体内的脂肪有效分散，从而防止体态过胖。

2. 美白牙齿

苹果含有丰富的纤维素，其中的细纤维可以清除牙齿间的污垢，可美白牙齿。

3. 排毒养颜

苹果含丰富的果胶，可调节肠道的蠕动；而苹果所含的纤维质可清除体内垃圾，有助于排毒养颜。

4. 美白皮肤

苹果中含有大量的维生素C，常吃苹果，可帮助消除皮肤雀斑、黑斑，保持皮肤的细嫩红润。苹果中富含镁，镁可以使皮肤红润光泽，有弹性。苹果中还含有丰富的胡萝卜素、多种维生素及铁质，常吃苹果可营养皮肤，并可遏止黄褐斑的生成。每天吃苹果1～2个，能提供皮肤必需的基本矿物质和维生素。

（二）美容方法

1. 西式吃法

材料：苹果1个、红糖1勺、原味酸奶1勺。

制法：苹果洗净后以横向的方式切片，在平底锅里放入红糖和水，煮开，再放入苹果片，用小火将片煎熟。要注意多翻几次，以便使两边都均匀沾上糖。煎到两面都呈金黄色时就可以盛盘，最后淋上酸奶就可以享用了。

功效：美白嫩肤，排毒养颜。

2. 窈窕美容液

材料：苹果、橙子各适量，少许冰糖和红茶。

制法：先将苹果和橙子分别去皮去籽，将苹果丁和橙肉一块放入壶里，用少量的水将它们煮开，一起煮开后倒入放了红茶包的容器里即成。

功效：内在调理，外在养颜。

3. 红酒炖苹果

材料：红酒适量、苹果1个。

制法：苹果去皮，用切苹果的刀切成瓣状，把苹果放入锅里（深一点的奶锅），倒入红酒，没过苹果即可，用中火炖煮苹果15分钟后关火，苹果在红酒中浸泡2小时后食用最好。

功效：活肤嫩肤，抗衰老。

九、葡萄——洁肤、柔肤、紧肤

【性质】平。

【五味】甘、酸。

【归经】肺经、肝经、肾经。

【热量】43.00大卡/100克。

【功效】具有美颜明目、提升肤色、洁肤淡斑、紧肤除皱等功效。

葡萄被誉为世界“四大水果”之一，其性平，味甘、酸，营养丰富，色泽鲜美，味道可口。葡萄不仅味美可口，而且营养价值很高。成熟的浆果中含有15%~25%的葡萄糖，以及多种对人体有益的矿物质和维生素。葡萄是水果中含复合铁元素最多的水果，是贫血患者的营养食品。常食葡萄对神经衰弱者和过度疲劳者均有益处。葡萄制干后，糖和铁的含量均相对增加，是儿童、妇女和体虚贫血者的滋补佳品。葡萄果肉、葡萄籽、葡萄汁等均具有很好的美容功效。

（一）美容功效

1. 葡萄籽能美颜明目

葡萄籽中含有的大量的原花青素，具备很强的抗氧化能力，能缓解眼部疲劳，改善因用眼疲劳所致的视力下降、眼周皮肤等问题。直接将葡萄籽榨成汁饮用，即可美颜明目。葡萄籽中95%的成分为原花青素，其抗氧化的功效比维生素C高出18倍，比维生素E高出50倍。

2. 葡萄汁能提升肤色

葡萄中含有多酚物质，其抗氧化力是维生素C的25倍，能有效延缓肌肤衰老，同时也能美白肌肤，提亮肤色，保护肌肤。将葡萄打成汁的时候，一定要连同葡萄皮、葡萄籽一起，其营养成分才充足，美容效果才会更好。

3. 葡萄果肉能消除雀斑

葡萄果肉中含有大量的糖分，能够被皮肤有效吸收利用，利用葡萄果肉擦抹脸上长有雀斑的部位，能够有效消除雀斑。但是要注意的是，涂抹之后一定要彻底洁面，以免葡萄果肉中的糖分堵塞毛孔。

4. 葡萄面膜能紧肤除皱

葡萄中含有的原花青素能修复受损的胶原蛋白和弹性纤维，可起到淡化皱纹、紧致肌肤的功效。葡萄中含有的类黄酮是一种强力抗氧化剂，可抗衰老，并可清除体内自由基。葡萄搭配牛奶、玉米淀粉等制作成的葡萄面膜，长期使用能改善皱纹、鱼尾纹。

5. 葡萄酒泡澡能营养皮肤

葡萄酒中含有的多酚物质能有效抗衰老，利用葡萄酒泡澡能疏通经络，扩张血管，增强皮肤吸收营养的能力。葡萄酒含有维生素 B_3（烟酸）及丰富的矿物质，可深层滋润，抗衰老及促进皮肤细胞更新；不仅能够护肤美容，还能够提高皮肤的抵抗能力。

6. 葡萄酒能深层清洁皮肤

葡萄酒中含有的果酸成分能有效地祛除毛孔中的油脂污垢，还能软化角质层，可有效深层清洁肌肤；不仅能够淡化色斑，还能够让皮肤恢复白皙、光滑的状态。

（二）美容方法

1. 葡萄面膜

制法：将 30g 葡萄汁、50g 牛奶（煮沸放凉）放入容器中，再按照 1∶1 的比例加入奶粉与玉米粉，搅拌均匀，调成膏状。晚上睡觉前清洁面部后将此膏涂在脸上，保留 20 分钟，再用清水洗净即可。每周 1～2 次。

功效：可收敛毛孔，紧肤除皱，改善面部皱纹。

2. 葡萄番茄蜂蜜汁

材料：葡萄 200g（洗净不必去皮去籽）、红番茄 1 颗。

制法：洗净切块，将二者倒入果汁机内搅打成原汁，加上适量白开水和蜂蜜，冰镇后饮用。

功效：具有通便排毒、养颜美容、瘦身纤体的作用。

3. 葡萄酪乳汁

制法：取葡萄 300g 洗净，放入果汁机内加入蜂蜜 20mL、优酪乳 200mL，打成汁即可饮用。

功效：具有养颜美容、延缓皮肤衰老的功效。

十、西瓜——爽肤、补水、抗皱

【性质】寒。

【五味】甘。

【归经】心经、胃经、膀胱经。

【热量】25.00 大卡/100 克。

【功效】具有滋润美白、消肿美颜、瘦身塑形、亮肤抗皱、润发护发等功效。

西瓜堪称“瓜中之王”，味甘多汁，清爽解渴，是盛夏佳果，西瓜除不含脂肪和胆固醇外，含有大量葡萄糖、苹果酸、果糖、蛋白氨基酸、番茄素及丰富的维生素 C 等物质，是一种富有营养且纯净安全的食品。

（一）美容功效

1. 滋润美白，防晒抗衰老

西瓜含有瓜氨酸、丙氨酸、谷氨酸、精氨酸、苹果酸、磷酸等多种具有皮肤生理活性的氨基酸，还含有腺嘌呤等重要代谢成分，又含有糖类、维生素、矿物质等营养物质。而西瓜的这些成分，最容易被皮肤吸收，对面部皮肤有滋润、防晒、增白等功效。在吃西瓜时，用瓜汁擦擦脸，或把西瓜切去外面的绿皮，用里面的白皮切薄片，贴敷15分钟，可以使皮肤保持清新细腻、洁白、健康，焕发出迷人的光泽。

2. 消肿美颜

由于西瓜有利尿的作用，再加上水分多，所以吃西瓜后排尿量会增加，从而减少胆色素的含量，并使大便畅通，对治疗黄疸有一定的作用。另外，西瓜的利尿作用还能使盐分排出体外，可减轻浮肿，特别是腿部浮肿。

3. 补钾

西瓜含有丰富的钾元素，能够迅速补充在夏季容易随汗水流失的钾，避免由此引发的肌肉无力和疲劳感，驱走倦怠情绪。

4. 亮肤抗皱

新鲜的西瓜汁和鲜嫩的瓜皮可以增加皮肤弹性，减少皱纹，增添光泽。把西瓜肉放在碗里压碎，然后滤出汁来，便是天然的皮肤调色剂。每天早晚在化妆之前将其当化妆水使用，清新而不刺激，长期使用能使脸色改善，妆容持久亮丽。适合于敏感肤质的人。

5. 润发美发

常吃西瓜还可以使头发秀美稠密，因烫发而导致发质干枯者，可多吃。

（二）美容方法

1. 西瓜皮简易护肤

方法一：将干净的西瓜皮用快刀剖成约2mm厚的薄片，用瓜皮轻轻地按摩脸部肌肤，有舒缓、镇静、补水的功效。

方法二：将整个西瓜洗干净，刨去青皮，然后再刨下一片片的白皮，并一片一片地贴在脸上和手臂上，大约5分钟换上一次新的西瓜皮片，一共换4次，然后用清水冲洗干净。

功效：去斑，补水，镇静。

2. 西瓜汁补水爽肤

材料：西瓜半个。

制法：先将西瓜冷藏，削肉留皮，用西瓜皮敷面5分钟，然后用水洗净即可。

功效：去斑，补水，镇静。

3. 西瓜晒后修复面膜

材料：西瓜皮1片、蜂蜜适量。

制法：用西瓜皮汁混合蜂蜜做成面膜。

用法：直接敷面约25分钟后清洗。

功效：补水降温，镇定肌肤。

十一、香蕉——淡斑、洁肤、润肤

【性质】寒。

【五味】甘。

【归经】肺经、大肠经。

【热量】91.00 大卡/100 克。

【功效】具有润肤淡斑、洁肤美唇、去角质等功效。

香蕉是人们喜爱的水果之一，欧洲人因其能解除忧郁而称之为“快乐水果”，而且香蕉还是女性钟爱的减肥佳果。香蕉富含维生素 A，能有效维护皮肤毛发的健康，对手足皮肤皲裂十分有效，而且还能令皮肤光润细滑。香蕉还有润肠通便、润肺止咳、清热解毒、助消化和滋补的作用。香蕉的果肉具有降低胆固醇的作用。香蕉也是理想的营养面膜，对面部皮肤的皮下微细血管有调节平衡的作用。

（一）美容功效

1. 排毒养颜

香蕉含有大量的淀粉，有助于清热润肠，促进肠胃蠕动，有利于排毒。

2. 滋润皮肤

干性皮肤者可以敷香蕉面膜，可以有效滋润皮肤，给肌肤补水。还可以加点橄榄油，效果更佳。

3. 嫩白肌肤

香蕉还有美白的功效，平时敷香蕉牛奶面膜、香蕉蜂蜜面膜，可以有效美白皮肤，成本低而且很实用。

4. 淡化雀斑

香蕉中含有丰富的维生素 A，可以淡化雀斑。

5. 清洁和修复肌肤

香蕉具有温和清洁与滋养修护肌肤的功效。将香蕉捣成泥状敷在脸上，加点蜂蜜的话效果更佳。特别是秋冬的干燥天气，多敷香蕉面膜对皮肤有益。

6. 润唇美唇

吃香蕉不仅美容，剩余的部分还可以拿来护唇，只要用香蕉肉涂涂嘴唇，然后轻轻用手按摩 2 分钟，最后用水冲洗干净即可。这种香蕉润唇法不仅可以防止嘴唇干燥，更能有效地消除嘴唇上的裂纹。

7. 润手护手

香蕉皮还能进行美容利用，尤其是用香蕉皮做的护手霜，能帮助手部美白、抗氧化。滋润双手的同时还能防止肌肤老化，并可减轻肌肤瘙痒，预防脱皮。

8. 去角质

香蕉可软化肌肤，方法就是将熟透的香蕉涂抹于患处，然后进行一段时间的按摩，最后用水冲掉。这种方法不仅能去角质，软化肌肤，还有保湿的效果。

9. 护眼美目

香蕉中含有大量的 β-胡萝卜素，当人体缺乏这种物质时，眼睛就会出现疼痛、干涩、眼珠无光、失水少神等症状，多吃香蕉不仅可减轻这些症状，还可以在一定程度上缓解眼睛疲劳，避免眼睛过早衰老。

（二）美容方法

1. 香蕉粥

材料：香蕉3根、冰糖100g、糯米100g、清水1000mL。

制法：将糯米淘洗干净，加清水上火烧开，将香蕉去皮切成小丁块，加入冰糖熬煮成粥。

功效：可使颜面皮肤润滑，富含光泽，并减少皱纹形成。

2. 香蕉豆浆

材料：香蕉1根、无糖豆浆100mL。

制法：香蕉去皮，在杯内用勺子压成糊状；将豆浆倒入装香蕉的杯子中，搅拌均匀即可饮用。

功效：排毒养颜，润肤嫩白。

注意事项：香蕉豆浆放置一段时间后，就会酸化变成茶色，建议做好后立即饮用。

3. 冰冻酸奶香蕉

材料：香蕉、酸奶各适量。

制法：将酸奶抹在香蕉上，抹得厚一些，然后放进冰箱的冷冻室，三四个小时以后即成。

功效：瘦身美容，洁肤美白。

（三）注意事项

1. 香蕉性寒，体质偏于虚寒者，如胃寒、虚寒（泄泻、易晕）、肾炎、怀孕期脚肿者，不宜生吃香蕉。

2. 香蕉含大量的镁元素，若空腹大量吃香蕉，会使血液中含镁量骤然升高，造成人体血液内镁与钙的比例失调，对心血管产生抑制作用，不利于健康。

3. 胃酸过多者不宜吃香蕉；胃痛、消化不良、腹泻者应少吃香蕉。

4. 香蕉在12～13℃即能保鲜，不宜放在冰箱内存放。

十二、樱桃——均衡油脂、润肤、消除暗疮

【性质】温。

【五味】甘。

【归经】脾经、肝经。

【热量】46.00大卡/100克。

【功效】具有抗老化、美颜活肤、亮目、消除暗疮、修复瘢痕、均衡肤质等功效。

樱桃自古就被称为“美容果”，中医古籍里称其能“滋润皮肤”“令人好颜色，美态”，常吃能够让皮肤更加光滑润泽。这主要是因为樱桃的含铁量极其丰富，每100g果肉中铁的含量是同等重量的草莓的6倍、枣的10倍、山楂的13倍、苹果的20倍，居各种水果之首。铁是血红蛋白的原料，而妇女又以阴血为本，因此樱桃的美肤红颜效果非

常好。

（一）美容功效

1. 平衡皮脂，抗老化

每100g樱桃中的含铁量多达59mg，居于水果首位，对补充血液中含铁量非常有好处。维生素A含量比葡萄、苹果、橘子多4～5倍，可平衡皮脂分泌，延缓老化，让肌肤更年轻。

2. 活肤美肤，亮眼

樱桃中的维生素B_2可活化细胞，美化肌肤。坚持用樱桃汁涂擦面部及皱纹处，能使面部皮肤嫩白红润，去皱消斑。

3. 美白保湿，均衡肤质

樱桃中丰富的维生素C是重要的抗氧化剂，可美白肌肤，防止黑色素形成，滋润嫩白皮肤。另外，樱桃中所含的果酸还能促进角质层的形成。

4. 治疗痤疮，修复瘢痕

樱桃可促进坏死细胞再生，修复瘢痕，可治疗痤疮、瘢痕等。

（二）美容方法

1. 调制樱桃汁

材料：樱桃（洗净后去核）一小碗、凉白开水500mL。

制法：将樱桃放入榨汁机中加水搅拌，直到看不到实肉果粒为止，可倒出饮用。

功效：具有润泽皮肤的作用，可消除皮肤暗疮、瘢痕。

2. 银耳樱桃粥

材料：水发银耳50g，樱桃罐头30g，桂花糖、冰糖各适量，粳米50g。

制法：先将粳米煮粥，粥熟后，入冰糖溶化，加入银耳，煮10分钟，再入樱桃、桂花糖，煮沸后即成。

功效：补气养血，嫩皮肤，美容颜；可使人肌肉丰满，皮肤嫩白光润，容颜焕发，唇似樱桃。

3. 樱桃美容散

材料：蜜樱桃300g、山药粉500g、胡桃肉500g、白蜂蜜400g。

制法：将胡桃肉炒酥压成碎末，蜜樱桃剁成细粒，将锅置于小火上，白蜂蜜入锅，加适量开水，溶化后加入山药粉、胡桃肉炒干水分，加樱桃炒匀，铲入瓷缸内，加盖盖严即成。早上空腹服用50g，用沸水冲食，可长期服用。

功效：润肌肤，美容颜，增气力，乌发，延年益寿。

十三、草莓——祛痘、洁肤、固齿

【性质】凉。

【五味】甘、酸。

【归经】脾经、肺经。

【热量】30.00大卡/100克。

【功效】具有美白防斑、抗老化、排毒养颜、固齿清新、洁肤祛痘、护发等功效。

《本草纲目》中记载草莓性平，味甘酸，有润肺生津、健脾和胃、补血益气、凉血解毒之功效。现代医学证明，草莓具有降血压、抗衰老的功效。

据测定，每100g草莓果肉中含糖8～9g、蛋白质0.4～0.6g，维生素C50～100mg，比苹果、葡萄高7～10倍。而草莓中的苹果酸、柠檬酸、维生素B_1、维生素B_{12}、胡萝卜素、钙、磷、铁等含量也比苹果、梨、葡萄高3～4倍。因此，草莓也被称为“活的维生素丸”“神奇之果”。

（一）美容功效

1. 美白防斑

草莓具有去皱增白的功效，是美容之理想食品。草莓中含有丰富的维生素C，可以抑制黑色素的生成，防止雀斑、黑斑的形成，还可以增加抵抗力。

2. 抗老化

有研究报告指出，草莓与蓝莓可让神经细胞保持在年轻的状态，多吃草莓可抗老化。

3. 排毒养颜

草莓含有很多膳食纤维，每100g草莓含膳食纤维1.8g，与香蕉相同。膳食纤维可助消化，促进机体排出毒素。

4. 固齿清新

草莓营养价值高，含有丰富的维生素C，可以巩固齿龈，清新口气，润泽喉部。

5. 美白保湿，滋润肌肤

草莓属浆果，含糖量高达6%～10%，并含多种果酸、维生素及矿物质等，可增强皮肤弹性，具有美白和滋润保湿的功效。

6. 洁肤祛痘

草莓比较适合于油性皮肤，具有去油、洁肤的作用，将草莓挤汁可作为美容品敷面。现在的很多清洁护肤品和营养面膜中也加入了草莓的成分，如莓多酚因子，对祛痘有很好的疗效。经常使用草莓美容，可令皮肤清新、平滑，避免色素沉着。

7. 护发美发

草莓中还含有丰富的维生素A和钾，可护发美发，对头发的健康很有利。

（二）美容方法

1. 美容去痘方

材料：草莓500g、白糖少许、冰镇汽水少许。

制法：草莓洗净去蒂，放进榨汁机内，加入少许白糖和100mL冰镇汽水，搅拌数分钟，倒入杯中即成，饮服。

功效：去痘。

2. 草莓美容面膜

材料：草莓适量。

制法：将草莓洗净，捣成糊状或对半切开，然后敷于面部、颈部等裸露部位。或直接用切开的草莓在脸上反复涂抹25分钟后洗去。

功效：营养皮肤，减轻皮肤色素沉着。

3. 草莓滋润防皱护肤液

材料：草莓 50g、鲜奶 1 杯。

制法：将草莓捣碎，用双层纱布过滤，将汁液混入鲜奶，搅拌均匀后，将草莓奶液涂于皮肤上加以按摩，保留 15 分钟后，用清水清洗干净。

功效：滋润、清洁皮肤，温和收敛，防皱。

十四、荔枝——红润、保湿、排毒

【性质】温。

【五味】甘、酸。

【归经】脾经、心经、肝经。

【热量】70.00 大卡/100 克。

【功效】具有提升红润、美白亮肤、保湿嫩肤、排毒养颜等功效。

《开宝本草》记载荔枝有益人颜色的功效。据研究发现，荔枝含有丰富的维生素，可促进微细血管的血液循环，防止雀斑生成，令皮肤更光滑。

（一）美容功效

1. 提升红润，美白亮肤

研究发现，荔枝含有糖、柠檬酸、蛋白质、果胶、维生素 C、磷、铁等，能让皮肤健美，面色红润。

2. 保湿嫩肤，排毒养颜

荔枝含维生素 A、维生素 B_1、维生素 C，还含有果胶、游离氨基酸、蛋白质、铁、磷、钙等。具有补肾、改善肝功能、加速毒素排出、促进细胞生成、使皮肤细嫩等作用，是排毒养颜的理想水果。

（二）美容方法

1. 荔枝大枣羹

材料：荔枝适量、大枣少许。

制法：将荔枝去皮核，切成小块，另将大枣洗净，先放入锅内，加清水烧开后，放入荔枝、白糖，待糖溶化烧沸，装入汤碗。

功效：具有甘温养血、益人颜色、健脾养心、安神益智的功效。

2. 荔枝银耳羹

材料：干银耳、冰糖、荔枝适量。

制法：洗干净银耳，除去银耳的根部，可使口感更好；烧开水，倒入洗净的银耳，加入冰糖，小火慢煨；1 个小时后将炖好的银耳羹盛在碗里，放入冰箱冷冻，食用时加入去核的荔枝。

功效：润肤美容，瘦身消脂。

3. 荔枝鸡爪汤

材料：荔枝干肉 10 枚、鸡爪 6 只。

制法：将上两味放入锅内，加水适量，煮至鸡爪烂熟，入少许调味品即可食用。每日1次。

功效：润肤荣颜。

十五、椰子——润肤、卸妆、护发

【性质】寒。

【五味】甘。

【归经】脾经、胃经、大肠经。

【热量】231.00 大卡/100 克。

【功效】具有消炎、抗菌、保湿、抗氧化、卸妆、护发等功效。

椰子的外层果皮较薄，呈暗褐绿色，中层果皮为厚纤维层，内层果皮呈角质。椰子内有贮存椰浆的空腔，椰子成熟时，其内贮有椰汁，清如水，甜如蜜，晶莹透亮，是极好的清凉解渴之品。

椰子的果实越成熟，所含的蛋白质和脂肪也越多。椰汁和椰肉都含有丰富的营养成分，椰汁清如水甜如蜜，饮之甘甜可口；椰肉芳香滑脆，柔若奶油，可以直接食用，也可制作菜肴、蜜饯，或做成椰丝、椰蓉食用。

（一）美容功效

1. 保湿

我们知道椰子油有天然的保湿特性，不仅如此，对于一些常见的皮肤状况如湿疹等也很有帮助，椰子油具有良好的保湿效果和消炎的作用，所以时常被用在治疗湿疹的药物上。不过不是每个人都适合将椰子油抹在全身，像是拥有油性肌肤的人，专家建议滴几滴椰子油在面霜上让其发挥保湿效果即可，才不会造成反效果。

2. 抗氧化

消炎、抗氧化、抗菌和保湿等是椰子油的四大特性，每天晚上滴几滴椰子油在脸部和眼周，并用指尖轻轻地来回涂抹，并按小腿、手肘、膝盖和脚踝的皮肤粗糙程度来加减涂抹，可让肌肤变得光滑细致。

3. 补充头发蛋白质

椰子油对于保养头皮和头发也很有效。根据一项研究显示，洗发前将椰子油抹在头发上，能有效减少头发的蛋白质流失，对受损或未受损的发质均有效。这是因为椰子油属于低分子化合物，可以渗透头发表层，并对于蛋白质具有亲和力。

（二）美容方法

1. 清凉椰子爽

材料：椰子 3 个、燕菜粉 6 茶匙、水 300mL。

制法：将买回来的椰子外表洗净，顶部椰肉用水果刀切出备用，将椰汁倒入碗里，一个椰子约有 300mL 的椰汁，所以 3 个椰子约有 900mL 的椰汁；将椰子里面的肉用不锈钢汤匙刮出，椰肉全部刮出后切成小块备用；锅子里放入 300mL 的水，再加入 900mL 的椰汁，中火加热；冒小泡泡时加入细砂糖、燕菜粉，不停地搅拌，直到燕菜粉溶化，继续煮开；椰汁煮开后，放入切好的椰子肉继续煮开，煮开后即可熄火，将煮好的椰汁放回椰子壳里，待凉后包上保鲜膜，放冰箱冷藏2小时以上即可食用。

功效：美白保湿，嫩肤。

2. 海南椰子饭

材料：椰子1个、糯米（泰国产，大半个椰子量）。

制法：将椰子口部分割成三角形，倒出一半椰汁用来浸泡糯米；糯米选用泰国香糯米，用椰汁浸泡3小时；用小碗或小碟子架住圆椰子，以便填充糯米和上蒸锅用；用勺子和单根筷子将浸泡好的糯米拨进椰子的口内，糯米量添加到椰子体积的五分之四，封口；整只椰子放蒸锅蒸3～4小时，此过程一定要密封好蒸锅，锅内放足量的水；椰子蒸熟后，用刀背砍破外皮，露出白色椰肉；用凉水及凉开水冲掉椰子表面的椰壳碎末，放案板上切开；椰肉用刀切开，切的过程中可在刀上抹些油以便切得完整。

功效：瘦身塑形，养颜美肤。

3. 椰子煲老母鸡

材料：老母鸡半只、瘦肉3片、椰子1个、桂圆30g、枸杞子20g。

制法：老母鸡多油，鸡皮一定要全部撕掉，里面的鸡油也要去掉，以免影响口感。之后焯水，煮几分钟后去血水；桂圆和枸杞子泡水备用；钻开椰子，先把椰汁倒出来，将椰汁摆放一会，让杂质沉淀，再取椰子肉；将所有食材洗净，放入炖盅，倒入椰子汁，再加适量水，放入蒸锅，先把蒸锅的水烧开，盖上锅盖，水开后，大火转文火，煲一个半小时，出锅。

功效：润色美容。

第四节　美容蔬菜

一、白萝卜——消腻降脂、益肤养颜

中医学认为，萝卜可“利五脏，轻身益气，令人白净肌肉”。现代研究证明，白萝卜所以具有这种功能，是由于其含有丰富的维生素C，因而常食可抑制黑色素的形成，并减轻皮肤色素的沉积。一些学者认为，肠道不畅，肠道内大肠杆菌会分解蛋白质而产生有毒的氨类物质，吸收进入血液后会对人体产生不良影响，加速机体老化，而白萝卜的利肠作用，正可以抑制这种不利因素，从而起到养颜益肤的作用。

白萝卜叶中含有丰富的维生素A、维生素C等各种维生素，特别是维生素C的含量是根茎的4倍以上。维生素C能防止皮肤的老化，阻止色斑的形成，保持皮肤的白嫩。此外维生素A和维生素C都有抗氧化的作用，可以有效抑制癌症，也可以预防老化及动脉硬化等。

除了维生素，白萝卜中的膳食纤维含量非常大，尤其是叶子中含有的植物纤维很丰富。这些植物纤维可以促进肠胃的蠕动，消除便秘，起到排毒的作用，从而改善皮肤粗糙、痤疮等情况。

1. 白萝卜明虾汤

材料：白萝卜1根，明虾300g，清水6大杯，白果、枸杞子各适量。

制法：白萝卜切大块，加水、白果、枸杞子，用大火煮沸，改文火煲约40分钟，再倒入虾，改大火煮熟即成。

功效：降低血脂，消炎解毒，养血活肤。

2. 白萝卜烧墨斗鱼

材料：白萝卜、墨斗鱼、红尖椒、绿尖椒、葱、姜、盐、味精、色拉油、高汤、淀粉各适量。

制法：白萝卜切成菱形块，红、绿尖椒切块，用温油将蔬菜焯一下；墨斗鱼洗净，用沸水焯一下，捞起后待用；锅内放少许底油，先放葱末、姜末，再下入全部原料和适量高汤，一起烧3分钟，调味后勾芡。

功效：消腻除脂，养胃润肤。

3. 美味白萝卜丝

材料：白萝卜半个，青豆、玉米、枸杞子、葱、姜、蒜末、盐、鸡粉各适量。

制法：白萝卜切丝，下水稍焯一下；青豆、玉米下水焯，枸杞子泡开；将锅里油烧热，葱、姜、蒜末炝锅，下萝卜丝翻炒，再把剩下的材料全加进去，再翻炒几下，熟后出锅。

功效：消腻，去脂，化痰，止咳。

二、胡萝卜——健脾和胃、补血养颜

胡萝卜是一种含糖较多的植物，素有“东方小人参”的美誉，我国有些地区也有“假人参”之称。之所以这样称它，主要有两方面的原因，一是胡萝卜的营养丰富，物美价廉，可健身美容，而且有治病作用；二是胡萝卜的形状同高丽参相似。

中医学认为，胡萝卜味甘、性平，有健脾和胃、壮阳固肾、补血养颜、化滞下气等功效。《本草纲目》记载胡萝卜能“下气补中，利胸膈胃肠，安五脏，丰肌肉，令人健食，有益无损”；《本草求真》认为胡萝卜能“宽中下气，去肠胃之邪，补中健食”；《医学纂要》认为胡萝卜能“润肾命，壮元阳，暖下部，除寒湿”，可治疗久痢、咳嗽和消化不良。

现代实验医学研究发现，胡萝卜中含有维生素 B_1、维生素 B_2、维生素C，对高血压、心脏病患者有裨益。胡萝卜有促进肾上腺素合成、降低血糖、改善冠状动脉血流、增加皮肤弹性、延缓皮肤衰老、减少皮肤皱纹等作用。

另外，胡萝卜中还含有丰富的胡萝卜素，在肠道中经酶的作用后可转变成人体所需的维生素A，也称“抗干眼病维生素”。而人体在缺乏维生素A时易患干眼症、夜盲症，易引起皮肤干燥，若儿童缺乏维生素A，牙齿和骨骼发育也会受到影响。因此，长期吃胡萝卜及其制品，既可获得较好的强身健体效果，又可使皮肤处于健康状态，变得光泽、红润、细嫩。

1. 胡萝卜面膜

材料：胡萝卜2~3个。

制法：将胡萝卜榨汁，用干净的纱布浸于胡萝卜汁中，然后将纱布轻轻捞出贴在面部，20 分钟左右揭去。

功效：有去皱纹、除黑斑、嫩肌肤的作用。

2. 胡萝卜粥

材料：新鲜胡萝卜、粳米各适量。

制法：取新鲜胡萝卜洗净、切片，同粳米煮粥。早晚空腹食用。

功效：具有健脾、润肤的功效。

3. 胡萝卜美容饮

材料：胡萝卜 120g、红枣 10 枚、枸杞子 20g。

制法：水煎煮，内服，早晚各 1 次。

功效：具有健脾、润肤的功效。适用于皮肤粗糙、皱纹、面色萎黄、缺乏光泽、眼睛干涩、消化不良者。

三、丝瓜——祛斑美白、抗皱防衰

丝瓜翠绿鲜嫩，清香脆甜，是夏日里清热泻火、凉血解毒的一道佳菜。丝瓜不仅营养丰富，而且有一定的药用价值。丝瓜可以消雀斑、增白、去除皱纹，是不可多得的天然美容食品。长期食用或用丝瓜液擦脸，还能使皮肤变得光滑、细腻，具有抗皱消炎，预防皮肤老化，消除痤疮及色素沉着的功效。

其实，丝瓜美容与其富含的营养成分有关。其含有维生素 A、维生素 C、胡萝卜素、多种矿物质和多种有机酸等营养成分。现代药理研究表明，维生素 C 是一种活性很强的水溶性抗氧化物，不仅能阻止体内强致癌物——亚硝胺的合成，还参与体内生理氧化还原过程，并协同脂溶性维生素 A、胡萝卜素等抗氧化物，阻止脂质过度氧化，最终防止脂褐素——老年斑的形成。维生素 C 能抑制体内一种与黑色素形成有关的物质——酪氨酸酶的活性，所以会抑制色素沉着、蝴蝶斑、老年斑的形成。维生素 C 还能使沉积的深色色素还原为浅色色素，减少蝴蝶斑和老年斑的形成。维生素 A 和胡萝卜素能清除体内代谢过程中产生的氧自由基，减少脂质过度氧化，延缓衰老。因此，丝瓜汁液中的成分具有抗皱消炎，预防皮肤老化，消除雀斑、蝴蝶斑、色素沉着、老年斑，延缓细胞衰老等功效。

1. 丝瓜美颜汤

材料：丝瓜 2 根，玫瑰花、菊花、白茯苓各 10g，红枣（去核）10 枚，瘦肉 500g，调味料适量。

制法：丝瓜削去硬皮，切成块；玫瑰花、菊花、白茯苓用水浸洗；瘦肉切片；先将瘦肉、红枣、白茯苓、丝瓜加水煮约 1 小时，最后加入玫瑰、菊花及调味品，煮片刻即成。

功效：抗皱消炎，美颜淡斑。

2. 炸丝瓜

材料：丝瓜 2 根、面粉少量、调味料适量。

制法：将面粉与水调成面糊；丝瓜外皮去掉，切小块，用极少量的盐搅拌后裹上面糊；油锅中倒入适量精制油，烧至八成热，放入丝瓜，炸至外皮微黄即可取出；吃的时候可以蘸椒盐粉，也可以蘸色拉酱。

3. 防晒丝瓜奶面膜

材料：丝瓜 1 根，冰牛奶、蜂蜜适量。

制法：把丝瓜洗净，切块，用榨汁机榨取原汁；将丝瓜汁混入冰牛奶、蜂蜜，调成糊状；再将丝瓜面膜敷在脸上和脖颈等处的肌肤上。15 ~20 分钟后，用清水洗净。

功效：滋养肌肤，修复防晒，淡化斑点。

四、冬瓜——凉血润肤、利水消肿

中医学认为，冬瓜味甘、淡，性微寒，有清热解毒、凉血润肤、止咳除烦、利尿消肿等功效。《神农本草经》云："冬瓜味甘，微寒，主治小腹水胀，利小便，润肤，生津，止渴。"《本草备要》记载冬瓜："寒泻热，甘益脾，利二便，清水肿，止消渴，散热毒痈肿。"《食疗本草》记载冬瓜能"益气耐老，除心烦满"。《本草经集注》记载冬瓜能"解毒，消渴，止烦闷"。

冬瓜可用于许多疾病的治疗。南宋医家杨倓在《杨氏家藏方》中收录有"冬瓜丸"一方，是用冬瓜做成"冬瓜盅"，里面放入赤小豆，外面裹上黄泥，用米糠烧熟后，取出用以制成丸剂。可用于水气浮肿、喘满、小便不利的治疗。《近效方》中载有另一种"冬瓜盅"，里面装上黄连粉末，在火中煨熟后，用纱布绞汁，可用于糖尿病的治疗。冬瓜还能治疗痱子，孟诜在《食疗本草》中提出："清热毒痈肿，切片摩痱，甚良。"另外，冬瓜外用也可治疗疖肿。《日华子本草》记载冬瓜："性味寒甘……止渴除烦，治胸膈热，消热毒痈肿，切摩痱子。"

除此之外，冬瓜还有减肥和美容作用。李时珍在前人研究的基础上，对冬瓜的美容、减肥作用做了高度概括，认为冬瓜"令人悦泽好颜色，益气不饥，久服轻身耐老"。现代药理研究证明，冬瓜子中含有葫芦巴碱，对调节人体新陈代谢有着独特作用。冬瓜中含有丙醇二酸，能有效地抑制糖类转化为脂肪。古代医家还用冬瓜来治疗雀斑、荨麻疹、酒渣鼻等皮肤病。

1. 冬瓜茶

材料：冬瓜 1000g、姜少许。

制法：冬瓜去皮去籽，洗干净，切成块状，在锅内加水煮开后，加入姜片及冬瓜，焖煮 40 分钟，熄火后盖上锅盖再焖 20 分钟即可。

功效：利水，凉血，养颜。

2. 冬瓜薏仁汤

材料：冬瓜 500g、薏苡仁 50g、瘦猪肉 150g、陈皮 10g、生姜 1 片。

制法：瘦猪肉洗干净切片，焯水；冬瓜连皮切块，薏苡仁洗净；水煮开后，加入所有材料，大火煮 10 分钟，转文火煮 2 小时，加盐或鲜味露调味即可食用。

功效：消腻，除脂，减肥。

3. 冬瓜盅

材料：冬瓜半截（约 3000g）、江瑶柱 15g、瘦肉 120g、冬菇 12g、珍肝 120g、熟火腿 30g、白湘莲子 60g、白果 60g、薏苡仁 30g、青豆仁 15g、上汤 1 窝、调味料各适量。

制法：选购老而肉厚的冬瓜一截，去瓤和核，并在冬瓜上端切成"狗牙型"，做成盅形，放入沸水锅内稍煮，捞起备用；将江瑶柱浸开，弄碎；冬菇浸软，去蒂切梗；将瘦肉和珍肝分别切粒，用生粉、生油、盐、糖拌匀，放沸水中焯过捞起。白湘莲子和白果肉先煲熟，薏苡仁浸透，熟火腿切小粒；用 1 个大盅将冬瓜盅置于盅内，注入汤（七成满），放入材料（除青豆仁、火腿粒外）；另用 1 只碟将冬瓜盅口盖着，将冬瓜盅放在大的瓦煲内，隔水炖上两个半小时左右，揭开盖，放下熟火腿再炖片刻，再加入青豆仁（先在沸水中焯过），用盐调味。最后取出冬瓜盅，切出冬瓜盅内之瓜肉，便可分碗食用。

功效：除脂，消腻，养颜。

五、海带——软坚散结、润肤乌发

海带表面滑溜溜的黏液，是水溶性膳食纤维，富含海藻酸、钾、钙等矿物质。同时，海带还含大量碘，可促使卵巢滤泡黄体化，降低体内雌激素水平，可减少乳腺增生的发生。此外，海带是碱性食品，可保持人体酸碱平衡。同时，海带中还含有膳食纤维，可以增进肠道蠕动，促进排便，使皮肤光洁美丽。

1. 海带炖鸡

材料：净鸡 1 只（约重 1500g），水发海带 400g，料酒、精盐、味精、葱花、姜片、花椒、胡椒粉、花生油各适量。

制法：将鸡宰杀，去毛，去内脏，剁成块；将海带洗净，切成菱形块；锅内放入清水，将鸡块下入锅内，上火烧沸后撇去浮沫，加入花生油、葱花、姜片、花椒、胡椒粉、料酒、海带块，炖烧至鸡肉熟烂时，加入精盐、味精，烧至鸡肉入味即成。

功效：具有补虚、益气、软坚散结、润肤乌发的作用。可治疗淋巴结核、甲状腺肿大。

2. 红焖萝卜海带

材料：海带、萝卜各适量，丁香、大茴香、桂皮、花椒、核桃仁、素油、酱油各适量。

制法：将海带用水浸泡 24 小时（中间换水 2 次），然后洗净切成丝，萝卜亦切成粗丝；将油烧热，加海带丝炒几下，放入丁香、大茴香、桂皮、花椒、核桃仁、酱油及清水烧开，改中火烧至海带将烂，再放入萝卜丝焖熟即可。

功效：利水，消气，减肥。

3. 海带绿豆汤

材料：海带、绿豆各 15g，甜杏仁 9g，玫瑰花 10g。

制法：玫瑰花用纱布包好，甜杏仁用沸水浸泡去皮，海带温水泡好切成丝，将以上各原料与绿豆放入锅中，加适量清水煮至绿豆软烂即可。

功效：活血化瘀，消除痤疮。

六、菠菜——补肝养血、防皱抗衰

菠菜味甘、辛，性凉，入肠经、胃经，具有滋阴平肝、润肠止渴、补血止血、通血脉、助消化、利五脏的功效。菠菜既可以补肝养血，又具有改善人体新陈代谢、增强人体抵抗力的作用。《本草纲目》中记载菠菜可以“逐血脉，开胸膈，下气调中，止渴润燥”。

历代医家也把菠菜视为春季养生的最佳食物。菠菜中的 β－胡萝卜素和铁，能使人面色红润。菠菜中含有大量抗氧化剂和维生素 E，能够清除人体内的氧自由基，具有抗衰老的作用。此外，菠菜所含丰富的 B 族维生素能预防口角炎。所以，菠菜一向被人们推崇为养颜佳品。

菠菜中含有抗氧化剂和硒元素，可以提高细胞的繁殖能力，有抗衰老、激活大脑功能、防止肌肤老化的作用。菠菜根含有大量的维生素 K，有防治皮肤疾病的功效。

1. 菠菜珍珠膏

材料：菠菜 5g、珍珠粉 50g。

制法：取菠菜 5g，洗净后用开水烫一下，放到果汁机中打成浆状，再放入 50g 珍珠粉，搅拌均匀，晚上临睡前涂在脸上（避开眼睛四周、嘴唇及眉毛等处），15 ~ 20 分钟后，用冷水洗净，每周 1 ~ 2 次。

功效：消斑祛痘，红润面色。

2. 菠菜防皱面膜

材料：菠菜 100g、面粉 50g。

制法：将少量的菠菜洗净，放到搅拌机里，加入适量清水，打碎取汁，然后放入少许面粉，不停地搅拌，直到面粉完全溶解，待菠菜汁成为菠菜糊时，将其涂在脸上，大约 20 分钟后用清水洗净即可。

功效：滋养消毒，防皱抗衰老。

3. 菠菜猪肝汤

材料：新鲜菠菜 300g，猪肝 100g，黄酒、盐、香油各适量。

制法：取 100g 猪肝洗净，切成薄片，加少量黄酒、盐拌匀，腌 20 分钟左右。取 300g 新鲜菠菜洗净，切成小段。在锅中加入 250mL 清水，用大火烧开后，加入菠菜、猪肝、食盐，煮至猪肝熟，淋上几滴香油，搅匀即可。

功效：滋肝补肾，补血养血，使人面色红润。

七、白菜——清热解毒、祛脂减肥

白菜中含有的纤维素能起到润肠、促进排毒的作用，还能促进人体对动物蛋白质的吸收，促进新陈代谢。中医学认为白菜性微寒味甘，有养胃生津、除烦解渴、利尿通便、清热解毒之功效，对痤疮也有很好的治疗作用。

白菜中维生素 E 的含量丰富，能防治黄褐斑、老年斑。维生素 E 是脂质抗氧化剂，能够抑制过氧化脂质的形成，皮肤出现色素沉着和老年斑就是由于过氧化脂质增多造成的，所以常吃白菜能防止过氧化脂质引起的皮肤色素沉着，抗皮肤衰老，减缓老年斑的出现。

白菜含有丰富的微量元素锌，锌决定着皮肤的光滑和弹性程度。白菜中所含的维生素 A、维生素 C、维生素 E 及胡萝卜素都是抗氧化剂，能防止皮肤干燥、粗糙。多吃白菜能排毒养颜，祛除痤疮，还能使人皮肤白皙细腻。另外，营养学专家研究认为，白菜还具有很强的减肥功效，白菜通过对人体五脏的调整，平衡内分泌，分解多余脂肪以达到减肥效果。

1. 白菜叶祛痘面膜

材料：白菜叶 3 片、酒瓶 1 个。

制法：采购新鲜白菜，取下整片菜叶洗净，将白菜叶在干净菜板上摊平，用酒瓶轻轻碾压 10 分钟左右，直到叶片呈网糊状。

用法：将网糊状的菜叶贴在脸上，每 10 分钟更换 1 张叶片，连换 3 张。每天做 1 次。

功效：祛痘，美白肌肤。

2. 白菜猪肝汤

材料：猪肝200g，白菜叶150g，枸杞子8颗，湿淀粉、食盐、姜葱汁、黄酒、花生油各适量。

制法：白菜叶洗净，切成小片；猪肝洗净，挤去血水，切成薄片，加盐、姜葱汁、黄酒、湿淀粉，抓匀上浆；油锅中加花生油烧至七成热，加入白菜叶、盐，快速炒拌，加入枸杞子稍炒，加适量开水烧至沸腾，放入猪肝煮熟，加食盐调味即成。

功效：补肝明目，养血润肤。

3. 白菜养颜汤

材料：白菜心2个、大枣8枚、牛奶半杯、鸡蛋1个。

制法：白菜心切成约5cm长的段，用沸水焯过，捞出备用；将大枣放入，再加清水两碗熬半小时，放入牛奶，沸时再放白菜，再沸时打入鸡蛋，用筷子迅速将蛋搅散，成蛋花即可。佐餐食用。

功效：补血养颜，润肤。

八、黄瓜——降低血脂、洁肤美容

据专家研究，鲜黄瓜中所含的黄瓜酶是一种有很强生物活性的生物酶，有润肤美容的效果。每日用鲜黄瓜汁涂抹皮肤，可起到滋润皮肤、减少皱纹的美容效果。黄瓜汁还有洁肤作用，可以防止皮肤老化。黄瓜捣碎敷脸可以舒展皱纹，治疗皮肤晒伤和炎症。用新黄瓜做面膜对皮肤有漂白作用，使皮肤变得有弹性。

黄瓜含有的细纤维素，可降低血液中胆固醇、三酸甘油酯的含量，促进肠道中腐败食物的排泄，改善人体的新陈代谢，对皮肤、毛发有间接的美容作用。新鲜黄瓜中含有丙醇二酸，能有效地抑制糖类物质转化为脂肪，故常吃黄瓜有减肥效果。用新嫩的黄瓜或黄瓜汁外擦皮肤，可以舒展、延缓面部皱纹，治疗面部黑斑，还能清洁和保护皮肤。

1. 凉拌黄瓜

材料：黄瓜350g、蒜茸15g、盐12g、味精10g、糖4g、葱油45g、香油8g、米酒5mL。

制法：将黄瓜削皮，切成均匀的菱形块，洗净，加入以上调料拌匀即成。

功效：美白补水，滋养抗老化。

2. 黄瓜牛奶

材料：鲜黄瓜100g、牛奶1000mL。

制法：将鲜黄瓜去皮，切片或擦丝，以1∶10的比例，放入热牛奶中浸泡，待牛奶凉后，滤去黄瓜片或丝，即可用于擦脸，早晚各1次。

功效：预防皮肤干燥、粗糙、发炎或长鳞片，有极好的美容作用。

3. 蜂蜜黄瓜

材料：鲜黄瓜1条，奶粉、蜂密、风油精各适量。

制法：取鲜黄瓜汁加入奶粉、蜂蜜适量，再加风油精数滴调匀后涂面，20～30分钟后洗净，或将黄瓜洗净切薄片直接贴于脸部。

功效：具有润肤、增白、除皱的作用。

九、西红柿——祛斑、美白、防皱

西红柿具有较高的美容价值和医疗价值。其富含维生素 A、维生素 B、维生素 C，特别是含有较高的矿物质，如铁、镁、钙等，可补血益神，使皮肤柔嫩，脸色红润。西红柿含有丰富的酸性汁液，可以平衡皮肤的 pH 值，有助于去除面部死皮。维生素 C 具有美白的功效，可促进皮肤的新陈代谢，使沉着的色素减退，使肌肤细腻白嫩。

1. 西红柿防皱增白面膜

材料：西红柿 1 个、蜂蜜适量。

制法：洗净西红柿，去皮，用纱布包裹榨取汁液，加上适量蜂蜜调匀，然后涂擦面部和颈部，20 分钟后洗净。

功效：可使面部及颈部的皮肤细嫩光滑，有防皱、增白等作用。

2. 西红柿柠檬面膜

材料：西红柿、柠檬、面粉各适量。

制法：将西红柿和柠檬打成泥，加面粉后搅拌均匀即可，涂于脸上约 30 分钟后洗去。

功效：去油，适用于油性皮肤。

3. 杏仁西红柿面膜

材料：西红柿 1 个、杏仁粉 3 茶匙。

制法：先将西红柿连皮揉成浆状，再加入杏仁粉搅拌，敷在面上约 15 分钟，然后用温水洗净。

功效：可有效去除面部死皮，为肌肤补充水分。

4. 西红柿的食用禁忌

（1）不宜和黄瓜同时食用。

（2）服用肝素、双香豆素等抗凝血药物时，不宜食用。

（3）空腹时不宜食用。

（4）不宜食用未成熟的西红柿。

（5）烹制时不宜长久加热。

（6）服用新斯的明或加兰他敏时，禁食西红柿。

十、马铃薯——减肥、通便、抗衰老

马铃薯又叫土豆，性平味甘，有健脾和胃、益气调中的功效。马铃薯中的营养元素有很多，含热量很低，食用后容易让人产生饱胀感，有通便的作用。

马铃薯含有丰富的维生素 B_1、维生素 B_2、维生素 B_6、泛酸等 B 族维生素及大量的优质纤维素，还含有微量元素、氨基酸、蛋白质、脂肪和优质淀粉等营养元素，具有美白肌肤、减缓衰老、抗皱等功效。

1. 土豆牛奶面膜

材料：土豆 200g、纯牛奶 40mL。

制法：将生土豆蒸熟，蒸熟之后的土豆用汤匙或搅拌机，捣成土豆泥；然后土豆、纯牛奶按 5∶1 的比例搅拌，将牛奶土豆泥直接敷在脸上，15～20 分钟后洗净即可。

功效：美白嫩肤，抑制黑色素的形成。

2. 凉拌土豆丝

材料：土豆、干红辣椒、水发海带、香菜、香油、酱油、盐、醋、味精等各适量。

制法：将土豆去皮切成丝，海带切成丝，把干红辣椒泡软后也切成丝备用；锅内放水烧开，把切好的土豆丝和海带丝焯一下，捞出来放在凉水里片刻，控去水分，装在盘子里备用；锅内放上香油烧热后，放入干红辣椒，加上酱油、盐、醋、味精调成汁，浇在土豆丝上即成。

功效：美容养颜，滋润肌肤。

3. 红烧土豆

材料：土豆、猪蹄膀、油、酱、糖、葱、姜、盐、味精、五香粉等各适量。

制法：土豆洗干净后削皮，切成滚刀块，猪蹄膀剁成块，葱切成段，姜切成片；锅内放上适量的食用油，把锅烧热后，放上葱、姜炸出香味后，倒入猪蹄膀烧至变色，放上酱油炒一会，加入凉水，大火烧开后，用小火烧5分钟左右；再倒入土豆块，加上少量的酱油、糖，盖上盖用小火烧，等到肉烂、土豆熟了之后，加上盐、味精、五香粉调味即成。

功效：美白丰胸，瘦身塑形。

4. 注意事项

（1）吃土豆要去皮，颜色发青和发芽的土豆不要食用，以免中毒。

（2）切好的土豆丝或土豆片不能长时间浸泡，泡太久会造成水溶性维生素等营养流失。

第十一章　中医美容良方

爱美之心，人皆有之。白皙的皮肤、光润如玉的面色、乌黑亮丽的秀发，都是人们所向往的。对美的追求是一种生活态度，是永恒的话题。本章搜集总结了五类美容养颜的方药，都是古往今来各代名家流传于世的、行之有效的经验方。

第一节　祛斑除黑方

雀斑、黄褐斑等发生于颜面部的色斑损害，对身体健康无碍，但是却非常影响美观。中医学认为，面部出现色斑的根本原因是肾水不足，虚火上炎，郁于孙络血分，风邪外搏，肝肾阴虚，阴不制阳，以致亢盛于上；或肝失条达，气机郁结，郁久化火，灼伤阴血，血行不畅，颜面气血失和所致。

一、外用方

1. 杏仁蛋清膏

组成：杏仁 30g、鸡蛋 1 个。

功效：祛斑淡斑。

制法：杏仁磨成细粉，用鸡蛋清调成糊。

用法：每晚睡前涂面，次日清晨用温水洗去，每日 1 次，10 ~ 15 天见效。

2. 四味祛斑膏

组成：天冬粉、白果粉、杏仁粉、珍珠粉各 5g。

功效：祛斑淡斑。

制法：混匀，加入蜂蜜调成膏状。

用法：将药膏敷于面部 15 分钟后洗去，每日或隔日 1 次。

3. 牡蛎祛斑膏

组成：牡蛎 90g、土瓜根 30 根。

功效：祛斑淡斑。

制法：牡蛎烧成粉，土瓜根研为细末，用蜂蜜适量调和成膏状。

用法：每晚用此涂面，次日清晨用温水洗去。

4. 千金面膏

组成：青木香、白附子、川芎、白蜡、零陵香、香附子、白芷各 60g，茯苓、甘松各

30g，炼羊髓适量。

功效：祛斑润肤除皱。

制法：先将包括羊髓在内的全部药物初次捣烂，酒和水按 1∶11 比例浸泡药物 24 小时备用。然后将药物及酒水煮沸后冷却，煮沸冷却过程重复 3 次，第 4 次再煮沸后，要等到水、酒正好煮干才离火，滤去药渣，剩下的油脂即为千金面膏。

用法：洁面后使用，每日 1 次。

5. 千金翼澡豆方

组成：丁香、沉香、青木香、钟乳粉、珍珠、玉屑、蜀水花、木瓜花、桃花各 90g，茉莉花、梨花、李花、红莲花、樱桃花、旋覆花、白蜀葵花各 120g，麝香 15g，大豆末 30g。

功效：亮肤除黑。

制法：诸花药与诸香药分开捣烂，珍珠、玉屑分别研成粉，与大豆粉、钟乳粉研磨成细粉，密封储藏。

用法：常用于洁面。

6. 千金洗面药

组成：猪胰 2 具，大猪蹄 1 具，豆面 2000g，冬瓜仁 250g，细辛、白术、土瓜根各 30g，防风、白蔹、白芷各 60g，商陆 90g，皂荚 5 个。

功效：祛斑除黑增白。

制法：猪胰去脂，上述药除大猪蹄外，均捣为细末，将猪蹄煮烂作汁，和药末为锭，晒干，再捣为末。

用法：每日 1 次，用于洁面。

7. 玉屑面膏

组成：玉屑、川芎、土瓜根、玉竹、桃仁、白附子、白芷、冬瓜仁、木兰、辛夷、商陆各 30g，麝香、防风各 15g，菟丝子、藁本、青木香、白僵蚕、当归、黄芪、藿香、细辛各 24g，猪胰 3 具，鹰屎白、蜀水花、白犬脂、鹅脂、熊脂、猪脂各适量。

功效：滋润除黑。

制法：先取 4 脂，用冷水浸漂，以洁净为度；猪胰切细备用；玉屑、麝香、鹰屎白、蜀水花研成细末；其他药物捣成粗末，并用清酒浸泡 1 夜，次日早晨取出适量酒，用来揉搓猪胰，取得原汁。将 4 脂切成小块，连同其他药物一同放入锅内，小火上慢慢地煎熬。另用白色的熟绢一条，一头扎上白芷片，放入锅中，一头挂在锅外，经常提起白芷片观看，如已变成焦黄色，则可以起锅，滤去药渣，加入猪胰汁煮沸，待温，再加入玉屑、麝香、蜀水花、鹰屎白同研的细末，搅拌均匀，装入瓷瓶备用。

用法：每日早晚洁面之后，涂于面部。

8. 玉容丸

组成：甘松、山柰、细辛、白芷、白蔹、白及、防风、荆芥、栀子、藁本、天麻、羌活、独活、密陀僧、枯矾（煅白矾）、檀香、川椒、菊花、僵蚕各 3g，红枣肉 7 枚，净肥皂 500g。

功效：祛风除斑。

制法：以上药物共为细末，加红枣肉和去净弦膜的肥皂，同捶作丸。

用法：早晚各 1 次，用于洁面。

加减法：秋冬加生蜜 15g；如皮肤粗糙者加牛骨髓 9g。

9. 山楂粉外敷方

组成：生山楂 300g。

功效：和调气血。

制法：将生山楂研为细末即可。

用法：洁面后，取 5g 山楂粉与鸡蛋清适量，调成糊状，薄薄覆盖于面部，保留 1 小时，早晚各 1 次，30 次为 1 个疗程。

10. 玉容散

组成：白芷、白术、白及、白茯苓、白牵牛、白蔹、白附子各等份，荆芥穗、羌活、独活各等份（按上减半）。

功效：白面嫩肌。

制法：药物研末，罐收。

用法：用于洁面，每日 3 次。

二、内服方

1. 麻黄消斑汤

组成：连翘、桑白皮各 16g，党参、土鳖虫、水蛭、甲珠（穿山甲）各 8g，麻黄 3g，赤小豆 28g，川芎 7g，茯苓 28g，蜈蚣 2 条。

功效：化瘀解毒，宣表化湿。

适应证：瘀毒湿浊阻滞之黄褐斑。表现为面部褐色斑片，大便干结，经血色暗红有块，舌淡嫩有瘀点，苔黄腻，脉弦涩。

用法用量：每日 1 剂，水煎服，分 2 次服，10 天为 1 个疗程。

注：3 味虫药均炒黄，打粉吞服；甲珠先煎 30 分钟。

2. 枸杞消斑丸

组成：茯苓、赤芍各 100g，熟地黄、山茱萸、菟丝子、枸杞子、丹参、川芎、白芍各 150g，白术、益母草、当归、香附、郁金各 75g。

功效：化瘀活血消斑。

适应证：血瘀阻滞之黄褐斑。表现为面部褐色斑，月经不调，时有小腹疼痛，多梦，脱发，精神不振，舌暗，苔白滑，脉弦细。

用法用量：将药研末过筛炼蜜为丸，每次 7g，每日 3 次，温开水送服，28 天为 1 个疗程，连服 2 个疗程。

3. 疏肝调经散

组成：栀子、柴胡、白术、茯苓各 8g，牡丹皮、当归、丹参各 16g，薄荷 5g，益母草 25g，蝉蜕、甘草各 6g。

功效：调经疏肝，活血化瘀。

适应证：肝郁脾虚、气血瘀滞型黄褐斑或雀斑等。表现为性情烦躁，易激动，常感胸闷气短，口干口苦，失眠多梦，经前两乳作胀，月经暗红有血块，舌暗红，苔薄黄，脉弦。

用法用量：水煎，先用药液熏蒸患处20分钟，然后将药液内服，每日1剂，分2次服，30天为1个疗程。

注：经期停服。

4. 温经散寒汤

组成：当归11g，生地黄、赤芍、白芍、丹参、益母草各16g，川芎6g，桃仁、红花、柴胡、枳壳、桔梗、香附各8g，牛膝28g。

功效：行气活血，调节冲任。

适应证：冲任受损、血瘀气滞型黄褐斑。部分患者有人工流产后闭经史，表现为胸胁胀闷，舌暗红，苔白，脉弦细。

用法用量：清水浸泡30分钟，煎30分钟，每剂煎2次，将所得药液混合。每日1剂，分2次温服。

注：服药期间忌食生猛海鲜之品。

5. 肝肾亏虚汤

组成：赤芍、当归、川芎、牡丹皮、莪术、山茱萸各16g，生地黄、女贞子、旱莲草、珍珠粉各28g，红花8g，蜈蚣2条，甘草6g。

功效：活血养血，滋肝补肾。

适应证：肝肾双虚、血虚血瘀型黄褐斑。表现为面色无华，腰膝酸软，神疲乏力，心烦失眠，耳鸣目花，月经先期、量少夹血块，舌质淡紫，少苔，舌下络脉瘀紫，脉细数。

用法用量：除珍珠粉外，其余药物用清水浸泡30分钟，煎20分钟，每剂煎2次，将所得药液混合。每日1剂，分2次温服。

注：蜈蚣去头足。服药期间，忌食辛辣、生猛海鲜之品。经期停服，按时作息。

6. 柴胡解郁方

组成：赤芍、白芷、僵蚕、香附、牡丹皮各8g，柴胡、当归、郁金、生地黄、何首乌各16g，丹参18g。

功效：疏肝解郁。

适应证：肝郁气滞、瘀阻脉络型黄褐斑。表现为面色苍白，头晕神疲，经行不畅、量时多时少，乳房胀痛，情绪不安，睡眠差，舌暗紫，苔薄白，脉弦缓涩。

用法用量：水煎，每日1剂，分2次服，1周为1个疗程。

注：此方亦可外用，将药渣加水4000mL煮沸后，湿洗并湿敷患处30分钟，每日1～2次。

7. 肾气丸

组成：干地黄240g，山药、山茱萸各120g，茯苓、牡丹皮、泽泻各60g，桂枝30g，附子1枚。

功效：温补肾阳。

适应证：肾阳不足之黄褐斑、雀斑。表现为形寒怕冷，羸瘦，神疲乏力，腰膝酸软，头晕耳聋，尿清，便溏，舌淡苔白润，脉沉细迟弱。

用法用量：药物研末，炼蜜为丸，梧子大，每次10丸，淡盐水送服，或临睡前温酒送服，每日2次。

8. 五白散

组成：白菊花、白僵蚕、白茯苓、白扁豆、白附子各等份。

功效：祛湿散风。

适应证：各种黄褐斑。

用法用量：水煎服，每日1剂，分2次服用。

9. 益肾化斑汤

组成：菟丝子20g，淫羊藿、地黄各15g，当归、川芎、芍药、桃仁、红花各12g，僵蚕10g。

功效：益肾化斑。

适应证：肾虚型黄褐斑。伴腰膝酸软，头晕耳鸣，形体消瘦，五心烦热，潮热盗汗，舌红少苔，脉细数。

用法用量：水煎服，每日1剂，分2次服用。

注：血热用生地黄，虚寒用熟地黄；养血用白芍，化瘀用赤芍。

10. 益肾养肝饮

组成：淫羊藿、旱莲草各28g，枸杞子、仙茅、制何首乌、当归、生地黄、熟地黄、桑叶、赤芍、白芍、益母草、茯苓各16g，大黄4g，菟丝子18g，白附子6g。

功效：化瘀祛风，益肾养肝，增白消斑。

适应证：精血不足型黄褐斑。伴心烦易怒，经前双乳胀痛，经血色暗有块，舌质红，苔薄黄，脉弦细。

用法用量：水煎服，每日1剂，每日2次，早晚各服1次。

11. 土茯苓汤

组成：土茯苓100g。

功效：健脾除湿，祛黧黑斑（黄褐斑）。

制法：水煎取汁200mL。

用法：1剂分2次服，每两日服1剂，5剂为1个疗程。

注意事项：治疗期注意避免日晒。

三、食疗方

1. 食疗方1

组成：薏苡仁50g、百合15g、蜂蜜适量。

功效：祛斑淡斑。

制法及用法：上2味加水适量，煮至薏苡仁熟烂，加入蜂蜜适量调匀，出锅即成，每日早晚各吃1小碗。

2. 食疗方2

组成：核桃仁30g、黑芝麻20g、牛奶300g、豆浆200g、白糖适量。

功效：祛斑淡斑。

制法及用法：先将核桃仁、黑芝麻放小磨中磨碎，与牛奶、豆浆调匀，放入锅中煮沸，再加白糖适量，每日早晚各吃1小碗。

3. 食疗方3

组成：桃仁、甜杏仁、白果仁各10g，鸡蛋1个，冰糖10g，粳米50g。

功效：祛斑淡斑。

制法及用法：将桃仁、甜杏仁、白果仁研成细末；粳米淘洗干净，放砂锅内，加桃仁等3味中药细末和适量水，旺火煮沸，打入鸡蛋，改用文火煨粥。粥成时加入冰糖调匀。每日早晨服1次，20天为1个疗程，间隔5日后可接着用下1个疗程。

4. 食疗方4

组成：黄豆、绿豆、赤小豆各100g，白糖适量。

功效：祛斑淡斑。

制法及用法：将3种豆洗净浸泡至涨后，混合捣汁，加入适量清水煮沸，用白糖调味饮服，每日3次。

5. 食疗方5

组成：羊奶250mL、鸡蛋2个、冰糖50g。

功效：祛斑淡斑。

制法及用法：用适量清水将冰糖煮溶，倒入羊奶煮沸，打入鸡蛋，搅拌均匀煮沸，即可食用。

6. 食疗方6

组成：黑木耳30g、大枣20枚。

功效：祛斑淡斑。

制法及用法：将黑木耳洗净，大枣去核，加水适量，煮半个小时左右。每日早晚服用。

7. 食疗方7

组成：红萝卜、芹菜各50g，苹果半个，雪梨1个，柠檬1/4个。

功效：祛斑淡斑。

制法及用法：上述食材放入榨汁机中榨汁，一次饮完，每周2～3次。

8. 食疗方8

组成：猪肾1对、山药100g、粳米200g、薏苡仁50g。

功效：补肾益肤，祛斑淡斑。

制法及用法：猪肾去筋膜、淋巴，切碎，洗净，与山药（去皮切碎）、粳米、薏苡仁，加水适量，用小火煮成粥，加调料调味分次吃。

9. 萝卜净面饮

组成：卷心菜200g，胡萝卜、苹果各400g，蜂蜜适量。

功效：祛斑淡斑。

制法及用法：将上述蔬菜洗净，切碎后榨汁，加适量蜂蜜调匀即可。每日1～2次。

10. 枸杞地黄老鸭粥

组成：枸杞子、生地黄各15g，山药10g，老鸭200g，粳米100g，姜丝、麻油、精盐、味精各适量。

功效：滋阴补肾。

制法及用法：将3味药洗净，加水250mL，煎20分钟，去渣收取浓汁备用；粳米淘净，加水800mL，大火烧开后，加入切成小块的老鸭肉和姜丝，转用小火慢熬成粥，加药汁、精盐、味精，淋麻油，调匀。分2次空腹服，每周2~3次。

11. 香附柴芍粥

组成：香附、川芎、柴胡、白芍、枳壳各10g，麦芽15g，粳米100g，白糖适量。

功效：疏肝解郁。

制法及用法：将各药物洗净，加水400mL，煎30分钟，去渣收取浓汁备用；粳米淘净，加水800mL，大火烧开后，转用小火慢熬成粥，加药汁、白糖，调匀。分2次空腹服，每周2~3次。

12. 扁豆莲药粥

组成：扁豆、莲子各15g，山药、茯苓、菊花各10g，粳米100g，白糖适量。

功效：清利湿热。

制法及用法：扁豆捣碎，莲子洗净，山药、茯苓研末，菊花包煎，粳米淘净，加水1200mL，大火烧开后，加入药物及菊花包，再加白糖，调匀。分2次空腹服，每周2~3次。

第二节　疗渣消痘方

痤疮，俗称“痘痘”“粉刺”，是由于痤疮丙酸杆菌的感染、皮脂腺导管角化异常、雄激素水平增高等原因引起的一种慢性炎症性皮肤疾病。而酒渣鼻又称“玫瑰痤疮”，是面部中央红斑和毛细血管扩张所致，也是一种慢性炎症性皮肤病。中医学认为，此类疾病是由内热炽盛，外受风邪所致，有肺热、血热、肝热、肝郁、血瘀、阴虚内热之分。

一、外用方

1. 验方1

组成：蛇床子、地肤子、白鲜皮、明矾各60g。

功效：疗渣消痘。

制法：加水浓煎。

用法：趁热擦洗患处，每次30分钟，每日1~3次，连用10天，1剂药可用6天。

2. 验方2

组成：鲜黄柏叶250g、明矾3g、鸡蛋2个。

功效：疗渣消痘。

制法：黄柏叶捣碎，明矾研细末，加鸡蛋清一起调匀。

用法：涂抹于面部痤疮处，每日3~5次。

3. 验方3

组成：硫黄、赤石脂、密陀僧、樟脑、天仙子、白果各10g，冰片3g。

功效：疗渣消痘。

制法：共研细末，加入75%乙醇300mL中，浸泡5天后备用。

用法：取药液外搽患处，早晚各1次。

4. 验方4

组成：大黄、黄芩、黄柏各50g，硫黄15g。

功效：疗渣消痘。适用于寻常痤疮和脓疱型痤疮。

制法：上药研细末，硫黄先用75%乙醇溶解，然后与余药加入500mL蒸馏水中摇匀，密封1周后备用。

用法：用棉签蘸药外搽，每日4～6次。

5. 验方5

组成：大风子、核桃仁、樟脑、冰片、防风各等量。

功效：疗渣消痘。

制法：共研末，加香油适量，调成糊状。

用法：每日早晚各涂患处1次。

6. 验方6

组成：鲜荸荠若干。

功效：疗渣消痘。

制法：将鲜荸荠横切成两瓣。

用法：反复涂擦患处，每日5～6次，涂擦后勿用水洗，涂上的粉汁越厚越好，待结厚的壳自然脱落即可。7天为1个疗程。

7. 验方7

组成：蛤粉15g，轻粉、川黄柏各75g，青黛4.5g，煅石膏15g。

功效：疗渣消痘。

制法：上药研细末，和匀，用香油60mL调匀为膏。

用法：先用温水洗净面部，将上药以冷水调涂患处。

8. 千金涂面方

组成：黄芪、白术、白蔹、玉竹、土瓜根、商陆、蜀水花、鹰屎白各30g，防风45g，白芷、细辛、青木香、川芎、白附子、杏仁各60g。

功效：去粉渣，润肌肤。

制法：将所有药物研成细末，加入鸡蛋清调和后，做成锭子，阴凉干燥后备用。

用法：使用时将药锭取出，加适量水，研成浆汁，晚上涂于面部，早上洗净即可，可经常使用。

9. 玉容散（《普济方》）

组成：牵牛、楮实子、猪牙皂各60g，香白芷、川芎、藿香、甘松、藁本各1.5g，瓜蒌根23g，阿胶、细辛各7.5g，零陵香30g。

功效：消除痤疮。

制法：以上药研为细末备用。

用法：早晚各1次，每次取3g用于洁面。

10. 五白膏

组成：白及、白芷各6g，白蔹4.5g，白附子6g，白丁香4g，密陀僧3g。

功效：清热疏风祛斑。

制法：上6味，共研为细末，和匀。

用法：每次用少许搅入鸡蛋清或白蜜内，调成稀膏，晚上睡前先用温水洗脸，再将此膏涂于斑处，次日晨起洗净。

11. 二白散

组成：白石脂、白蔹、苦杏仁各30g。

功效：祛湿敛疮。

制法：药物研末，以鸡蛋清调匀。

用法：敷于面部。

12. 五倍子膏

组成：漏芦60g，黄柏30g，五倍子15g。

功效：清热解毒。

制法：药物研细末，用蜂蜜调匀。

用法：涂面。

13. 桃花冬瓜仁方

组成：桃花、冬瓜仁各等量。

功效：利湿祛浊。

制法：上2味研末，用蜂蜜调和。

用法：晚上涂面，清晨洗净。

二、内服方

1. 清泄肺胃汤

组成：旱莲草、女贞子各18g，知母、黄柏各11g，蒲公英、连翘、生地黄、丹参各16g，甘草5g。

功效：活血理气，清热解毒。

适应证：气郁血滞型痤疮。表现为面部痤疮，口干口苦，大便干结，心烦失眠，健忘，月经后期、量少夹有血块，经期痤疮加重，舌红苔薄白，脉弦细。

用法用量：每日1剂，水煎2次，共取药汁400mL，早晚分服，30天为1个疗程。

2. 菊花祛痘汤

组成：防风、羌活、川芎、丹参、菊花、皂角刺、连翘、桑白皮、地骨皮、陈皮各8g，薏苡仁28g，夏枯草18g。

功效：清热解毒，活血凉血。

适应证：面部新旧炎性皮疹。表现为黑头粉刺，大便干结，口苦口干，舌红苔黄腻，脉数。

用法用量：每日1剂，水煎服，早晚分服，12天为1个疗程。

3. 凉血解毒消痤汤

组成：墨旱莲、女贞子、鱼腥草各18g，柴胡、郁金、生地黄各16g，丹参28g，甘草5g。

功效：滋阴清肝，凉血解毒。

适应证：面部油多发亮，可见脓疱、囊肿，舌红绛，苔白厚，脉弦滑。

用法用量：每日1剂，水煎服，分2次服。

4. 养阴清热饮

组成：玄参、川石斛、寒水石、桑白皮各 11g，生地黄、生山楂、虎杖各 16g，生石膏、白花蛇舌草各 28g，黄芩 7g，生甘草 3g。

功效：清热养阴，凉血解毒。

适应证：脂溢性皮炎、痤疮、酒渣鼻。表现为口干口臭，便秘，皮肤油腻，皮疹周围红晕。

用法用量：药物用水浸泡半小时，再煎煮半小时，每剂煎 2 次，将 2 次煎出的药液混合，每日 1 剂，分 2 次服，15 天为 1 个疗程。

5. 清热除湿汤

组成：大青叶、蒲公英各 60g，连翘、天花粉各 18g，乌梢蛇 11g，生薏苡仁 28g，桑枝 16g。

功效：解毒清热除湿。

适应证：痤疮。表现为反复发作，每食辛辣刺激食物后加重，口渴，大便干结，舌红苔黄腻，脉弦数。

用法用量：每日 1 剂，水煎服，分 2 次服。

6. 解毒散结散

组成：枇杷叶、桑白皮、赤茯苓、车前子、鱼腥草、厚朴、玄参、麦冬各 16g，葶苈子、生石膏、黄芩各 18g，熟大黄 8g，枳实 11g。

功效：清肺泻热，解毒散结，化湿祛痰。

适应证：湿热内蕴、痰湿郁肺之酒渣鼻。表现为口渴喜饮凉，舌红苔黄厚，少津，脉滑微数。

用法用量：将全部药物浸泡 3 小时，然后煎熬半个小时，取汁 400mL，每日 1 剂，分 2 次饭后服。

7. 清热化湿饮

组成：生地黄、生石膏各 16g，金银花 28g，川芎、枇杷叶、桑白皮、黄芩、栀子各 8g，陈皮、桃仁、红花、赤芍、甘草各 7g。

功效：清热泻肺，化瘀凉血活血。

适应证：脂溢性皮炎、痤疮、酒渣鼻。肺胃湿热，气滞血瘀。表现为面部、鼻部油脂多，口干口苦，舌暗红，苔黄厚腻，脉弦滑。

用法用量：每日 1 剂，水煎服，分 2 次服用。

8. 痤愈汤

组成：荆芥、防风、黄芩、白芷、桔梗、浮萍、牡丹皮、皂角刺各 10g，生首乌、苦参、土茯苓各 20g，牛膝 15g。

功效：祛风，清热，利湿。

适应证：脂溢性皮炎、痤疮、酒渣鼻。

用法用量：水煎服，每日 1 剂，分 2 次服用。

9. 美容煎

组成：生枇杷叶、霜桑叶、麦冬、天冬、杭菊花、黄芩、细生地、白茅根、白鲜皮各 12g，地肤子、牛蒡子、白芷、桔梗、茵陈、牡丹皮、苍耳子各 9g。

功效：清热凉血，祛风利湿。

适应证：脂溢性皮炎、痤疮。

用法用量：水煎服，每日1剂，分3次服，5天为1个疗程。

10. 黄芩清肺饮

组成：黄芩、川芎、赤芍、生地黄、葛根、天花粉各9g，薄荷1g，当归、红花各6g。

功效：清肺热，行瘀滞。

适应证：适用于肺热瘀滞型痤疮。

用法用量：水煎服，每日1剂，分3次服。

三、食疗方

1. 经验方1

组成：西瓜皮200g、冬瓜皮300g、黄瓜400g。

功效：疗渣消痘。

制法及用法：西瓜皮刮去蜡质外皮，冬瓜皮刮去茸毛外皮，黄瓜去瓤，洗净。以上3种皮用小火煮熟后待冷，切成条块，置容器中，用盐、味精适量，腌渍12小时后即可食用。

2. 经验方2

组成：白花蛇舌草、牡丹皮、鱼腥草各15g，粳米100g。

功效：疗渣消痘。

制法及用法：前3味水煎取汁，入粳米中，加水同煮为粥即可。每日1剂，14天为1个疗程。

3. 经验方3

组成：白茅根15g、桃仁10g、白糖适量、大米100g。

功效：疗渣消痘。

制法及用法：前2味水煎取汁，入大米中同煮为粥，加入白糖调匀即可。每日1剂，连服7~10天。

4. 经验方4

组成：金银花9g、知母15g、石膏30g、粳米60g。

功效：疗渣消痘。

制法及用法：前3味加入500mL水，煮取药汁300mL，与粳米同煮成粥。每晚睡前服用。

5. 经验方5

组成：马齿苋、薏苡仁各30g，金银花15g。

功效：疗渣消痘。

制法及用法：用水3碗煎金银花至2碗时去渣，入马齿苋、薏苡仁煮粥。每日1剂。

6. 大蒜绿豆肉汤

组成：大蒜2个、绿豆50g、甘草10g、五花肉适量。

功效：解毒消炎，消肿排毒。

制法及用法：大蒜剥皮、洗净，绿豆洗净，五花肉切块；将上述材料一起下锅炖到熟烂即可。喝汤吃肉，每日 1 次。

7. 玫瑰藕粉汤

组成：藕粉 60g、鲜玫瑰花 30g、白糖 15g。

功效：活血化瘀，祛痘疗渣。

制法及用法：玫瑰花洗净，撕成瓣状，藕粉凉水调散；锅内加入 300mL 清水，用大火煮沸，将藕粉倒入，再加入白糖、玫瑰花即可。喝汤。

8. 海带绿豆杏仁汤

组成：海带、绿豆各 15g，甜杏仁 9g，玫瑰花 6g（包煎），红糖适量。

功效：改善痤疮。

制法及用法：将前 3 味材料放入水中煮沸成汤后，加入红糖，用其泡玫瑰花。喝汤，食用海带、绿豆、甜杏仁。每日 1 剂，连用 20～30 剂。

9. 绿豆百合粥

组成：绿豆 100g，百合 50g，粳米、冰糖各适量。

功效：利水消肿，改善痤疮。

制法及用法：绿豆洗净，加水煮至开裂后，加入粳米煮成粥，再加入百合煮片刻，最后放入冰糖调匀即可。随时食用，每日分 2 次服用。

10. 海带清热汤

组成：海带、绿豆、红糖各 50g。

功效：清热解毒。

制法及用法：海带洗净，切段；绿豆洗净；再加入适量水，煲至豆烂后调入红糖。饮汤，食用绿豆、海带。

11. 茯苓地榆汤

组成：土茯苓 30g，赤芍、蒲公英、茜草各 10g，生地榆、黄柏各 15g。

功效：活血祛湿。

制法及用法：上述材料以水煎煮，取汁。每日 1 剂，分 3 次服。

12. 苡仁绿豆粥

组成：薏苡仁、绿豆各 80g，蜂蜜 10g。

功效：利湿消肿，清热解毒。

制法及用法：将前 2 味加水，用小火炖熟，加入蜂蜜饮用。

第三节　抗皱驻颜方

皮肤在日积月累的自然环境影响下，形成的游离自由基逐渐增多，而自由基能破坏细胞内的胶原蛋白和活性物质，氧化细胞而形成皱纹。中医学认为，机体衰老，内脏功能失调，饮食不当，情志不调，皮肤外部受风、寒、日晒等因素均可导致皱纹的产生。

一、外用方

1. 经验方 1

组成：轻粉、淀粉各 9g，密陀僧 6g。

功效：展皱，细腻肌肤。

制法：上 3 味研细末，另外用皂荚子去白仁，以热浆水浸成膏，调药末，稀硬适中，储存于瓷瓶或有色玻璃瓶中，避光。

用法：涂面。

2. 经验方 2

组成：白芷、白蔹、白术各 30g，白及 15g，白附子、白茯苓、细辛各 9g。

功效：防皱，祛斑，令颜面光润。

制法：上述药物筛净，共为细末，用鸡蛋清调和，为丸如弹子大小，阴干，贮瓶备用。

用法：每晚洁面后，用温浆水在瓷器内磨汁，涂面。

3. 经验方 3

组成：鸡蛋 3 枚。

功效：润肤，白面，减皱。

制法：酒浸鸡蛋，密封 4 ~5 天即可。

用法：去蛋清敷面。

4. 经验方 4

组成：桃花、荷花、芙蓉花若干。

功效：活血，润肤，去皱。

制法：春取桃花，夏取荷花，秋取芙蓉花，冬取雪水，煎 3 种花为汤。

用法：频洗面部。

5. 经验方 5

组成：紫草根、菜籽油各适量。

功效：防皱润肤。

制法：紫草根洗净，晾干研细末，按 1∶12 的比例将紫草根加入菜籽油中，于 35℃下搅拌，过 6 小时后过滤取其汁液。

用法：每日涂面 1 次。

6. 经验方 6

组成：鹿角霜 60g，牛奶 75g，白蔹、川芎各 30g，天冬 45g，白芷、白附子、白术、杏仁各 30g。

功效：祛风活血，润肤白面，去皱。

制法：将各药物捣成细末，入杏仁膏研均匀，加牛奶，以慢火熬成膏。

用法：每晚涂面。

7. 展皱膏

组成：栗子上薄皮。

功效：活血，润肤，展皱。

制法：栗子皮研末，用蜜调和。

用法：涂面。

8. 玉容散（《千金要方》）

组成：白附子、密陀僧、牡蛎、茯苓、川芎各60g，羊奶适量。

功效：除皱亮肤。

制法：全部药物研成细末，其中加入适量羊奶。

用法：晚上敷于面部，用手按摩，次日早晨洗净。

9. 排毒养颜汤

组成：川芎、桃仁、红花各11g，当归、白芍、炒槐花各16g，熟地黄、白芷各7g，益母草28g。

功效：活血疏肝，化瘀养血。

制法：将药研末，过筛，用等量凡士林或雪花膏调匀。

用法：早晚外搽患处。

二、食疗方

1. 经验方1

组成：鲜芦笋1支，苹果、胡萝卜、芹菜各100g，柠檬汁20g。

功效：美颜养肤，抗皱增白。

制法及用法：将鲜芦笋、苹果、胡萝卜、芹菜洗净，切碎，榨汁去渣后，与柠檬汁混合，喝汁即可。

2. 经验方2

组成：莲子、芡实各30g，薏苡仁50g，龙眼肉8g，蜂蜜适量。

功效：消除皱纹，白面美容。

制法及用法：上述药物加水煮1小时后，喝汤，吃药材。

3. 地黄抗皱粥

组成：熟地黄、枸杞子各20g，甘菊花10g，鸡脯肉100g，粳米60g，细盐、生姜末、味精、葱花各适量。

功效：抗皱驻颜。

制法及用法：先将鸡脯肉洗净，剁成肉泥备用；将熟地黄、枸杞子、甘菊花水煎2次，取汁备用；粳米洗净，放入砂锅内，加入药汁与鸡脯肉，文火煨粥，粥成时加入细盐、葱花、生姜末与味精调味，再煮片刻即成。每日1剂，当早餐趁热喝完，20天为1个疗程，间隔5日再继续下一个疗程。

4. 马齿苋拌豆芽

组成：鲜马齿苋150g，黄豆芽150g，白糖6g，白醋2g，香油15g，味精、酱油、精盐各适量。

功效：健脾利湿，护肤丽颜。

制法及用法：将马齿苋去老叶，洗净；黄豆芽洗净，分别将马齿苋、黄豆芽入沸水焯一下，捞出控干水分，将白糖、白醋、酱油、味精、香油调成味汁；然后于马齿苋和黄豆芽上浇上味汁混匀，即可食用。

5. 莲藕驻颜方

组成：莲花 7g、莲藕 8g、莲子 9g。

功效：驻颜轻身。

制法及用法：将上 3 味阴干，研为细末，过筛，混匀，装瓶封存。早晚空腹服 1g，温开水送服。

6. 银耳樱桃粥

组成：水发银耳 50g，樱桃罐头 30g，桂花糖、冰糖各适量，粳米 50g。

功效：补气养血，嫩肤养颜。

制法及用法：将粳米放入盛有适量水的锅内，煮粥，粥熟后加入冰糖溶化，加入银耳，煮 10 分钟，再入樱桃、桂花糖，煮沸即可。

7. 美颜抗皱膏

组成：人参 80g、桃仁 200g、白芷 100g、蜂蜜 300g。

功效：益气活血，养颜抗皱。

制法及用法：将上 3 味药加入 500mL 水中，连煎 3 次，每次取汁 200mL，再将 3 次汁液合在一起，浓缩为 300 ~ 400mL，入蜂蜜煮沸，停火，冷却收瓶。每日早晚各服 2 匙。

8. 猪皮烧花生

组成：新鲜猪皮 200g，生花生米 250g，精盐、味精、葱花、姜末各适量。

功效：嫩肤抗皱。

制法及用法：将花生米洗净待用；将猪皮去毛洗净，下沸水锅中焯一段时间，捞出来洗净，切成丁。将猪皮、花生米、精盐、姜末加清水煮沸后，改用文火烧至肉皮熟烂，花生米醇香细嫩时，撒上葱花、味精即可食用。

9. 枸圆美服膏

组成：宁夏枸杞子 3000g、龙眼肉 2500g。

功效：补气养血，润肤驻颜。

制法及用法：将上 2 味倒入砂锅，加水适量，文火煎煮，煎至枸杞子、龙眼肉无味时，去渣，再熬成膏，瓷罐收贮。每天早晚各食用 1 匙即可。

10. 枸杞酒

组成：干枸杞子 250g、白酒 500mL。

功效：补虚损，长肌肉，益面色，防皱纹。

制法及用法：枸杞子放入小口瓶内，加入白酒，密封瓶口，每日振摇 1 次，7 天后开始饮用，边饮边添加白酒，每日晚餐或睡前饮用，不会饮酒者，可用葡萄酒代替。

第四节　增白润肤方

一、外用方

1. 经验方 1

组成：白芷、白果各 30g，白附子、细辛各 9g。

功效：增白润肤。

制法：上药研成细末装瓶备用。

用法：洁面之后，取少量药末，用蜂蜜或蛋清调成糊状敷于面部，30 分钟后洗去。

2. 经验方 2

组成：茯苓粉、珍珠粉、白及粉、白术粉各等量。

功效：增白润肤。

制法：上药混合，加适量白醋调匀。

用法：用蜂蜜润肤后，取药均匀涂于面部，待水分吸收后清洗。

3. 经验方 3

组成：白芷、白茯苓、当归、红花、白蒺藜、夜明砂各等份。

功效：增白润肤。

制法：上药共研细末备用。

用法：取适量药粉，加蜂蜜调成糊状，外敷患处。每周 1 ~2 次，4 次为 1 个疗程。

4. 玉容散加减

组成：僵蚕、白附子、白芷、山柰、硼砂各 10g，石膏、滑石各 16g，白丁香 7g，冰片 2g。

功效：美容润肤。

制法：将上述药物全部研成极细粉末。

用法：每晚用水或牛奶调匀，涂于面部。

5. 千金澡豆

组成：白鲜皮、白僵蚕、川芎、白芷、白附子、鹰屎白、甘松香、木香、白檀香、白术、丁香各 90g，土瓜根 30g，麝香 60g，大枣、杏仁各 30 枚，白梅肉 3 ~7 枚，鸡子白 7 枚，猪胰 3 具，冬瓜仁、白豆屑、面粉各适量。

功效：润肌肤，除黑，对面黑不净、斑、痣有效。

制法：先将猪胰与面粉一起捣烂晒干，然后与其他药物一起研成细末，麝香另研，然后加入白豆屑及麝香一起拌匀，备用。

用法：早晨起床后洗面用。

注：面粉即大麦粉；白豆屑即红豆粉；白梅肉即盐渍后晒干的青梅；鹰屎白即鹰粪；鸡子白即鸡蛋清。

6. 玉肌还少散

组成：白芷、白蔹、白附子、阿胶、白僵蚕、白蒺藜、白胶香各等份。

功效：增白润肤。

制法：将阿胶炒成珠，与诸药同研细末备用。

用法：洁面用，早晚各 1 次。

7. 五香散

组成：荜茇 120g，黄芪、白茯苓、玉竹、杜若、商陆、大豆黄卷各 60g，白芷、当归、白附子、冬瓜仁、杜衡、香附子、母丁香、蜀水花、旋覆花、防风、木兰、川芎、藁本、皂荚、鹿角胶、杏仁、乌梅、浮萍、天冬、白术、土瓜根各 90g，猪胰 1 具。

功效：增白润肤。

制法：猪胰晒干，与上诸药研末过筛，贮瓶中。

用法：每日早晚洁面时，取药轻擦面部。

8. 白附子膏

组成：白附子、青木香、丁香、商陆根、密陀僧各30g，细辛、羊脂、金牙石各90g，酥250g，酒1500mL。

功效：增白润肤。

制法：酥由牛乳或羊乳提炼而成，牛乳或羊乳入锅煮二三沸，等冷透后，上面结出一层膜来，取这层膜入锅再煎，等油出来后去渣，油即酥油。上八味药，以酒渍一宿，煮取500mL，去渣，加入酥，煎成膏。

用法：晚上涂于面部，次日早晨用温水洗净。

9. 美白仙子

组成：白芷、白茯苓、白及各10g，绿豆25g。

功效：增白润肤。

制法：上药全部研为细末。

用法：用时取蜂蜜调匀，外用敷脸。

10. 玉肌散

组成：绿豆100g，白附子、白芷、滑石各10g。

功效：增白润肤。

制法：上药全部研为细末。

用法：清水调和玉肌散，敷于面部，每日1~2次，每次20~30分钟。

二、内服方

1. 润肤养颜汤

组成：丹参、当归、桃仁、红花、白芍、薏苡仁、白芷、冬瓜子、益母草、女贞子各8g。

功效：养血滋阴，疏肝解郁，润肤养颜。

用法用量：每日1剂，水煎服，分2次服，28天为1个疗程。

2. 益肾养肝饮

组成：淫羊藿、旱莲草各28g，枸杞子、仙茅、制何首乌、当归、生地黄、熟地黄、桑叶、赤芍、白芍、益母草、茯苓各16g，红花、川芎、水蛭、白芷各8g，大黄4g，菟丝子18g，白附子6g。

功效：化瘀祛风，益肾养肝，增白消斑。

用法用量：水煎服，每日1剂，每日2次，早晚各服1次。

三、食疗方

1. 经验方1

组成：黑木耳30g、大枣20枚、食醋500g、核桃仁100g、黄豆100g。

功效：增白润肤。

制法及用法：将黑木耳洗净泡开，与大枣混合后，放入锅内加适量水，煮半个小时左右，将核桃仁捣碎，与黄豆混合浸泡在食醋中，与黑木耳大枣汤同服。

2. 经验方 2

组成：薏苡仁 200g、莲子 65g、大枣 7 颗、冰糖 20g。

功效：增白润肤。

制法及用法：将薏苡仁洗净，用冷水浸泡 3 ~ 4 个小时，捞出沥干水分；莲子去心，用冷水洗净，大枣洗净去核；锅内加 1500mL 冷水，放入薏苡仁，用旺火烧沸，然后加入莲子、大枣，一起焖煮至熟透，加入冰糖，熬成粥状即可食用。

3. 经验方 3

组成：橘子 2 ~ 3 个、山楂 35g、粳米 150g、白糖 10g。

功效：增白润肤。

制法及用法：橘子剥皮，去筋络，分成单瓣，去核，切成小三角块；山楂洗净后去核；粳米洗净后用冷水浸泡 1 小时后捞出来，沥干水分；锅内加入 1000mL 冷水，加入粳米、橘子块、山楂块，用旺火烧开，转小火熬成粥，加入白糖即可食用。

4. 经验方 4

组成：鲜山药 50g、枸杞子 15g、粳米 100g、白糖 15g、蜂蜜 10g。

功效：增白润肤。

制法及用法：将鲜山药去皮，刮洗干净，切成小丁状待用；枸杞子用温水泡开待用；粳米洗净，用冷水浸泡 1 小时后捞出来，沥干水分；锅内加入 1500mL 冷水，放入粳米、山药、枸杞子，用大火烧开，转小火熬至烂软，食用时加入白糖和蜂蜜即可。

5. 经验方 5

组成：枇杷 6 枚，粳米 100g，白糖 10g。

功效：增白润肤。

制法及用法：枇杷冲洗干净，撕去外皮，去核；粳米洗净，用冷水浸泡 1 小时后捞出来，沥干水分；锅内加入 1000mL 冷水，加入粳米，用大火烧开后加入枇杷，改成小火熬煮成粥，食用时加入白糖调味即可。

6. 经验方 6

组成：猕猴桃、草莓、苹果、香蕉、菠萝各 1 个，白糖适量。

功效：增白润肤。

制法及用法：将以上水果洗净，切丁备用；锅内加入适量水，放入水果丁，用大火烧开后转小火熬制，待水果煮烂后加入适量白糖即可食用。

7. 经验方 7

组成：西芹 300g，猪油 10g，牛肉末 200g，鸡蛋 1 个，葱、姜、淀粉、料酒、精盐、鸡精适量。

功效：增白润肤。

制法及用法：将西芹洗净，切成小段备用；烧制 800g 左右高汤备用；锅内上火，加入猪油，锅热后加入葱、姜丝爆香，再放入牛肉末炒散，加入料酒后，再放入高汤、鸡精、精盐、西芹，烧沸，加水和淀粉搅匀，最后淋入打散的鸡蛋清，边淋边搅，烧开后装入汤盆中即可食用。

8. 经验方8

组成：雪梨100g、甘蔗200g、葡萄300g、蜂蜜100g。

功效：增白润肤。

制法及用法：将前3种食材洗净，榨汁去渣，与蜂蜜混合装瓶备用。早晚各服10mL，用开水兑服。

9. 经验方9

组成：白酒200g、枸杞子5g、鹌鹑蛋液50g、冰糖适量。

功效：增白润肤。

制法及用法：先将白酒酿煮开，然后依次加入枸杞子、冰糖、鹌鹑蛋液，最后用大火煮开即可食用。

10. 山药青笋炒鸡肝

组成：山药250g、青笋100g、鸡肝100g。

功效：调养气血，滋润肌肤。

制法及用法：将山药、青笋去皮洗净，切成条；鸡肝用清水洗净，切成片；再将山药、青笋、鸡肝等原料用沸水焯一下，最后锅内放适量食用油，加入适量高汤，调味后放入全部原料，翻炒数下，勾芡后出锅食用即可。

第五节　乌须防脱方

随着现代人们生活工作压力不断升高，常导致情绪焦躁不安，脱发、白发现象尤为突出，脱发、白发又会使患者陷入恐慌与焦虑，形成了恶性循环。中医学认为，头发与肝肾密切相关，肝肾虚则精血不足，情绪激动，肝气郁滞，损伤心脾，脾胃运化失职，气血生化无源，机体功能衰退，气血精亏，不能上承于头部，故出现脱发、白发。

一、外用方

1. 经验方1

组成：桑白皮30g、五倍子15g、青葙子60g。

功效：乌发防脱。

制法及用法：水煎取汁，外洗。

2. 经验方2

组成：酸石榴100g、五倍子150g、芝麻叶50g。

功效：乌发防脱。

制法及用法：药物研粗末，加水，取汁外涂。

3. 经验方3

组成：何首乌、白及、甘松各20g，青黛30g，薄荷10g。

功效：乌发防脱。

制法及用法：煎水外涂。

4. 经验方 4

组成：白檀香末、香白芷、白及各 30g，山柰 90g，滑石、零陵香各 20g，青黛、甘松香各 90g。

功效：乌发防脱。

制法及用法：药物研末，用淘米水将头发洗净，取约 30g 药末撒在头发上，用梳子反复梳理。

5. 经验方 5

组成：生核桃皮、生石榴皮、生柿子皮各等份，丁香适量。

功效：乌发防脱。

制法及用法：将生石榴去瓤，用丁香装满，然后将核桃皮、柿子皮与装满丁香的石榴一起晾干后研末，用牛奶和匀，盛于瓷瓶内，密封后埋于泥土中，10 天后取出，取药膏涂于白线上，检验其是否能染黑白线，如不能则继续埋于泥土中待黑。药膏可用后，取适量药膏于睡前涂于头发上，次日清晨洗净。

6. 经验方 6

组成：白芷 90g，零陵香 30g，檀香 18g，辛夷、玫瑰花各 15g，大黄、牡丹皮、甘草各 12g，公丁香、山柰、苏合香油各 10g，细辛 3g。

功效：乌发防脱。

制法及用法：药物研细末，用苏合香油和匀，晾干，再研细末。用热水将头发洗净，晾干后把药粉均匀涂抹于头发上。

7. 海艾汤

组成：艾叶、菊花、薄荷、防风、藁本、藿香、甘松、蔓荆子、荆芥穗各 6g。

功效：祛风生发。

制法及用法：用水五六碗，同药煎数滚，连渣共入敞口瓶，先将热气熏面，候汤温蘸洗之，留药照前再洗。

8. 侧柏酊

组成：鲜侧柏叶 32g、75% 乙醇 100mL。

功效：清热凉血，活血生发。

制法及用法：将侧柏叶放入乙醇中浸泡 1 周。外用，每日以棉球涂擦患处 3 次。

9. 肥油膏

组成：木鳖子 20g，当归、藜芦各 15g，黄柏、苦参、杏仁、狼毒、白附子各 9g，鲤鱼胆 2 个，香油 500g，黄蜡 30g。

功效：祛风生发。

制法及用法：将上药入香油内，熬至黑黄色，去滓，加黄蜡溶化尽，用布过滤，罐收。每用少许，用布裹于手指，蘸油擦与患处，每日 3 次。

二、内服方

1. 七宝美髯丹

组成：赤首乌、白首乌、赤茯苓、白茯苓各 500g，牛膝、当归、枸杞子、菟丝子各 240g，补骨脂 120g。

功效：补益肝肾，乌发壮骨。

用法用量：上药捣碎为末，炼蜜为丸，如弹子大，每次 1 丸，每日 3 次，清晨温酒送下，午时姜汤送下，卧时盐汤送下。

2. 神应养真丹

组成：熟地黄 90g，当归、白芍、天麻、菟丝子 45g，木瓜、羌活、川芎各 30g。

功效：养血祛风，养血生发。

用法用量：上药研为细末，炼蜜为丸梧桐子大，每服 15 丸，黄酒送下，每日 2 次。

3. 首乌育发汤

组成：何首乌、党参、丹参、旱莲草各 18g，当归、泽泻各 11g，川芎、牡丹皮各 8g，红花 6g。

功效：补肝益肾，活血祛风，滋阴养血。适用于斑秃。

用法用量：水煎，每日 1 剂，分 2 次服，30 天为 1 个疗程。

4. 滋肝补肾汤

组成：当归、生地黄、熟地黄、旱莲草各 18g，侧柏叶 16g，黑芝麻 28g，制何首乌 25g。

功效：滋肝补肾，生发凉血。适用于各种脱发。

用法用量：水煎服，每日 1 剂，分 2 次服。

5. 益母草生发汤

组成：益母草、生地黄各 16g，生侧柏叶 28g，牡丹皮、制何首乌、桃仁、川芎、防风、荆芥各 8g，黄精、丹参各 18g。

功效：养血益肾，散风化瘀。

用法用量：水煎服，每日 1 剂，早晚饭后各服 1 次。

6. 清热化湿生发饮

组成：桑叶 8g，菊花、女贞子、生山楂、何首乌、夜交藤（首乌藤）、旱莲草、枸杞子、佩兰各 16g，黄芩、土茯苓各 11g，薏苡仁 18g，蝉蜕 7g，珍珠母、生牡蛎各 28g。

功效：化湿清热，疏肝祛风，兼以益肾潜阳。

用法用量：水煎服，每日 1 剂，早晚各服 1 次。

7. 长发方

组成：黑芝麻 1500g、白桐叶 1 把。

功效：生发防脱。

用法用量：黑芝麻研碎，白桐叶切碎；将 2 味药加淘米水 1200mL，煮 5 ~ 6 沸，去滓，以此洗头。

8. 瓜子散

组成：瓜子 500g，白芷、当归、川芎、甘草各 60g。

功效：生发黑发。

用法用量：白芷去皮，甘草炙之；上 5 味捣碎，饭后服 15g，每日 3 次，酒浆汤饮任性服之。

三、食疗方

1. 经验方 1

组成：薏苡仁、萝卜、马齿苋各 30g。

功效：生发防脱。

制法及用法：将上 3 种材料洗净，萝卜和马齿苋切碎，与薏苡仁加水适量煮粥。每日 1 剂。

2. 经验方 2

组成：何首乌 30g、大米 50g、冰糖适量。

功效：生发防脱。

制法及用法：将何首乌放入砂锅中煎取浓汁后去药渣，然后放入大米和冰糖，将米煮成粥即可食用。

3. 经验方 3

组成：蜂蜜、山核桃仁适量。

功效：滋补肝肾，防脱。

制法及用法：取广口罐，放入山核桃仁，再倒入蜂蜜，蜂蜜需将山核桃仁完全覆盖，随时服用，无时间数量限制。

4. 熙春酒方

组成：生猪板油 500g，枸杞子、龙眼肉、女贞子、生地黄、淫羊藿、生绿豆各 120g。

功效：滋肝补肾，防脱。

制法及用法：上 7 味，滴花烧酒 10L，封浸 1 个月。茹素者去猪油，加柿饼 500g 即可。每天服用 50mL。

5. 桑地归柏粥

组成：桑椹、生地黄各 15g，当归、柏子仁、五味子、麦冬各 10g，蝉蜕 3g，粳米 100g，白糖适量。

功效：滋阴凉血，乌须防脱。

制法及用法：各药分别洗净，加水 400mL，煎 30 分钟，去渣收取浓汁；粳米淘净，加水 800mL，大火烧开后，转用小火熬成粥，加药汁和白糖，调匀。可长期服用。

6. 柿饼杞子丸

组成：柿饼、枸杞子各等份。

功效：凉血化瘀，滋补肝肾。

制法及用法：上药同研成粉末，制成绿豆大小的丸子，煮沸即成。饮汤食丸子，每日 1 次。

7. 何首乌煮鸡蛋

组成：何首乌 100g、鲜鸡蛋 2 个、红糖适量。

功效：乌发。

制法及用法：将上 2 味材料加适量水煎煮，蛋熟后去皮，再煮半个小时后，加红糖少许再煮片刻。吃蛋喝汤，每 3 日 1 次。

8. 女贞子黑芝麻煎

组成：女贞子500g、黑芝麻250g。

功效：乌发。

制法及用法：上2味加适量水煎煮，取汁。每次服用20mL，每日2~3次。

9. 补肾润发茶

组成：乌龙茶叶3g，槐角、冬瓜皮各40g，山楂15g，何首乌30g。

功效：滋肝补肾，润须乌发。

制法及用法：先将冬瓜皮、槐角、山楂、何首乌用清水煎煮20分钟，去药渣，取煮沸的药汁冲泡乌龙茶叶即可。

10. 观音面茶

组成：黑芝麻、藕粉、粳米、白糖、怀山药各500g。

功效：补益气血，乌须黑发。

制法及用法：将黑芝麻、粳米、怀山药分别炒熟，研细末，过筛，取细粉；将细粉与藕粉、白糖混匀，以瓷罐收藏。每次取30g，用沸水冲服即可。

下篇 临床篇

第十二章　常见皮肤亚健康状态与调护

第一节　皮肤色素问题

肤色是指人类皮肤表皮层因黑色素、原血红素、叶红素等色素沉着所反映出的皮肤颜色。人体肤色随人种的不同而有白、黄、棕、黑之分，同一人种的肤色也因个体而异，即使同一人在同一时期，不同部位的皮肤颜色也不尽相同。

皮肤内各种色素的含量，即皮肤内黑色素、类黑素、胡萝卜素以及皮肤血液内氧合血红蛋白与还原血红蛋白的含量。其中黑色素是决定皮肤颜色的主要因素。黑色素多的皮肤显黑色，中等的显黄色，很少的显浅色。皮肤解剖学上的差异，主要是皮肤的厚薄，薄的表皮易显出真皮乳头血管内血液的颜色；厚的表皮透光性差，皮肤颜色则发黄。

皮肤色素异常是指皮肤颜色的异常。除与上述影响正常皮肤颜色因素的增加或减少有关外，还可因药物（米帕林、氯苯吩嗪、磺胺）、金属（如金、银、砷、铋）、异物（如染料、粉尘、文身）、代谢产物（如胆色素）的沉着而引起，也可因皮肤病理改变所致，如皮肤异常增厚、变薄、水肿、炎症等变化造成皮肤颜色的改变。常见的影响因素有：①黑色素细胞活性增加；②日晒或照射紫外线；③神经因素、内分泌因素、氨基酸、维生素、细胞因子、微量元素对黑素代谢的调节；④疾病与创伤；⑤光敏性食物或药物等因素。

一、常见色素异常性皮肤病

1. 雀斑

雀斑是常见于面部的一种较小的褐色点状色素沉着斑，日晒可促发和加重本病。本病为常染色体显性遗传疾病，一般在3～5岁左右出现，女性居多，常出现于前额、鼻梁和脸颊等处，偶尔也会出现于颈部、肩部、手背等处。损害为针头至米粒大小，淡褐色或黑褐色点状斑，圆形、卵圆形或不规则形，大小不一，数目不定，孤立而不融合，无自觉症状（图12－1）。

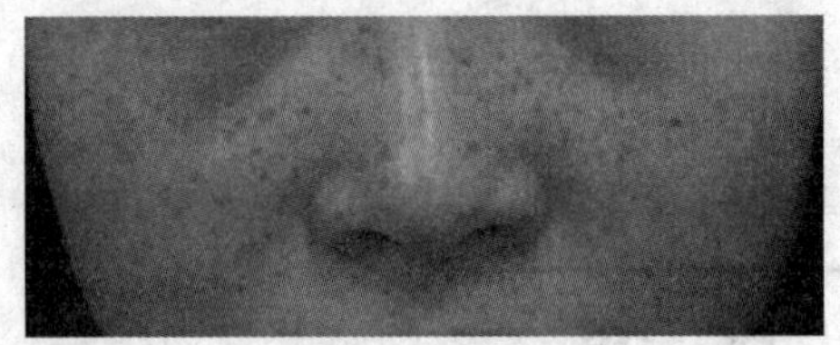

图 12－1　雀斑

2. 黄褐斑

黄褐斑又名肝斑，是一种常见于面部的后天性黄褐色色素沉着斑，发生于日晒部位，并于日晒后加重。中青年女性多见，病程为慢性，损害为淡黄褐色、暗褐色或深咖啡色斑，深浅不定，斑片形状不一，或圆形，或条形，或蝴蝶形，典型皮疹位于颧骨的突出部和前额，亦可累及眉弓、眼周、鼻部、上唇、下颏等部位。色斑边缘清楚或呈弥漫性，无明显自觉症状。病情有一定季节性，夏重冬轻，并与内分泌、精神状况有明显关系，精神抑郁、熬夜、疲劳可加重色素沉着（图 12－2）。

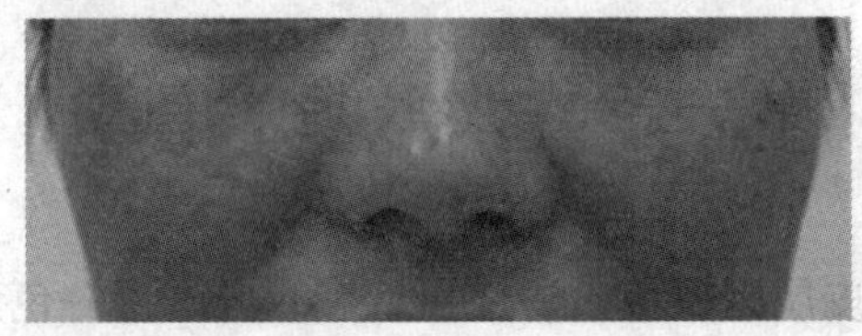

图 12－2　黄褐斑

3. 太田痣

太田痣又称眼上颚部褐青色痣，是由于遗传或某些胎内原因所引起的眼皮肤黑色素细胞增生病，是一种波及巩膜及同侧面部，并沿三叉神经经眼、上颌支走行部位的灰蓝色斑片损害，故最常见于眶周、颞部、鼻部、前额和颧部，色素斑约数厘米大小，可为灰蓝色、青灰色、灰褐色、黑色或紫色，斑片着色不均，呈斑点状或网状，界限不清楚。好发于有色人种，如黄种人及黑种人（图 12－3）。

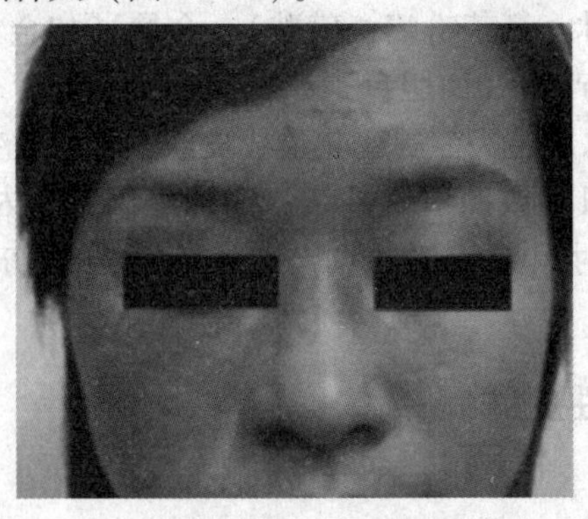

图 12－3　太田痣

4. 白癜风

白癜风是一种常见的原发性、局限性或泛发性的皮肤黏膜色素脱失病，由皮肤的黑色素细胞功能消失引起。全身任何部位的皮肤均可发生，损害处皮肤颜色减退、变白。本病好发于易受摩擦的部位、阳光照晒的暴露部位，以及褶皱部位，掌跖、黏膜及视网膜亦可累及。本病多无自觉症状，少数患者在发病前或同时有患处局部瘙痒感，境界多明显。白斑上的毛发可失去色素以至完全变白，亦有毛发历久不变者（图 12－4）。

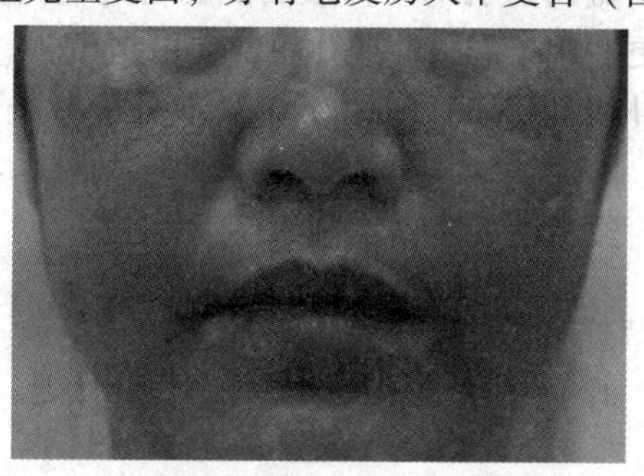

图 12－4　白癜风

二、常见色素异常皮肤病的防护处理

1. 雀斑

避免日晒和应用适合的防晒剂很重要。

局部治疗：使用 3% 过氧化氢溶液、氢醌霜，可获暂时疗效，数目少者可用新型激光、液氮冷冻喷雾、CO_2 激光等治疗，但需谨慎，激光并不能防止复发。

2. 黄褐斑

避免日晒和应用适合的防晒剂很重要。

全身治疗：口服或静脉注射大剂量的维生素 C，与维生素 E 联用效果更加明显。中医治疗拟用疏肝理气、健脾补肾、活血化瘀类药物，如六味地黄丸、逍遥丸、人参健脾丸、桃红四物汤等。

局部治疗：氢醌制剂中加入维 A 酸和糖皮质激素，可提高脱色效果。采用果酸换肤，可加速皮肤更新。

物理疗法：可用激光治疗。但激光治疗也有可能无助于病情的改善，故其治疗作用有限，并可能产生炎症后色素沉着及复发。

3. 太田痣

皮损色淡而范围小者，可试用液氮冷冻、化学剥脱与皮肤磨削术等，部分病例可获得较好效果。皮损色深或范围较大者，对上述疗效差，可选用激光，如调 Q1064 激光。

中医学认为，太田痣是由于先天肾气不足，引起气血失调，气血瘀滞所成。益气活血化瘀治疗是其基本原则。

4. 白癜风

选择治疗方案与药物之前，首先应确定白癜风的类型和期别，并因人而异选用疗法与药物。

进展期白癜风：糖皮质激素适用于炎症或免疫反应引起的白癜风，可分为系统用药和局部外用。系统用药适用于进展期白癜风及泛发性白癜风，尤其是应激状态下白癜风迅速发展及伴发免疫性疾病者。局部外用糖皮质激素制剂（乳膏、霜剂、凝胶、溶液）仅适用小于体表面积10%的小面积白癜风，尤以进展期白癜风疗效为好。

稳定期白癜风：光化学疗法（光敏剂加长波紫外线照射治疗疾病的方法）分为外用与内服两种。内服法用于白癜风大于20%体表面积的稳定期白癜风。外用法用于12岁以上的稳定期白癜风患者，更适用于局限性或几块散在白癜风。

光疗：激光如窄波紫外线（UVB311nm）、单频准分子激光（UVB308nm）、紫外线和红外线等。

手术治疗：移植治疗、纹色法、皮肤磨削术。

第二节 皮肤老化问题

一、皮肤衰老的标志

衰老是生物界最基本的自然规律之一。皮肤衰老一方面是皮肤组织的衰退，另一方面是功能的降低。随年龄的增长，皮肤逐渐变薄，色素逐渐加深，皮肤水分的含量也逐渐下降，皮下组织不断萎缩。与此同时，皮脂腺、汗腺的功能也开始衰退，分泌量减少。皮肤本身血供的不足也会加重皮肤的退化，皮肤弹性下降、出现皱纹是皮肤衰老的标志。皮肤组织一般于25岁左右开始老化。

皮肤老化是指在外界刺激因素或内源性因素的影响下，皮肤外部形态、内部结构和功能出现衰老的现象。皮肤老化包括皮肤自然老化和光老化两个独立的过程。

二、影响因素

1. 内分泌紊乱，妇女绝经期后雌激素水平的下降。
2. 营养失调，维生素的缺乏。
3. 过度的日照和紫外线的影响。
4. 精神压力。
5. 不良的生活习惯，如过度进食辛辣品、大量饮用浓茶及浓咖啡、吸烟、生活无规律、过度疲劳等。
6. 疾病及药物影响。
7. 皮肤保养不当。
8. 生活环境影响，如空气污染等。

三、临床表现

1. 自然老化

不受外界因素的影响，随着年龄的增长（一般成年后开始）角质形成细胞能力下降，成纤维细胞合成胶原的能力也下降，皮肤逐渐表现为细小皱纹，皮肤松弛下垂，弹性降低，干燥粗糙，可有点状色斑减退，无毛细血管扩张，无角化过度。毛发数目减少，形成秃发，并且毛发变细，色灰白。

2. 光老化

多因长期紫外线照射、职业因素或无防晒措施而引起（一般儿童时期开始）基质及胶原的降解，出现皮肤皱纹粗（橘皮状或皮革状）、硬化、松弛、增厚、粗糙，伴不规则色素斑、毛细血管扩张、角化过度，有的可诱发良性或恶性肿瘤，或引起光线加剧性皮肤病，如雀斑、黄褐斑、痤疮等。

四、治疗

1. 化学剥脱法

将剥脱剂（药物）涂在需要更换的皮肤上，使皮肤发生角质层分离和角蛋白凝固，表皮和真皮乳头会出现不同程度的坏死、剥脱，随之被新长出的表皮代替，令其焕然一新。因其操作简单，治疗效果较好，目前应用较为广泛，如果酸换肤等。

2. 维A酸类药物的应用

维A酸类药物具有控制上皮细胞增生、分化，抑制角化异常，抑制皮脂腺分泌，抗炎，以及减轻色斑、增加皮肤弹性、抗衰老、抗肿瘤等生物学作用。针对慢性日光照射可引起表皮发育不良、色素沉着、皮肤粗糙、皱纹、真皮弹性纤维退行性变等皮肤光老化现象，长期外用全反式维A酸可减轻上述症状。

3. 氟尿嘧啶乳膏

主要针对日光性角化病，局部外用氟尿嘧啶乳膏能显著改善日光角化病和光老化的病情。

4. 激光治疗

CO_2激光是治疗较严重光损伤的首选方法。无创性激光除皱嫩肤仪可通过作用于胶原组织中的水分或真皮中的血管组织，产生热效应，从而刺激胶原蛋白再生，对细小皱纹效果显著。

5. 光子嫩肤技术

光子嫩肤技术是一种新近开发的、以非相干的强光（IPL）进行非损伤性皮肤美容的新技术。可有效改善色素沉着、毛孔粗大、毛细血管扩张、皮肤粗糙等光老化问题，并且具有副作用小、疗程短、效果稳定等优势。

6. 皮肤填充术

主要应用于治疗皱纹，尤其是面部的皱纹。填充剂有牛胶原蛋白、透明质酸和硅胶等，其主要副作用有红斑、风团、水肿和烧灼感。

7. 冷冻治疗和光动力疗法也是常用的治疗手段。

五、预防和调护

1. 养成良好生活习惯

（1）心情舒畅

情绪稳定能抑制副交感神经兴奋，使色素生成减少，血管扩张，皮肤血流增加，可使皮肤显得红润白皙。反之，悲观忧愁则影响胃肠功能，抑制营养摄取，造成营养不良，使皮肤干燥，面容憔悴。

(2) 合理饮食

摄入适量的水、蛋白质、维生素、微量元素能维持皮肤正常代谢，多吃水果、蔬菜能有效地预防皮肤衰老。油性皮肤应少吃糖、脂肪、香辣食物。

(3) 充足的睡眠

晚上 10 点至次日 2 点是皮肤基底层细胞更新最旺盛的时间。充足的睡眠对皮肤细胞的正常更新及行使正常功能起重要作用。成年人要保持每天 6 ~ 8 小时的充足睡眠，经常熬夜、过度疲劳、失眠等都会导致皮肤无法正常修复、养护，使皮肤色泽暗淡。

(4) 坚持锻炼身体

锻炼身体，能吸收更多氧气，排出更多二氧化碳，能保持良好的血液循环，有益于皮肤健康。

(5) 防止有害因素

外界自然因素，如风、沙、寒冷、热的刺激都容易导致皮肤老化，特别是日光、紫外线的照射是造成皮肤衰老的重要因素。因此应尽量避免过度日晒，应用合适的防晒剂、抗氧化剂，必要时可使用帽子、太阳镜、遮阳伞。

(6) 注意皮肤清洁

由于面部皮肤常暴露在空气中，空气中的污物、尘埃、细菌等，自然附着于皮肤表面，加上自身分泌的油脂、汗液和代谢产生的死细胞等，会影响皮肤正常生理功能的发挥，从而引起皮肤问题。清洁皮肤表面的污垢及皮肤分泌物，一是可以保持汗腺、皮脂腺分泌物的排出畅通，防止细菌感染；二是能充分发挥皮肤的生理功能，调节皮肤的 pH 值，使其恢复正常的酸碱度，保护皮肤；三是为皮肤后续护理做准备，有利于皮肤更好地吸收水分及营养。

第三节　皮肤油脂问题

皮脂腺是附属于皮肤的一个重要腺体，其分布很广，除手、脚掌外，遍布全身，以头面、胸骨附近及肩胛间皮肤最多，其主要作用是分泌皮脂，美容学上根据皮脂腺分泌皮脂的多少，将皮肤分为油性皮肤、中性皮肤、干性皮肤等。

一、影响皮脂腺分泌的因素

1. 遗传因素

遗传因素决定了皮脂腺的数量和功能。

2. 内分泌的影响

皮脂的分泌受雄性激素和肾上腺皮质激素的控制，所以一般男性皮肤比女性皮肤偏油性，毛孔粗大。女性在月经期前后，雄性激素分泌增加，故皮脂腺分泌旺盛，易产生痤疮，因此对于在月经期易加重的痤疮患者，需要调节激素水平。

3. 外界温度的影响

气温高时，皮脂分泌量增多；气温低时，皮脂分泌量减少。所以夏季时皮肤多偏油性，冬季时皮肤偏干燥。

4. 皮表湿度的影响

皮肤表面的湿度可影响皮脂的分泌扩散，当皮肤表面干燥时，皮脂乳化、扩散会变得缓慢。

5. 年龄的影响

儿童期皮脂分泌量较少，青春期开始分泌增多，使面部显得特别油润光洁。如皮脂排泄不畅，就会出现痤疮。35 岁以后逐渐减少，所以儿童和中老年的皮肤偏干性，而青春期的皮肤偏油性。

6. 日晒的影响

日光会刺激皮脂腺分泌，长期日晒还会使毛囊皮脂腺开口增大，过度角化，因此，痤疮患者在药物治疗的同时，还需要注意防晒。

7. 饮食的影响

油腻性食物、辛辣刺激性食物可以使皮脂分泌量增加，所以油性皮肤，尤其是痤疮患者，不宜吃过甜、油腻和刺激性的食物。

二、皮脂腺的作用

1. 滋润皮肤、毛发。皮脂腺可以分泌油性皮脂，盖在皮肤表面，防止水和水溶性物质透入，从而对皮肤和毛发起保护作用。

2. 皮脂可以和汗液一起形成脂质膜，能保护皮肤，使皮肤光润、柔软，不易脆裂，并能有效防止皮肤水分蒸发。

3. 皮脂呈弱酸性，可以抑制和杀灭皮肤表面的细菌。

三、皮脂分泌与皮肤性质的关系

根据皮肤皮脂分泌的多少，皮肤可分为干性、油性、中性、混合性、过敏性等类型。

1. 干性皮肤

干性皮肤的皮脂分泌量少而均匀，没有油腻的感觉，角质层中含水量少，常在 10% 以下。因此，这类皮肤的毛孔不明显，不够柔软光滑，缺乏应有的弹性和光泽，肤色洁白或白中透红，皮肤细嫩，经不起风吹日晒，对于外界温度和湿度的反应最大，特别是在季节交替或天气变化时，易起皮屑，冬季易发生皲裂，如长期缺水不加以护理，会产生皱纹，容易衰老。

2. 油性皮肤

油性皮肤的皮脂分泌旺盛，易吸收紫外线，故肤色偏深，常为淡褐色、褐色，甚至红铜色。油性皮肤常见毛孔粗大，皮肤油腻光亮，甚至可以出现橘皮样外观，其 pH 值在 5.6～6.6 之间，很容易粘附灰尘和污物，可引起皮肤的感染，滋生痤疮和小疙瘩，但不易起皱纹，又经得起各种刺激，且不易出现衰老现象。油性皮肤常见于青春发育期的年轻人，可分为普通油性和超油性两种，这类皮肤对物理性、化学性及光线等因素刺激的耐受性强，不容易产生过敏反应。

3. 中性皮肤

中性皮肤的油脂和水分分泌平衡，皮肤洁净，纹理细嫩，不易开裂起皮，肤色均匀，无油光，毛孔细小，分泌物少，不易堵塞毛孔，不易长痤疮，不易长皱纹，皮肤 pH 值正常，对外界刺激也不太敏感。中性皮肤是最理想最完美的皮肤，但能够拥有这类型皮肤的人很少。

4. 混合性皮肤

混合性皮肤兼有油性皮肤和干性皮肤的特点，在面部 T 区（额、鼻、口、下颌）呈油性，并且易于附着污垢，容易发生痤疮、毛囊炎；其余部位呈干性。混合性皮肤多见于 25～35 岁之间，此类型皮肤在夏天，其油性部位分泌更旺盛；在冬天，其干性部位又特别干燥，甚至脱皮。

5. 过敏性皮肤

过敏性皮肤（敏感性皮肤）主要是指当皮肤受到各种刺激，如化妆品、化学制剂、花粉、某些食品、污染的空气等，使皮肤出现红肿、发痒、脱皮及过敏性皮炎等异常现象。多数过敏性皮肤可见毛孔粗大，皮脂分泌量偏多，使用化妆品后，常会引起皮肤过敏、红肿发痒，个别反应剧烈，可发生刺痛。

四、不同类型皮肤的护理

1. 干性皮肤

干性皮肤比起其他类型的皮肤更需要精心呵护，因为其属于易衰型皮肤，所以，干性皮肤者在日常护理中，洗脸洗手需要用碱性小的香皂，或选用对皮肤刺激小的含有甘油的香皂，否则会使皮肤越洗越干，刺痒疼痛。保养要点如下：

（1）洗后建议选择具有保湿滋润型的护理产品以滋养肌肤，不用有收敛作用的护肤品（如爽肤水等）。早晨，宜用冷霜或乳液滋润皮肤；晚上，宜用足量的乳液、营养性化妆水、营养霜等，并可通过定期去角质、经常按摩等方式，促进皮肤油脂的分泌，增添皮肤的柔润。

（2）注重保湿，做好防晒护理。

（3）定期进行补湿滋润护理。

（4）饮食均衡，多吃蔬菜水果，多饮水，不抽烟，少饮咖啡等。

（5）作息规律，不熬夜，保证充足睡眠。

2. 油性皮肤

油性皮肤者要特别注意皮肤的清洁，日常的护理应以控制皮肤油脂分泌和保持皮肤清洁为主，这样可减少黑头、痤疮、暗疮的发生。另外，还要注意水分的补充，选择以清爽收敛、有效控油、不含碱性物质的产品，护理时可适当加强去角质和深层清洁。保养要点如下：

（1）气温升高可以加速油脂分泌，最好不要长时间待在气温过高的地方。

（2）用冷藏过的化妆水敷脸，可以有效抑制油脂的分泌。

（3）洁肤时间及清洗时间要长且细致，不能马虎，应在面部各位置打圈清洁 10 下，清洗时须着眼于 T 字部位等毛孔粗大、油脂分泌旺盛的区域，这样便可以延长洁面乳在脸上的停留时间，让油脂和灰尘从毛孔中彻底清除。

（4）如面部出现感染、痤疮等疾患，应及早治疗。

3. 中性皮肤

中性皮肤者要做好皮肤的基础日常保养，生活作息规律，保持皮肤最佳的生理状态。

保养要点：主要以清洁为主，做好皮肤基础日常保养，注重保湿、防晒护理。定期进行基础护理，饮食均衡，作息有序。

4. 混合性皮肤

由于混合性皮肤既油又干的特点，在清洁型保养时要顾及干性部位，做滋润型保养时则要顾及油性部位，要分区域做皮肤的保养，任何一种单一式保养，都无法完全地照顾到混合性皮肤的特点。而且，混合性皮肤的状况并不是非常稳定的，有时很干燥，有时会皮脂分泌旺盛，所以在每天例行保养中，最好是根据当天的皮肤状况去调整保养的方法。根据混合性皮肤在夏天偏油性、在冬天偏干性的特点，建议护肤品的选择为冬天和夏天各一套，如冬天可以用中性或干性皮肤用的护肤品，而夏天则可以用中性或油性皮肤用的护肤品。

5. 过敏性皮肤

过敏性皮肤应远离过敏原，应停用所有的化妆品，让皮肤有缓冲的时间，如果平时就使用低敏性护肤品，便可继续使用。初次使用必须先做皮肤试验，方法是将要使用的化妆品涂抹在手腕内侧皮肤比较细嫩的地方，留置一晚或2～3天，以观察其反应。若是出现异常反应，如发炎、泛红、起斑疹等，就必须避免使用该化妆品。偶尔发生敏感现象，而平日又不使用低敏感性护肤品，那么就要选择具有消炎、镇静作用的专用护肤品。如果有持续发红的现象，就要去医院进行脱敏治疗，平日里注意使用防晒产品。

过敏性皮肤的皮层较薄，对紫外线没有防御能力，容易老化，所以在擦上基础护肤品作为隔离之后，再用防晒品会比较好。同时避免过度暴晒，因为紫外线的穿透力特别强，经常暴晒会使皮肤变薄，更容易受到刺激。

五、饮食调护

按照中医理论，从人的体质分类上看，体内水分异常多者为湿重，属油性体质，这类人的皮肤一般呈油性；相反，体内水分异常少者为燥，属于干性体质，这类人的皮肤一般呈现粗糙和干燥状态。

油性皮肤，饮食宜选用具有凉性、平性的食物，如冬瓜、丝瓜、白萝卜、胡萝卜、竹笋、大白菜、小白菜、卷心菜、莲藕、黄花菜、荸荠、西瓜、柚子、椰子、银鱼、鸡肉、兔肉等。少吃辛辣、温热性及油脂多的食品，如奶油、奶酪、奶油制品、蜜饯、肥猪肉、羊肉、狗肉、花生、核桃、桂圆肉、荔枝、核桃仁、巧克力、可可、咖喱粉等。宜选用祛湿清热类中药，如白茯苓、泽泻、珍珠、白菊花、薏苡仁、麦饭石、灵芝等。

中性、干性皮肤，宜多食豆类，如黑豆、黄豆、赤小豆，以及蔬菜、水果、海藻类等碱性食品。少吃鸟兽类、鱼贝类酸性食品，如狗肉、鱼、虾、蟹等。选用活血化瘀类、补阴类中药，如桃花、桃仁、当归、莲花、玫瑰花、红花、枸杞子、玉竹、女贞子、旱莲草、百合、桑寄生、桑椹子等。

过敏性皮肤，宜食用凉性食物，如绿豆、海带、薏苡仁、百合、香菇、豆腐、菊花、赤豆等。少吃蛋白质含量高的食品，如海鲜、竹笋、牛奶、羊肉、牛肉等。

第四节　皮肤敏感问题

"敏感性皮肤"是对容易出现红斑、水肿、毛细血管扩张等客观症状，或瘙痒、刺痛、灼热、紧绷感等主观症状的皮肤的统称。

一、影响因素

敏感性皮肤的发生不是独立简单的，而是一个复杂的综合原因的结果。

1. 内在因素

影响皮肤敏感的内在因素众多，包括种族、现有疾病、性别、年龄等。

(1) 种族

对于皮肤敏感与种族的关系，研究结果显示，白种人和黄种人的皮肤似乎比较敏感，而在黄种人中，又以日本人皮肤敏感者最多。肤色较浅者其血管反应性更强，较易发生皮肤敏感。

(2) 疾病

某些自身的皮肤疾病也可以使皮肤敏感性增高，例如异位性皮炎、酒渣鼻、接触性皮炎、湿疹等。

(3) 性别

女性较男性更容易出现皮肤敏感，这可能是男女皮肤结构的不同而引起的，男性表皮厚度显著大于女性，同时因为男女激素水平的差异，会使女性对炎症反应更加敏感。

(4) 年龄

年轻人比老年人更容易出现皮肤敏感，原因可能是老年人的皮肤不仅存在感觉神经功能减退，而且存在神经分布的减少。

(5) 遗传

敏感性皮肤者大部分人都有敏感性皮肤家族史。

(6) 疲劳

如劳累、紧张等可使皮肤抵抗力下降，容易出现皮肤敏感问题。

2. 外在因素

敏感性皮肤者大都存在对外界刺激异常敏感，如气候或天气变化、日晒、环境污染等因素都会导致皮肤不适。

(1) 化妆品

敏感性皮肤者容易出现化妆品不耐受，长期或过度使用某些个人皮肤护理产品，每日局部使用皮质激素外用药物，都可以促使皮肤变得敏感。

(2) 季节或气候因素

敏感性皮肤者容易在天气变冷或变热、刮风等因素影响下出现皮肤不适。

二、测试及判定（诊断）

目前敏感性皮肤的判定主要有以下 3 种方法。

1. 主观评定

通常以问卷调查的形式进行，对敏感者的自我评定，包括患者在受各种理化因素刺激后产生的刺痛、烧灼、紧绷、瘙痒等感觉。如 Goffin 等根据受试者对气候（寒冷及干燥）、皮肤护理品、清洁剂、纺织品及粗糙物品的敏感性分别进行评分：0 分为不敏感，1 分为稍敏感，2 分为敏感。将 5 项评分相加，总分大于 4 分者为敏感性皮肤。

2. 半主观评定

敏感性皮肤所引起的感觉刺激是难以定性、定量的，并且通常没有可见的伴随症状发生，仅用问卷调查这种方式对敏感性皮肤评定，主观因素过多。因此，需要用相对客观的方法进行评定。如刺激试验作为一种半主观的方法，目前已经被广泛用于敏感性皮肤的判定，主要的方法有十二烷基硫酸钠试验、乳酸刺激试验、氯仿－甲醇混合试验、二甲基亚砜试验、乙酰胺试验等。

3. 客观评定

客观评定指通过对敏感性皮肤进行无创性皮肤生理功能测试。

（1）敏感性皮肤具有屏障功能受损、皮肤含水量减少的特点。

（2）敏感性皮肤的油脂量明显低于健康者。

（3）敏感性皮肤其血供较健康者更丰富。

（4）皮肤表面 pH 值高于正常皮肤，但差异无显著性。

（5）皮肤厚度较健康者更薄。

三、分型

1. 先天性皮肤敏感

皮肤天生特别敏感，易受外界刺激而产生过敏、发炎反应，换季、选择保养品时需格外注意。

2. 血管神经性敏感

与血管壁的脆弱程度有关，外在（温度变化）与内在（酒精、辛辣食物）原因都可能引起皮肤泛红、灼热现象。

3. 接触性敏感

皮肤接触到化妆品中某些刺激成分以及羊毛等纺织品后，易造成刺痛、瘙痒、红斑等不适。

4. 环境刺激性敏感

忽冷忽热、突然的气温变化等会引起皮肤刺痛、灼热，而有些人甚至会对风、阳光或空气污染敏感。

四、预防与调护

由于敏感性皮肤的成因和机制较复杂，目前尚无特效的治疗方法，但有针对性化妆品的使用和有意识的日常皮肤护理习惯对皮肤健康有很重要的作用。

1. 如果皮肤敏感，最重要的一点是要镇静皮肤，水是镇静皮肤最好的材料，如矿泉喷雾，能够让皮肤镇静下来。

2. 补充维生素：维生素 A、维生素 B、维生素 C 都是皮肤代谢不可缺少的物质，能提高皮肤的抵抗力，避免外界对皮肤的侵袭，尤其是维生素 C 有抗过敏作用。新鲜的蔬菜、水果均含有较多的维生素 C，都是很好的防过敏食品。

3. 选用安全的清洁产品：对于敏感性皮肤，必须使用安全的产品才能有效保护，并在皮肤的表面形成保护膜使之不受侵害。

4. 防晒：皮肤对紫外线敏感，容易出现晒斑、日照性皮炎，需要涂防晒霜隔离紫外线，保护皮肤免遭侵袭。

5. 保湿：如果皮肤出现过敏，要用安全有效的护肤产品，保持皮肤的水分，保湿是保证皮肤健康的基础。

6. 每次化妆后彻底卸妆。

7. 减少去角质的次数。

五、敏感性皮肤选用化妆品的原则

1. 对于敏感性皮肤，必须使用安全的产品才能有效保护。最好选用不含香料、不含防腐剂、不含表面活性剂的皮肤护理产品。注意护肤品成分中是否含有容易引起过敏的化学物质，如：alcohol（酒精）、bronopol（布罗波尔、拌棉醇）、Sorbicacid（山梨酸）、parabens（防腐剂）、fragrance（香料）。

2. 对于敏感性皮肤者，常用的化妆品最好不要随便更换，若要使用新的化妆品，应先做皮肤试验。方法是将要使用的化妆品涂抹在手腕内侧皮肤比较细嫩的地方，留置 24 小时，以观察其反应。若出现异常反应，如发炎、泛红、起斑疹等，就必须避免使用该化妆品。如没有不良反应则可以使用。

3. 不要认为标榜为天然的护肤产品就不会引起敏感。

4. 如发现自己对化妆品有敏感反应，应立即停止使用，避免使皮肤恶化。如果皮肤敏感有恶化趋势的话，应及时找皮肤科医生诊断。

5. 敏感性皮肤者最好不要化浓妆，不要使用含太多香料的化妆品。

第五节 色素痣

一、色素痣的分类

色素痣，通常根据其颜色特点，分为有色痣、无色痣；有色痣根据其颜色又分为红色痣、粉红色痣、淡棕色痣、深棕色痣、蓝痣、黑痣等。根据其外形，分为斑痣、半球型痣等。根据其大小，分为巨大痣、小型痣等。根据其出现时间，分为先天性痣、获得性痣。

色素痣的形成主要是色素细胞在局部皮肤的沉着数量与周围皮肤的色素细胞沉着数量产生了差异。色素痣所在部位的色素细胞沉积增多，出现了痣细胞巢，即为有色痣；色素痣所在部位的色素细胞沉积减少，出现了白斑，即为无色痣。至于色素细胞的来源，一种是观察到大量皮内痣局部无痛觉存在，所以推测是由神经组织在胚胎时期发育而来；另一种是基于用 X 线照射皮肤，能够引起大约 50% 的皮肤基底细胞发生变性，而成为树突状细胞，于是推测其来源于上皮细胞，属于普通基底细胞的功能变性。

医学上常常根据痣细胞在皮肤病理切片中所处的位置进行大致分类。色素细胞巢位于皮肤真皮上部的为皮内痣；色素细胞巢位于皮肤真皮和表皮交界处的表皮基底部的为交界痣；既有皮内痣又有交界痣的为混合痣。

皮内痣是因其痣细胞位于表皮下方和真皮的浅层而得名。这种痣不发生于掌、跖和生殖器部位，除此以外，其余身体任何部位均可发生，以头颈部为最常见。痣的表面平坦或略隆起，有的光滑，有的粗糙，有的长有毛发。生长缓慢，一般不出现自觉症状。青春期或妊娠期往往随性激素增多而有增大、明显变黑的情况。

交界痣因其痣细胞位于表皮和真皮交界处而得名。一般都生长在掌、唇红及外阴部，无毛，平坦或稍高于表皮。一般不出现自觉症状。但是在洗脸、刮须、摩擦时容易受到损伤，并由此可能发生疾病症状，如：表面出现感染、破溃、出血，或痣周围皮肤出现卫星小点、放射黑线、黑色素环；局部轻微痒、灼热和疼痛；痣的体积迅速增大；色泽加深；痣的皮表中心部位液化、塌陷，以及痣所在部位的引流区淋巴结肿大等。

混合痣的痣细胞群见于真皮内或表皮内，真皮上部痣细胞呈立方形，胞质丰富，含数量不等的黑素颗粒。真皮中部的痣细胞较小，胞质较少，黑素较少，通常呈巢状，境界清楚。其较低部位的痣细胞可呈梭形，埋于胶原组织中，不含或很少含有黑素。其病理变化有交界痣和皮内痣两者的特点，多见于青少年，可发生在掌跖、腰围、腋窝、腹股沟等易损伤的部位，也可发生于面部。

色素痣几乎人人都有，大多数是良性的，不必在意其存在。因其常常是增生性的，色素分布不均，加上交界痣和混合痣中的极个别还有恶变的可能性，故也不能说是健康状态，而归类到皮肤亚健康状态是比较合适的。对色素痣明确提出调理要求的部分人群，常常是从美观的角度，或有恶变的顾虑；极个别是因为色素痣所生长的部位在一定程度上影响了局部功能的正常发挥，例如睑缘痣对于视物有遮挡，或痣表面受损伤，或者是处理不当留下瘢痕、斑块等。

二、色素痣的评估

在评估环节，需要进行重点区别的有：各种有凸起的色素痣需要与脂溢性角化病、日光性角化病、扁平疣、尖锐湿疣、表皮囊肿、黑素棘皮瘤、黑色丘疹性皮肤病、基底细胞上皮瘤、胶原纤维错构而形成的结缔组织痣等进行区别；各种痣需要与基底细胞癌、恶性黑素瘤等进行区别；微血管增生而形成的红痣需要与红色或粉红色的鲜红斑痣、化脓性肉芽肿、血管瘤、幼年黄色瘤或黑色素瘤等加以区别；还要留意色素痣自身的恶变衍化。

仅从肉眼对色素痣进行评估，其规律性不是很明显，但又是必不可少的环节。一般首先是评估其为良性，还是有转变成疾病的可能性，或直接就是疾病状态。从颜色上区分为有色痣和无色痣，一般而言，有色痣处于非疾病状态的概率相对较大。根据其出现时间分为先天性痣和获得性痣，一般而言，获得性痣处于非疾病状态的概率相对较大。

根据色素痣存在的部位进行初步评估，一般而言，皮内痣不发生于掌、跖和生殖器部位，青春期与妊娠期往往随性激素增多而有增大、变黑明显的情况，处于非疾病状态的概率相对较大；而交界痣一般都生长在掌、唇红及外阴部，处于非疾病状态的概率相对较小；混合痣多见于青少年，既可发生在掌跖、腰围、腋窝、腹股沟等易损伤的部位，也可发生于面部，发生在易损伤部位的混合痣处于非疾病状态的概率相对较小。

借助无创性仪器设备的检查结果进行评估，目前正处于探索、积累经验阶段，可供参考。

例如皮肤镜，就是一个简便的仪器，可以将痣组织放大50倍，能很好地看见皮肤的表皮、表皮真皮交界处、真皮浅层内的色素性结构，以及浅层血管丛的大小和形态。对于初次评估痣的情况，以及调理过程中简便评估其调理效果有一定价值。

例如利用CT联合造影剂促使血管增强显影扫描技术，可以充分发挥CT较高密度分辨率的特性，可明确器官组织、大小、位置、范围，以及有无强化和强化类型等，从而提高评估的准确率。

例如利用皮肤三维CT检查，即皮肤三维CT仪、Viva1500系统，以蒸馏水和医用超声耦合剂作为介质进行局部扫描。

皮内痣的特征性图像为：表皮结构基本正常；角质形成细胞排列呈蜂窝状；色素环折光度比正常部位明显增加；高折光的圆形或椭圆形的痣细胞巢位于真皮内，表现为真皮浅层出现规则的色素团块聚集。

交界痣和混合痣的表皮结构基本正常，角质形成细胞排列呈蜂窝状，色素环折光度比正常部位明显增加，这些方面与皮内痣相同。差异在于高折光的圆形或椭圆形的痣细胞巢既可位于真皮内，又可位于表皮内，并出现相应部位规则的色素团块聚集。与病理切片检查比较，一致性较高。

而恶性黑素瘤的皮肤三维CT检查显示为：表皮结构紊乱；角质形成细胞排列的蜂窝状结构消失；色素环中央折光度变低，呈“戒指环”样改变；真皮表皮交界处的表皮突消失，结构紊乱；真皮浅层可见炎细胞浸润等易于区别的特征性图像。

以上均是无创性评估方法。病理检查是评估色素痣的“金标准”。由于其具有创伤性的特点，一般以色素痣分类、分型为目的的病理组织学检查，更多用于研究，已经报道的文献很多。在实际操作中，病理检查的核心目的，主要是对痣的良性还是恶性进行判断。而痣从良性变为恶性，或者直接就是恶性，除病理学检查结果外，必须结合痣的演变历史，原因在于所有痣都有一个较长时间的发展历程。若不结合痣的发生发展历程，仅依靠单纯的病理组织学改变对评估色素痣恶变的早期情况，其难度是很大的，尤其是交界痣恶变的评估更难。

后天性小痣主要发生于儿童期，少数出现于青春期，30岁以后通常不再会出现新生的后天性小痣。对于30岁以后新生的后天性小痣，经过3至5年后被确诊为恶性黑素瘤，不是因为30岁以后新生的后天性小痣恶变，而是从一开始就是恶性黑素瘤，只是其早期的病理表现不典型。可见仅仅依靠病理检查这个“金标准”，如果不结合痣的发生发展历程，对痣的良恶评估是很不准确的。从目前检索的报道结果看，色素痣恶变为恶性黑素瘤的情况是存在的。所以，对痣的良恶评估，很难单纯依靠病理检查这个“金标准”，必须结合动态考察。

从文献研究角度看，先天性巨痣发生恶变率达到6%左右，是最高的。发育不良性痣在国外恶变率较高，在国内还未见报道。但对先天性小痣是否恶变的争议较大。

三、色素痣的防治原则

多数患者出于美观考虑，少数基于其他考虑，要求对痣进行调理。避开治疗措施，适用于色素痣亚健康状态的调理原则，可归类为“三步走”战略：

第一步：获得性痣恶变的病例还没有出现，所以，当务之急是判断清楚痣源于先天，还是后天获得，这给实施调理奠定了安全基础。患者对其痣的出现的正确记忆非常重要。另外，30 岁以后一般不再出现新生痣，所以，对于 30 岁以后出现的新生痣，尽管属于后天获得，仍要高度怀疑其本身就是恶性黑素瘤。因为恶性痣的病理性确诊，常常是在晚期了。

第二步：从良性痣向恶性痣转变的形态学特征、自我感觉变化上的了解进行判断，对于实施调理可做出安全与否的警醒性判断。根据文献研究结果，大致有如下因素应该引起注意。

色素痣长期易被摩擦、易受外伤；色素痣伴有局部明显痒、痛、热感；色素痣上原有的毛发脱落；色素痣面积大小增长较快，或显著增厚；色素痣颜色加深，特别是出现淡蓝色，或其痣周围有炎性红晕，或周围出现针尖般大小的卫星状损害；色素痣反复发生感染而又原因不明；色素痣表面长期潮湿、结痂、脱痂；色素痣中央出现硬结，或表面破溃、出血、出现溃疡，所属淋巴结增大。以上情况应该引起警醒，避免延误病情。

第三步：充分利用现有的亚健康调理措施进行个体化调理。以兼顾美观和特殊需要，结合可能实施的调理手段，实现个体化调理。当代常用技术主要是物理技术，如冷冻、激光之类，也有化学制剂局部外用的尝试。

第六节　激素依赖性皮炎问题

一、激素依赖性皮炎的概念

激素依赖性皮炎一般指糖皮质激素依赖性皮炎。糖皮质激素依赖性皮炎是因长期反复不当的外用激素产品引起的皮炎，表现为红、肿、痒、脱皮、丘疹、痤疮等皮损症状，在使用糖皮质激素后皮损消失，但停用后又出现炎性损害，需反复使用含有糖皮质激素类的产品以控制症状并逐渐加重的一种皮炎。时间一长便会对激素产生依赖，很容易引起皮肤萎缩、变薄、毛细血管扩张、色素斑、多毛、皮肤老化等不良反应，进而出现皮肤亚健康问题。

二、影响因素

1. 蛋白质合成障碍。激素使皮肤各层细胞的正常生成和衰退发生变异，角质层、颗粒层生成减少，皮肤变得薄而脆弱；基底层细胞过度增生，不能正常生成表皮其他各层；真皮的糖蛋白及蛋白聚糖的弹性变化使胶原蛋白、纤维蛋白黏附力减弱，皮肤变硬、萎缩。

2. 血管壁胶原纤维黏附力减弱，导致血管壁变脆，因真皮胶原蛋白的消失而导致皮肤表面的血管舒缩功能下降，出现充血水肿，血管显露。

3. 皮肤生理屏障功能障碍。激素扰乱了细胞膜正常的电解质代谢生理功能，角质层和透明层的吸水、保水功能下降，皮肤干甚至干裂、脱屑。

4. 激素的抗炎和抑制免疫反应的特性，使大量的淋巴细胞萎缩，不能正常识别或清除外来生物或微生物，皮肤易出现炎性或免疫反应。

5. 激素可促使皮脂腺不正常增生，使毛囊上皮细胞退化变性，导致皮脂腺口受阻，皮脂腺分泌物堆积，在合并真菌或细菌感染时，出现丘疹、囊性或脓性痤疮。

6. 激素不能从根本上消除皮肤亚健康的病因，停用后常可引起反跳现象，即原有疾病加重，可表现为炎性水肿、发红、烧灼感、不适感、急性脓疱疹等。该现象常常发生在停用激素后 2～10 天，并持续几天或 3 周左右。因反跳现象导致患者继续外用激素，而造成激素依赖。

三、临床表现

1. 红肿充血型

激素扰乱皮肤细胞血管壁的正常舒缩功能，细胞膜的“钠泵”功能受影响，组织胺分泌旺盛，渗出物增多，而排泄能力下降，皮肤出现红、肿、热、痒等不适症状，见图 12－5。

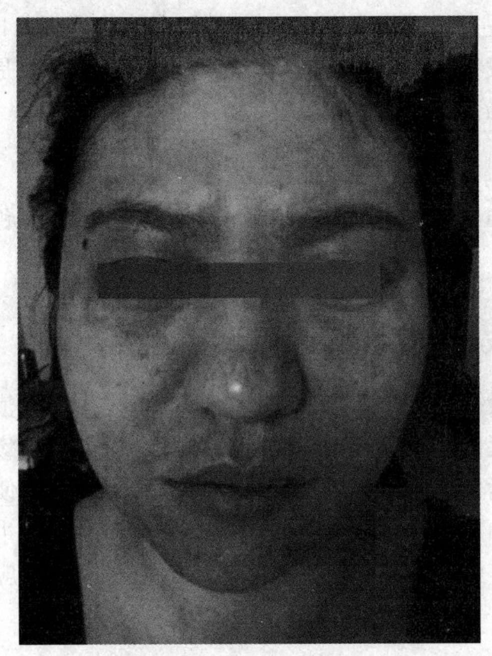

图 12－5　红肿充血型

2. 红肿充血痤疮型

随着风邪热毒进一步侵害皮肤，使红、肿、热、痒症状加重，同时，皮脂腺分泌物大量增加，无法正常代谢排出，堆积于皮脂腺内阻塞毛囊口，形成类似痤疮的红色或白色丘疹，见图 12－6。

3. 红肿充血增殖痤疮型

长期在激素的影响下，皮肤细胞内蛋白质合成受限并减少，从而使皮肤细胞更新功能下降，出现异常的增殖改变，致使皮肤变硬、脆弱、萎缩、干燥，并产生紧绷、皲裂、色素沉着等问题，甚至出现不同程度的真菌感染或合并细菌感染的痤疮症状，严重者产生囊

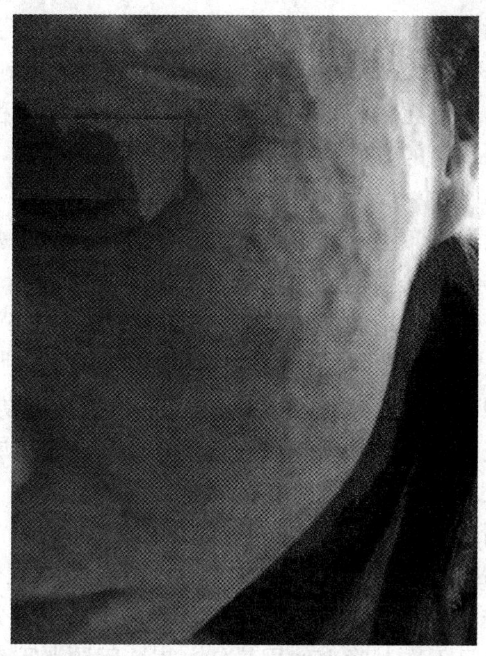

图 12－6　红肿充血痤疮型

性痤疮，稍有化学因素或物理因素刺激，则皮肤不适加重，见图 12－7。

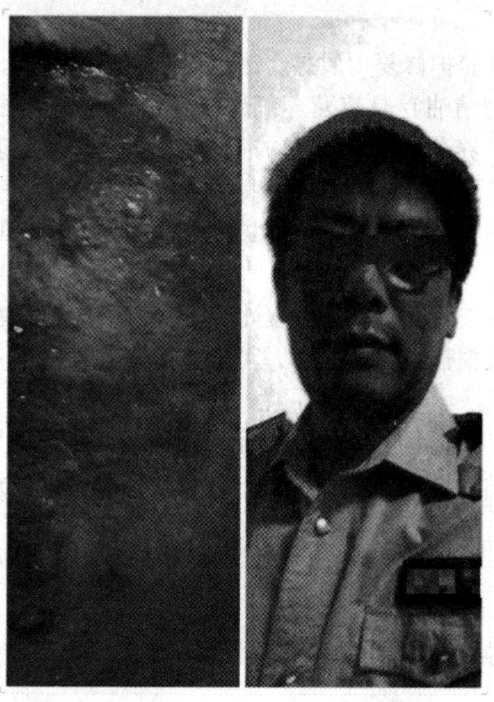

图 12－7　红肿充血增殖痤疮型

四、治疗

针对激素依赖性皮炎的治疗，切勿盲目和急躁，要有充分的心理准备，需要一定的时间和过程才能逐步摆脱对激素的依赖。因此，治疗上首选纯中药制品，中药治疗重在调理，标本兼治，帮助皮肤由内及外得到根本修复。另外，中药制品不添加激素等有害物质，安全有效，副作用极小或无，没有任何依赖性。且在制作过程中，不使用化学方式提取，最大限度地保留了中草药的有效治疗成分。

1. 中药面膜

使用无添加激素和化学刺激物的纯中药水洗膜敷面，可消肿去红，止痒抗敏，收缩细纹，改善丘疹、痤疮，排解皮肤因抵抗力下降而致的感染。

中药的作用机理在于疏通经络、活血化瘀、消肿散水。经络通，则气血行；气血行，则瘀肿消。利用中药扶正祛邪和改善微循环的作用，充分补充皮肤细胞生长及代谢所需的必要元素，保持细胞各种功能的正常运行及细胞膜的“钠泵”功能，改善生理环境和生化条件，从而让皮肤细胞维持正常的新陈代谢，按真皮层、表皮层、角质层的顺序，有规律地推陈出新，完成皮肤细胞从生长到衰亡的完整生命周期。

使用中药面膜需在用之前摇匀，挤出适量（15～20g）面膜，均匀涂抹于面部，可贴近下眼线位置，用于回缩眼袋。15 分钟左右（常温），当面膜八分干，皮肤有收紧感时，用少量清水拍湿，轻轻按摩并再次涂匀，使面膜再次停留 2～3 分钟（常温），有利于充分吸收，用清水洗净。每日 1 次，晚上使用最佳。皮肤问题严重者，可根据情况，每日做 2 次或数次，每次当面膜半干即用清水洗净；随皮肤状况改善，可增加停留时间，或第二遍时可按摩涂匀使用，并减至每日 1 次。

2. 植物修复水

用中药植物修复水可养护修复角质层，改善皮肤亚健康状况。如选取杏仁等中药，利用其植物挥发油（即植物精油）具有营养细胞、促进新陈代谢的作用，与其他中草药相互配合，使细胞获得充足养分进行新细胞的再生，使角质层得到修复，并达到应有的厚度，改善老化的肌肤状况。植物精油还可修复受伤的肌肤，排解皮肤因抵抗力下降而致的感染，消肿祛痘，增进细胞的生化活力，促进皮肤的修复及伤口的愈合，增强皮肤对外来侵略的抵抗力。

洁面或使用面膜后，按压适量植物修复水于干净手中或容器内，用指腹点取液体在面部拍匀至完全吸收。皮肤损伤较为严重者，可增加使用次数。

3. 润肤乳液

使用植物修复水后，取适量不添加香精香料及刺激性化学物质的乳液类润肤护肤品，于面部涂匀，轻轻按摩拍打至完全吸收，使皮肤细胞获得充足养分，改善因激素或环境影响而致皮肤变干、硬化、老化等亚健康问题。

五、预防和调护

1. 慎重使用添加激素的各类护肤品和化妆品，尤以虚假、夸大功效的快速美白或快速祛痘等功能性产品。

2. 在日常生活中，因多种原因出现皮肤红、肿、痒等过敏不适症状后，不建议自行使用一些含有激素的药膏，或借助一些广告宣传的添加激素的功能性化妆品来解除皮肤不适症状。

3. 尽量避免使用含酸性祛角质物质或激光、冷疗等物理方式干预皮肤，避免导致角质层过薄、脆性、易过敏等亚健康现象。

4. 若久用含糖皮质激素的护肤品，不宜全部停用原产品，避免发生红、肿、痒等“激素反跳”症状，应逐渐减量减次使用原产品。

5. 如已经停用激素产品，面部皮肤只接触干净清水，4～5 天后可按照上述治疗方法进行治疗。

6. 激素依赖性皮炎在皮肤功能恢复正常后，2 年内不建议进行创伤性美容。

7. 激素依赖性皮炎在治疗期间，皮肤仍处于不稳定状态，易受自身因素（女性经期、辛辣食物刺激等）及外界环境因素（冷热、花粉枯草、化学物质接触等）的影响而出现短暂的皮肤不适症状，需尽量注意上述不利因素的影响。

8. 皮肤如出现严重的“激素反跳”现象，尽量不要再使用含糖皮质激素的产品，可及时就医，以口服药物为佳，并注意激素使用禁忌证。

第十三章　常见毛发相关亚健康状态与调护

第一节　干性发质

一、干性发质的概念

头发的类型由头发的天然状态决定，即由身体产生的皮脂量决定。干性发质是由于头发缺乏皮脂或水分而引起头发干燥的一种头发类型。

二、形成干性发质的原因

干性发质主要是由物理或化学刺激而形成的，真正的遗传性干性发质比较少见，只有5%的人生来就是干性发质。物理或化学刺激，如头发长期在阳光下暴晒；还有恶劣的环境，如沙漠或戈壁附近的风吹；长期过度染烫。另外，游泳或海水浸泡使头发受到侵蚀，都会导致毛囊或皮脂腺开口堵塞，而引起头发干燥。

三、干性发质的特点

一般头发弹性较差，头发表面没有光泽，枯黄，发脆，油脂少，头发干枯，无光泽，缠绕，容易打结，松散，头皮干燥，容易有头皮屑，发梢容易分叉。干性发质在浸湿的情况下难于梳理，头发僵硬，弹性较低，其弹性伸展长度往往小于25%。

四、干性发质的中医调理

（一）中药内服

治疗干性发质，可选用肉苁蓉、菟丝子、生地黄，用慢火熬成膏，制成梧桐子大的药丸。每日2次，每次30~50丸，饭前服用，用温酒或盐开水送服。

还可选用桂心、旱莲草、白芷、菊花、旋覆花、巨胜子、荜澄茄、牛膝等配成方剂，制成蜜丸，如梧桐子大，每日2次，每次服30丸，盐水送服。

（二）中药外洗

选用半夏、沉香、生姜、白芷、青木香、泽兰等，水煎，用药汤外洗。

五、药膳食疗

用菠菜、鲜虾仁、羊肾等炒菜，这些食物含优质蛋白质、钙、磷、铁、维生素 A、维生素 B_1、维生素 B_2 及烟酸等营养成分，具有补血、润肤、护发的作用。适当多吃富含油脂的食物，如花生、腰果、葵花籽、芝麻等，可以改善发质；多吃蔬菜和水果，补充足量的维生素和微量元素；饮食不宜太咸，可多食用海藻类食品，如海带、紫菜、海苔等。

六、推拿按摩调理

指梳头发：两手五指微曲，以十指指端从前发际起，经头顶向后发际推进，反复操作 20～40 次。

按压头皮：两手手指自然张开，用指端从额前开始，沿头部正中按压头皮至枕后发际，然后按压头顶两侧头皮，直至整个头部。按压时以头皮有肿胀感为度，每次按压 2～3 分钟。

提拉头发：两手抓满头发，轻轻用力向上提拉，直至全部头发都提拉 1 次，时间 2～3 分钟。

干洗头发：用两手手指摩擦整个头部的头发，如洗头状，2～3 分钟。

拍打头皮：双手四指并拢，轻轻拍打整个头部的头皮，1～2 分钟。

以上按摩法每日早晚各做 1 次，长期坚持，可防治白发、脱发、头发干燥、枯黄等。

七、干性发质的护理

干性发质者外出时最好戴上帽子，用太阳伞遮挡阳光或涂用防晒品，以减少阳光的伤害。一般来说，干性发质者宜选择干性发质专用的洗发水，清洗次数一般一周洗 1～2 次，次数太多会减少头部的皮脂，使之不能充分覆盖在头发上。

在洗头时，应轻轻地按摩头皮，以促进血液循环，刺激油脂分泌，可以帮助头发变得富有光泽和弹性。洗发后，应该坚持使用合适的护发素，而涂抹的护发素，一定要从发根至发梢均匀地涂抹。当头发纠缠在一起时更应该及时清洗头发，按照正确的洗发方法洗好，等待自然的晾干，尽量不要用吹风机吹头。由于头发过于干燥，可涂一些头油或发脂等油性护理液加以保护，平时应适当梳头，使皮脂均匀分布，做发型时以简单为宜，以减少头发的牵拉。另外，有特殊需要的人群应该做一些头发保护工作，比如沙漠的石油勘探人员、地质工作者、林业工作者、建筑工作者、游泳教练、潜水员、渔民等。

第二节　油性发质

一、油性发质的概念

油性发质是指由于皮脂腺分泌旺盛而导致头发油腻的一种头发类型。

二、形成油性发质的原因

油性发质主要是因头皮的皮脂腺分泌过于旺盛造成的。其形成的原因有很多，除个人体质外，以下因素易加重头发油腻。

1. 压力过大

压力及焦虑会使得皮脂腺分泌过多，过多的皮脂堆积于毛囊，导致头皮油腻，甚至使毛囊松动，造成脱发。

2. 过度使用化学美发用品

如经常使用发胶与定型喷雾，会长时间隔绝头发与空气的接触，反而会使头皮更油腻。

3. 生活、饮食习惯不规律

如长期熬夜、上网、饮酒、喜食油腻辛辣等都会导致皮脂腺分泌旺盛，出现头发油腻。

三、油性发质的特点

油性发质的特点：多发质细，发丝油腻，洗发过翌日，发根已出现油垢，多伴有头部毛囊炎、头皮瘙痒，头屑多，脱发等。

四、油性发质的中医调理

中医学认为，头发油腻多因禀赋不足，痰湿有余，毛孔疏松，风邪乘虚而入，日久生热化燥，或火盛血虚，发失滋养，临床治疗以滋补肝肾、益气养血、清热凉血润燥为主。

1. 侧柏叶骨碎补酊

取生侧柏叶150g、骨碎补300g。用95%的乙醇适量浸泡，每日取少许药液涂擦头皮。

侧柏叶味苦、涩，性微寒，归肺、肝、大肠三经，有益阴清热、凉血止血、祛痰止咳之功效。原方用于各种热性出血及咳喘痰多之证，但外用可治疗脱发，且疗效较佳，其机理与其益阴、清热、凉血有关。

2. 竹沥青盐外洗方（《东医宝鉴》）

取竹沥适量、青盐少许。先将青盐研为细末，然后调入竹沥，拌匀。取竹沥盐液涂抹在头发上，每隔1天用1次。具有除垢洁发的功效。

3. 米泔水洗发方

米泔水就是淘米时收集的第二次淘米水。本方出自《本草纲目》，是古人美发的常用方。米泔水具有清热凉血、除污去垢的作用。有时中医制药时也会使用米泔水，以吸取药材中所含的油脂，能减弱某些药物的辛燥气味或滑肠作用，可起到调理脾胃、增进食欲的作用。

4. 茯苓竹沥粥

用茯苓20g（研粉）、竹沥30g、生姜10g（切碎）。将三药同放入砂锅内，用文火煮粥，当作早餐食用即可。

茯苓具有补脾益心、宁心安神的作用，还能运化水湿，祛除痰饮；竹沥具有清火、涤痰、除烦、安神的功效；生姜能祛痰、宽中。因此，此粥非常适宜于调理痰多伴油腻发质者。

五、油性发质的护理

1. 宜减少油腻、辛辣食品的摄入，尽量多吃新鲜水果和蔬菜；荤菜以低脂蛋白质为宜，如河鱼、鸡肉等。

2. 不要用过热的水洗发，以免刺激油脂分泌；不要经常用发刷擦头，宜以梳代替发刷，并只梳理发丝。

3. 护发素只宜涂在发干上，不要抹在头皮上，应选用有收缩功效的护发素，有助收缩头皮毛孔和减少皮脂分泌。

4. 油性发质比其他发质更容易出现脱发的症状，如果脱发严重，应及时就医。

第三节　头发干枯

一、头发干枯的概念

头发干枯是指头发失去水分和油脂的滋润，而导致头发干枯易折断，发尾出现分叉现象。

二、头发干枯的原因

头发干枯与人体内脏的功能密切相关。人体气血不足，内脏功能失调，都会使头发失去濡养，导致头发干枯。

引起头发干枯的原因还有：营养不良，营养失调，如维生素A缺乏，蛋白质缺乏等；遗传因素；大气污染的侵害；日晒，阳光中紫外线的伤害；化学物的伤害，如染发、烫发、热吹风等；长期睡眠不足和疲劳过度；吸烟过多。或某些疾病的伤害，如：

1. 贫血

人体需要铁质帮助生成红细胞，以便向全身输送氧。缺铁会导致贫血，红细胞因此减少，头皮得到的血氧量也随之下降，毛囊处于“饥饿”状态，最终导致头发干枯，甚至慢慢脱落。

2. 饮食紊乱症

减少食物摄入量，会导致头皮血流减量下降，进而影响头发的正常生长，使头发失去光泽，甚至脱落。

3. 多囊卵巢综合征

多囊卵巢综合征是由于雄性激素过高导致的，患者除表现有月经稀发、闭经、不孕、肥胖、多毛外，部分患者前额及头顶会发生头发稀少、干枯等症状。

4. 甲状腺疾病

甲状腺激素过多或过少都会影响新陈代谢及头发正常生长，甲状腺疾病患者多表现为头发干枯稀疏。

5. 压力综合征

当压力大时，人体释放多种激素会影响B族维生素的吸收，进而影响头发色素沉着，压力综合征会导致白发、枯发、脱发。

三、头发干枯的调理

（一）药膳食疗

1. 蜜枣核桃羹

材料：蜜枣250g、核桃仁100g、白糖适量。

制法：将蜜枣去核，洗净，沥干水分，与核桃仁、白糖一起下锅用小火炖煮；待汤羹黏稠、核桃绵软，即可关火食用。

注：此方能滋补肝肾、润肺生津、养血润发。核桃性甘温，能入肾、肝、肺经，既能润肠通便，又能补血黑须发，久服可以让皮肤细腻光滑；而蜜枣能补肺润燥，润发。

2. 奶汁猴头菇

材料：猴头菇、纯牛奶各适量。

调料：盐、鸡精、高汤、淀粉各适量。

制法：猴头菇洗净，切成大片，下入沸水中煮熟，待用；锅内放适量纯牛奶和高汤，用盐和鸡精调味后，放入猴头菇，煮开后勾薄芡，即成。

注：猴头菇是一种高蛋白、低脂肪、富含矿物质和维生素的优良保健食品，营养价值很高，并含有人体所必需的多种氨基酸，经常食用对身体健康大有益处。猴头菇也是美发食品，对头发的生长有很好的促进作用。

3. 西芹生鱼片

材料：鲤鱼、葱、姜、蒜、白萝卜、柠檬、香菜、西芹、芝麻、花生、红椒、糖蒜各适量。

调料：盐、鸡精、香油、鲜味汁各适量。

制法：将鲜鲤鱼片成薄片，整齐地码入盘中；剔下的鲤鱼皮用沸水焯一下，捞起后切成片，加入西芹丝、红椒丝、香菜末、芝麻拌匀，用盐、鸡精调味后，装盘，作为生鱼片的配菜；把葱、姜、蒜、白萝卜、柠檬、红椒、糖蒜切成细丝拌入生鱼片中，再用花生碎、香油和鲜味汁调味，即成。

注：鲤鱼的肉质十分新鲜细嫩，不仅味美可口，而且容易被消化和吸收，是难得的美味又营养的优质食材。鲤鱼具有开胃健脾、利水消肿、安胎通乳、滋补等功效，对保持头发黑亮有一定作用。

4. 荠菜包

材料：荠菜、面粉各适量。

调料：盐、鸡精、酵母各适量。

制法：荠菜洗净，用沸水焯一下，捞起后切成末，加盐、鸡精拌成馅；用酵母将面粉发好，取大小适中的面团擀成皮，包上荠菜馅，做成菜包，上笼蒸熟，即可。

注：荠菜是一种口味清香鲜美的蔬菜，营养也非常丰富，其含有蛋白质、粗纤维、胡萝卜素、钙、磷、铁及多种维生素，而这些营养素都是人体必需的重要物质。荠菜还有清热解毒、凉血止血的作用，对防止头发早白十分有益。

5. 雨花汤团

材料：黑芝麻、汤圆粉、可可粉各适量。

调料：白糖适量。

制法：黑芝麻炒熟，磨成粉，加适量水和白糖制成汤圆馅，待用；汤圆粉加水和少许可可粉和好，包入黑芝麻馅，做成汤圆；将汤圆下锅煮熟，即成。

注：黑芝麻富含油酸、棕榈酸、维生素 E、叶酸、蛋白质、钙等多种营养物质，特别是油脂的含量较高，能有效地润泽肌肤、滋养头发，对改善头发干燥、易断等不良状况有显著作用。

6. 鲍汁海参

材料：海参、西兰花、香菇各适量。

调料：盐、鸡精、鲍鱼汁、高汤各适量。

制法：海参发开，和西兰花、香菇一起用沸水焯一下；砂锅内放入适量鲍鱼汁和高汤，用盐、鸡精调味，熬成浓汁，下入全部原料，小火煨 30 分钟左右，即成。

注：海参因为富含多种营养成分，自古就是美味佳肴和养颜佳品，具有养血润肤、滋阴补肾等功效；海参中碘的含量很高，可使头发更乌黑、更润泽。

（二）中药内服

可选用肉苁蓉、菟丝子、生地黄，用慢火熬成膏，制成梧桐子大的药丸。每日 2 次，每次 30 ~ 50 丸，饭前服用，用温酒或盐开水送服。

还可选用桂心、旱莲草、白芷、菊花、旋覆花、巨胜子、荜澄茄、牛膝等配成方剂，制成蜜丸，如梧桐子大，每日 2 次，每次服 30 丸，盐水送服。

（三）中药外洗

可选用半夏、沉香、生姜、白芷、青木香、泽兰等，水煎，用药汤外洗。也可喷些啤酒当定型液，可使头发清新、健康、亮丽。

（四）推拿按摩

指梳头发：两手五指微曲，以十指指端从前发际起，经头顶向后发际推进，反复操作 20 ~ 40 次。

按压头皮：两手手指自然张开，用指端从额前开始，沿头部正中按压头皮至枕后发际，然后按压头顶两侧头皮，直至整个头部。按压时以头皮有肿胀感为度，每次按压 2 ~

3 分钟。

提拉头发：两手抓满头发，轻轻用力向上提拉，直至全部头发都提拉 1 次，时间 2 ~ 3 分钟。

干洗头发：用两手手指摩擦整个头部的头发，如洗头状，2 ~ 3 分钟。

拍打头皮：双手四指并拢，轻轻拍打整个头部的头皮，1 ~ 2 分钟。

以上按摩法每日早晚各做 1 次，长期坚持，可防治白发、脱发、头发干燥、枯黄等。

四、头发干枯的护理

1. 头发如果长时间暴露在烈日下，强烈的紫外线就会把头发中的胞间质胶结物破坏掉，这样就会让毛鳞片打开或剥落，使头发看起来就像是“枯草”一般。故外出时应配备防护伞或遮阳帽，物理防晒可以保护头发免受紫外线的伤害。

2. 洗完头发之后，往头发上涂抹一层保湿度高的护发素或发膜，这样可以让其中特有的滋润物质附在头发表面，给头发提供一层保护膜，这样就不会让头发所需的水分和养分轻易流失掉了；若发梢位置出现分叉开裂的情况，要在第一时间修剪，并使用深层修复润发精华素，可以改善头发干枯、受损的情况。

3. 不过勤地烫发，一年最多 2 次，当发质状况较差时，不能烫发、染发。尽量不用电热吹风吹头发，若使用，吹风温度要尽量低，吹的时间尽量短。不用塑料梳，宜用木梳或骨制梳。

第四节　头发开叉

一、头发开叉的概念

当头发长到一定程度后，在发梢部分出现分叉现象，俗称“头发开花”，医学上称为“毛发纵裂症”，或称“羽样脆发病”。

二、头发开叉的原因

能滋润头发的皮脂腺多半与毛囊生在一起，所分泌皮脂经导管排入毛囊内，油脂再沿着毛干到达头皮，有滋润和保护头发不致分叉的作用。当头发太长，或因营养不良、长期抽烟、洗护不当等影响，油脂分泌就会发生失调，或不能送达发干末梢，日久就会出现头发“开花”。

三、头发开叉的调理

（一）补充营养

中医学认为：“发为血之余。”若是人的精血不足，气短虚弱，便会出现头发脱落、枯黄、开叉等情况。因此，人们应常吃一些富含蛋白质、维生素 A、铁、硫、锌、钙、铜、碘等头发生长所必需的营养物质的食物，推荐以下食物：

1. 低脂牛奶

低脂牛奶，如脱脂奶、酸奶，均是矿物质钙的丰富来源，而钙是促进头发生长的重要矿物质。此外，低脂牛奶也含有乳清蛋白和酪蛋白，这两种都属于高质量的蛋白质。

2. 坚果

核桃含有 α 脂肪酸，是 W－3 脂肪酸（W－3 脂肪酸缺乏会导致头皮干燥，头发看起来会暗淡无光泽）的一种，可以帮助护理头发。同时，核桃也含有丰富的锌。腰果、美洲山核桃、杏仁也含有丰富的锌。锌缺乏会使头发易分叉、脱落，所以，健康头发的食谱中一定要包括坚果。

3. 胡萝卜

胡萝卜是维生素 A 的良好来源，维生素 A 可以促进头皮健康生长，头皮健康是头发光泽的重要条件。

4. 全麦食品

包括全麦面包和全麦加工的其他早餐，均含有丰富的锌、铁和 B 族维生素。全麦食物可以在大量消耗热量后，或午餐后，或晚餐前几个小时食用。

5. 家禽类

鸡肉含有丰富的蛋白质，若缺乏足够的蛋白质，或是摄入低质量的蛋白质，会使头发分叉；严重的蛋白质缺乏会导致头发颜色改变。

6. 深绿色蔬菜

菠菜是首选，其次是绿花椰菜和莴苣（甜菜之一）。菠菜是维生素 A 和维生素 C 的最佳来源，这两种维生素是合成脂肪的重要成分，而由毛囊分泌的油脂，是天然的护发素。此外，深绿色蔬菜还能提供铁和钙。

（二）适量运动

身体的状况会直接影响头发的健康，而充足的运动量，会提升全面的健康状况，所以适量运动对头发及头皮的健康也有重要作用。

（三）保持头皮清洁

勤洗头，保持头皮、头发清洁。

（四）定期护发

头发如果缺少护理会产生损伤，使头发出现枯黄粗糙、易断、分叉、无光泽、头屑过多等现象。夏季平均两周应做一次护发，冬季每周要进行一次彻底的护发。

（五）阔齿梳梳头

头发已经出现轻微分叉者，梳头发时需要使用柔软的阔齿梳，如磁性头皮梳，此产品是将中医传统的脏腑经络理论和大脑皮层在头部相应投射区的学说相结合，将磁体镶于梳齿内，把磁场的生物效应（改善局部血液循环、镇静、止痒）与推拿中梳搔法以及普通梳子的日常保健作用结合于一体，经常地按摩头皮，梳理头发，可以疏通头部经穴，刺激头皮发根，故常有“发宜常梳”之说。用磁性头皮梳来梳理头发，通过刺激百会、太阳、玉枕、风池等重要穴位，可以疏通血脉，使气血流畅，从而改善头部毛囊下末梢的血液循环，调节大脑功能，增强脑细胞的营养，促进头皮细胞的新陈代谢，促使头皮细胞恢复正常的成熟过程，改善头皮微环境，减少皮脂分泌。

方法：从头皮梳向发端，这样可将头皮中的天然油脂带到发端，使头发的发梢获得营养，避免分叉更加严重。但要避免过度用力梳头，以免对头发造成损伤。

四、头发开叉的护理

1. 首先要将分叉的部分剪去，如果不剪掉，长发的发尾还是会分叉。由分叉点向上剪掉 3cm，效果最佳。留长发者，为避免头发分叉，最好 40 天左右剪一次发梢，并改用含油类洗发水，适当定期焗油。

2. 尽量减少烫发、染发、漂发等化学处理方法。烫发及染发后，务必加强补给头发营养。每次吹风时，必须先把头发润湿，切忌在头发干燥时吹风。

3. 进行户外活动，应做好护发的准备，如戴帽子；活动结束后，应及时清洗头发，尤其是经过阳光曝晒或海水浸泡后，更应彻底滋润受损的头发。

4. 避免强烈曝晒，避免受海水侵蚀。

5. 避免使用不当的洗发水。

第五节　头发枯黄

一、头发枯黄的原因

1. 遗传因素。

2. 重度缺铁性贫血或大病初愈等，导致机体内黑色素减少，黑发逐渐变为黄褐色或淡黄色。

3. 严重营养不良。

4. 经常烫发，用碱水或洗衣粉洗发。

5. 甲状腺功能减退。

二、头发枯黄的调理

下面是针对不同病因所致的头发枯黄采取的饮食调理。

1. 营养不良性黄发

主要是因严重营养不良引起的，应注意调配饮食，改善机体的营养状态。鸡蛋、瘦肉、大豆、花生、核桃、黑芝麻中除含有大量的蛋白质外，还含有构成头发主要成分的胱氨酸及半胱氨酸，是养发护发的最佳食品。

2. 酸性体质黄发

与血液中酸性毒素增多有关，也与过度劳累及过食甜食、脂肪等有关。应多食海带、鱼、鲜奶、豆类、蘑菇等。此外，多食用新鲜蔬菜、水果，如芹菜、油菜、菠菜、小白菜、柑橘等，有利于中和体内的酸性毒素，改善头发枯黄状态。

3. 缺铜性黄发

在头发生成黑色素过程中需要“酪氨酸酶”，而体内铜缺乏会影响这种酶的活性，使头发变黄。含铜元素丰富的食物有动物肝脏、西红柿、土豆、芹菜、水果等。

4. 辐射性黄发

长期受射线辐射，如从事电脑、雷达、X 线等工作而出现头发枯黄，应注意补充富含维生素 A 的食物，如猪肝、蛋黄、奶类、胡萝卜等；多吃能抗辐射的食品，如紫菜、绿茶等。

5. 功能性黄发

主要原因是精神创伤、劳累、季节性内分泌失调、药物和化学物品刺激等导致机体内黑色素原和黑色素细胞生成障碍。应多食海鱼、黑芝麻、苜蓿菜等。苜蓿菜中的有效成分能复制黑色素细胞，有再生黑色素的功能；黑芝麻能生化黑色素原；海鱼中的烟酸可扩张毛细血管，增强微循环，使气血畅达，消除黑色素生成障碍，使头发健美。

6. 病原性黄发

因患有某些疾病，如缺铁性贫血或大病初愈时，都能使头发由黑变黄。此种情况应多吃黑豆、核桃仁、小茴香等。黑豆中含有黑色素生成物，有促生黑色素的作用。小茴香中的茴香醚（苯甲醚）有助于将黑色素原转变为黑色素细胞，从而使头发变黑亮泽。

第六节　青少年白发

一、青少年白发的概念

青少年白发是指青少年时头发过早变白，头发呈花白状。决定头发颜色的是头发中色素颗粒的多少，头发由黑变白，一般是毛发的色素细胞功能衰退，当衰退到完全不能产生色素颗粒时，头发就完全变白了。正常人从 35 岁开始，毛发色素细胞开始衰退。而过早出现白发，医学上称少年白发，俗称“少白头”。

二、青少年白发的原因

青少年白发的原因十分复杂，共有两种类型，一种属先天性少白头，另一种属后天性少白头。先天性少白头常有家族遗传史，因黑色素细胞、黑素体较少，或因酪氨酸酶活性降低所致，表现为常染色体显性遗传。

后天性少白头的形成可能与下列因素有关：

1. 精神因素

如果一个人长期抑郁寡欢，心境不佳或精神高度紧张，操劳过度，均可使头发由黑变白。

2. 营养状况

毛发是皮肤的附属器，同身体其他各部位的器官、组织一样，需要充足的营养。据医学临床观察表明，如果身体长期缺乏蛋白质、植物油、维生素 B_1、维生素 B_2、维生素 B_6，也会导致头发由黑变白。

3. 疾病因素

如脑垂体机能下降、甲状腺功能亢进、恶性贫血、心血管疾病（如冠心病、心梗）、外周动脉疾患、高血压、结核、伤寒、梅毒等均可出现白发。也可见于某些综合征，如早老症（progeria）、Rothrnund 综合征、Werner 综合征、Waardenbur 综合征、强直性肌营养不良等。

中医学认为青少年白发与以下因素有关：

1. 精虚血弱

肾精不足，不能化生阴血，阴血亏虚导致毛发失其濡养，故出现白发。

2. 血热偏盛

情绪激动，致使水不涵木，肝旺血燥，血热偏盛，毛根失养，故头发早白。

3. 肝郁脾湿

肝气郁滞，损及心脾，脾伤运化失职，气血生化无源，故而出现白发。

三、青少年白发的调理

1. 黑芝麻

又名胡麻，性甘、平，无毒。

功效：补益肝肾，滋润五脏。适用于肝肾不足所引起的身体虚弱、津枯便结、须发早白、未老先衰等，具有美容乌发等效果。

食用方法：取黑芝麻 25g 捣碎，加适量大米煮成粥，每天食用 1 次。也可与海带放在一起煮食，取黑芝麻 30g、粳米 60g，先将黑芝麻淘洗干净，晒干后炒熟研碎，用时与粳米兑水煮粥即可。此粥具有补肝肾、润五脏之功效，适用于身体虚弱、头发早白。

2. 枸杞子

性甘、平，无毒。

功效：补益肝肾。适用于肝肾亏损所致头目昏花、头发早白。

食用方法：内服煎汤或炖食，每次 9～15g；或熬膏浸酒，或入丸、散均可。

3. 仙人粥

材料：何首乌 30～60g、红枣 5 枚、红糖 10g、粳米 60g。

功效：具有养血益肝、固精补肾、乌须发之功效。适用于须发早白和头发枯黄者。

食用方法：先将何首乌放入小砂锅内，煎取汁液，去渣后放入淘洗干净的粳米和红枣，加水适量煮粥，粥熟后加入红糖即成。每天 1 剂，分 2 次食用，7～10 天为 1 个疗程，间隔 5 天再进行下一个疗程。注意大便溏泄者不宜食用。

四、青少年白发的预防

1. 微量元素的均衡摄入

为了防止少白头的出现，在饮食上应注意多摄入含铁和铜的食物。含铁多的食物有动物肝脏、蛋类、黑木耳、海带、大豆、芝麻酱等；含铜多的食物有动物肝脏、动物肾脏、虾蟹类、坚果类、杏脯、干豆类等。

2. B 族维生素的摄入

据研究表明，缺乏维生素 B_1、维生素 B_2、维生素 B_6 也是造成少白头的重要原因。应增加B族维生素的摄入，如谷类、豆类、干果类、动物肝脏、动物肾脏、动物心脏、奶类、蛋类、蔬菜等。

3. 摄入富含酪氨酸的食物

黑色素是由酪氨酸酶氧化酪氨酸而形成的。也就是说，黑色素形成的基础是酪氨酸，酪氨酸缺乏也会造成少白头。因此，应多摄入含酪氨酸丰富的食物，如鸡肉、瘦牛肉、瘦猪肉、兔肉、鱼、坚果类等。

4. 应注重心理保健和调节，劳逸结合，力求保持心情舒畅，避免精神紧张和心理压力，心理上的相对平衡对于防止早生白发至关重要。

第七节　多毛症

一、多毛症（hypertrichosis）的概念

1. 先天性全身性多毛症

先天性全身性多毛症由基因突变所致，为常染色体显性遗传，分为两种类型。一种呈狗脸型，婴儿出生时即有多毛，以后逐渐增多、增长，可达10cm或更长；头发和体毛一样，直径和质地均达不到成人毛发的程度，状如丝绒；到学龄前期除掌跖以外，毛发布满全身；睫毛变长，眉毛变浓明显，两眉常可连起来；有的患者出生时正常，数年后绒毛才布满全身，以后永久存在；患者可有牙齿发育不良或外耳畸形。另一种呈猴脸型，出生时即有多毛，常死于婴儿期，幸存者可出现明显的猴脸特征，表现为宽而扁平的鼻子，厚而下垂的口唇，凸颌。

2. 先天性局部性多毛症

先天性局部性多毛症是一种先天畸形，表现为青春期前硬毛部位早生毛，如小儿长胡须、阴毛，毳毛部位长硬毛，女子长胡须等。先天性局部性多毛症包括多种情况。痣样多毛症出生时即有，或幼年发病，其毛的长度、直径和颜色与生长部位及患者年龄不相称。毛痣则是在黑色素痣的表面长出大量粗毛。先天性脊柱裂常在颈椎及骶椎部位有局限性多毛现象，X线片可以显示隐性脊柱裂。此外，先天性局部性多毛症还可见于一些遗传疾病和先天畸形。

3. 某些疾病的症状

一些全身性疾病可以表现为多毛或以多毛为主要症状。绝大多数为先天性或后天性内分泌功能障碍所致，也有一部分为遗传疾病的临床表现。

二、多毛症的原因

毛发分为毳毛和粗毛两种。毳毛纤细柔软不着色；粗毛粗硬着色，包括头发、睫毛、眉毛、腋毛、阴毛和胡须。毛发发育受到遗传、种族、性别、年龄及激素水平等多种因素的影响。

血液循环中的雄激素以睾酮（T）为主，此外还有作用较强的双氢睾酮（DHT）、作用较弱的雄烯二酮（A）、脱氢表雄酮（DHEA）、硫酸脱氢表雄酮（DHEA－S）。女性体

内雄激素的来源包括肾上腺皮质、卵巢（髓质卵泡膜细胞），以及外周非内分泌组织（肝、脂肪组织、皮肤、毛囊、神经等）对雄激素前体的转化，分别占25%、25%和50%。皮肤中的5α-还原酶将T转化成DHT，DHT可使毳毛变为粗毛。青春期，少量的雄激素即可使腋窝和耻骨上的毳毛变为粗毛。男性在大量雄激素的作用下，下腹部、胸部、唇上、下颌及两鬓也会形成粗毛；女性在大量雄激素的作用下，也可呈现男性毛发分布特征，即称多毛症。

（一）内分泌障碍

1. 多囊卵巢综合征（PCOS）

以闭经、不育、多毛和肥胖为主要表现。可出现不同程度的多毛，常呈男性型分布。激素测定主要表现为血T、促黄体生成素（LH）、LH/FSH升高，往往有高胰岛素血症与高雄激素血症并存。B超可见双侧卵巢均匀性增大，包膜回声增强，多个大小不等的无回声区沿卵巢皮质分布。95%的女性多毛现象与PCOS有关。

2. 卵泡膜细胞增殖综合征

临床和内分泌表现与PCOS相似，但更严重，男性化更明显。T水平高于PCOS，而DHEA-S正常。

3. 卵巢男性化肿瘤

如睾丸母细胞瘤、门细胞瘤等可产生大量雄激素，当T>6.9nmol/L时，应排除此类肿瘤。男性化肿瘤多为单侧实性，进行性增大。

4. 库欣综合征

主要表现为满月脸、向心性肥胖、多血质面容、皮肤紫纹、痤疮、高血压、骨质疏松。可有轻度多毛，明显男性化少见。内分泌检测可见皮质醇分泌增多，失去昼夜节律，且不能被小剂量地塞米松抑制。本病患者成人多于儿童，女性多于男性。儿童患者中腺癌较多，成年男性多为肾上腺增生，成年女性可为增生或腺瘤，如男性化明显则提示为癌症。

5. 巨人症和肢端肥大症

由于生长激素分泌过多，也可有多毛。患者有典型面容，内分泌代谢紊乱，促甲状腺素释放素（TRH）兴奋试验时，生长激素明显升高。影像学检查可发现颅骨和肢端改变。

6. 胫前黏液性水肿

胫前黏液性水肿为自身免疫性改变，伴或不伴甲亢，皮损见于胫骨前下1/3部位，多为对称性；病变表面及周围可有毳毛增生、变粗、毛囊角化，可伴感觉过敏或减退、痒感。

7. 妇女长须糖尿病综合征

见于更年期妇女。主要临床表现为妇女生须、全身性多毛、显著肥胖。类似库欣综合征，常伴有糖尿病及高血压。除多毛外，无其他男性化表现。

（二）遗传疾病

1. 卟啉病

红细胞生成性卟啉病常见暴露部位的皮肤多毛；而迟发性卟啉病则首先发生于前额，

以后扩及颊和颏，可伴色素沉着、大疱和硬皮病样改变。

2. Hurler 综合征

常于婴幼儿期即有多毛，发生于面、躯干和四肢。顿挫型者，青春期后才长毛发，且较局限。

3. Conelia de Lange 综合征

以多毛和多种畸形为特征。多毛的部位广泛，头发浓密，甚至颈后及两颊均有毛。有的在面部、前额、肩部、背部、耻骨部、臀部、上肢皆可发生多毛现象。五官及骨有多种畸形，足短小，外貌极丑，常于成年期前死亡。

4. 矮妖精貌综合征（Donohue 综合征）

表现为多毛、大耳、宽鼻、厚唇、性早熟、外生殖器肥大、乳头肥大、智力发育迟缓，常在早年死亡。可能为隐性遗传疾病。

5. 多毛肘综合征

亦称为肘毛增多症，是一种少见的先天性局限性多毛症。表现为自出生时起于肘部伸侧毳毛呈终毛样改变，通常 5 岁左右时达最长，青春期后可全部或部分自行消退。可能为常染色体显形遗传，但也不排除隐性遗传的可能。

6. 阔拇指巨趾综合征（Rubinstein－Taybi 综合征）

可有多毛，面部表现为高弓形眉、耳位低、鹰钩鼻、斜眼裂、头小、下颌大，身体及智力发育迟缓，运动神经阻滞，常有呼吸系统感染史。

7. 小儿面部红斑侏儒综合征（Bloom 综合征）

本病包括面部毛细血管扩张性红斑、对日光敏感和侏儒症 3 个主要特征，可伴有多毛。本病可与多种恶性肿瘤（如白血病、胃癌、肠癌、皮肤癌等）相伴，并成为主要死亡原因。

（三）药物、慢性炎症和物理损伤引起的多毛

女性长期服用睾酮、肾上腺皮质激素、促肾上腺皮质激素（ACTH）、蛋白同化激素，可引起长须和体毛增多。青霉素、链霉素、环孢素、青霉胺可引起躯干、四肢多毛。癫痫儿童服用苯妥英钠 2～3 个月后可出现多毛症，停药 6 个月至 1 年后可恢复正常。补骨脂可引起多毛样色素沉着。慢性炎症和静脉曲张可引起病变局部出现多毛。长期摩擦、搔抓、打石膏也可造成局部毛发生长。

（四）精神神经性多毛

可伴发于精神分裂症、癫痫、慢性脑脊髓膜炎、多发性硬化症等。

（五）特发性多毛症

以健壮男子多见，好发于青春期及青春后期，表现为毛发异常增多、变粗、色深，以胡须、阴毛为著；严重者胸腹及四肢伸侧毳毛色浓，粗长而多。

三、多毛症的调理

多毛症的调理方法应根据病因而定。肾上腺、卵巢以及分泌雄激素的异位肿瘤，可采

用手术或放射治疗以去除病因。

（一）美容调理

可单独应用于特发性多毛症，包括漂白、剃毛、拔毛、涂蜡、脱毛剂、电解法。激光治疗是治疗多毛症的最新美容法，包括红宝石激光和 YAG 激光，能明显改善多毛症状，且副作用轻微，耐受良好。

除了激光治疗之外，E 光脱毛、彩光脱毛、光子脱毛、电针脱毛等永久脱毛手术，近些年也被广泛应用。

（二）药物调理

药物治疗可以使终毛逐渐变回毫毛，使多毛问题得到解决，但药物常常不能治愈多毛症，故为了防止复发，可能需要长期服药。常用的药物有以下几种。

1. 雌激素、孕激素疗法

雌激素、孕激素疗法是治疗卵巢性多毛症的首选方法。大多数多毛症患者与持续不排卵的稳定状态所致的雄激素过多有关，故治疗就是打破这一稳定状态。若患者希望怀孕，则应诱发排卵，可应用氯米芬（克罗米芬）、人绝经促性腺素（HMG）、促卵泡激素（FSH）、促性腺激素释放激素（GnRH）等药物。若不希望怀孕，则可采取抑制促黄体生成素（LH）的孕激素疗法，因为雄激素的生成依赖 LH。若应用含有雌激素与孕激素的口服避孕药则效果更好，不仅孕激素可抑制 LH，而且雌激素可增加性激素结合球蛋白（SHBG），而使游离睾酮减少，孕激素还能抑制皮肤的 5α－还原酶的活性。含左炔诺孕酮、地索高诺酮（去氧孕烯）等的制剂效果更好，如去氧孕烯炔雌醇片（妈富隆）含 150μg 地索高诺酮和 30μg 炔雌醇（乙炔雌二醇），效果较好。

若应用口服避孕药有禁忌证或患者不愿用，则可给甲羟孕酮（醋酸甲孕酮），每次 150mg，肌内注射，每 3 个月 1 次；或每天口服 30mg。效果比口服避孕药稍差，可减少 SHBG，而稍增加游离睾酮。

药物治疗一般起效较慢，常需 6 个月才能达到较满意的效果，如能与物理方法结合应用，可收到更理想的效果。一般认为 1～2 年后可暂停，观察排卵是否恢复。若有排卵，应立即停止治疗；若仍无排卵，雄激素的抑制仍可持续 6 个月～2 年，但有复发的可能，最好在复发前重复用药。

2. 螺内酯（安体舒通）

螺内酯是一种醛固酮拮抗剂，在治疗多毛症中有多方面的作用，可通过抑制细胞色素 P450 酶系而抑制卵巢和肾上腺的雄激素合成，与毛囊的雄激素受体竞争结合，直接抑制 5α－还原酶的活性，其中抑制受体作用是螺内酯最重要的机制。疗效与剂量有关，推荐有效剂量为每天 200mg，一段时间后，可减至每天 25～50mg 的维持量。起效一般较慢，常需 6 个月以上。副作用轻微，头几天有利尿作用，偶诉乏力，可致功能性子宫出血。可应用于不愿用避孕药的患者，或其他治疗效果差时。

若与避孕药合用，则效果更好。局部应用含 2%～5% 螺内酯的霜剂，可有效治疗痤疮。需要注意的是，随着雄激素的抑制，可恢复排卵，但螺内酯对胎儿的作用尚不清楚，理论上螺内酯在妊娠早期对睾酮的抑制可导致男胎女性化，故治疗期间应采取避孕措施。

与口服避孕药合用，既可增强治疗作用，又可预防功能性子宫出血及避孕。

3. 环丙孕酮（赛普龙）

环丙孕酮是强孕激素制剂，既能抑制 LH，又能与雄激素受体结合而阻断雄激素的作用。应用方法是月经第 5～14 天，每天 100mg；第 5～25 天加用炔雌醇 30μg 或 50μg。服用 3 个月后可见明显效果，但停药后复发率高，不良反应有疲乏、水肿、肥胖、肌痛、性欲降低等。与螺内酯一样，服药期间应采取有效避孕措施。也可采用小剂量，如 Diane－35（达英－35）含 2mg 环丙孕酮和 35μg 炔雌醇，有研究认为其效果与大剂量一样，且不良反应可减少。

4. 戈那瑞林（促性腺激素释放激素，GnRH）激动剂

即促黄体素释放素（LHRH）类似物，长期持续较大量的 LHRH 类似物对垂体促性腺激素细胞上的 LHRH 受体起降调节作用，使 LH 分泌减少。因其常可导致雌激素水平降低，故宜配合雌激素、孕激素疗法（口服避孕药）。因方法繁琐，花费大，一般患者不建议应用。

5. 氟他胺（氟他米特）

氟他胺是非甾体类抗雄激素药物，常用于治疗晚期前列腺癌，治疗多毛症时剂量为 250mg，3 次/天，副作用少，但目前经验尚不多。治疗期间应采取有效避孕措施。

6. 西咪替丁

西咪替丁是雄激素受体阻断剂，剂量为 300mg，4 次/天，但作用较轻微，效果常不理想。

7. 酮康唑

可抑制细胞色素 P450 酶系而阻断雄激素的合成，每天需 400mg，治疗多毛症效果明显，但副作用很常见，特别是肝功能损害，应作为备选药物，并定期查肝功能。

第十四章　皮肤附属器相关亚健康状态与调护

第一节　脂溢性皮炎

脂溢性皮炎又称脂溢性湿疹，系发生于头面及胸背等皮脂溢出较多部位的一种慢性炎症性皮肤病。

一、症状

本病好发于头面、胸背、会阴等皮脂溢出部位，也可泛发于全身。本病初起为毛囊性丘疹，逐渐扩大成暗红色或黄红色斑片，上覆有油腻性鳞屑或痂皮，患者自我感觉有不同程度的瘙痒。

二、病因

尚未清楚。研究发现，脂溢性皮炎与马拉色菌等的定植与感染有关。在遗传性皮脂溢出体质的基础上，马拉色菌等微生物的寄生与繁殖可水解皮脂中的甘油三酯，其产生的游离脂肪酸可进一步刺激皮肤产生炎症反应。精神、饮食、维生素 B 族缺乏、嗜酒等因素均可不同程度地影响本病的发生和发展。

三、类型

脂溢性皮炎可分为干性与湿性两种。

1. 干性脂溢性皮炎

皮损处可见大小不一的斑片，底部呈微红色，上有片状白色鳞屑，如病发于头皮，则头皮屑会很多，剧烈瘙痒，搔抓时白屑纷纷脱落，伴有脱发。

2. 湿性脂溢性皮炎

皮损为红斑、糜烂、渗出，有油腻性痂屑，常有臭味。发生在鼻部和耳后可有皲裂；若发生在眉毛，可因瘙痒而搔抓致眉毛折断而稀疏；发生在头皮则头发油腻或头屑多，瘙痒，继而头发细软、脱落、秃顶。

四、诊断要点

1. 好发于成年人及婴幼儿。

2. 常分布于皮脂腺较多的部位。

3. 皮损常表现为鲜红色或黄红色斑片，表面有油腻性鳞屑或结痂，与周围皮肤边界清楚，两处皮损间有融合倾向。

4. 常有不同程度的瘙痒。头皮损害可引起头发细软、稀疏、脱落。

5. 面部皮损常与痤疮、酒渣鼻并发。

五、治疗

1. 维生素 B 族的缺乏会导致本病的发生，故对于此类患者，可补充维生素 B_6、维生素 B_2、复合维生素 B 或锌剂。

2. 本病与马拉色菌的感染有关，故可用伊曲康唑等抗真菌药对症治疗。本病合并细菌感染时，可用四环素或红霉素治疗。

3. 本病外治以去脂、消炎、杀菌、止痒为原则，常用的药物为含抗真菌药的混合制剂（如复方咪康唑霜）。

六、预防及护理

1. 清淡饮食，如多吃水果蔬菜，避免多脂多糖饮食，忌饮酒及辛辣刺激性食物。

2. 保持充足的睡眠，养成良好的排便习惯，纠正便秘。

3. 避免各种化学性、机械性刺激，忌用刺激性强的肥皂洗涤，洗头不宜太勤，不宜搔抓和用力梳头。

第二节　酒渣鼻

酒渣鼻是一种发生在颜面中部，以皮肤潮红、毛细血管扩张、丘疹、脓疱为主要表现的慢性皮肤病。

一、症状

本病患者大多数为中年人，女性较多，但病情严重者常常是男性患者。本病病程可分为三期，但各期之间无明显界限，病程缓慢，常并发痤疮和脂溢性皮炎。本病无明显自觉症状。

1. 红斑期

面中部特别是鼻部、两翼、前额、下颌等部位对称发生红斑，尤其在刺激性饮食、外界温度突然改变及精神兴奋时更为明显，自觉灼热。

2. 丘疹脓疱期

病情继续发展时，在红斑的基础上成批出现针头至绿豆大小的丘疹、脓疱、结节，毛细血管扩张更为明显，纵横交错，鼻部、面颊部的毛囊口扩大明显。

3. 鼻赘期

病期长久者，鼻部皮脂腺及结缔组织增生，致使鼻尖部肥大，形成大小不等的紫红色结节状隆起，成为鼻赘。其表面凹凸不平，毛囊口明显扩大，皮脂腺分泌旺盛，毛细血管显著扩张。

二、病因

病因不明，可能与精神因素、嗜酒、辛辣食物、高温或寒冷刺激、颜面血管运动神经失调、胃肠功能紊乱、内分泌失调及毛囊蠕形螨感染有关。

发病机制可能是在皮脂溢出的基础上，因感染或冷热刺激等因素造成颜面血管运动神经失调，毛细血管长期持续扩张，并在此基础上出现皮损。

三、诊断要点

1. 好发于中年人，女性多于男性。

2. 好发于面部中央，尤其是鼻部及其两侧和前额中部，多为对称分布。

3. 皮损按病情发展可分为红斑期、丘疹脓疱期和鼻赘期三期。

4. 常在春季和情绪紧张或劳累时加重，一般无明显自觉症状，有时可有痒痛。

四、治疗

1. 可使用B族维生素药物（如维生素 B_6、维生素 B_2、复合维生素B）。

2. 对于自主神经功能不稳定或紊乱者，尤其是女性，在月经前或月经期面部易发生阵发性潮红者，可内服谷维素。谷维素是阿魏酸与植物甾醇的结合脂，可从米糠油、胚芽油等谷物油脂中提取。其外观为白色至类白色结晶粉末，无味，有特异香味，加热下可溶于各种油脂，不溶于水。临床上常常采用谷维素改善自主神经功能和内分泌调节。此外，谷维素还具有抗氧化、抗衰老等多种生理作用。

3. 对于镜检有较多毛囊虫的患者，可服用甲硝唑。甲硝唑可用于治疗肠道和肠外阿米巴病（如阿米巴肝脓肿、胸膜阿米巴病等），还可用于治疗阴道滴虫病、小袋虫病、皮肤利什曼病、麦地那龙线虫感染等。目前还广泛用于厌氧菌感染的治疗。

4. 对于炎症明显的患者，可用四环素。四环素是广谱抑菌剂，高浓度时具有杀菌作用，对革兰氏阳性菌、革兰氏阴性菌、立克次体、病毒、螺旋体属、原虫类都有很好的抑制作用；对结核菌、变形菌等则无效。

5. 患者应避免使用糖皮质激素制剂。可以使用复方硫黄洗剂，配合甲硝唑霜，可以杀灭毛囊虫。

6. 多功能电离子手术治疗机是一种多用途的医疗手术仪器，该治疗机适用范围广，一次治愈率高，疗效好，易操作，无辐射损害，性能优于 CO_2 激光器，且故障率低，安全可靠，使用寿命长，可用于治疗皮肤科、外科、五官科、妇科的50余种疾病，适合各级医疗单位使用。

7. 强脉冲光及脉冲染料激光可以改善毛细血管扩张，强脉冲光适用于治疗色素沉着、日晒引起的皮肤疾病、面部毛细血管扩张、脸及身体各部位多余毛发的祛除、长期或永久性皮肤Ⅰ～Ⅴ型毛发减少。

8. 对毛细血管扩张期及鼻赘期可用切割术，即消毒及局麻后，以手术刀片按纵横方向，浅划局部以切断毛细血管网。鼻赘期损害也可采用外科手术切除整形。

五、预防及护理

1. 避免过冷、过热、不洁物刺激及精神紧张。
2. 忌食辛辣刺激性食物、酒类、肥甘厚腻之品。
3. 保持大便通畅。

第三节　痤疮

痤疮是一种毛囊皮脂腺的慢性炎症性疾病，具有一定的损容性。

一、症状

初发损害为与毛囊一致的圆锥形丘疹，如白头粉刺及黑头粉刺。白头粉刺可挑挤出白黄色豆腐渣样物质，而黑头粉刺系内含脂栓氧化所致。

皮损加重后可形成炎症丘疹，顶端可有小脓疱。

继续发展可形成大小不等的暗红色结节或囊肿，挤压时有波动感，经久不愈可化脓形成脓肿，溃破后常形成窦道和瘢痕。

各种损害大小深浅不等，常以其中1～2种损害为主。本病一般无自觉症状，炎症明显时可有疼痛。痤疮病程缓慢，时轻时重，部分患者至中年病情逐渐缓解，但可遗留或多或少的色素沉着、肥厚性或萎缩性瘢痕。

二、病因

痤疮的发病主要与雄激素及皮脂增加、毛囊皮脂腺开口处过度角化、痤疮丙酸杆菌感染、继发炎症反应等有关，部分患者的发生还与遗传、免疫、内分泌障碍、情绪及饮食等因素有关。

青春期后，体内雄激素产生增加，或雄激素、雌激素水平失调。雄激素水平增高可使皮脂腺增大及皮脂分泌增加。皮脂为毛囊内寄生菌（痤疮丙酸杆菌、卵圆形糠秕孢子菌、表皮葡萄球菌等）的生长提供物质基础，这些细菌（尤其是痤疮丙酸杆菌）可水解皮脂中的甘油三酯，产生的游离脂肪酸可刺激毛囊皮脂腺开口处的上皮增生及过度角化，使皮脂分泌通道受阻，排泄不畅，当皮脂、角质团块等淤积在毛囊口时，即形成痤疮，富有刺激性的游离脂肪酸可刺激毛囊引起的炎症性皮损。另外，由痤疮丙酸杆菌产生的一些低分子多肽可趋化中性粒细胞，后者产生的水解酶也可使毛囊壁损伤破裂，上述各种毛囊内容物溢入真皮，可引起毛囊周围不同程度的深部炎症，出现从炎性丘疹到囊肿性损害的一系列临床表现。

三、治疗

治疗原则主要为去脂、溶解角质、杀菌、消炎及调节激素水平。

1. 抗生素

口服四环素能抑制痤疮丙酸杆菌和中性粒细胞趋化，并使面部皮脂中游离脂肪酸的浓度下降。

2. 异维A酸

异维A酸可减少皮脂腺的分泌，控制异常角化和黑头粉刺的形成，并抑制痤疮丙酸杆菌，对结节性痤疮、囊肿性痤疮及聚合性痤疮效果较好。

3. 抗雄激素药

达英－35（炔雌醇环丙孕酮片）用于口服避孕，也可用于治疗妇女雄激素依赖性疾病，例如痤疮，特别是伴有皮脂溢出或炎症者，或形成结节的痤疮（如丘疹脓疱性痤疮、囊肿性痤疮）。

4. 糖皮质激素

小剂量的糖皮质激素具有抗炎作用，适用于严重结节性痤疮、聚合性痤疮、囊肿性痤疮的炎症期、暴发性痤疮。

5. 过氧苯甲酰

过氧苯甲酰为过氧化物，外用后缓慢释放出新生态氧和苯甲酸，可灭杀痤疮丙酸杆菌，并具有溶解痤疮和收敛的作用。

6. 光疗

联合运用红蓝光照射，可通过光动力学效应破坏痤疮丙酸杆菌，以减轻炎症反应，从而对痤疮有效。该疗法是基于痤疮丙酸杆菌中含有内源性卟啉，光线照射痤疮丙酸杆菌可激活细菌内源性卟啉，产生单态氧，并聚集在皮脂腺和上皮细胞，破坏细胞膜和菌体。主要不良反应有疼痛、结痂、红斑和色素沉着。

7. 痤疮瘢痕的处理

应在痤疮得到基本控制的年龄阶段后期再对瘢痕进行治疗。萎缩性瘢痕可用铒激光或超脉冲二氧化碳激光磨削术。激光能发挥热效应，治疗后可刺激胶原新生，并进而重塑。增生性瘢痕可用氟羟强的松龙（曲安西龙）混悬液局部注射。

8. 辅助治疗

痤疮可用特制的痤疮挤压器将内容物挤出，化脓皮损有时需切开引流；清洁皮损后，用药物按摩或药物喷雾，结合石膏药物倒模，可达到治疗和美容效果。

四、预防及护理

1. 应少吃富含脂肪、糖类的食物和刺激性食物；多吃蔬菜水果，多饮水，保持大便通畅。常用温热水洗涤患处，避免挤压。

2. 避免长期服用碘化物、溴化物及糖皮质激素等药物。

3. 保持生活规律，避免精神紧张。

第四节　多汗症

多汗症是指在正常生活环境和条件下，患者局部或全身皮肤出现异常多汗。

一、症状

本病可分为局限型多汗和泛发型多汗。

1. 局限型多汗

一般持续数年，至25岁以后常自然减轻。患者常伴有末梢血液循环功能障碍，如手足皮肤湿冷、青紫或苍白、易患冻疮等。足部多汗者，由于汗液蒸发不畅，致足底皮肤浸渍发白，伴足臭，并易继发细菌和真菌感染。腋窝部及阴部多汗者，同时伴有臭汗症，由于该部位皮肤薄嫩，经常潮湿摩擦，易发生擦烂性红斑，伴发毛囊炎、疖等。

2. 泛发型多汗

主要由于其他疾病引起的全身广泛性多汗，如感染性高热，由于神经系统的调节或口服退热剂，通过出汗进行散热，常继发晶痱。其他如中枢神经系统包括皮质及基底神经节、脊髓或周围神经损害，也可以造成全身多汗。

二、病因

多汗症主要由精神因素、偏瘫或脑震荡等引起的自主神经损伤或功能紊乱，以及内分泌功能失调（如甲状腺功能亢进、糖尿病）等引起，有时可为某些疾病的伴随症状。现代研究认为，本病的发生是因各种因素导致交感神经冲动增加，使乙酰胆碱的分泌量增多，加强了汗腺的兴奋性，而产生多汗；或由于汗腺神经紧张性增加，使其对于正常强度的神经性和非神经性刺激的出汗反应增强。另外，服用大量糖皮质激素时也常出现多汗。

三、治疗

1. 外用药治疗

常用收敛性药物如5%明矾溶液，明矾可以收敛止汗，除臭，且无色，无味，无刺激性。

2. 系统药物治疗

某些镇静药如苯巴比妥等对情绪性多汗症有效。抗胆碱能药物如阿托品等内服有短暂效果，但患者会出现明显口干、皮肤潮红、心悸等不良反应。

3. 物理治疗

用自来水及直流电做电离子透入疗法，适用手足多汗症。

4. 注射疗法

A型肉毒杆菌可用于治疗腋窝多汗症，其对掌趾多汗症亦有效。BTA可通过阻止胆碱能神经元释放乙酰胆碱而起效。注射部位的皮肤可有4～6个月近似无汗，其不良反应均为暂时性，常见注射部位疼痛和肌无力。

5. 手术治疗

其他治疗无效时，可以考虑手术治疗。切除汗腺对腋部多汗症通常有效；交感神经切除术可用于手足多汗症。

四、预防及护理

1. 避免精神紧张及情绪激动。
2. 保持皮肤清洁。

第五节　少汗症

少汗症是指皮肤表面局限性或全身性无汗或少汗。汗液正常分泌过程中的任一环节出现障碍均可导致无汗或少汗。

一、症状

全身性皮肤或某些部位终年无汗或少汗，全身性少汗症患者在炎热的季节，体温往往升高，出现不适和烦躁。先天性外胚叶发育不良的患者，除汗腺发育不全导致全身性无汗或少汗外，往往合并皮脂腺、毛发及指（趾）甲等各方面的异常。局部少汗症指皮损部位无汗或少汗，可出现干燥、粗糙、皲裂，或呈鱼鳞病样外观。

二、病因

1. 全身性少汗症

通常由先天因素或全身性疾病所致。

（1）先天因素

主要为汗腺发育不良所致。如先天性外胚叶发育不良，患者除汗腺发育不全外，往往合并皮脂腺、毛发及指（趾）甲等各方面的发育不良或残缺；鱼鳞病的汗腺和皮脂腺均有不同程度的发育不良。

（2）全身性疾病

主要因汗腺的萎缩导致。如干燥综合征、系统性硬皮病、糖尿病性神经损害、尿毒症、尿崩症、黏液性水肿、网状细胞增多症、多发性骨髓瘤等。

（3）药物因素

主要见于大剂量抗胆碱能药物的应用，如阿托品、溴丙胺太林、东莨菪碱等。据报道，三环类抗抑郁药丙咪嗪可导致全身性无汗。

2. 局限性少汗症

通常是继发性或症状性，常见于某些皮肤病及神经系统疾病。

（1）皮肤病

如特应性皮炎、局限性硬皮病、维生素 A 缺乏症等，这些疾病可伴有少汗或无汗，其发生可能与汗管阻塞或汗腺受累有关。

(2) 神经系统疾患

脊髓空洞症、横贯性脊髓炎、小儿麻痹症等。

三、治疗

1. 先天性或遗传性因素所致的全身性少汗症，尚无有效的治疗方法，只能指导患者采取自我保护措施，如避免高温环境和剧烈运动等。

2. 对系统疾病导致的全身性少汗症，主要是积极治疗原发性疾病。

3. 局限性少汗症引起的皮肤干燥、皲裂等，可局部外用保湿剂和润肤剂，如硅油乳膏、尿囊素霜、维生素 E 霜、甘油、羊毛脂等。

硅油乳膏主要成分为二甲基硅油，二甲基硅油为强疏水性物质，对皮肤可起润滑和保护作用，涂于皮肤表面可形成保护层，起润泽皮肤的作用，且不影响皮肤呼吸。

四、预防及护理

1. 避免过冷、过热、不洁物刺激及精神紧张。

2. 保持生活规律和健康饮食，预防皮肤病的发生。

附篇　实用皮肤亚健康调理技术

一、扶阳罐温刮温推皮肤亚健康调理技术

【简介】

扶阳罐温刮温推疗法已被纳入“湖南省民间中医药专长绝技”，应用于皮肤亚健康调理，非常有效。该疗法的应用器具为扶阳罐，是由株洲扶阳医疗器械有限公司研制发明的，适用于因寒湿阻滞、经脉不通所致的疾病，以及亚健康状态的调理。使用时手握罐身，利用罐底紧贴身体皮肤，在相关经络、穴位表面采用刮、灸、推、按、揉、摩等方法进行理疗。

【原理】

扶阳罐分为两种类型，即温灸磁疗红光罐和温灸磁疗罐。前者具有热能、磁场和红光功能，后者具有热能和磁场功能。

扶阳罐使用经电源适配器转换的特低直流电，手持扶阳罐，可以移动，是适用于中医理疗的医疗器械。在接通电源后，罐体内钛酸钡基类陶瓷发热片开始升温，由温控器控制，并稳定在设定的温度值，热能通过传热装置传至罐底。温灸磁疗红光罐可透过罐底硅胶发射红光，安装在罐内的永磁体磁片已经在罐底产生了静磁场（恒定磁场）。利用扶阳罐的热能、磁场和红光功能，能够实现辅助治疗、调理人体疾病和亚健康的目的。

人体皮肤或面色憔悴、面色无华、灰白或灰暗、肌肤粗糙、斑点增多，往往缘于五脏功能失调。中医学认为，皮肤、颜面与脏腑气血的盛衰有关，皮肤、面容老化的关键原因是气血虚亏。气血是滋养皮肤的物质基础，气使皮肤莹润光滑，血使皮肤颜色红润。气血两虚是导致皮肤老化与虚损的根本原因，若气血充足，则皮肤健美，容颜润泽。而扶阳罐温刮温推疗法具有疏通人体经络，调和气血的功效。

【产品优势】

1. 扶阳罐同时具有热能、磁场、红光功能。三种功能各自发挥作用，相互之间无干扰，也不会产生功能的消抵和副作用，可共同发挥调理功效。

2. 产品采用手持式设计，使用简单，罐体小巧，可在体表经络、穴位调理，移动方便，使用灵活，而且罐底面积大，循经找穴更加简便。

3. 采用电源适配器输入，12V 直流电压，使用安全，功耗小。

4. 使用限制条件少，可以在各类机构和家庭中使用。

【功效】

扶阳罐温刮温推疗法能够实现热能、磁能、红光的同步导入，透过人体皮肤组织，产

生谐振，能量被生物细胞所吸收，引起组织的温热效应，可活化组织细胞，激发脏器功能。具有排毒祛瘀、驱寒祛湿、疏通经络、温补阳气的功效。

从现代医学角度来看，本疗法能够改善血液微循环，软化血管，促进新陈代谢，活化细胞，平衡内分泌，改善组织的营养状态，可快速将阻滞在人体内的病理代谢产物，通过皮肤和血液循环排出体外，最终增强和改善人体脏腑和免疫系统的功能，达到调治皮肤亚健康的目的。

【适应证】

适用于面色憔悴、面色枯黄、皮肤干燥、手脚冰凉、畏寒怕冷、脾虚、气血虚弱等皮肤亚健康状态。

【使用方法】

1. 先对扶阳罐进行清洁、消毒，并插上电源预热。

2. 受术者仰卧，涂抹按摩介质。

3. 持扶阳罐温推颈部淋巴，从翳风至巨骨推5遍，先左后右。

4. 推揉额部，左侧太阳至右侧太阳1遍。

以上步骤可有效缓解抬头纹及前额疼痛。

5. 温推脸颊部，温推鼻梁，从印堂推至鼻梁左侧鼻通穴，进行按揉，再推至迎香穴进行按揉，最后推至人中，3遍，先左后右。

6. 温推眼部3遍，先左后右；

温推上眼睑：睛明——攒竹——丝竹空——瞳子髎——太阳；

温推下眼睑：睛明——承泣——瞳子髎——太阳；

提拉眼角做上下往返推拿，上推稍重，下推稍轻。

以上步骤可缓解眼睛疲劳，延缓视力下降，消除鱼尾纹。

7. 从下往上温推提拉脸部肌肉，温推鼻通至听宫5遍，先左后右；按揉承泣、四白、颧髎、听宫、听会、耳门；温刮脸颊部的承泣、四白、颧髎，由下往上温刮；有眼袋者由上往下温刮。

以上步骤可缓解黑眼圈、眼袋。

8. 温推由承浆经地仓至颊车，再推揉返回至承浆，5遍，先左后右。点按承浆、地仓、颊车，提升嘴角，上下往返温推，上行稍重，下行稍轻。

9. 温推下颏部，由下往上推。可提升下巴，修饰下颏轮廓线。

10. 温刮神庭至太阳5遍，先左后右，以补法为主，力度宜轻柔均匀。

11. 温刮印堂至迎香，鼻通至太阳，迎香至太阳，地仓经颊车、下关至太阳，承浆至翳风，廉泉至翳风，5遍，先左后右，以补法为主，力度宜轻柔均匀。

12. 对面部进行温刮，每侧2分钟。

13. 放松面部，嘱受术者饮用温开水，操作结束。

【禁忌证】

孕妇禁用；妇女月经期间慎用；传染性皮肤病或皮肤有破损处者禁用；血小板减少性紫癜、白血病、血友病等出血性疾病以及有出血倾向者禁用。为了避免对人体烫伤，生活不能自理或对热疗不敏感的患者不宜使用本疗法。

【注意事项】

1. 应用扶阳罐温刮温推疗法时，需要涂抹按摩精油或按摩膏等介质，以增加润滑，保护皮肤。但皮肤或体质敏感者，要对准备使用的介质进行敏感性测试，在前臂内侧或耳后涂抹 24 小时后，无红斑和异常感觉即可正常使用。

2. 理疗完毕，要及时对扶阳罐进行清洁，将罐底和导线上残存的介质油擦抹干净，必要时可使用 75% 酒精擦抹消毒，不可将未消毒的器具用于受术者。

3. 建议专人专罐。

二、扶阳植物头皮亚健康养护技术

【简介】

株洲扶阳医疗器械有限公司联合广东芙妍化妆品有限公司，以侧柏叶、何首乌、北艾、女贞子、生姜根、川芎、菟丝子、甘草根、柑橘果皮、花椒果等多种植物萃取精华制成的“妆点一生”头皮亚健康养护产品，能纠正头皮亚健康，有效滋养头皮，补充毛囊营养，调节头皮环境，促进上皮细胞组织的更新，平衡皮脂分泌，缓解精神压力，愉悦心情，有利于头发生长，使头发乌黑亮泽，具有生发育发的功效。

【产品优势】

纯植物萃取，不含二苯甲酮，不含色素，不含矿物油，不含人工抗氧剂，不含动物油，可从根部滋养头皮，解决各种头皮亚健康问题。

【功效】

侧柏叶含多种挥发油，能凉血止血，生发乌发，常用于血热脱发、须发早白。何首乌能促进毛囊中毛母细胞的生成，常用于治疗脱发和头发早白。北艾有温经、祛湿、散寒的作用，可通经活络，祛除阴寒，消肿散结。女贞子能补肾滋阴，养肝明目，可治疗肝肾不足、头晕耳鸣、头发早白。生姜根具有温中散寒、祛寒祛湿、暖胃等功效，可加速血液循环，活化毛囊组织，强化发根。川芎能行气开郁，祛风燥湿，活血止痛。菟丝子能补肾益精，养肝明目。甘草根保肝解毒，补脾益气，可增强免疫功能。柑橘果皮能疏肝理气，所含成分具有消炎和促进血液循环的作用。花椒果能温中祛寒，坚齿发，明目。

取以上植物精华，经科学配伍制成的“妆点一生”头皮亚健康养护产品，能够深入渗透头皮，促进头皮真皮和毛囊的微循环，激活萎缩、退化的毛囊真皮乳头间叶细胞，使其充分分裂、增殖，复苏毛囊的正常机能，使毛发恢复正常的生长周期，并使单位毛囊生成的毛发数量更多，毛发色泽更好，韧性更强。

【适应证】

适用于脂溢性脱发、斑秃、物理性脱发、化学性脱发、雄性激素源性脱发、女性产后脱发、女性更年期脱发、头螨及头部血液循环不畅、毛囊阻塞、发根营养不良、用脑过度引起的脱发等多种头皮亚健康状态。

【使用方法】

头发润湿后，取适量“妆点一生”洗发液，于头皮轻轻揉搓，然后用温水冲洗。稍干后，将“妆点一生”育发液涂于脱发部位发根处，轻轻搓揉、按摩至头皮发热，进行头皮亚健康养护。

1. 用双手指尖从前额到后脑、从鬓角到头顶的方向梳理头发，反复 3 ~ 5 次，力度不要太大。

2. 双手十指从前发际处，上推并按摩头部 2～3 次。

3. 按摩侧头部，大拇指放耳朵上面，手指成“熊爪状”，以拇指为施力点，其他四指在头部侧面划圆按摩，共做 3 次。

4. 拇指放于太阳穴当施力点，其他四指从发际往后移动按摩头皮 3 次。

5. 大把抓起耳朵附近头发，成两撮，以能感到舒服的力道，往斜上方拉 2～3 次。

6. 手指成熊爪状，把大拇指放在后脑勺发际线（像抓住后脑），往上“抓龙”至头顶。

7. 按压百会、太阳、风池、天柱、角孙、少海、翳风，每穴按压揉动 20～30 次。

8. 用十个手指从前额向后脑，稍加用力梳理数次，再从头顶正中往两侧鬓角向后脑部梳理，再用手指指腹轻轻叩打头皮 20～30 次。

9. 结束后可用温水清洗头发，也可以不洗。

【禁忌证】

本产品无明显禁忌证。过敏体质者在使用前先进行敏感性测试，在前臂内侧或耳后涂抹产品 24 小时后，无红斑和异常感觉即可正常使用。如使用后出现过敏不适，应立即停止使用。

【注意事项】

1. 扶阳植物头皮亚健康养护产品需在保质期内使用，在清洁、阴凉干燥处保存。

2. 扶阳植物头皮亚健康养护每周 2～3 次，长期使用可以取得明显的效果。

三、玉肤祾皮肤亚健康调理技术

【简介】

玉肤祾皮肤亚健康调理技术的核心产品是玉肤祾口服液，是由山东宣和生物科技有限公司、中国农业大学、江南大学等校企联合研发的一种功能性保健食品。本产品运用中医“君臣佐使”的理论配伍，以乌梢蛇、葛根、薏苡仁、白扁豆等为主要原料，通过生物酶解萃取技术，以其中的皂苷、多糖、葛根素等为主要成分，具有清热除湿、活血化瘀、清理血中毒素的功效。本产品使用具有生物活性的小分子胶原蛋白肽（分子量在 3000 道尔顿以下），通过修复皮肤胶原肽键和弹力网，促进肌肤修补与再生功能，刺激新的胶原蛋白生成，进而将皮肤细胞撑起，对因皮肤问题造成的各种损伤具有显著的修复作用。

【主要成分】

乌梢蛇、茯苓、白芷、葛根、薏苡仁、干姜、胶原蛋白肽等。

【基本原理】

1. 祛除风、寒、湿等毒邪，疏通气血经络，清理血中毒素。

2. 修复肌肤，小分子胶原蛋白肽易吸收，可修复肌肤损伤，淡化痘印，恢复肌肤的初始状态。

3. 调理体质，从根本上解决肌肤问题。

【功效】

祛风除湿通络，解肌清热，健脾和胃，调中理气，养血和血。

【适应人群】

本品适用于因免疫力低下引起的各种皮肤亚健康状态人群，如青春痘、老年斑、皮肤老化等问题，以及有美白美容需求的人群。

【用法用量】

每次 1 支，每日 3 次。

【不良反应】

暂无明显不良反应反馈。

【注意事项】

孕妇、哺乳期妇女、5 岁以下婴幼儿、肝肾功能不全者慎用本产品。

【规格】

20mL/支。

【贮存】

密封置于阴凉干燥处。

【保质期】

18 个月（请于标注日期前服用）。